皮肤科疑难病例精粹

(第2辑)

主　编　何　黎　涂　平
副主编　杨希川　王　琳　顾　军　王红兵　肖生祥
主　审　朱学骏　孙建方　王正文

北京大学医学出版社

图书在版编目（CIP）数据

皮肤科疑难病例精粹. 第2辑/何黎，涂平主编. —北京：北京大学医学出版社，2009（2018.6重印）

ISBN 978-7-81116-700-9

Ⅰ. 皮… Ⅱ. ①何…②涂… Ⅲ. ①皮肤病－疑难病－病案 Ⅳ. R751

中国版本图书馆CIP数据核字（2009）第180933号

皮肤科疑难病例精粹（第2辑）

主　　编：何　黎　涂　平
出版发行：北京大学医学出版社
地　　址：(100191) 北京市海淀区学院路38号　北京大学医学部院内
电　　话：发行部 010-82802230；图书邮购 010-82802495
网　　址：http://www.pumpress.com.cn
E-mail：booksale@bjmu.edu.cn
印　　刷：北京佳信达欣艺术印刷有限公司
经　　销：新华书店
责任编辑：刘　燕　　　责任校对：金彤文　　　责任印制：罗德刚
开　　本：889mm×1194mm　1/16　印张：24　字数：718千字
版　　次：2010年1月第1版　2018年6月第2次印刷
书　　号：ISBN 978-7-81116-700-9
定　　价：220.00元

版权所有　违者必究

（凡属质量问题请与本社发行部联系退换）

主编介绍

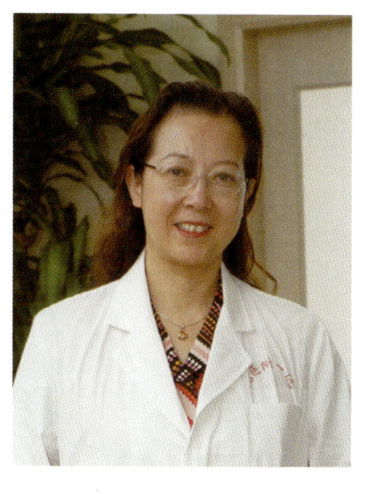

何黎，女，博士，博士生导师，教授，先后毕业于昆明医学院及云南大学生命科学院。1993—1995年在泰国朱拉隆宫大学留学。现为昆明医学院第一附属医院皮肤性病科/医疗美容科主任，云南省皮肤性病研究所所长，昆明医学院医学美容专业主任。任《皮肤病与性病》杂志主编及《中国皮肤性病学杂志》、《国际皮肤性病学杂志》、《中华医学美学美容杂志》、《中国美容医学》等9个国家级杂志编委；中国医师协会皮肤科分会常委及皮肤美容亚专业委员会主任委员、中华医学会皮肤性病学分会常委及皮肤美容学组副组长、中国中西医结合学会皮肤科分会常委及化妆品委员会委员、云南省医学会皮肤性病学分会主任委员、云南省医学会医学美学与美容分会副主任委员；云南省学术技术带头人。获享受国务院特殊津贴专家、全国三八红旗手、全国优秀教师、首届中国皮肤科优秀中青年医师、首届云南省十大女杰、云南省第十八届劳动模范、云南省高校名师等荣誉称号。

何黎教授从事皮肤性病临床、教学、科研二十余年，一方面擅长于皮肤美容及损容性皮肤病基础及临床研究，同时注重临床疑难病例的诊治及收集。主持过多项国家级及省级科研项目，获云南省科技进步一等奖1项、二等奖1项、三等奖2项，参与获省自然科学类一等奖2项、云南省科技进步三等奖5项；发表论文九十余篇，其中SCI收录5篇；编写书籍14部：主编《皮肤科疑难病例精粹》、《皮肤美容学》（中国医师协会皮肤科分会皮肤美容主诊医师培训教材）、《皮肤科医师推荐——皮肤保健与美容》、《皮肤保健与美容知识问答》；副主编《皮肤性病诊断与鉴别诊断》、《现代实用美容学》、《美容化妆品学》、《皮肤性病学》（教材）。E-mail：heli2662@yahoo.com.cn

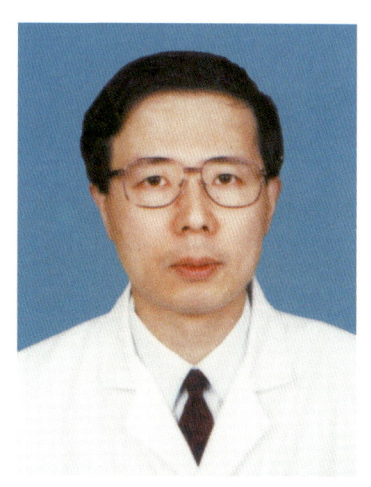

涂平，男，1960年生于北京。1984年北京医学院（现北京大学医学部）医疗系学士学位。1989年北京医科大学第一医院皮肤病学硕士学位。1993年日本国立爱媛大学皮肤科医学博士学位。1984年后一直在北京大学第一医院皮肤科工作，历任住院医师、主治医师、副主任医师，1999年后任主任医师。现为北京大学第一医院皮肤科副主任，中央保健会诊专家，《临床皮肤病杂志》、《国外医学·皮肤病学分册》等编委。中华医学会皮肤性病学分会皮肤组织病理学组副组长。对重症、复杂、疑难的皮肤病有较丰富的诊治经验。特别擅长皮肤病的组织病理诊断及皮肤肿瘤、皮肤病脉冲激光治疗等。曾进行紫外线及DMBA诱发动物皮肤癌中朗格汉斯细胞的变化、皮肤肿瘤增殖活性、皮肤肿瘤中p53基因突变、细胞连接分子在皮肤肿瘤中的表达及其作用等研究。发表学术论文六十余篇，其中英文文章7篇（第一作者4篇）。参加十余部教材的编写工作，其中合作主编了《中国皮肤病与性病图鉴》、《皮肤病教学幻灯集》、《皮肤科疑难病例精粹》、《皮肤病的组织病理诊断》和《皮肤病性病网络教程》等。《中国皮肤病与性病图鉴》荣获1999年国家新闻出版署科技图书二等奖。

编写人员名单

昆明医学院第一附属医院

何 黎　　王红兵　　刘彤云　　孙东杰　　万 屏　　邹勇莉　　李玉叶　　董天祥
李红宾　　杨 智　　王红云　　农 祥　　李 谦　　赵维佳　　顾 华　　汤 諹
张 犇　　涂 颖　　陈文颖　　王 艺　　庞 勤　　郑博文　　周 愔　　姚 露
谢 璟　　起 珏　　柴燕杰　　苏顺琴　　李坤杰　　胡永清　　罗 雯　　刘静媛
陈欣玥　　杨汝斌　　吴文娟　　付 兰　　李素芬　　陈绍华　　邓利丽

北京大学第一医院

朱学骏　　涂 平　　李 挺　　李若瑜　　武玲慎　　赵 邑　　杨 勇　　岳学苹
王爱平　　弓 月　　余 进　　刘玲玲　　李薇薇　　李 妍　　窦 侠　　李 航
张 凡　　金星姬　　张黎黎　　陈 伟　　韩蓓蓓　　陈喜雪　　倪春雅　　汪 旸

第三军医大学西南医院

郝 飞　　杨希川　　叶庆佾　　阎 衡　　邓 军　　王 鹰　　钟 华　　翟志芳
彭少文　　张晓菲　　王 莉　　敖俊红　　闫 洁　　韦应波　　宋志强　　尹 锐
钟白玉　　王惠琳　　周春丽　　黄 慧　　游 弋　　宋秋荷　　向明明　　罗 洋
孙仁美　　刘宝珩　　周村建　　郝 进

四川大学华西医院

郭在培　　王 琳　　李 利　　冉玉平　　蒋 献　　余 佳　　王婷婷　　汪 盛
李 薇　　阎 薇　　万 川　　朱晓燕　　向 耘　　张 怡　　罗模桂　　刘宏杰
李彦希　　熊 琳　　穆 潺　　温蓬飞　　王超群　　徐 晨　　陈 涛　　刘 艳
曹泸丹　　杨翰君　　万慧颖　　胡念芳　　万逸枫

第二军医大学长海医院

顾 军　　高志祥　　王 英　　毕新岭　　吴建华　　陶苏江　　李 慧　　郭志丽
徐晓光　　史玉玲　　卜晓琳　　汪五清

西安交通大学第二附属医院

肖生祥　　彭振辉　　刘 艳　　王俊民　　李葆春　　李伯埙　　雷小兵　　李晓莉
马垚垚　　罗素菊　　冯义国　　潘 敏　　耿松梅　　喻 标　　吴佳纹　　原 方

昆明医学院第二附属医院

邓丹琪　　胡大雁　　袁李梅　　樊应俊　　周晓鸿　　马秋茹　　张佩莲　　何 伟
李晓岚　　王 鹏　　付 萍　　王敏华　　蔡 梅　　冒长峙　　姜福琼　　郭 芸

中南大学湘雅医学院第二附属医院
　　陆前进　张桂英　田清华　肖　嵘　苏玉文

云南省第一人民医院
　　曹　萍　李　芹　王支琼　刘　敬　吴　颖　王　芳　吴一菲　王晓川
　　郝建华　林　俊　张　虹　陈庆宁　梅　坚　郑红梅

大连市皮肤病性病防治所
　　史月君　宋顺鹏　朱英华

昆明市延安医院
　　付香莲　李贤光　邹宏超　曹　兰　朱　薇

昆明市儿童医院
　　舒　虹　张铁松　林建云　鞠剑波

昆明市第一人民医院
　　余江云　李发增

福建石狮市医院
　　蔡东华　戴亚兰

秘　书　刘彤云　孙东杰　涂　颖

前 言

时光如梭、光阴似箭，《皮肤科疑难病例精粹》自首辑问世至今，得到了广大同仁的青睐，已历时四年。

正如首辑所述，本书出版的目的是以提高皮肤科医师对疑难易误诊病例的正确诊治能力，启发国内同行对疑难易误诊皮肤病正确的诊断思路。首辑《皮肤科疑难病例精粹》经过四年临床、教学的检验，已达到了该书预期的目标。但是，皮肤病学发展迅速，不同表现的病种层出不穷，有必要进一步了解、认识及提高对新的疑难易误诊疾病诊断水平。因此，《皮肤科疑难病例精粹（第二辑）》在保持首辑撰写风格的基础上，仍将皮肤病按皮损性质归类为红斑、鳞屑性皮肤病，丘疹、鳞屑性皮肤病，结节、斑块性皮肤病，溃疡性皮肤病，水疱、大疱性皮肤病，萎缩性皮肤病，皮肤肿瘤，色素障碍性皮肤病中的某一类，总结性地描述每一类疾病的诊断思路及共性问题，再以病例讨论形式，对每一个病例进行论述，既是首辑的延续和发扬，又对该书的内容进行了完善：

1. 全面更新及增加了病种　由全新病例替换了首辑病例，病例数由原来162例增加到195例。

2. 反映了当今临床疾病变化趋势　如近年来，麻风等皮肤病患者的临床表现多样，未引起皮肤科医师重视，常易被医生误诊，本书增加了大量近年收集的新病例。

3. 加强了编写力量　为了保证编写质量，增加了一位主审及三位副主编；编写单位由原来8家增加到14家。

4. 加强了疾病疑难点及易误诊原因分析　将首辑每一种疾病的概述删除，重点分析临床诊断的难点问题及易误诊原因。

5. 提高了临床及病理照片的质量　精选了患者的照片及病理图片，使读者一目了然，印象深刻。

6. 对红斑、鳞屑性皮肤病的诊断思路进行了修改，使之更贴近临床。

7. 读者可从目录中查到相应的病种，有重点地阅读、学习。

本书主要由昆明医学院第一附属医院、北京大学第一医院、第三军医大学西南医院、四川大学华西医院、上海第二军医大学长海医院、西安交通大学第二附属医院等14家医院的医师参加编写，在本书审稿过程中，朱学骏教授、孙建方教授倾注了大量心血，给予了鼎力支持。昆明医学院第一附属医院的刘彤云、孙东杰两位博士及涂颖硕士不辞辛苦承担了本书的秘书工作。在本书出版之际，在此向大家表示深深的谢意！

我们把各医院四年来收集的临床宝贵病例展示给全国同仁，请大家一起分享和探讨，若能对皮肤科同道有所帮助，则是编者最大的欣慰。虽然我们为本书的出版作了精心的准备，力求内容完善，但限于我们的学识和水平，错误难免，欢迎国内同行提出宝贵意见。以便我们在今后4~5年出版第三辑时加以修改和完善，也欢迎同行们积极参与第三辑的编写工作！

主　编　何黎　涂平

2009年10月

目 录

第一章 红斑、鳞屑性皮肤病 ... 1

病例 1　蕈样肉芽肿（红斑期） ... 2
病例 2　大斑块型副银屑病 ... 4
病例 3　Sturge-Weber 综合征 ... 6
病例 4　难辨认体癣 ... 7
病例 5　植物日光性皮炎 ... 8
病例 6　抗 Jo-1 抗体综合征 ... 10
病例 7　耳廓软骨炎 ... 12
病例 8　系统性红斑狼疮 ... 14
病例 9　界线类偏瘤型麻风 ... 15
病例 10　界线类偏瘤型麻风 ... 17
病例 11　游走性坏死松解型红斑 ... 18
病例 12　真性红细胞增多症 ... 20
病例 13　急性移植物抗宿主病 ... 22
病例 14　急性发热性嗜中性皮病 ... 23
病例 15　Reiter 病 ... 25
病例 16　慢性皮肤黏膜假丝酵母菌病合并伞枝犁头霉感染 ... 27

第二章 丘疹、鳞屑性皮肤病 ... 30

病例 17　播散性隐球菌病 ... 31
病例 18　艾滋病合并播散性马内菲青霉病 ... 33
病例 19　瘰疬性苔藓 ... 35
病例 20　疣状表皮发育不良继发鳞状细胞癌 ... 37
病例 21　丘疹坏死性结核疹 ... 39
病例 22　挪威疥 ... 41
病例 23　线状扁平苔藓 ... 43
病例 24　朗格汉斯细胞组织细胞增生症 ... 44
病例 25　伴丘疹性损害的先天性无毛症 ... 46
病例 26　烟酸缺乏症（陪拉格病） ... 48
病例 27　复发性皮肤坏死性嗜酸性血管炎 ... 50
病例 28　线状单侧基底细胞痣 ... 51
病例 29　融合性网状乳头瘤病 ... 53
病例 30　黑头粉刺痣 ... 55
病例 31　子宫内膜异位症 ... 56
病例 32　女阴丘疹样棘层松解性角化不良 ... 57

病例 33	匐行性穿通性弹力纤维病	59
病例 34	发疹性毳毛囊肿	61
病例 35	乳头乳晕角化过度症	62
病例 36	嗜酸性粒细胞增多综合征	64
病例 37	嗜酸性脓疱性毛囊炎	67
病例 38	丘疹型结节病	68
病例 39	多发性骨髓瘤λ轻链型合并系统性淀粉样变性	70
病例 40	硬化性萎缩性苔藓	72
病例 41	毛囊角化病伴马拉色菌和细菌感染	74
病例 42	暴发性酒渣鼻	75
病例 43	毛囊黏蛋白病	77
病例 44	肿胀性红斑狼疮	79

第三章 结节、斑块类皮肤病 …… 82

病例 45	界线类偏瘤型麻风并Ⅱ型麻风反应	83
病例 46	组织样麻风瘤	86
病例 47	增殖性脓皮病	88
病例 48	足菌肿（星形诺卡菌）	90
病例 49	皮肤型 Rosai-Dorfman 病	92
病例 50	限局型血管角皮瘤	93
病例 51	甲下外生性骨疣	95
病例 52	环状肉芽肿	97
病例 53	结节性类弹力纤维病	98
病例 54	毛囊闭锁三联征	100
病例 55	表皮痣并皮脂腺痣	102
病例 56	泛发性扁平黄瘤	104
病例 57	着色真菌病	106
病例 58	条纹状角皮症	108
病例 59	肛周浆细胞肉芽肿	109
病例 60	梭形细胞结节	111
病例 61	蕈样肉芽肿（肿瘤期）	113
病例 62	汗孔角化症	115
病例 63	线状汗孔角化症	117
病例 64	硬化性黏液水肿	118
病例 65	亚急性结节性游走性脂膜炎	120
病例 66	马尔尼菲青霉病	121
病例 67	脓肿型皮肤隐球菌感染	124
病例 68	扁平苔藓样慢性移植物抗宿主病	126
病例 69	原发性系统性淀粉样变病	128
病例 70	局限性结节性皮肤淀粉样变	130

病例 71	皮肤垢着病	132
病例 72	小汗腺痣	133
病例 73	脐息肉	135
病例 74	未定类细胞组织细胞增生症	137
病例 75	小腿毛根鞘囊肿	139
病例 76	结节病	140
病例 77	类风湿结节	142
病例 78	痛风石	144
病例 79	嗜酸性粒细胞增多性血管淋巴样增生	146
病例 80	丘疹性弹性纤维溶解病	148
病例 81	厚皮指症	149
病例 82	牙源性皮瘘	151
病例 83	光化性肉芽肿	153
病例 84	类脂质渐进性坏死	154
病例 85	特发性阴囊钙质沉着症	156
病例 86	特发性皮肤钙沉着症	157
病例 87	胶样粟丘疹	159
病例 88	大疱性表皮松解症（痒疹样营养不良型）	160
病例 89	皮肤淋巴细胞浸润症	162
病例 90	系统性红斑狼疮并组织细胞坏死性淋巴结炎	163
病例 91	多发性肌炎并皮下脂膜炎样T细胞淋巴瘤	166
病例 92	增殖型天疱疮	169
病例 93	皮肤局灶性黏蛋白病	170
病例 94	类风湿性嗜中性皮炎并发复发性多软骨炎	171
病例 95	复发二期梅毒疹	173

第四章 水疱、大疱性疾病 —— 175

病例 96	斑驳色素型单纯型大疱性表皮松解症	176
病例 97	儿童类天疱疮	179
病例 98	小疱性类天疱疮	181
病例 99	寻常性银屑病合并大疱性类天疱疮	182
病例 100	疱疹样天疱疮	185
病例 101	大疱性皮肌炎	187
病例 102	儿童线状IgA大疱性皮病	190
病例 103	急性泛发性发疹性脓疱病	191
病例 104	Kaposi水痘样疹	194
病例 105	大疱性肥大细胞增生症	195
病例 106	家族性慢性良性天疱疮	197
病例 107	大疱性表皮松解症（单纯型）	199
病例 108	大疱性类天疱疮	201

病例 109　副肿瘤性天疱疮、中毒性表皮坏死松解症 …… 202

第五章　溃疡性皮肤病　205

病例 110　白色萎缩 …… 206
病例 111　瘰疬性皮肤结核 …… 207
病例 112　泛发性下疳样脓皮病、非淋菌性尿道炎、尖锐湿疣 …… 209
病例 113　外阴-阴道-牙龈综合征型扁平苔藓 …… 212
病例 114　闭塞性血栓性脉管炎 …… 214
病例 115　溃疡型孢子丝菌病合并细菌感染 …… 216
病例 116　老年人头面部血管肉瘤 …… 218
病例 117　鼻部 NK/T 细胞淋巴瘤伴镰刀串珠菌感染 …… 219
病例 118　界线类偏结核型麻风 …… 222
病例 119　青斑样血管炎 …… 223
病例 120　坏疽性脓皮病伴发多发性骨髓瘤 IgA λ 型 …… 225
病例 121　非特殊类型原发性皮肤外周 T 细胞淋巴瘤 …… 226

第六章　萎缩性皮肤病　229

病例 122　萎缩性扁平苔藓 …… 230
病例 123　20 甲扁平苔藓伴发肺结核 …… 231
病例 124　斑状萎缩 …… 233
病例 125　致残性全硬化性硬斑病 …… 235
病例 126　硬皮病样慢性移植物抗宿主病 …… 237
病例 127　硬化性萎缩性苔藓 …… 239
病例 128　假性阿洪病 …… 241
病例 129　变形综合征 …… 243
病例 130　肉芽肿性皮肤松弛症 …… 245
病例 131　进行性特发性皮肤萎缩 …… 247
病例 132　先天性红细胞生成性卟啉病 …… 249

第七章　色素障碍性皮肤病　251

病例 133　双侧太田痣 …… 252
病例 134　色素性扁平苔藓 …… 253
病例 135　肥胖性黑棘皮病 …… 255
病例 136　先天性巨型黑色素细胞痣 …… 256
病例 137　斑点状簇集性色素痣 …… 258
病例 138　遗传性对称性色素异常症 …… 259
病例 139　疣状表皮发育不良（花斑癣型）…… 260
病例 140　色素性扁平苔藓样药疹 …… 262
病例 141　贫血痣 …… 263
病例 142　基底细胞癌（色素型）…… 264

病例 143　伴抗基底膜自身抗体的皮肤异色病样淀粉样变病 …………………………………………………… 266

第八章　皮肤肿瘤　269

病例 144　色素性基底细胞癌 ………………………………………………………………………………… 270
病例 145　艾滋病相关型 Kaposi 肉瘤 ………………………………………………………………………… 271
病例 146　艾滋病相关型 Kaposi 肉瘤 ………………………………………………………………………… 273
病例 147　恶性小汗腺汗孔瘤 ………………………………………………………………………………… 275
病例 148　毛发上皮瘤 ………………………………………………………………………………………… 276
病例 149　孤立性毛发上皮瘤 ………………………………………………………………………………… 278
病例 150　侵袭性恶性黑色素瘤 ……………………………………………………………………………… 280
病例 151　肢端雀斑样黑色素瘤 ……………………………………………………………………………… 282
病例 152　中高分化鳞癌 ……………………………………………………………………………………… 283
病例 153　基底鳞状细胞癌 …………………………………………………………………………………… 285
病例 154　单发性血管平滑肌瘤 ……………………………………………………………………………… 286
病例 155　多发性皮肤平滑肌瘤 ……………………………………………………………………………… 288
病例 156　先天性平滑肌错构瘤 ……………………………………………………………………………… 290
病例 157　疣状血管瘤 ………………………………………………………………………………………… 292
病例 158　丛状血管瘤 ………………………………………………………………………………………… 293
病例 159　神经鞘瘤 …………………………………………………………………………………………… 295
病例 160　弥漫性躯体血管角皮瘤 …………………………………………………………………………… 296
病例 161　淋巴管瘤并钙质沉积 ……………………………………………………………………………… 299
病例 162　皮肤转移性腺癌 …………………………………………………………………………………… 301
病例 163　直肠腺癌皮肤转移 ………………………………………………………………………………… 302
病例 164　肺癌皮肤转移 ……………………………………………………………………………………… 304
病例 165　先天性免疫球蛋白缺乏症继发外周 T 细胞淋巴瘤 ……………………………………………… 306
病例 166　原发性皮肤 CD30 阳性间变性大细胞淋巴瘤 …………………………………………………… 308
病例 167　皮肤的结外鼻型 NK/T 细胞淋巴瘤 ……………………………………………………………… 310
病例 168　皮脂腺癌（鼻尖） ………………………………………………………………………………… 312
病例 169　隆突性皮肤纤维肉瘤 ……………………………………………………………………………… 314
病例 170　色素性隆突性皮肤纤维肉瘤 ……………………………………………………………………… 315
病例 171　获得性指（趾）部纤维角化瘤 …………………………………………………………………… 317
病例 172　毛囊皮脂腺囊性错构瘤 …………………………………………………………………………… 319
病例 173　孤立性外毛根鞘瘤 ………………………………………………………………………………… 320
病例 174　增生性外毛根鞘瘤 ………………………………………………………………………………… 322
病例 175　皮肤颗粒细胞瘤 …………………………………………………………………………………… 324
病例 176　外生性毛母质瘤 …………………………………………………………………………………… 326
病例 177　皮肤混合瘤 ………………………………………………………………………………………… 327
病例 178　皮肤栅栏状包囊性神经瘤 ………………………………………………………………………… 329
病例 179　T 淋巴母细胞白血病 ……………………………………………………………………………… 331
病例 180　急性淋巴细胞白血病（ALL-L_2）、皮肤白血病 ……………………………………………… 333

- 病例 181　发疹性角化棘皮瘤 ········ 335
- 病例 182　表皮松解性棘皮瘤 ········ 336
- 病例 183　弥漫大 B 细胞淋巴瘤，腿型 ········ 338
- 病例 184　皮肤弥漫大 B 细胞淋巴瘤，其他型 ········ 340
- 病例 185　丛状血管母细胞瘤 ········ 342
- 病例 186　Spitz 痣 ········ 343
- 病例 187　Merkel 细胞癌 ········ 345
- 病例 188　顶泌汗腺汗囊瘤 ········ 346
- 病例 189　汗孔瘤 ········ 348

第九章　其他 ········ 351

- 病例 190　腺性唇炎 ········ 351
- 病例 191　浆细胞性唇炎 ········ 352
- 病例 192　Wegner 肉芽肿 ········ 354
- 病例 193　毛发性扁平苔藓 ········ 357
- 病例 194　Cronkhite-Canada 综合征 ········ 358
- 病例 195　Ehlers-Danlos 综合征 ········ 360

参考文献 ········ 363

索　引 ········ 364

第一章 红斑、鳞屑性皮肤病

红斑、鳞屑性皮肤病一般特指以红斑、鳞屑为主要损害的炎症性皮肤病。事实上红斑、鳞屑性皮肤病具有病种及病因复杂、多为描述性诊断、治疗困难、反复迁延的特点。当红斑、鳞屑样损害很难符合常见疾病诊断时,思路上要扩大,可能为过敏性、系统性或感染性疾病,甚至肿瘤性疾病。

红斑、鳞屑性损害主要分为炎症性和肿瘤性两大类,炎症性依据病程进展也可分为急性、亚急性和慢性三期,从病因角度又可分为感染性和非感染性两类。其中非感染性有原因的比原因不明的皮炎多,通过仔细询问病史和体格检查通常可以明确病因,其中接触性皮炎是非感染性皮炎重要的组成。临床上需关注经典的和不断出现的新变应原,同时需警惕某些食物和药物,特别是最新出现的用于心血管和内分泌代谢性疾病的治疗药物。

某些系统性疾病也可以表现为红斑、鳞屑性损害,其皮损表现可以多种多样,如系统性淀粉样变病可以出现捏挟紫癜,坏死松解性游走性红斑皮损呈剥脱的墙纸样。抓住特征性皮损改变,可以提高对系统性疾病的认识。系统性疾病诊断不明时,从皮肤改变诊断系统性疾病有时容易而且直接,此时皮肤科医生的作用更为重要。

目前感染性红斑鳞屑性皮肤病有增多的趋势,特别是皮肤结核、梅毒及麻风等,这些疾病可以很好地模仿某些红斑、鳞屑性疾病,其皮损可以变得不典型,防治意识需要特别加强。误诊时有发生,病理诊断及病原学检查十分重要,其治疗又相对容易。

对老年患者、病史较长的红斑、鳞屑性损害需警惕肿瘤性皮肤病的可能,如 Bowen 病、蕈样肉芽肿、乳房外 Paget 病等。这些疾病的发病通常较为隐匿,病理诊断十分重要,必要时需多次活检,并注意密切随访。

本章介绍了二十余种易误诊的红斑、鳞屑性皮肤病,有些误诊时间长达数年,患者不能得到正确的治疗。因此,作为皮肤科工作者对这类疾病要加强认识,在工作中随时提高警惕,才能达到正确诊治的目的。

(阎 衡 杨希川 郝 飞)

病例 1　蕈样肉芽肿（红斑期）

临床照片

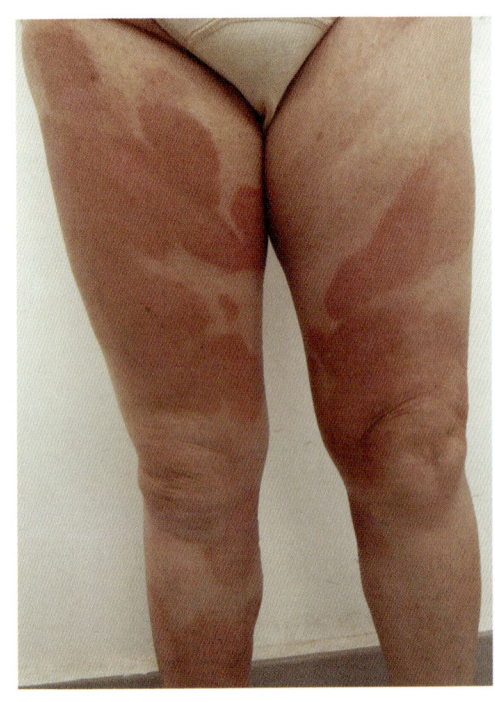

躯干、四肢淡红色的浸润性斑片

一般情况　患者　女，69 岁，退休会计。

主诉　四肢、躯干斑片伴脱屑、痒 5 年。

现病史　5 年前，无明显诱因，患者出现双下肢伸侧的红褐色斑片，边界清晰，表面干燥，有薄层鳞屑，伴有剧烈瘙痒。未行特殊诊治。1 年后患者自述接触发霉床单后上述症状加剧，皮损扩展至四肢。患者多次入外院，诊断为"副银屑病"、"湿疹"，给予外用药物（具体不详）及中药治疗后无好转。其后皮损渐波及躯干部，遂入我科求进一步诊治。

既往史及家族史　青霉素过敏，高血压病史 10 年，控制不详，1978 年曾行阑尾切除术。

体格检查　浅表淋巴结未扪及肿大，系统检查无特殊。

皮肤科检查　躯干、四肢可见广泛分布的形态不规则、大小不等淡红色的浸润性斑片，部分融合呈不规则大片状，其边界清楚，表面干燥，并有细碎脱屑，皮损以双下肢伸侧为重。

实验室检查　三大常规、肝和肾功能、血糖、电解质、血脂、免疫球蛋白类、补体 C3 和 C4 未见异常，胸、腹部 CT 无异常，腹部 B 超为正常声像。

思考

1. 您的初步诊断是什么？
2. 为明确诊断，您认为还需做什么关键检查？

提示　可能的诊断

1. 湿疹（eczema）？
2. 大斑块型副银屑病（parapsoriasis en plaques）？
3. 蕈样肉芽肿（granuloma fungoides）？

关键的辅助检查

组织病理：表皮轻度角化过度伴散在角化不全，棘层肥厚，见单一核细胞移入表皮，部分细胞核深染，周围有空晕，并见 Pautrier 微脓肿形成，基底细胞散在液化变性。真皮内血管周围单一核细胞浸润，部分单一核细胞核大、深染。病理诊断：符合蕈样肉芽肿（红斑期）。

最终诊断　蕈样肉芽肿（红斑期）

诊断依据

1. 年龄　老年女性。
2. 病程　5 年，慢性经过，迁延不愈，按湿疹治疗无效。
3. 皮损部位　分布于躯干、四肢。

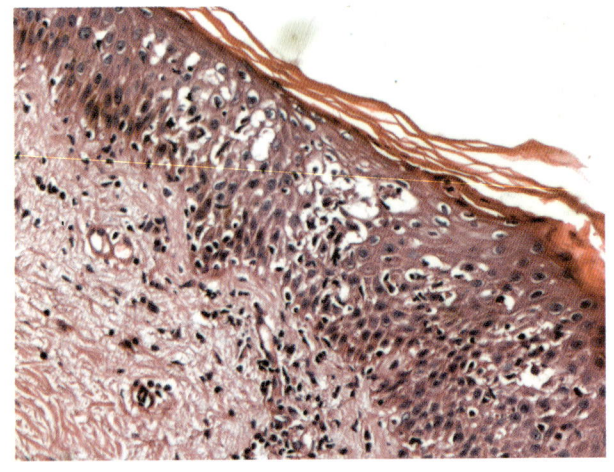

单一核细胞移入表皮，核深染，核周有空晕，Pautrier 微脓肿形成（HE×100）

4. **皮损特点** 浸润性红斑，表面干燥，有细碎脱屑。

5. 自觉剧烈瘙痒。

6. **组织病理** 符合蕈样肉芽肿（红斑期）。

治疗方法 经肌内注射干扰素 α-2b 300 万 U 隔日 1 次；阿维 A 20mg/d；泼尼松 20mg/d；PUVA 隔天 1 次照射，以及其他对症和外用药物治疗，28 天后患者皮损明显好转，约 2 个月后皮损消退，现仍在随访中。

易误诊原因分析及鉴别诊断 蕈样肉芽肿又名蕈样霉菌病（mycosis fungoides，MF），是一种低度恶性、进展缓慢、原发于皮肤的 T 淋巴细胞恶性肿瘤。Willmenze 等将皮肤 T 细胞淋巴瘤分为三类：第一类是低度恶性，有蕈样肉芽肿与 Sezary 综合征等；第二类是高度恶性，有多形态大细胞淋巴瘤等；第三类是未定性，有多形态小细胞淋巴瘤等。MF 在 T 细胞淋巴瘤中恶性程度最低，起源于皮肤，病变如只限于皮肤则预后好，皮疹面积<10%体表面积的预后更佳，肿瘤期 MF 的预后差，累及淋巴结与内脏者预后更差，往往很快恶化、死亡。其病因尚不清楚，有感染、癌基因、细胞因子、职业及环境因素等不同的学说。临床分为三期：红斑期、斑块期和肿瘤期。组织病理：红斑期早期常呈非特异性炎症，真皮浅层可有中度淋巴细胞浸润伴组织细胞及嗜酸性粒细胞等，其特征性的表现为向表皮性，即淋巴细胞浸入表皮，如其聚集形成 Pautrier 微脓疡则更具诊断价值；斑块期除向表皮性外，真皮浸润呈带状或斑片状，其间可见到核大、深染、呈异型的 MF 细胞；肿瘤期，表皮内无瘤细胞，真皮全层及皮下组织中大片致密淋巴细胞浸润，MF 细胞和核分裂象明显增多。MF 的预后与疾病的进程、患者的年龄以及外周血乳酸脱氢酶水平密切相关。MF 的治疗旨在缓解症状，控制病情。大多认为早期强烈的治疗往往由于免疫功能受到抑制而加速患者的死亡。根据 TNM 分期，对于 MF Ⅰ、Ⅱ、Ⅲ 期都以局部治疗为主。对有病理证实有淋巴结侵犯及内脏受累者（Ⅳ期）以化疗或化疗合并放疗。

该患者发病初起为斑片，病程为慢性病程，迁延不愈，伴有明显瘙痒。临床应考虑到斑块型副银屑病和 MF 的可能。斑块型副银屑病与蕈样肉芽肿有较密切的关系，临床上约有 10% 蕈样肉芽肿由斑块型副银屑病演变而来，这一过程缓慢，应长期随访。临床医师在诊断斑块型副银屑病时，要考虑蕈样肉芽肿存在的可能，可多处、多次取材进行皮肤组织病理检查以便早诊断、早治疗，避免漏诊和误诊。该患者早期多次诊断为"湿疹"、"副银屑病"，需要与此两病鉴别。

1. **斑块型副银屑病** 此病与蕈样肉芽肿有较密切的关系，临床上约有 10% 蕈样肉芽肿由斑块型副银屑病演变而来，这一过程缓慢，应长期随访。此两病主要通过病理检查来鉴别。蕈样肉芽肿的病理表现中真皮内浸润细胞往往浸入表皮甚至毛囊上皮，即所谓亲表皮现象。浸入表皮的单一核细胞周围有晕，并有聚集形成 Pautrier 微脓疡的趋势。临床医师在诊断斑块型副银屑病时，要考虑蕈样肉芽肿存在的可能，可多处、多次活检进行皮肤组织病理检查以便明确诊断。

2. **湿疹** 是一种变态反应性疾病，皮疹呈多形性改变，有融合倾向，渗出较明显，境界不清，对称分布，瘙痒剧烈。组织病理为非特异的炎症反应。蕈样肉芽肿红斑期的临床表现类似于湿疹，但其有以下特点可供鉴别：①临床表现为红斑、鳞屑及皮肤异色症，既有浸润又伴有萎缩；②瘙痒顽固且剧烈，抗组胺药物难以控制；③慢性病程，迁延不愈；④皮损组织病理检查符合蕈样肉芽肿组织相。

（张 韡 顾 华 王红兵 刘彤云 何 黎）

病例2 大斑块型副银屑病

临床照片

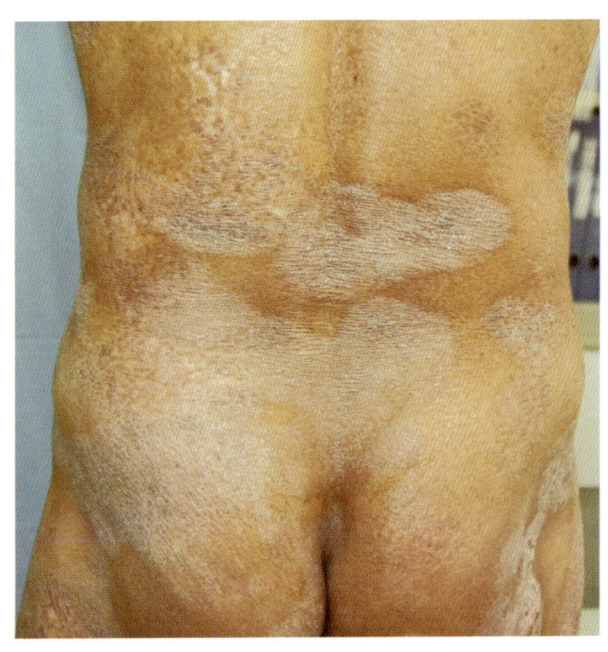

躯干、臀部暗红色斑片、色素沉着及减退斑，表面鳞屑

一般情况 患者 男，54岁，农民。

主诉 双下肢红斑伴痒30年，波及全身20年。

现病史 患者30年前无明显诱因于双下肢出现红斑，自觉微痒，以后渐出现斑块，近20年渐波及全身，从未经过系统治疗，自行购药使用。近期曾在当地医院及我院就诊，曾诊断为"药疹"、"毛发红糠疹"，近1个月在大理州医院就诊，于6月6日及6月17日分别做2次病检。6月6日左上肢皮损病检示"皮肤组织表皮局灶溃烂，真皮浅层小血管周围大量慢性炎性细胞浸润，结合临床"。近期口服药名不详的中成药，外搽过"维A酸软膏及中药"，小腿外搽中药时觉刺激，局部皮肤潮红、结痂。至发病以来饮食、睡眠可，大小便正常。

既往史及家族史 患吸血虫病，经3次治疗已稳定，去年体检发现前列腺Ⅰ度肿大，余无异常。家族中无类似病史。

体格检查 一般情况良好，发育正常，营养中等，系统检查无特殊。

皮肤检查 躯干、四肢皮肤见鸡蛋至手掌大小暗红色红斑，躯干皮损有色素沉着斑，部分斑块及斑片中央有点片状色素脱失，臀部斑块表面增生明显，皮损边界清楚，小腿屈侧皮损有结痂，部分皮损表面有细小的鳞屑。

实验室检查 血、尿常规，肝、肾功能、血脂、电解质正常，血清补体、免疫球蛋白正常，ENA抗体谱阴性。胸部X线片正常。

思考

1. 您的初步诊断是什么？
2. 为明确诊断，您认为还需要做什么关键检查？

提示 可能的诊断

1. 蕈样肉芽肿（mycosis fungoides）？
2. 大斑块型副银屑病（large plaques parapsoriasis）？
3. 玫瑰糠疹（pityriasis rosea）？
4. 扁平苔藓（lichen planus）？
5. 银屑病（psoriasis）？

关键的辅助检查

组织病理：表皮角化过度伴散在角化不全，棘层轻度增厚，局部棘细胞间轻度水肿，表皮突规则向下延伸，基底细胞散在液化变性，炎性细胞移入表皮，真皮浅层毛细血管扩张，可见淋巴细胞、组织细胞浸润。病理诊断：符合大斑块型副银屑病。

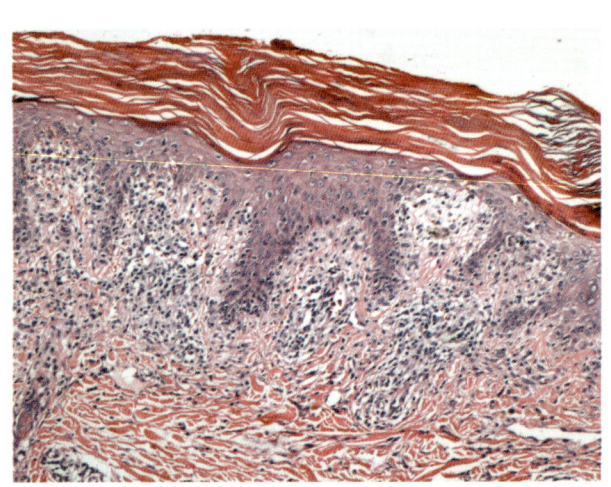

基底细胞散在液化变性，炎性细胞移入表皮，真皮浅层淋巴细胞浸润，红细胞外溢（HE×200）

最终诊断 大斑块型副银屑病

诊断依据

1. 年龄、性别　中老年男性。

2. 皮损部位　发生于躯干及四肢近端，头面、手足偶可累及，不侵犯黏膜。

3. 皮损特点　为大而不规则的斑片（直径多大于10cm），境界清楚，颜色初为鲜红或黄红，渐变为深红或暗紫红色。上附少许鳞屑，不易剥离，无点状出血现象。

4. 病程　病程缓慢，对治疗反应不明显，部分皮损出现萎缩与皮肤异色改变。

5. 自觉微痒。

6. 组织病理　符合大斑块型副银屑病。

治疗方法　大斑块型副银屑病无特效的治疗方法。治疗可选用PUVA或NB-UVB紫外线照射。据报道，维生素D_2 250 000U，每日1次，治疗2～4个月有效。国内有报道，维A酸类药物、免疫抑制剂联合光化学疗法效果较好。PUVA、UVB配合复方昆明山海棠治疗亦有效。

易误诊原因分析及鉴别诊断　副银屑病是Brocq于1902年命名的一组发展缓慢的斑丘疹-鳞屑性疾病，此病皮疹呈银屑病样和苔藓样，因此容易误诊，但这些病例不能归入银屑病、扁平苔藓或其他已被认知的皮肤病，根据共同的特征可将其归结为一组特殊的疾病。我们将其分为慢性苔藓样糠疹、急性痘疮样苔藓样糠疹和斑块型副银屑病。根据Lambert等的提议，斑块型副银屑病可分为大斑块型和小斑块型，这种分类对临床及预后判断都有帮助。大斑块型副银屑病的皮损为大而不规则的斑块（直径5～15cm），境界清楚，颜色初为鲜红或黄红，渐变为深红或暗紫红色。上附少许鳞屑，不易剥离，无点状出血现象，好发于躯干及四肢近端，头面、手足偶可累及，不侵犯黏膜。其预后较小斑块型副银屑病差，尤其是瘙痒严重者，10%的患者可能发展为T细胞淋巴瘤。大斑块型副银屑病无细胞学上的异型淋巴细胞，且无Pautrier微脓肿，以此可与蕈样肉芽肿相鉴别。本病需与以下疾病相鉴别：

1. 银屑病　其鳞屑为银白色，疏松呈云母状，堆积较厚，刮去鳞屑有薄膜现象和点状出血，临床可达治愈，但极易复发，组织病理有特异性。

2. 玫瑰糠疹　皮疹好发于躯干及四肢近端，呈向心性分布，皮损表现为椭圆形、圆形、淡红或黄褐色斑片，边界清楚，鳞屑细小而薄呈糠秕状，表面有细小皱纹，其皮损长轴沿肋骨及皮纹方向排列具有特征性。病程较短，有自限性。组织病理为真皮浅层血管周围炎，但常有红细胞外渗，表皮可有灶性海绵形成。

3. 扁平苔藓　基本损害为多角形扁平丘疹，呈紫红色，表面可有蜡样光泽，黏膜可受累及，呈白色网纹，常自觉剧烈瘙痒加上特异性病理可资鉴别。

4. 蕈样肉芽肿浸润期　斑块较大，浸润明显，瘙痒显著，并伴消瘦、乏力和内脏损害，病理组织示表皮内Pautrier微脓肿形成，真皮浅中层内较为密集的淋巴细胞为主的浸润带，部分淋巴细胞核大，不规则，有核分裂象。

（李红宾　王红云　王　艺　王红兵）

病例 3 Sturge-Weber 综合征

临床照片

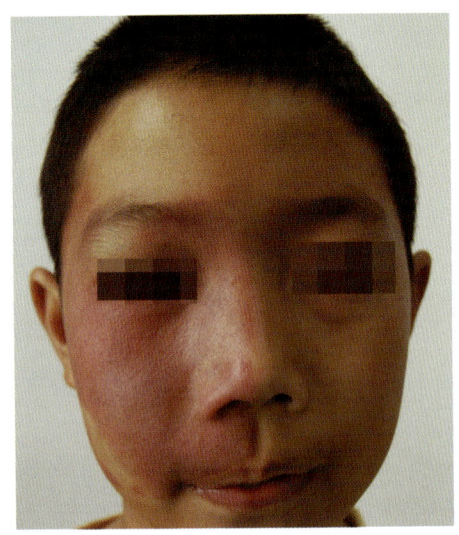

眼部、额部、上颌部、唇部鲜红色斑

一般情况 患儿 男，9 岁。

主诉 颜面红斑 9 年伴癫痫发作 8 年。

现病史 患者出生后即发现右侧面颊部长有红色斑疹，无自觉症状，红斑渐扩大至右侧额头鼻梁上唇部，颜色加深，未给予特殊治疗，从 1 岁后患儿不明原因出现"羊癫风"，每次发作约持续 3～5 分钟，在外院诊断为癫痫，给予不明抗癫痫药物治疗后，依然时有发作，于是前往我院神经科就诊，并转往我科激光治疗中心治疗。

既往史及家族史 体质一般，右眼视力明显下降，5 岁时在外院诊断为扁平状脉络膜血管瘤，并进行手术治疗，无其他疾病史。学习成绩一般。家族中无特殊病史可询。

体格检查 右眼视力 0.1，视野检查见右鼻侧片状暗区，眼底检查可见扁平状脉络膜血管瘤手术后瘢痕，右眼眼压 30mmHg，四肢肌力Ⅴ级。

皮肤科检查 右面部眼部、额部、上颌部、唇部可见鲜红色斑疹，压之可褪色，红斑边界清楚，无浸润。

实验室检查 头颅 CT 示局部脑萎缩引起脑沟脑回增宽，蛛网膜下腔扩大。皮质下可见迂曲的脑回状钙化。

思考

1. 您的初步诊断是什么？
2. 为明确诊断，您认为还需做什么关键检查？

提示 可能的诊断

1. Sturge-Weber 综合征（Sturge-Weber syndrome）？
2. 共济失调-毛细血管扩张症（ataxia-telangiectasia）？
3. 鲜红斑痣（nevus flammeus）？

最终诊断 Sturge-Weber 综合征

诊断依据

1. 年龄、病史 患儿为儿童，自幼发病。
2. 皮损部位 颜面三叉神经区域鲜红斑片。
3. 伴随症状 癫痫。
4. 扁平状脉络膜血管瘤。
5. 眼压增高，青光眼。
6. 头颅 CT 示局部脑萎缩引起脑沟、脑回增宽，蛛网膜下腔扩大。皮质下可见迂曲的脑回状钙化。

治疗方法 针对鲜红斑痣可给予 585nm 染料激光治疗，青光眼、眼底病变建议到眼科就诊，癫痫建议到神经科就诊。

易误诊原因分析及鉴别诊断 Sturge-Weber 综合征，即脑三叉神经血管瘤病，又称颅面血管瘤病，是一种罕见的先天性神经皮肤综合征。无性别及种族差异，发病率为 0.002% 或更低。此病为先天性疾病，出生即有的面部三叉神经（主要是第一、二支）分布区红葡萄酒色血管瘤，是该病最典型的表现。

婴儿出生时已有皮肤病变，且随着年龄增大，血管瘤或血管痣更加明显。面部血管瘤多见于三叉神经分布区，还可见于同侧颞、顶、枕叶软脑膜及眼脉络膜的血管瘤。在颈部、躯干、唇、腭、牙龈和颊黏膜等处也可见到血管瘤。此外，还有胃肠道血管瘤出血的罕见病例。除血管瘤外，80%～90%的患者1岁内出现惊厥，常为局限性发作。按照不同的临床症状，可分为三个类型：①面部血管瘤及脑膜血管瘤：可有青光眼，常伴惊厥及脑电图异常。颅内血管瘤影像学检查或组织学检查有典型表现，此为典型的Sturge-Weber综合征。②面部血管瘤：无颅内病变，但有青光眼。③没有面部血管瘤，仅有软脑膜血管瘤，常无青光眼。最近，有人提出了第四型，即在Sturge-Weber综合征基础上合并有其他病症，如结节性硬化病。

皮肤病学是一门形态科学，临床上，皮肤科医生多重视皮疹形态改变，很少关注其他系统改变，实际上，在皮肤科，有大多数皮疹甚至是系统性疾病的特征性表现，如蝶形红斑、甲皱襞毛细血管扩张等是系统性红斑狼疮的标志性皮肤改变。对于发生于面部三叉神经区域的非炎性先天性红斑，一定要详细追问有无神经系统病史，如果有癫痫史，应建议做CT或核磁共振排除头颅病变，并建议前往眼科就诊，测眼压、看眼底，看是否能确诊为Sturge-Weber综合征。该病例为典型的Sturge-Weber综合征，诊断依据明确，无需鉴别。

（杨　智　王红兵　何　黎）

病例4　难辨认体癣

临床图片

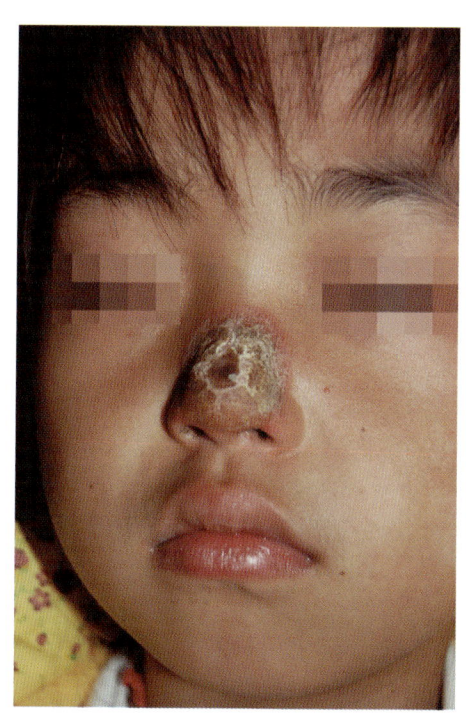

鼻尖、鼻翼部片状的圆形浸润性红斑

一般情况　患儿　女，6岁。

主诉　鼻部红斑、渗出、结痂20天。

现病史　患者家中饲养小狗，经常一起玩耍。20天前于鼻翼部出现米粒大小的红斑，无明显自觉症状。父母自行购买"肤轻松"外用，疗效不明显。红斑呈环状不断向外侧扩大，中央皮肤出现渗出，并结黑褐色痂。于当地医院诊断为"皮肤感染"，外用药物（具体不详）治疗无好转。皮损面积不断扩大。

既往史及家族史　无特殊。

体格检查　一般情况良好，发育正常，营养中等，系统检查无特殊。

皮肤科检查　患儿鼻尖、鼻翼部可见片状的圆形浸润性红斑，五分硬币大小，色暗红，边缘不规则，境界清晰，中央可见片状的黑褐色痂皮，周围有少量鳞屑，不易剥脱。

实验室检查　三大常规、血生化、红细胞沉降率、ANAs、ENA多肽谱及A-DS-DNA均无异常。

思考

1. 您的初步诊断是什么？
2. 为明确诊断，您认为还需做什么关键检查？

提示　可能的诊断

1. 盘状红斑狼疮（discoid lupus erythematosus）？
2. 孢子丝菌病（sporotrichosis）？
3. 难辨认体癣（tinea incognito）？
4. 湿疹（eczema）？

关键的辅助检查

皮损鳞屑真菌镜检：菌丝阳性；培养鉴定为石膏样毛癣菌。

最终诊断　难辨认体癣

诊断依据

1. 病程　20天。
2. 病史　经常接触动物（狗）。
3. 皮损处理不当，有外用激素史。
4. 皮损特点　鼻尖、鼻翼部浸润性红斑，上覆黑褐色痂皮，周围少量鳞屑，境界清晰。
5. 皮损鳞屑真菌镜检　阳性，培养为石膏样毛癣菌。

治疗方法　使用特比萘酚乳膏外搽皮损，1周后消退。

易误诊原因分析及鉴别诊断　难辨认体癣用以描述边界不清、中央失去自愈倾向而致皮损不典型的体癣。难辨认体癣在面部可表现为盘状红斑狼疮样、湿疹样、酒糟鼻样，在肢体可表现为脓疱病样、湿疹样，少见的有脂溢性皮炎、银屑病、扁平苔藓和紫癜。典型的体癣临床上不难诊断，但在病情发展、不合理用药、摩擦、搔抓等多种因素影响下皮损可呈多环形、斑片状或出现湿疹化，甚至继发感染，使临床症状不典型，容易造成误诊。由于基层诊所或医院的非专科及专科医务人员对皮肤癣菌病及许多其他常见皮肤病均缺乏相应的基本认识，因此常错误诊断、盲目指导及盲目用药，致使损害反复迁延不愈，从而使之失去原有特征，其临床表现缺乏体癣等皮肤癣菌病的典型特征，而类似于许多其他皮肤病，如面颈发际部的不规则红斑诊断为脂溢性皮炎、红斑狼疮以及激素依赖性皮炎、夏季皮炎等，如分布于小腿诊断为郁积性皮炎或湿疹。因此经常接触动物者应考虑行真菌检查，尽早明确诊断。本例患者以浸润性红斑、渗出、结痂为基本皮损，皮损位于颜面部，自觉症状不明显。临床需与盘状红斑狼疮、湿疹、孢子丝菌病等鉴别。

1. 盘状红斑狼疮　基本皮损为持久性的盘状浸润性红斑，境界清晰，表面毛细血管扩张并有粘着性鳞屑，剥离鳞屑可见其下扩张的毛囊口。组织病理有一定特征性。
2. 固定型孢子丝菌病　为由申克孢子丝菌引起的皮肤、皮下组织及其邻近的淋巴系统慢性感染，多与外伤有关。好发于暴露部位，面部多见，临床表现为红斑、结节、疣状皮损。结合病史、临床表现、组织病理及真菌学检查，两者鉴别不难。
3. 湿疹　病因不明，由多种内、外因素引起的非感染性炎症性皮肤病，病程常呈慢性，反复发作，皮疹多形性，有渗出倾向，愈后易复发。结合真菌学检查两者可鉴别。

（张　犇　王红兵　刘彤云　何　黎）

病例5　植物日光性皮炎

临床照片

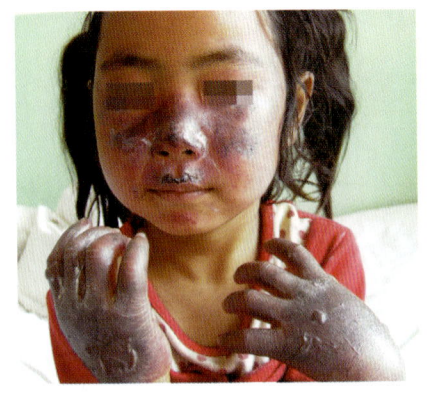

面、手背高度水肿，暗紫褐色瘀斑、水疱

一般情况　患者　女，5岁。

主诉　面颈部、手背肿胀、红斑伴痒痛5天，蔓延至足背2天。

现病史　患者5天前午饭时食用了大量油菜，午间田间暴晒数小时，第二天面部、颈部、双手背即出现肿胀、弥漫性红斑，红斑境界清楚，至衣服遮盖部位处消失。自觉灼热、痒痛。其母带患儿到当地医院和县医院输液治疗（具体不详）3天，红斑转变为暗褐色瘀斑，皮损蔓延至足背暴露部位（患儿穿凉鞋），并在手、足背出现多个黄豆至蚕豆大小的水疱，疱壁紧张，皮肤肿胀，疼痛明显。

既往史及家族史　既往健康，家族中无遗传病史及类似病史。

体格检查 心、肺正常，肝、脾未及，全身浅表淋巴结未触及肿大。

皮肤科检查 面、颈及手、足背暴露部位弥漫性暗紫褐色瘀斑，色素沉着，高度水肿，表面紧张发亮。手、足背见多个黄豆至蚕豆大张力性水疱。皮损对称分布，界限清楚，至衣服遮光处消失。

实验室检查 血常规示 WBC $13.2\times10^9/L$，大、小便常规及肝、肾功正常。

思考

1. 您的初步诊断是什么？
2. 为明确诊断，您认为还需做什么关键检查？

提示 可能的诊断

1. 烟酸缺乏症（pellagra）？
2. 植物日光性皮炎（phytophotodermatitis）？
3. 日晒伤（sunburn）？

关键的辅助检查

组织病理：表皮内海绵水肿，多数水疱形成，真皮浅水肿，血管明显扩张、充血，红细胞外溢，有大量的淋巴细胞浸润。病理诊断：符合植物日光性皮炎。

最终诊断 植物日光性皮炎

诊断依据

1. 诱发因素 发病前进食大量光敏性植物及在日光下曝晒。
2. 皮损部位 手、足、面颈的暴露部位。
3. 皮损特点 界限清楚的弥漫性暗紫褐色瘀斑，高度水肿，表面紧张发亮，手、足背见多个黄豆至蚕豆大小张力性水疱。
4. 自觉痒、痛。
5. 组织病理 符合植物日光性皮炎。

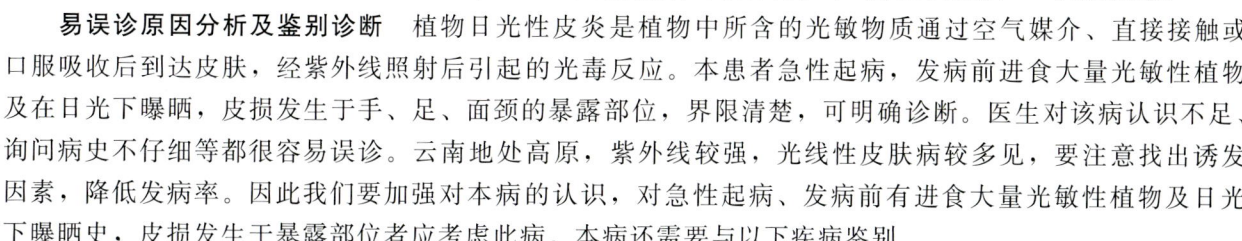

表皮内海绵水肿，多数水疱形成，真皮浅、中层水肿、血管扩张（HE×100）

治疗方法 小剂量地塞米松；维生素 B、C 和烟酰胺；局部外用2%硼酸冷湿敷，10天后痊愈。

易误诊原因分析及鉴别诊断 植物日光性皮炎是植物中所含的光敏物质通过空气媒介、直接接触或口服吸收后到达皮肤，经紫外线照射后引起的光毒反应。本患者急性起病，发病前进食大量光敏性植物及在日光下曝晒，皮损发生于手、足、面颈的暴露部位，界限清楚，可明确诊断。医生对该病认识不足、询问病史不仔细等都很容易误诊。云南地处高原，紫外线较强，光线性皮肤病较多见，要注意找出诱发因素，降低发病率。因此我们要加强对本病的认识，对急性起病、发病前有进食大量光敏性植物及日光下曝晒史，皮损发生于暴露部位者应考虑此病。本病还需要与以下疾病鉴别。

1. 烟酸缺乏症 在曝光部位突然出现边缘清楚的鲜红斑片。1~2周后变为暗红色或暗褐色，自觉瘙痒。患者口腔黏膜可受累。常有食欲不振、恶心、呕吐、腹泻、便秘等胃肠道症状或神经衰弱等表现。实验室检查血清烟酸水平降低可诊断。

2. 日晒伤 好发于妇女和儿童，为曝光部位皮肤在过度日晒后产生的光毒反应，常在24小时内发生红斑，境界清楚，甚至出现水疱。其反应程度因照射时间、范围、环境因素及肤色、体质的不同而有差异，春末、夏初多见。与进食光敏性食物无关。

（王红兵　陈欣玥　何　黎）

病例 6　抗 Jo-1 抗体综合征

临床照片

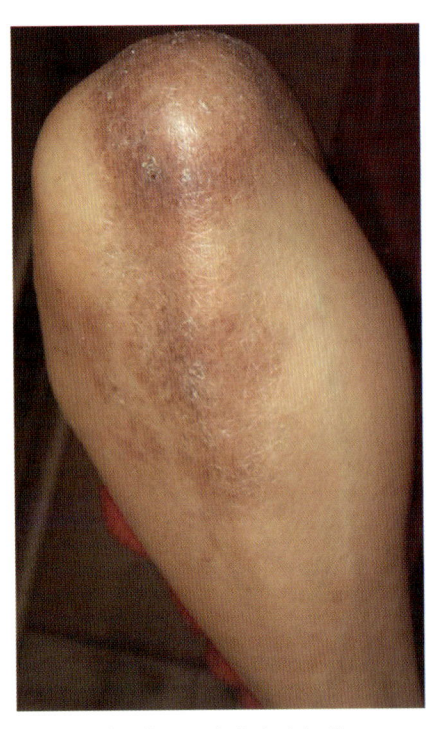

肘关节红斑角化色素沉着

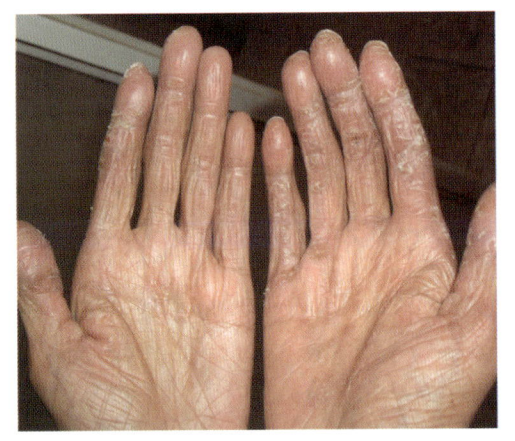

双手粗糙、角化过度

一般情况　患者　女，70 岁，退休职工。

主诉　咳嗽、关节痛反复发生 6 年，加重伴皮疹 2 年。

现病史　患者 6 年前无明显诱因出现持续性干咳，伴有膝关节疼痛、红肿，在外院就诊，诊断为"类风湿性关节炎（RA），RA 肺炎"。治疗后好转。但上述症状反复发作，间断不规则使用泼尼松治疗，因心电图改变、心肌酶升高（具体不详），诊断为"RA 心肌受损"。2 年前患者出现双手、足小关节肿胀伴疼痛，双手雷诺现象、粗糙，肘关节伸侧、手指背侧红斑、角化，双手近端关节渐出现畸形改变。2 个月前患者出现咳嗽、咳痰加重，伴少许白色泡沫痰，双下肢肿胀，尿少，心悸，活动后加重，以"系统性红斑狼疮?"收住院。患者近 1 年消瘦，大便正常，病程中无光敏、晨僵、口腔溃疡、口眼干燥、脱发等症。

既往史及家族史　否认"肝炎、结核"等传染病史，否认"高血压、冠心病、糖尿病病史"，家族中无类似病史，躯干、四肢皮损在院外诊断为"湿疹"。

体格检查　T 37.8℃，P 82 次/分，R 22 次/分，BP 126/82mmHg。一般情况差，全身浅表淋巴结未触及肿大，双肺呼吸音减弱，肺底部可闻及较多的湿性啰音，心界扩大，律不齐，早搏 3~5 次/分，未闻及明显杂音，腹（－），双踝关节以下轻度水肿。

皮肤科检查　面部轻度肿胀，皱纹较少，躯干部见粟粒大淡红色丘疹，部分聚集成片，有抓痕，双侧肘关节伸侧、指间关节背侧可见红斑、丘疹角化色素沉着，手指皮肤肿硬不能握起，双手掌皮肤角化过度、脱屑似"技工手"，双手掌指关节、指间关节肿胀，压痛明显，近端指间关节轻度梭形肿大，左上肢肌力Ⅳ级，右上肢肌力Ⅴ⁻级。

思考

1. 您的初步诊断是什么？
2. 为明确诊断，您认为还需做什么关键检查？

提示 可能的诊断

1. 系统性红斑狼疮（systemic lupus erythematosus，SLE）？
2. 皮肌炎（dermatomyositis）？
3. 类风湿性关节炎（rheumatoid arthritis，RA）？
4. 抗Jo-1抗体综合征（anti-Jo-1 antibody syndrome）？

关键的辅助检查

1. 实验室检查 血常规，除PLT $35×10^9$/L［正常（100～300）$×10^9$/L］降低外余正常。肝功能示TP 64.7g/L（正常60～85g/L），ALB 29.9g/L（正常35～55g/L），GLB 34.8g/L（正常20～30g/L），ALT 77 U/L（正常0～40U/L），AST 98U/L（正常0～40U/L）；肌酶谱示LDH 249U/L（正常109～204 U/L），α-羟丁酸脱氢酶201U/L（正常72～182U/L），LDH-1 167U/L（正常15～65U/L），CK及CK-MB正常。ANA 1∶100胞浆型，抗A-dsDNA（－），抗SSA抗体（－），抗SSB抗体（－），抗RNP/Sm抗体（－），抗Jo-1抗体（＋），抗SCL抗体（－）。血清IgG 20.5g/L（正常7.2～16.8g/L），IgM、IgA正常，补体C3 0.56 g/L（正常0.85～1.93 g/L），C4正常。皮肤狼疮带（－）。RF 21.7 IU/ml（正常＜20 IU /ml），CCP抗体阴性，ASO、红细胞沉降率、C反应蛋白正常，血清铁蛋白243.68ng/ml（正常54±44.0 ng/ml），尿和粪常规、肾功能、血脂、血糖、甲状腺功能、电解质正常。肺功能检查：肺舒张试验（＋），限制性通气功能障碍。心电图示窦性心律、频发房性早搏。超声心动图示提示重度肺动脉高压，肺动脉压力84mmHg。B超示脾大Ⅱ度，腹腔、双侧胸腔少量积液。

2. 组织病理检查示 表皮角化过度，灶状角化不全，棘层有散在少许角化不良细胞，棘细胞间轻度水肿，真皮乳头垂直胶原纤维增生，血管轻度扩张充血，血管周围少许单一核细胞及噬黑色素细胞浸润，真皮胶原束粗大、致密、均质化，真皮浅层血管周围少许单一核细胞浸润。

3. 肌电图示肌源性损伤依据不足；胸部CT示：①双肺间质纤维化，以下叶明显；②双侧胸腔少量积液；③双侧胸腔增厚黏连、钙化；④心脏增大。

最终诊断 抗Jo-1抗体综合征（抗合成酶抗体综合征）

诊断依据

1. 发热。
2. 雷诺现象。
3. 皮损特点 躯干部粟粒大淡红色丘疹，部分聚

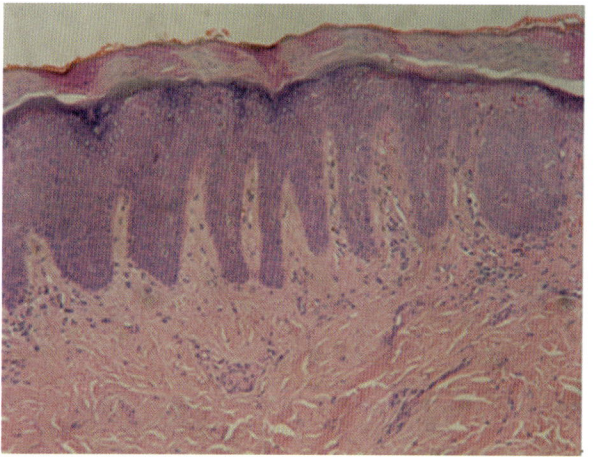

棘层个别角化不良细胞，真皮乳头垂直胶原纤维增生，胶原束粗大，致密，均质化（HE×100）

集成片，有抓痕，双侧肘关节伸侧、指间关节背侧红斑、丘疹角化色素沉着，手指皮肤肿硬不能握起，双手掌皮肤角化过度、脱屑。

4. 体征 双手掌指关节、指间关节肿胀，压痛明显，近端指间关节轻度梭形肿大，"技工手"。
5. 实验室检查 抗Jo-1抗体阳性。
6. 浆膜及间质损害 关节炎、肺间质病变。

治疗方法 予来氟米特50mg/d 口服3天后减为20 mg/d；泼尼松30mg/d、阿司匹林100 mg/d以及利尿、扩血管等对症治疗后，躯干、肘、手掌、指背侧皮损明显改善，胸、腹腔积液吸收，肌酶谱恢复

正常。

易误诊原因分析及鉴别诊断 多发性肌炎/皮肌炎患者血清中共发现5种抗合成酶抗体，临床上分别称为抗Jo-1、EI、PL-12、PL-7和OJ抗体，其抗原分别为组氨酰（hisRS）、甘氨酰（glyRS）、丙氨酰（alaRS）、苏氨酰（thrRS）及异亮氨酰（ileRS）tRNA合成酶。其中发现抗Jo-1抗体阳性的患者常有发热、肺间质病变（interstitial lung disease，ILD）、关节炎、雷诺现象、"技工手"等临床表现而被称为"抗Jo-1抗体综合征"（又称抗合成酶抗体综合征）。根据该患者先后出现对称性小关节肿痛、无晨僵、RF基本正常及抗CCP抗体阴性，不足以诊断"RA"；仅有关节炎、血小板减低、浆膜腔积液、补体低下，但ANA阴性，尿常规正常，手肘关节、躯干皮损非SLE特异性皮损，也不足以诊断"SLE"；患者虽无典型的肌无力、肌电图异常、肌酶学升高等DM/PM的典型特点，因该病部分患者早期症状可不典型，可在ILD多年后才出现其他相关症状，而该患者具有ILD、关节炎、雷诺现象、"技工手"、Jo-1抗体阳性、Gottron征等表现，可以诊断为抗Jo-1抗体综合征，血小板减低可能与脾大及本病均有关，DM/PM可以出现补体低下。ILD和肺动脉高压是该病的主要死亡原因，这是由于抗Jo-1抗体参与肺泡中免疫复合物的形成，出现慢性炎性细胞浸润，最终以肺间质纤维化为结局，故对抗Jo-1抗体阳性的PM/DM患者应积极进行一些影像学检查，如高分辨CT或MRI等，并注意无肌酶升高或轻度升高的DM患者更易发生ILD，且多为快速进展型，对治疗效果差，需及早使用糖皮质激素及免疫抑制剂，注意防治感染及肺动脉高压，可提高生存率。本例患者长期误诊，其原因为无典型的肌无力及初期无特征性皮肌炎皮损，而为咳嗽、咳痰、关节痛、皮肤肿硬等非特异表现，未能及早明确诊断及行PM/DM正规治疗。因此提高对抗Jo-1抗体综合征的认识是减少漏诊及误诊、改善预后的关键。

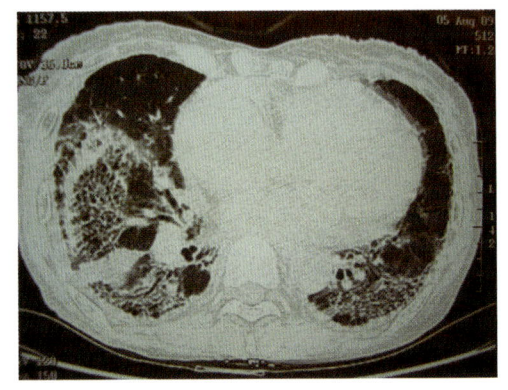

双肺间质纤维化

（张佩莲　王　鹏　付　萍）

病例7　耳廓软骨炎

临床照片

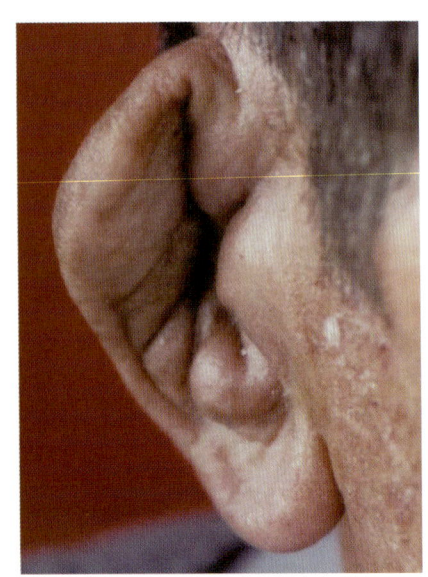

双耳廓牛肉样红肿

一般情况 患者　男，40岁，工人。

主诉 双耳廓红、肿、热、痛1个月。

现病史 患者1个月前无明显诱因双耳廓出现发红、肿胀，皮温升高，疼痛，伴间断发热，体温最高达38.5℃，伴双眼结膜充血、畏光，无皮肤破溃、流脓，无鼻出血、变形、鼻部疼痛，无声嘶、咳嗽、呼吸困难，无胸痛、关节疼痛、乏力、消瘦。自服"抗菌素"（具体不详）口服无效。半个月前到外院就诊，诊断不详，给予"青霉素、氧氟沙星、甲硝唑"静滴10天（具体用量不详），患者觉双耳红、肿、热、痛减轻，无发热，即停止治疗。3天后症状再次出现。为进一步诊治，到我院门诊就治，并以"丹毒"收住院。经抗感染"青霉素、氧氟沙星、甲硝唑"常规剂量治疗14天，双耳廓红、肿、热、痛消退不明显，而且双耳廓触摸时逐日变柔软，耳廓逐渐塌陷，并出现右耳听力障碍，双眼结膜充血，给抗细菌、抗病毒滴眼液治疗效果不明显。自发病以来患者精神、食欲、睡眠尚可，大、小便正常，体重无明显改变。

既往史及家族史 平常体健，家族中无类似病史。

体格检查 生命体征平稳，神志清，一般情况好，心、肺、腹未见明显异常。

皮肤科检查 双耳廓牛肉样红色，中度肿胀，皮温稍偏高，有压痛，双耳垂皮肤正常。双眼睑结膜、球结膜充血明显，角膜透明，无脓性分泌物；鼻、气管正常；各关节无红、肿、热、痛，活动正常。

实验室检查 三大常规、血生化正常；胸片、心电图正常。

思考

1. 您的初步诊断是什么？
2. 为明确诊断，您认为还需做什么关键检查？

提示 可能的诊断

1. 双耳丹毒（erysipelas ears）？
2. 青少年春季疹（juvenile spring eruption）？
3. 固定性药疹（fixed drug eruption）？
4. 复发性多软骨炎（relapsing polychondritis）？

关键的辅助检查 双耳听力检查示右耳传导性耳聋。

最终诊断 耳廓软骨炎（chondritis of auricle）

诊断依据

1. 双耳反复发作红、肿、热、痛，抗感染治疗无效。
2. 眼部炎症。
3. 耳蜗和前庭功能受损，右耳传导性耳聋。

治疗方法 氨苯砜 25~200mg/d，一般 75mg/d，开始小剂量后逐渐加量，每周服药 6 日，约半年。可引起溶血性贫血、药物性肝炎及白细胞减少等不良反应。泼尼松 30~60mg/d，重症病例可加至 80~100mg/d，出现疗效后逐渐减量。经上述治疗无效者加用免疫抑制剂，如环磷酰胺、硫唑嘌呤、环孢霉素 A 等。该患者给予糖皮质激素（泼尼松 1mg/kg）及氨苯砜 50mg bid 治疗半个月后，病情明显好转，减量后以维持剂量带药出院。追踪观察 1 年，患者病情复发数次。

易误诊原因分析及鉴别诊断 复发性多软骨炎是一种少见的系统性疾病。病因不明，病变累及软骨及其他结缔组织，出现广泛性、复发性及破坏性炎症。最常见的表现是双侧耳廓软骨部急性疼痛、发红和肿胀，同时并发关节炎。关节病变从关节疼痛到包括大、小关节受累的对称性关节炎。其他炎症发生部位依次为眼、喉软骨组织、气管或支气管、内耳、心血管系统、肾和皮肤。该病的病程特点是急性炎症发作，数周至数月后痊愈，以后反复发作长达数年。1976 年 McAdom 提出了复发性软骨炎的诊断标准：①双耳复发性软骨炎；②非侵蚀性关节炎；③鼻软骨炎；④眼部炎症；⑤喉和气管软骨炎；⑥耳蜗和前庭功能受损。达到 3 条以上即可确诊。本病预后差，可出现鞍鼻畸形、气管受累及系统性血管炎。需要与下列疾病鉴别。

1. **丹毒** 是由溶血性链球菌感染引起的皮肤或黏膜皮下组织内淋巴管及其周围组织的急性炎症。起病急，常有外伤史，皮损为境界清楚的水肿性鲜红斑，自觉灼热及疼痛，伴发热等全身症状以及外周血白细胞总数及中性粒细胞常增高，抗生素治疗有明显疗效。

2. **青少年春季疹** 主要发生在 5~12 岁左右的男孩。特征是初春阳光照射后，耳轮迅速出现红斑，十几个小时后红斑上出现密集的水肿性丘疹，大多数丘疹顶端有针尖大小的晶莹小水疱，几天甚至几个星期后自行消退。往往每年都发病，可持续几年至十几年才可痊愈。

3. **固定性药疹** 起病急，有服药史，皮损为孤立性或数个境界清楚的圆形或椭圆形水肿性红斑，一般不对称，直径 1~4cm，重者红斑上可出现大疱。有痒感而一般无全身性症状。皮损可发生在皮肤任何部位。位于唇、口周、龟头、肛门等皮肤、黏膜交界部位者常易出现糜烂或继发感染而引起疼痛。再服该药时，于数分钟或数小时内在原处发痒，继而出现同样损害并向周围扩大，致使表现为中央色素加深而边缘潮红的损害。复发时,其他部位可出现新皮损。

(王支琼 吴 颖 曹 萍 郝建华 王 芳)

病例 8 系统性红斑狼疮

临床照片

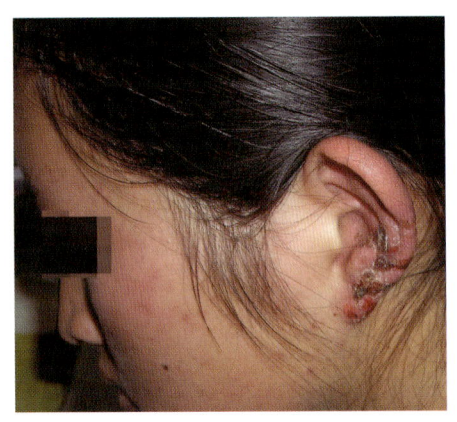

颧、颊部水肿性红斑,耳廓冻疮样改变

一般情况 患者 女,21岁,学生。

主诉 双耳红斑、糜烂、渗出伴疼痛二十余天,双颧、颊部红斑十余天。

现病史 二十余天前,患者无明显诱因先于双耳部出现红斑,局部糜烂、渗出,并伴有疼痛,无痒感。十余天前双颧、颊部亦出现对称性红斑,无破溃、渗出,无疼痛和痒感。发诊过程中,患者有间断性发热(未测体温),并伴有膝、踝、指和趾间关节疼痛,无明显光敏现象,无口腔黏膜溃疡。

家族史 家族中无类似病史。

体格检查 一般情况可,蹲下后站立困难,其他系统检查无异常。

皮肤科检查 双耳、颧、颊部片状对称性水肿性红斑,非蝶形,耳垂红斑表面局部破溃、结痂,多个指、趾末端及甲皱襞可见紫癜样皮损,口腔黏膜无溃疡。

实验室检查 血常规 WBC 3.21×10^9/L,PLT 60×10^9/L,红细胞沉降率 69mm/h,尿 WBC 3~4/HP,RBC 3~4/HP。胸片及腹部 B 超均正常。

思考

1. 您的初步诊断是什么?
2. 为明确诊断,您认为还需要做什么特殊检查?

提示 可能的诊断

1. 寒冷性多形红斑(cold erythema multiforme)?
2. 冻疮(pernio)?
3. 系统性红斑狼疮(systemic lupus erythematosus)?

关键的辅助检查

抗核抗体全套检查:ANA 定性(+),ANA 定量>1:1000,抗 dsDNA(+),抗 Sm 抗体(+),抗 Nrnp/Sm 抗体(+),抗 ENA(+)。

最终诊断 系统性红斑狼疮

诊断依据

1. 皮损特点 双耳、颧、颊部对称性水肿性红斑,耳垂红斑表面局部破溃、结痂,多个指、趾末端及甲皱襞可见紫癜样皮损。
2. 白细胞、血小板减少;红细胞沉降率加快。
3. 肾损害。
4. 抗核抗体:ANA(+),ANA 定量>1:1000。
5. 抗 dsDNA(+)。
6. 抗 ENA(+),抗 Sm 抗体(+),抗 Nrnp/Sm 抗体(+)。

治疗方法 给予泼尼松片60mg/d口服。皮疹及症状有好转,目前仍在定期随访。

易误诊原因分析及鉴别诊断 系统性红斑狼疮是一种自身免疫性疾病。本例患者以耳部水肿性红斑、局部糜烂、渗出伴疼痛为首发表现,与冻疮的皮疹极为相似,极易误诊为冻疮而延误病情。但在询问病史及体检过程中发现:患者耳部皮疹仅有疼痛而没有痒感;继而出现的面部红斑虽然没有表现为典型的蝶形,但相对对称;指、趾末端及甲皱襞可见紫癜样皮损;除皮损外,尚有关节疼痛。这些引起了我们的重视,给予相关检查后,结合临床表现确诊为系统性红斑狼疮。本病需与以下疾病鉴别。

1. 寒冷性多形红斑 本病诊断标准为:①好发于冬春寒冷时;②皮损主要呈多形红斑样、丘疹甚至水疱、瘀点;③皮损好发于面部、两耳、四肢远端暴露部位;④气温升高后可自行缓解;⑤皮损多伴瘙痒。损害持续14～20天可自然消退,但常随寒流来去而起伏。本病可与一般冻疮损害合并存在,而本病皮损消退后,一般冻疮可依然存在,实验室检查可协助鉴别。

2. 冻疮 是机体受到寒冷侵袭后,发生在末梢部位的局限性红斑炎症性疾病。好发于肢端及暴露部位,皮损为局限性红色或紫红色肿块,界限不清,皮温低,有痒感,受热后局部肿胀显著,易出现水疱,水疱破后形成糜烂及溃疡,伴有疼痛。

(李贤光 付香莲 邹宏超)

病例9 界线类偏瘤型麻风

临床照片

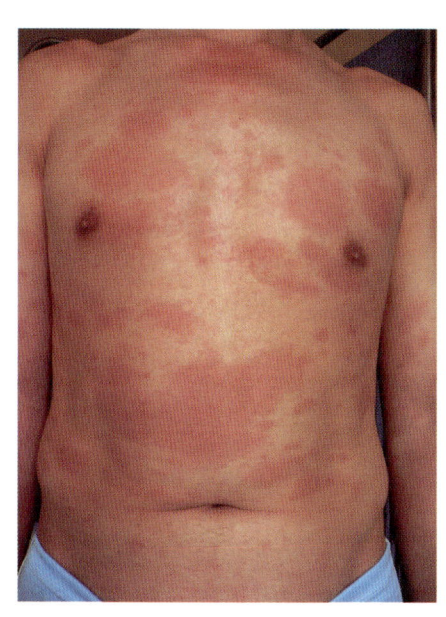

躯干大小、形态不一的红色斑片

一般情况 患者 男,45岁。

主诉 躯干红斑1年余。

现病史 1年多前,患者无明显诱因胸部长一甲盖大小红斑,无自觉症状,未予治疗。之后,红斑逐渐扩大、增多,延至腹部、腰背部、四肢,未出现过糜烂、渗液等,无自觉症状。病程中,无发热,精神、食欲好,大、小便正常。

既往史及家族史 家族中无类似病史。

体格检查 各系统检查未见异常。

皮肤科检查 躯干、四肢大量大小不等的红色斑疹、斑片,呈圆形、椭圆形或不规则形,表面无鳞屑。双侧眉毛外1/3脱落,胡须稀疏。

实验室检查 无。

思考

1. 您的初步诊断是什么?
2. 为明确诊断,您认为还需做什么关键检查?

提示 可能的诊断

1. 蕈样霉菌病(mycosis fungoides)?
2. 麻风(leprosy)?
3. 副银屑病(parapsoriasis)?
4. 药疹(drug eruption)?

关键的辅助检查

1. 皮肤感觉检查 皮损处痛、温觉减退或消失,触觉检查不明确。痛觉正常。尺神经可触及,但不硬。

2. 组织病理　表皮大致正常，真皮小血管、毛囊皮脂腺、汗腺周围大量泡沫细胞肉芽肿，部分皮神经内有泡沫细胞浸润。抗酸染色检查见大量抗酸杆菌。病理诊断：结合临床考虑界线类偏瘤型麻风。

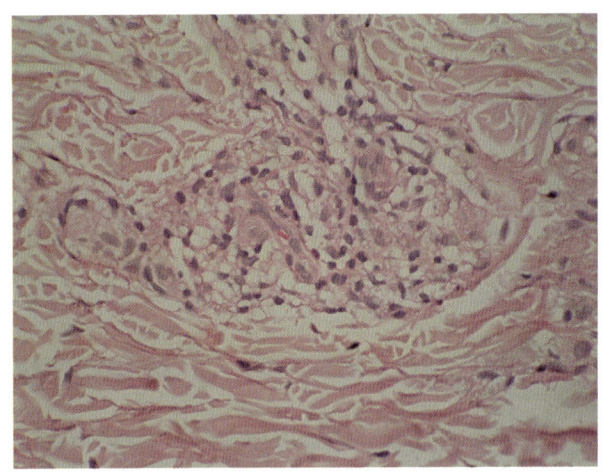
真皮内泡沫细胞肉芽肿（HE×100）

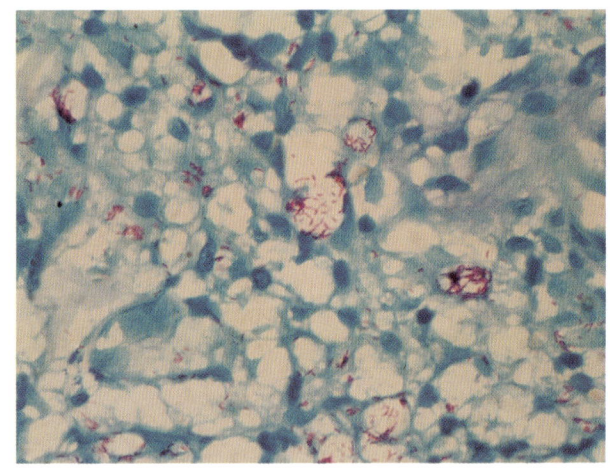
泡沫细胞内散在或成堆的抗酸杆菌（抗酸染色×1000）

最终诊断　界线类偏瘤型麻风（borderline lepromatous leprosy）

诊断依据

1. 年龄、病程　中年男性，病程1年余。
2. 皮损部位、特点　躯干、四肢大量红斑，形状不规则，表面无鳞屑。双侧眉毛部分脱落，胡须稀疏。
3. 皮损处痛、温觉减退或消失，尺神经可触及，但不硬。
4. 组织病理　真皮内大量泡沫细胞肉芽肿，部分皮神经内有泡沫细胞浸润。
5. 抗酸染色　大量抗酸杆菌。

治疗方法　患者转入当地疾控中心治疗。

易误诊的原因及鉴别诊断　麻风是由麻风杆菌引起的一种慢性传染病，主要侵犯皮肤、黏膜和周围神经。由于机体对麻风杆菌的免疫力不同，临床表现千变万化，结核样型以红色斑块性皮损为主，而瘤型则以浸润性结节为主，但无特征性皮损。麻风的诊断主要依靠皮损、浅感觉障碍、皮神经粗大、查到麻风杆菌等，组织病理检查发现结核样肉芽肿、泡沫细胞肉芽肿、外周神经破坏等，抗酸染色检查见麻风杆菌，即可确诊麻风。

随着麻风患者的减少，临床医生及群众对麻风的防范意识逐渐减弱，同时由于麻风临床表现的多样性，易造成麻风病的误诊。该例患者皮损以红斑为表现，浅感觉障碍不明显，临床上极易漏诊或误诊。本病需要与下列疾病鉴别。

1. 蕈样霉菌病　常发生于中老年人，好发于躯干和四肢，皮损形态多样，早期皮损也可仅表现为多发性红斑，无症状，此时组织病理学检查易于鉴别。蕈样霉菌病有核呈脑回状的淋巴瘤细胞在表皮和真皮浅层浸润，可见Pautrier微脓肿，无肉芽肿病变。
2. 斑块型副银屑病　好发于中年男性，主要表现为分布于躯干及四肢的界限清楚的斑片或斑块，淡红或紫红色，呈圆形、椭圆形或不规则形，上覆细薄鳞屑。组织病理表现为真皮浅层淋巴细胞呈带状浸润，可有亲表皮现象，可有少量异型淋巴细胞，无肉芽肿病变。
3. 药疹　患者有可疑药物使用史，皮损发生、发展较快，可表现为多发性红斑，瘙痒明显，常伴发热。停可疑药物和对症处理后皮损即可缓解、治愈或自愈。

（温蓬飞　陈　涛　王婷婷　刘宏杰　王　琳）

病例 10　界线类偏瘤型麻风

临床照片

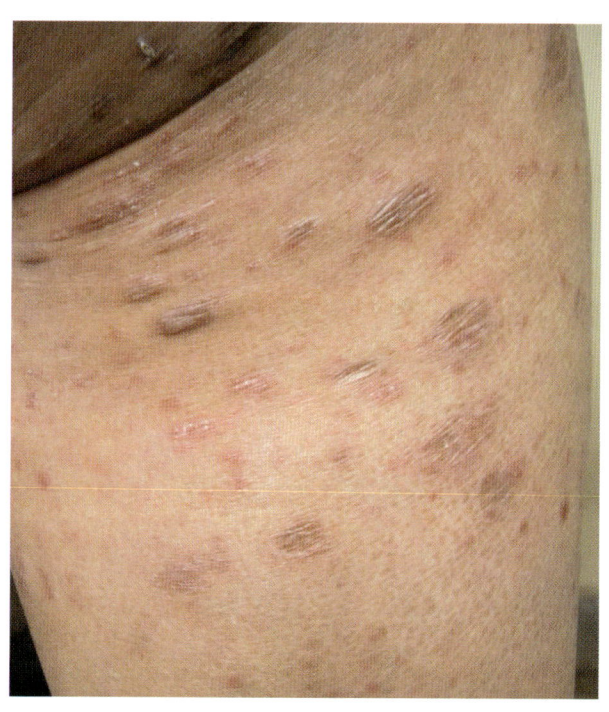

双下肢大小不等红斑、丘疹、鳞屑，部分萎缩

一般情况　患者　男，39岁，汉族，农民，四川籍。

主诉　全身泛发红斑、鳞屑15年，小结节7年。

现病史　15年前，无明显诱因躯干部位出现红斑、鳞屑，无明显自觉症状，间断诊治，具体不详，无好转，逐渐加重，皮损泛发全身，并于7年前出现小结节，部分破溃、结痂，愈后有萎缩。曾到昆明皮肤病防治所就医，不考虑麻风，遂到我院就诊。

既往史　既往健康，无药物过敏史。否认家族性遗传病史，其他家庭成员均无类似病史。

体格检查　一般情况良好，各系统检查未见明显异常。

皮肤科检查　颜面及双下肢肿胀，躯干、四肢泛发花生至蚕豆大小的椭圆形红斑、丘疹、鳞屑损害，有细纹，局部有坏死、结痂、萎缩，散在花生大小瘤样结节。皮损泛发对称，以双下肢为主。

实验室检查　血、尿、便常规正常，心电图、胸片、CT无特殊阳性体征。

思考　您的初步诊断是什么？

提示　可能的诊断
1. 银屑病（psoriasis）？
2. 麻风（leprosy）？

关键的辅助检查

1. 组织病理　表皮轻度角化过度，棘层轻度萎缩变薄，表皮突变平或消失，表皮下无浸润带明显，真皮层血管和皮肤附属器周围有致密的炎性细胞，结节状浸润，肉芽肿形成，浸润细胞以泡沫细胞为主，间有少数多核巨细胞。抗酸染色阳性。病理诊断：符合麻风。

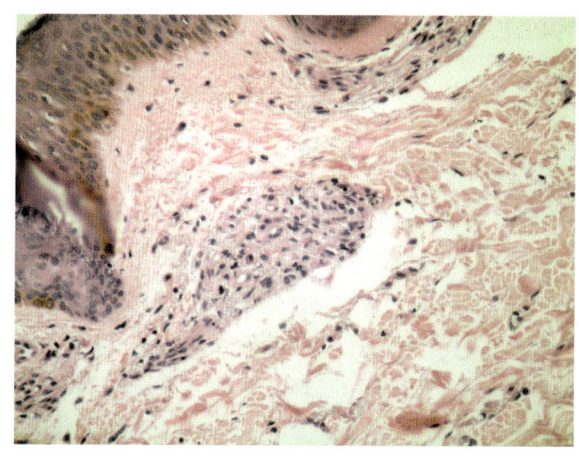

表皮下无浸润带明显，围绕血管形成上皮样肉芽肿（HE×100）

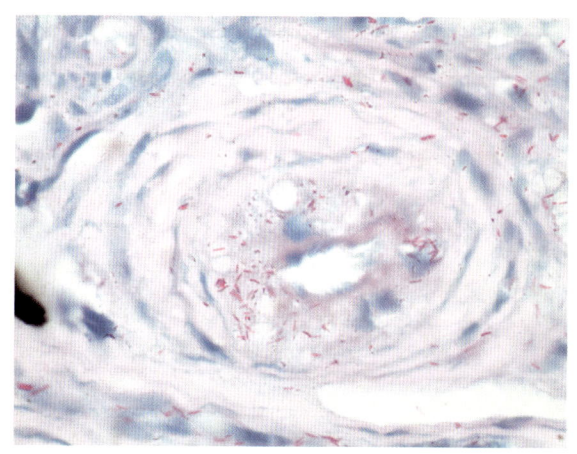

抗酸染色阳性（×400）

2. 五点组织液抗酸染色 阳性，细菌指数（＋＋＋）。
3. 皮肤感觉检查 面部、双手背痛及温觉消失，触觉检查不明确。痛觉正常。腓总神经可触及，但不硬。

最终诊断 界线类偏瘤型麻风（borderline lepromatous leprosy）

诊断依据
1. 皮损特点 表现为红斑、丘疹、结节、鳞屑损害，有细皱。局部有坏死、结痂、萎缩。
2. 面部、双手背痛及温觉消失，触觉检查不明确。痛觉正常。
3. 腓总神经粗大。
4. 组织液抗酸染色阳性，细菌指数（＋＋＋）。
5. 组织病理及组织切片抗酸染色 符合麻风。

治疗方法 抗麻风杆菌治疗，及时处理麻风反应。

易误诊原因分析及鉴别诊断 麻风的分型采用免疫光谱五级分类法，可分为：结核样型（TT）、瘤型（LL）、中间界线类（BB）、界线类偏瘤型（BL）、界线类偏结核样型（BT）。不同类型的麻风皮损表现不一。与麻风皮损相似的皮肤病很多，但多数皮肤病有瘙痒而无麻木、神经粗大，麻风杆菌检查阴性。在采集病史时需注意患者有感觉障碍等病史。该患者病程长，皮损以红斑、鳞屑、结节为主，需与结节性红斑、寻常狼疮、结节病等鉴别。

1. 结节性红斑 皮损以红斑、结节为主，皮疹多累及下肢，上肢及面部少受累，皮损麻风杆菌镜检阴性。
2. 银屑病 为红斑、丘疹、鳞屑损害，表面覆盖银白色鳞屑，轻刮表面鳞屑可有薄膜现象和点状出血现象。组织病理示表皮角化过度伴角化不全，在角化不全区域可见特征性的Munro小脓疡，棘层增厚，表皮突向下规则延伸，可相鉴别。

（邓丹琪 李晓岚 王敏华 姜福琼 樊应俊）

病例11 游走性坏死松解型红斑

临床照片

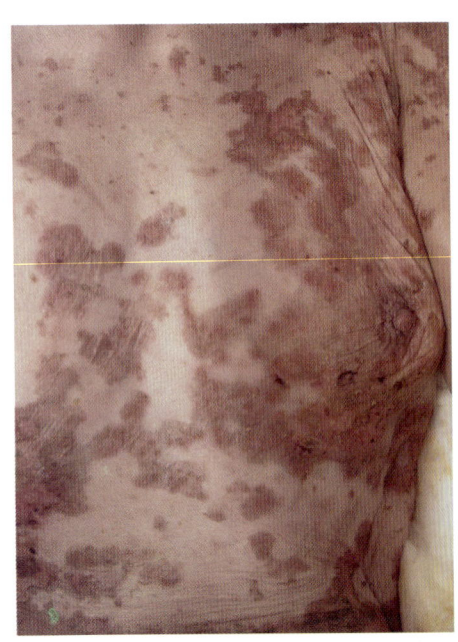

胸、腹部糜烂、结痂、脱屑

一般情况 患者 女，64岁，农民。

主诉 全身红斑、糜烂、渗出和结痂伴消瘦3年，加重20天。

现病史 患者于3年前无明显诱因出现全身散在分布的红斑、糜烂、渗出和结痂，伴瘙痒，外院诊断为"湿疹"，给予抗过敏、止痒等处理，皮疹仍反复发作，且身体逐渐消瘦。2003年9月曾因皮疹复发第1次住我科治疗。给予口服抗组胺药、外用糖皮质激素软膏及其他对症处理，治疗9天，皮疹消退后出院。2004年9月及11月因皮疹复发，患者第2次住我科治疗，皮损消退后出院。2005年8月皮疹再次复发，第4次住我科治疗。患者自起病以来，饮食欠佳，睡眠、二便正常，精神尚可，逐渐消瘦。

既往史及家族史 家族中无类似病史，父母去世，子女健康。

体格检查 T 36.6℃，P 80次/分，R 22次/分，BP 100/76mmHg。表情淡漠，贫血貌。其他系统检查无异常。

皮肤科检查 额部、躯干、四肢多发大片红褐色斑片，形状不规则，中间糜烂、渗出，边缘结痂或有黏着性鳞屑。双足肿胀，趾间糜烂伴渗出、结痂。鼻、口、会阴、肛周等黏膜部位糜烂、结痂。

实验室检查 血常规：WBC 2.71×10^9/L，RBC 2.11×10^{12}/L，Hb 57.0g/L，PLT 214×10^9/L。肝功能：血清总蛋白54g/L，白蛋白28g/L，球蛋白26g/L。尿常规和血生化基本正常。

思考

1. 您的初步诊断是什么？
2. 为明确诊断，您认为还需做什么关键检查？

提示 可能的诊断

1. 湿疹（eczema）？
2. 天疱疮（pemphigus）？
3. 游走性坏死松解型红斑（necrolytic migratory erythema）？

关键的辅助检查

1. 组织病理 表皮上部连续性坏死及空泡化，坏死区与棘层上部分界清楚，表皮突向下伸长。真皮浅层小血管增生，扩张充血，管周有轻至中度淋巴样细胞浸润。病理诊断：符合游走性坏死松解型红斑。
2. B超 胰体、尾占位。
3. CT 胰尾脾门区占位性病变。

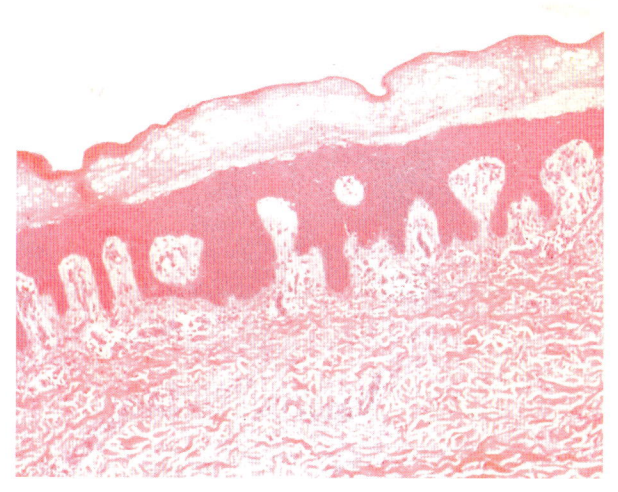

表皮上部"突然"坏死及空泡化（HE×40）

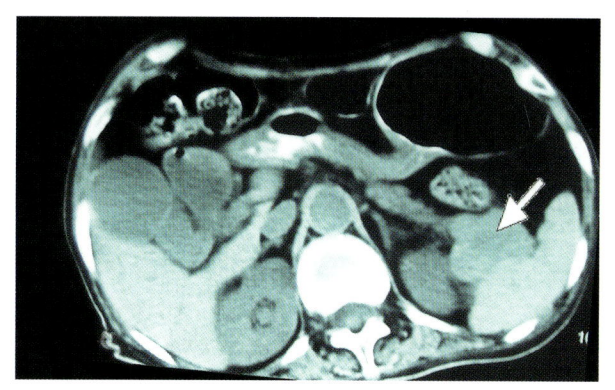

胰尾脾门区占位性病变

最终诊断 游走性坏死松解型红斑

诊断依据

1. 病程3年，反复迁延，体型消瘦。
2. 皮损特点 额部、躯干、四肢多发红褐色斑片，形状不规则，中间糜烂、渗出，边缘结痂或有黏着性鳞屑。双足肿胀，趾间糜烂伴渗出结痂。鼻、口、会阴、肛周等黏膜部位糜烂、结痂。
3. 组织病理 符合游走性坏死松解型红斑。
4. B超 胰体尾占位。
5. CT 胰尾脾门区占位性病变。

治疗方法 系统治疗包括胰岛素、复合氨基酸及白蛋白等支持疗法，局部外用糖皮质激素等处理，皮疹可逐渐缓解，一般情况好转后转外科手术治疗。

易误诊原因分析及鉴别诊断 1971年Wilkison首次采用"坏死游走性红斑"这一名称来描述胰高血糖素瘤患者的皮肤表现。1974年Mallinson等将胰高血糖素瘤产生的一系列典型症状（血糖升高、游走坏死性红斑、舌炎、口角炎、贫血、体重减轻等）命名为胰高血糖素瘤综合征，并将其分为三种类型：有皮肤损害的胰高血糖素瘤，患者有典型的游走性坏死红斑；无皮肤损害的胰高血糖素瘤，患者仅有轻度糖尿病伴血浆胰高血糖素升高；有多种损害的胰高血糖素瘤。由于本病相对少见，临床上易被误诊为湿疹、天疱疮、类天疱疮、副肿瘤天疱疮等。事实上，根据典型的皮肤损害、测定血浆胰高血糖素水平及辅以影像学检查不难作出诊断。皮疹是胰高血糖素瘤综合征最具有特征性的临床表现，皮疹发生率为68%~90%。特点是首先为局部皮肤红斑，稍隆起，以后其中心渐苍白，可形成大疱，进而水疱破溃，最后结痂剥脱。特征性的病理变化为：表皮下半部或下2/3显示正常，而上层呈突然坏死松解，即"突然死亡"，导致形成裂隙和水疱。外科手术是胰高血糖素瘤的最佳治疗手段，药物治疗虽可缓解皮疹，但不能抑制肿瘤生长。胰高血糖素瘤多为单发，且多发于胰尾，故手术相对简单，容易根治。诊断时即使已有远处转移，由于这类肿瘤生长缓慢，如将原发肿瘤切除，甚至采取减负手术，再辅以化疗等方法，都能明显改善症状，延长生命。本患者在外院一直诊断不明，主要原因是医生对其特征性皮损认识不够，而在本院诊断明确后多次检查未能发现肿瘤又是延误治疗的主要原因。因此，在患者有典型的游走性坏死红斑时，即使影像学检查未查见肿瘤，也应考虑手术探查或治疗。

（吴建华　高志祥　卜晓琳　顾　军）

病例12　真性红细胞增多症

临床图片

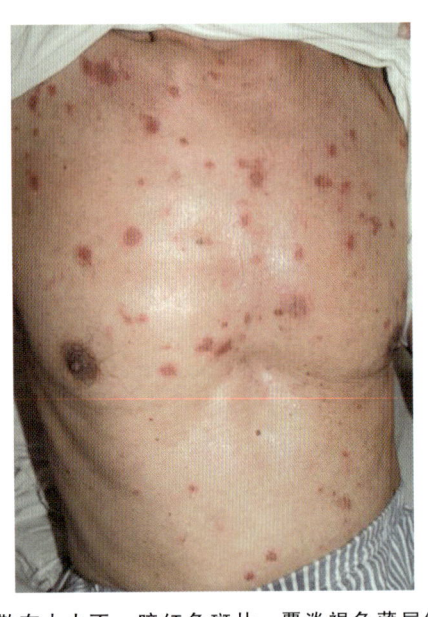

躯干散在大小不一暗红色斑片，覆淡褐色薄层鳞屑，红斑周围针尖大小红色斑点

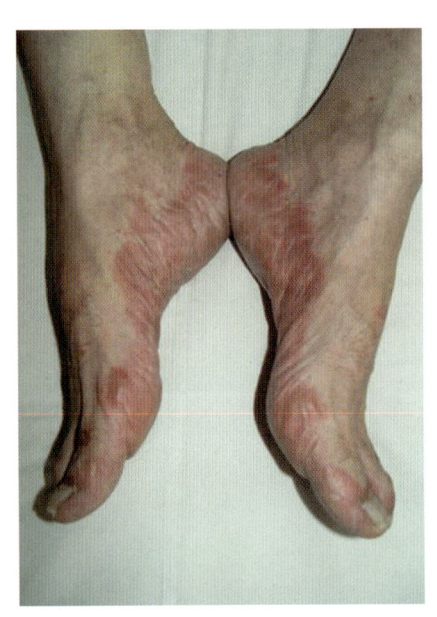

双足跗大片红斑，界清，表面光滑、无鳞屑

一般情况　患者　男，72岁，退休工人。

主诉　面色红紫7个月，全身起皮疹2周。

现病史　7个月前患者无明显原因出现面色红紫，伴双手发红，无头晕、乏力及四肢无力。2周前出现面部暗红色皮疹，渐增多，波及躯干、双上肢和双足跗，不伴瘙痒及疼痛。患者自起病以来，无发热，无咳嗽，饮食、睡眠、二便正常，精神尚可。

既往史及家族史　有冠心病史二十余年。家族中无类似疾病患者。

体格检查 生命体征平稳,系统检查无异常。

皮肤科检查 面部、颈部有小片状红斑,上有少许细小油腻性鳞屑,胸前及背部有散在多数指盖大的暗红色斑,表面有淡褐色薄层鳞屑,红斑周围有针尖大小红色斑点。双足跖有大片红斑,边界清晰,表面光滑、无鳞屑。

实验室检查 入院时血常规示 WBC $10.15\times10^9/L$,Hb 209g/L,PLT $319\times10^9/L$。凝血全套检查示 PT 19.4s,PT% 44.7%。

思考

1. 您的初步诊断是什么?
2. 为明确诊断,您认为还需做什么特殊检查?

提示 可能的诊断

1. 副银屑病(parapsoriasis)?
2. 真性红细胞增多症(polycythemia vera)?

关键的辅助检查

1. 组织病理 表皮角化过度,棘层轻度增生,真皮浅层多数血管显著扩张、充血,红细胞外渗,有的血管内有血栓形成,血管周围有较多单一核细胞浸润。

2. 骨髓检查结果示增生性骨髓象,粒系轻度核左移。

3. 心脏超声检查结果 冠心病合并多支血管病变,不排除陈旧性前间壁心肌梗死;左室收缩功能测值正常,舒张顺应性降低。

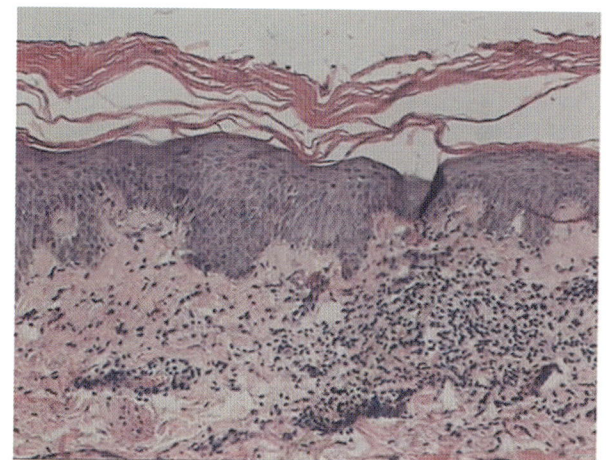

真皮浅层血管扩张,红细胞外渗,管周单一核细胞浸润(HE×40)

最终诊断 真性红细胞增多症

诊断依据

1. 年龄 老年男性患者。

2. 皮损部位特点 面、颈、胸背部、双足有小片状红斑,部分皮损上有细小油腻性鳞屑。

3. 组织病理 表皮角化过度,棘层轻度增生,真皮浅层多数血管显著扩张充血,红细胞外渗,有的血管内有血栓形成,有较多单一核细胞浸润。

4. 入院时血常规示 WBC $10.15\times10^9/L$,Hb 209g/L,PLT $319\times10^9/L$。

治疗方法 患者口服阿司匹林,0.1g,1次/日,硝苯地平缓释片,10mg,2次/日,单硝酸异山梨酯,10mg,2次/日;通心络,3粒,3次/日;羟基脲,0.5g,1次/日。静滴果糖二磷酸钠,10g/d,丹参注射液,30ml/d,重组人干扰素 α-2b,300万U,皮下注射,隔日一次。红细胞总数渐下降。

易误诊原因分析及鉴别诊断 真性红细胞增多症是一种以红细胞异常增生为主的慢性骨髓增殖性疾病,多见于中老年患者,其红细胞和全血容量绝对增多,血黏度增高,常伴有白细胞和血小板增多。皮肤症状出现较晚,主要表现为皮肤和黏膜明显红紫,尤以面颊、唇、舌、耳、鼻尖、颈部和上肢末端(指、趾及大、小鱼际)为甚,常伴有皮肤瘙痒。本例因为皮肤症状前来就诊而确诊为真性红细胞增多症。本病在临床上需与以下疾病鉴别:

1. 副银屑病 慢性病程,有红斑、丘疹伴脱屑,无明显自觉症状而难以诊断为其他皮肤病。组织病理表现为慢性炎症。实验室检查无明显异常。

2. 玫瑰糠疹 为母斑出现后1~2周躯干及四肢近心端多发的玫瑰红色斑疹,皮疹长轴与皮纹方向相一致,很少累及面部及手足。实验室检查无明显异常。

(刘 艳 王俊民 马毳毳 彭振辉 肖生祥)

病例13 急性移植物抗宿主病

临床照片

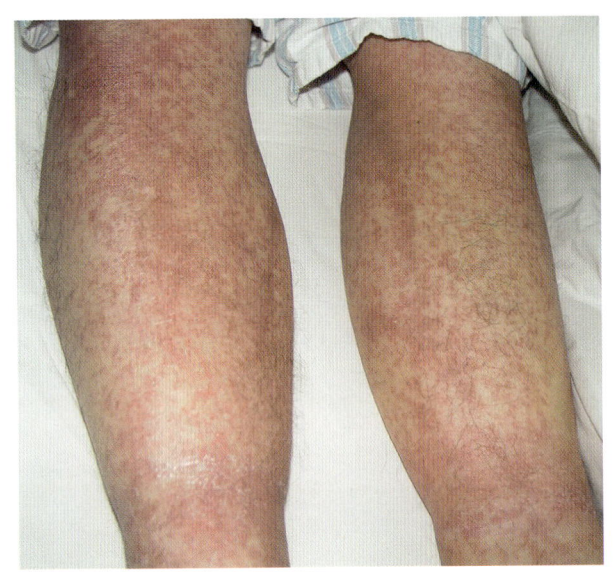

双小腿弥漫性红斑

一般情况 患者 男,51岁。

主诉 肝移植后全身红色斑疹伴痒3天。

现病史 3个月前患者发现肝右后叶占位,诊为肝癌,于1个月前行原位肝移植术,术后予以保肝、支持、抗感染等治疗,并以糖皮质激素、FK506及麦考酚酸酯抗排异治疗。术后患者恢复情况良好,术后第16天开始使用5-FU、丝裂霉素、卡铂等药物行预防性化疗。4天前,患者突然出现高热,体温最高达39.8℃。次日患者全身开始出现红色皮疹,皮疹自双侧耳后及颈部逐渐波及至四肢及躯干。给予氯雷他定治疗后疗效不佳,皮疹仍继续加重。

既往史及家族史 家族中无类似病史。

体格检查 慢性病容,精神差。T 39℃,P 100次/分,R 22次/分,BP 100/70mmHg。

皮肤科检查 全身弥漫性红色斑疹及丘疹,压之褪色,皮损表面无鳞屑,皮疹以面颈部、耳后、胸腹及四肢远端为主。

实验室检查 血、尿、大便常规正常,肝、肾功能检查基本正常。

思考

1. 您的初步诊断是什么?
2. 为明确诊断,您认为还需做什么关键检查?

提示 可能的诊断

1. 药物性皮炎(dermatitis medicamentosa)?
2. 感染引起的麻疹样红斑(erythema morbilliform caused by infection)?
3. 急性移植物抗宿主病(acute graft versus host disease,AGHD)?

关键的辅助检查

组织病理:表皮覆疏松角层,棘层萎缩、变薄,表皮突消失,棘层上部可见灶性坏死性炎性结痂,棘层内可见单个或聚集的角质形成细胞坏死(可见"木乃伊"细胞),真、表皮交界处轻度空泡变性,血管周围有淋巴细胞。真皮浅层有散在单一核细胞及载色素细胞浸润。病理诊断:符合急性移植物抗宿主病。

最终诊断 急性移植物抗宿主病

诊断依据

1. **病史及病程** 患者发病急,病程短。发病前有移植病史。
2. **皮损特点** 表现为全身弥漫性红斑,压之可褪色。

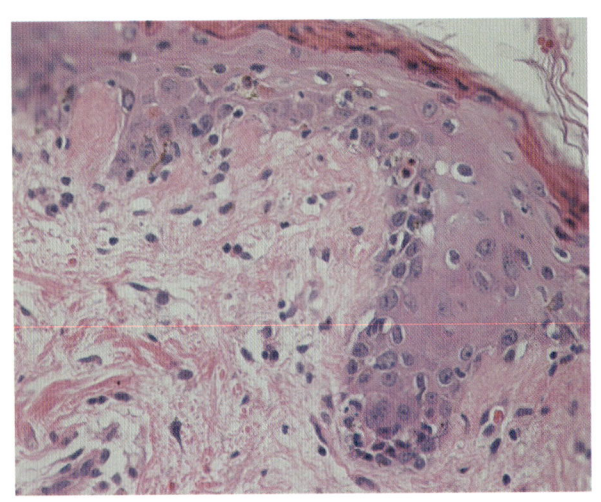

棘层萎缩变薄,单个或聚集的角质形成细胞坏死(HE×400)

3. 组织病理 符合急性移植物抗宿主病。

治疗方法 患者经激素治疗后皮疹逐渐消退，但1个月后因突发心、肺功能衰竭死亡。

易误诊原因分析及鉴别诊断 急性移植物抗宿主病是一种由于移植物抗宿主反应所引起的一种免疫性疾病，是同种异体移植术后发病率和死亡率增加的主要原因，也是器官移植中最常见的并发症之一。多表现为麻疹样及猩红热样红斑、剥脱性皮炎及中毒性表皮松解坏死症等。一般来说，临床上常见的移植物抗宿主病多见于骨髓移植患者，其次是肾移植患者。发生于肝移植术后的移植物抗宿主病较为少见。急性移植物抗宿主病的主要症状包括：发热、肝功能异常、肝大、黄疸、腹泻、骨髓严重抑制和感染等临床表现。就急性移植物抗宿主病的皮疹而言，临床上除发病部位以耳后、颈部及四肢末端多见且始发外，与感染引起的麻疹样红斑及猩红热样红斑无明显区别。但皮疹组织病理具有特征性，即表皮角质形成细胞明显坏死（可见"木乃伊"细胞），其周围常有淋巴细胞呈环状浸润。本例的急性移植物抗宿主病除发热外，骨髓严重抑制是其移植后的主要表现即死亡原因之一。患者肝移植术后1个月期间病情稳定，在出现皮疹后骨髓抑制逐渐明显且不断加重。早期临床上无明显感染证据，且当时应用的化疗药物剂量通常不会引起骨髓严重抑制，故本例急性移植物抗宿主病诊断明确。需与以下疾病相鉴别：

1. **药物性皮炎** 进行移植治疗的患者，术前、术后用药较多，因此，发生药物性皮炎的机会也较多。药物性皮炎和急性移植物抗宿主病的皮疹本身在临床上难以区别，组织病理将有助于诊断和鉴别诊断，另外还需结合用药史、潜伏期、疹形，特别是要综合全身情况和相关的实验室检查结果进行最后的判断。

2. **麻疹样红斑** 这是一种症状诊断，诊断时必须同时寻找和明确原因。除药物外，感染也是常见的病因，以病毒疹更为常见。病毒引起的麻疹样红斑通常全身症状较轻，且病程具自限性。

（郭志丽　卜晓琳　顾　军）

病例14　急性发热性嗜中性皮病

临床照片

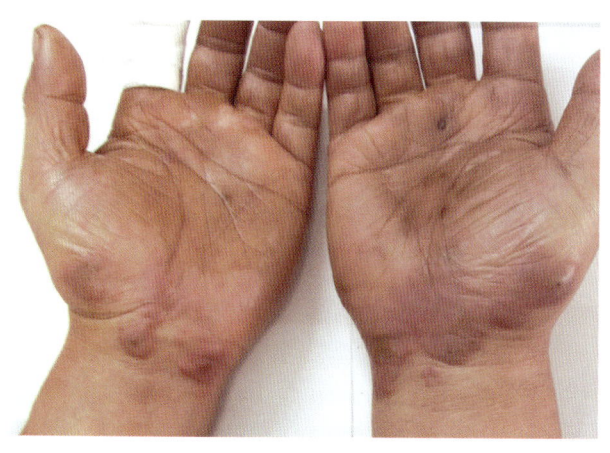

双手掌紫红色水肿性环形红斑

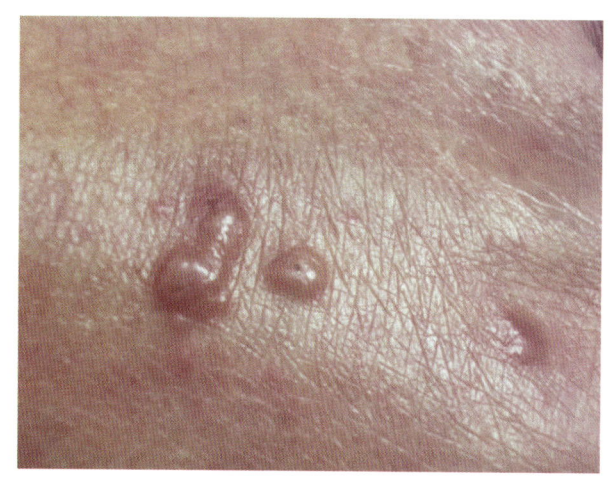

左手背数个假水疱样皮损

一般情况 患者　男，59岁，个体职业。

主诉 双手起红斑伴瘙痒、疼痛15天。

现病史 患者于15天前无明显诱因双手掌出现红斑，自觉瘙痒、疼痛，皮损逐渐增多，掌心皮损表面自行破溃并结痂，在当地医院经治疗（具体用药不详）效果不佳。6天前双手掌原皮损边缘明显隆起并呈紫红色，双手背亦有新发紫红色皮损，边缘隆起，外观呈假水疱样。患者自起病以来，偶有低热，无畏寒，无咳嗽，饮食、睡眠、二便正常，精神尚可。

既往史及家族史 平素体健。家族中无类似病史。

体格检查 T 37.5℃，P 75次/分，R 20次/分，BP 120/85mmHg。全身浅表淋巴结未扪及肿大，其他系统检查无异常。

皮肤科检查 双手掌大片水肿性红斑，边缘清楚，明显隆起于皮面，略呈环状，触之较硬；双手示指、中指和无名指第一指节屈侧有蚕豆大小肤色硬结，界限清楚，大致对称；掌心小片皮损有破溃、结痂；双手背有境界清楚的紫红色假水疱样皮损，边缘隆起。

实验室检查 血常规：WBC 13.4×10^9/L，N 0.911；红细胞沉降率 20mm/h。肝、肾功能正常。

思考

1. 您的初步诊断是什么？
2. 为明确诊断，您认为还需做什么关键检查？

提示 可能的诊断

1. 急性发热性嗜中性皮病（acute febrile neutrophilic dermatosis）？
2. 持久性隆起性红斑（erythema elevatum diutinum）？
3. 多形红斑（erythema multiforme）？
4. 变应性血管炎（allergic cutaneous vasculitis）？

关键的辅助检查

组织病理：表皮角化过度，可见角化不全，棘层肥厚，表皮内少量炎性细胞浸润，可见灶性细胞间水肿；真皮内可见血管周围弥漫性中性粒细胞、组织细胞及淋巴细胞浸润。病理诊断：符合急性发热性嗜中性皮病。

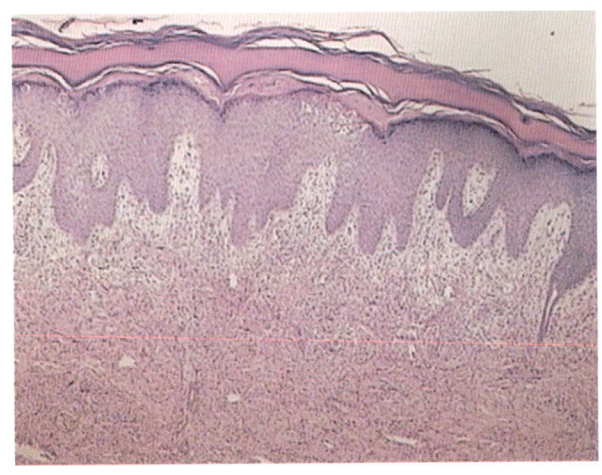

角化过度，棘层肥厚，表皮内灶性细胞间水肿（HE×40）

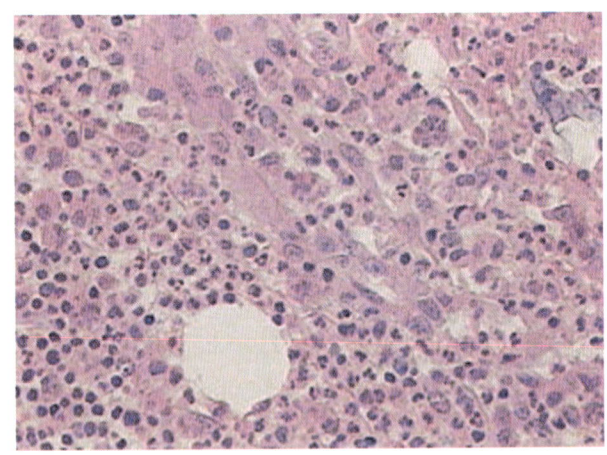

真皮内血管周围弥漫性中性粒细胞、组织细胞及淋巴细胞浸润（HE×200）

最终诊断 急性发热性嗜中性皮病

诊断依据

1. 病史及病程　急性起病，病程15天，皮损发展迅速，有低热表现。
2. 皮损特点　双手掌大片边缘清楚的水肿性红斑，双手指关节屈侧有蚕豆大小肤色硬结，双手背有境界清楚的紫红色假水疱样皮损。
3. 实验室检查　血常规：WBC 13.4×10^9/L，N 0.911；红细胞沉降率 20mm/h。
4. 组织病理　符合急性发热性嗜中性皮病。

治疗方法 昆明山海棠3片，3次/日；雷公藤多苷片20mg，3次/日，2周后皮损明显变平，无新发皮损，1个月后皮损基本变平，仅遗留少数色素沉着。

易误诊原因分析及鉴别诊断 急性发热性嗜中性皮病又称Sweet病，主要表现为发热，面部、颈部、四肢隆起的疼痛性红色斑块和结节，末梢血白细胞总数和中性粒细胞分类常增多，红细胞沉降率增快，好发于中年以上女性，皮损分布不对称，可呈假水疱样，不发生糜烂和破溃，可自行消退。根据典型临床表现结合组织病理可确诊。

本例患者为老年男性，皮疹仅发生于双手掌，自觉疼痛和瘙痒，最初表现为水肿性红斑和硬结，并无特征性的假水疱样皮损，1周后皮损才表现出假水疱样特征，在临床上容易误诊。提醒临床医生凡是遇到疼痛性的水肿性红斑和硬结表现时应考虑到本病的可能，应及时行病理组织学检查及血常规、红细胞沉降率等相关检验，做到早期诊断、早期治疗。本病还需要与持久性隆起性红斑、多形红斑、变应性血管炎等疾病鉴别（见下表）。

急性发热性嗜中性皮病的几种鉴别诊断

	急性发热性嗜中性皮病	持久性隆起性红斑	变应性血管炎	多形红斑
症状	发热和皮疹疼痛	无发热，皮疹疼痛不定	可有发热、紫癜、溃疡、疼痛	无发热（重者可高热），皮疹不痛
皮疹性质	多发性暗红色隆起斑块或红色高起结节	红色、紫色或黄色结节和斑块	多形性皮疹，以紫癜性斑丘疹为特征性	红斑、水肿性丘疹大疱
皮疹表面情况	乳头状假水疱	鳞屑或结痂	糜烂、坏死、溃疡	红斑中央有水疱或糜烂、结痂
好发部位	面部、颈部、四肢	关节伸侧	下肢	足背、掌跖
分布	不对称	对称	对称	对称
实验室检查	白细胞总数和中性粒细胞增高，红细胞沉降率加快	无明显异常	无明显异常	无明显异常
组织病理	表皮下水肿，真皮血管扩张，血管、汗腺、淋巴管周围以中性粒细胞为主的炎性细胞浸润	真皮中上部血管急性炎症，血管内膜增厚、闭塞。纤维蛋白样变性及血管周围中性粒细胞浸润	真皮上部毛细血管、细小动静脉壁纤维蛋白样坏死，红细胞外渗，大量中性粒细胞浸润	表皮海绵形成及细胞内水肿，真皮血管扩张，周围主要为淋巴细胞浸润

（王　鹰　罗　洋　叶庆俏　郝　飞）

病例15　Reiter病

临床照片

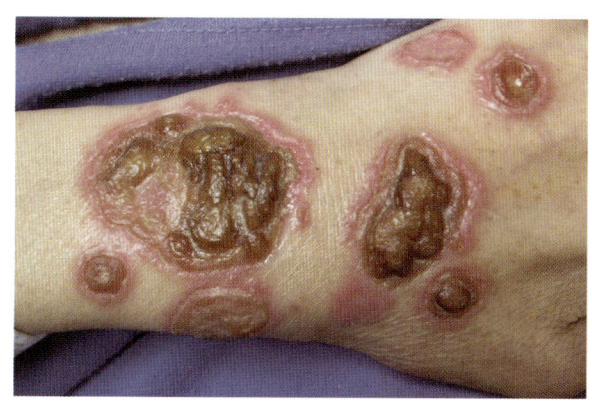

左前臂伸侧散在浸润性红斑，表面暗褐色蛎壳状结痂

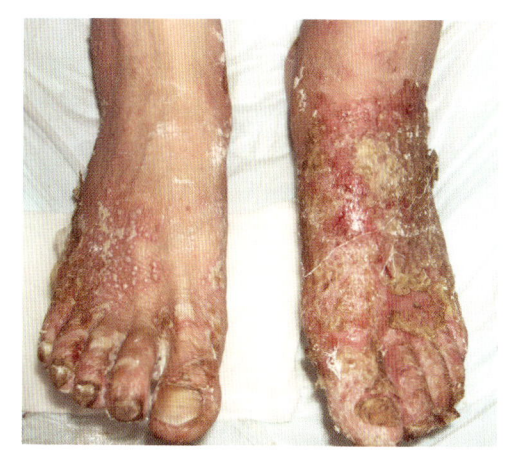

双足大片红斑、脓疱、糜烂、结痂；趾甲增厚、变形

一般情况 患者 男，51岁。

主诉 左眼红肿8个月，颈部疼痛、双足起皮疹伴疼痛6个月。

现病史 患者8个月前不明原因出现左眼红肿、分泌物多，伴疼痛，于外院诊断为虹膜炎及结膜炎，治疗（具体不详）一周后症状缓解，后未复发。6个月前因颈部疼痛难忍，活动受限，在外院摄片提示"强直性脊柱炎、肺部结核"，后服用抗结核药物及非甾体抗炎药治疗（具体不详），症状无明显缓解。5个月前颈部、右肩关节及双侧腹股沟外贴风湿膏处出现淡红色皮疹，伴瘙痒，其后左足背亦出现红斑，其上见脓疱、糜烂、渗出，伴疼痛。4个月前右足也出现相似皮损，伴疼痛。1个月前左前臂扭伤后伸侧出现红斑、蛎壳状结痂。于院外多方治疗无效。患病以来一般情况好，体重无改变。否认尿频、尿急、尿痛及尿道分泌物病史。

既往史及家族史 家族中无类似病史。

体格检查 颈部活动明显受限，颈椎明显压痛，全身浅表淋巴结未触及肿大。

皮肤科检查 左侧颈部、右肩部及双侧腹股沟见多处大小不等淡红色斑片，表面呈苔藓样变；左前臂伸侧可见散在分布数个核桃至鸡蛋大小浸润性红斑，表面有暗褐色蛎壳状结痂，痂面凹凸不平，无渗出；双足大片红斑、糜烂及渗出，其上较多散在脓疱及脱屑，伴有明显臭味；趾甲增厚、变形，失去光泽。阴茎及龟头无异常。

实验室检查 尿、粪常规及肾功能基本正常。血常规：WBC $15.01×10^9$/L，N 0.882，RBC $3.27×10^{12}$/L，Hb 78g/L，PLT $421×10^9$/L。肝功能：谷氨酰转肽酶 90 IU/L（4~50 IU/L），碱性磷酸酶 247 IU/L（42~128 IU/L），白蛋白 23.9g/L（38~51 g/L）。HIV抗体、丙型肝炎抗体、梅毒螺旋体（TP）抗体、结核抗体均阴性。双足分泌物细菌培养结果为大肠埃希菌。胸片提示双肺结核。

思考

1. 您的初步诊断是什么？
2. 为明确诊断，您认为还需做什么关键检查？

提示 可能的诊断

1. 脓疱型银屑病（psoriasis pustulosa）？
2. Behcet病（Behcet's disease）？
3. 连续性肢端皮炎（acrodermatitis continua）？
4. Reiter病（Reiter's disease）？

关键的辅助检查

1. 组织病理 左前臂伸侧浸润性红斑病理改变为表皮角化过度伴角化不全，棘层增生、肥厚，真皮浅层较多淋巴细胞及组织细胞浸润；右足背脓疱病理改变为表皮增生、肥厚，见细胞间水肿及较多脓疱形成。
2. HLA-B27抗原阳性。
3. 取前列腺液行衣原体及支原体检查均为阴性。

最终诊断 Reiter病

诊断依据

1. 年龄、性别 51岁，男性。
2. 病史 不伴有尿道炎、环状龟头炎等生殖器损害。
3. 临床表现 最先出现一过性虹膜炎及结膜炎，具有强直性脊柱炎及双踝关节炎。
4. 皮损特点 淡红色斑片、浸润性红斑或脓疱；部分皮疹呈蛎壳样。
5. 组织病理 表现为表皮增生、肥厚，见细胞间水肿及较多脓疱形成。

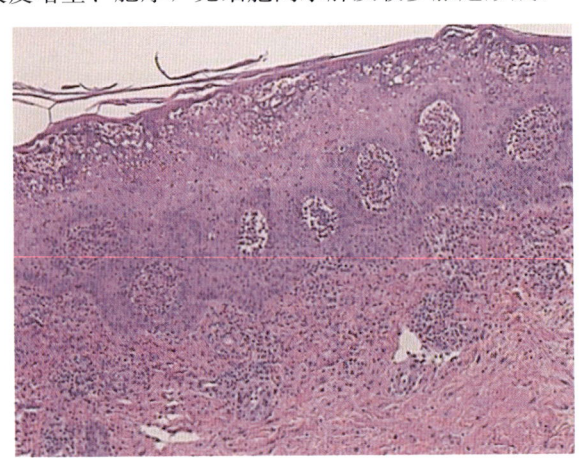

表皮细胞间水肿及较多脓疡（HE×40）

6. HLA-B27（+）。

治疗方法 入院后给予青霉素及复方丹参静滴，甲氨蝶呤、阿维A胶囊及氨糖美辛口服，多次输血浆及白蛋白，双足予呋喃西林溶液及雷弗奴尔糊膏外用，同时予抗结核治疗。治疗半个月后，疼痛及皮损症状明显好转。

易误诊原因分析及鉴别诊断 Reiter综合征被分为性病型和痢疾型，其中沙眼衣原体与本病关系最为明确，另有报道本病与解脲支原体、沙门菌属、淋球菌、链球菌等感染亦存在相关性，国外近几年对Reiter综合征与艾滋病相关的研究报道较多，另外还有与IgA肾病等相关的个案报道。

该病例诊断符合Reiter综合征，因缺乏尿道炎症状而属于不全型。文献报道20%的Reiter综合征患者可不具有尿道症状或因尿道症状轻微而被忽略。眼部及黏膜损害也多为一过性，缓解快，而关节症状则恢复较慢。本病例虽然Reiter综合征与双肺结核几乎同时发病，但我们认为结核感染与Reiter综合征相关的推论仍缺乏依据，国内外相关报道亦较少。Reiter综合征患者中HLA-B27抗原阳性率高达60%~90%，Shimamoto等国外学者还提出部分Reiter综合征患者不具有HLA-B27抗原阳性，而表现为HLA-B51抗原阳性。另外，本病曾多次被误诊为Behcet病、连续性肢端皮炎、脓疱型银屑病等，临床工作中应注意鉴别，以免误诊。

1. Behcet病 眼部病变为虹膜睫状体炎，口腔病变为阿弗他口炎，生殖器病变为硬而疼痛的溃疡，皮肤针刺同形反应阳性，慢性经过，反复发作，可累及全身多系统。

2. 连续性肢端皮炎 指、趾部外伤后发病，反复起水疱、脓疱、糜烂，一般侵犯指、趾、手背、足背，有时可波及全身，可有黏膜损害，慢性经过，对治疗抵抗。

3. 脓疱型银屑病 患者常有银屑病史或同时有寻常型银屑病损害，Kogoj海绵状脓疱周围有银屑病的病理改变。

（阎 衡 邓 军 刘宝珩 郝 飞）

病例16 慢性皮肤黏膜假丝酵母菌病合并伞枝犁头霉感染

临床照片

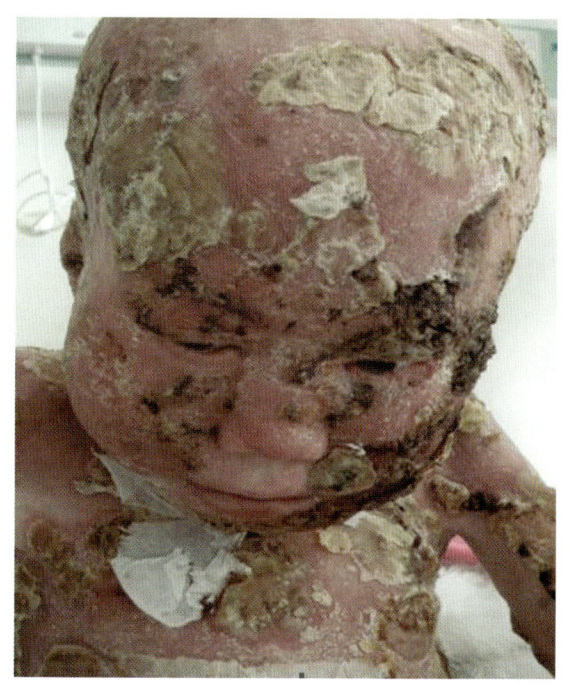

全身红斑、脓疱，上覆痂屑融合成脓湖，毛发缺如

一般情况 患者，女，19岁。

主诉 周身进行性红斑、脱屑、疣状增生19年。

现病史 患者8岁时出现红斑、脱屑，渐累及周身及黏膜，于北京协和医院及北京儿童医院多次检查皮损处示假丝酵母菌阳性，诊断为"慢性黏膜皮肤假丝酵母菌病"。口服伊曲康唑抗真菌治疗，皮损好转。实验室检查曾示血锌水平略低，CD4、CD8均正常。服药不规则，病情反复，且皮损范围逐渐扩大至面、耳、鼻、口、躯干、四肢、外阴、手足等部位，且鼻、耳、脊柱及手、足关节逐渐出现畸形。1年前曾于我院门诊就诊，皮肤、口腔黏膜、痰及尿液均检测出假丝酵母菌，诊断为"系统性假丝酵母菌病"，给予伊曲康唑2片/日口服，治疗1个月后自行减为2片/日，隔周口服或不规律服用至今，皮损时好时坏。近来出现间断发热，最高体温38.5℃，伴有喘憋、咳嗽、咳痰、口鼻分泌物增多、进食困难、不能平卧，饮食、睡眠欠佳，二便正常，精神欠佳。

既往史及家族史 家族中无类似病史，父母体健。

体格检查 T 37.6℃，P 82次/分，BP 110/70mmHg，

呼吸略促，神志清楚、言语流利、智力正常，背入病房，口唇不发绀，浅表淋巴结无肿大，巩膜、结膜无黄染，颈部活动受限，胸廓膨隆，双肺呼吸音粗，未闻及干、湿性啰音，心音有力，心音纯，心律齐，各瓣膜区未闻及病理性杂音。腹软，无压痛、反跳痛。

皮肤科检查 头、面、耳、颈、躯干可见甲大至手掌大的红斑片，在躯干融合成大片，其上覆盖黄色痂屑。头部、躯干背部痂屑较油腻、湿润，可见到甲大脓疱，并融合成脓湖，有脓液渗出，痂周边缘处红斑界限清楚，颜色鲜红、湿润。外阴部、四肢、手足可见大片疣赘样角质增生性痂，痂质地硬、干燥、厚积。头发、眼睫毛及眉毛、阴毛及腋毛均缺如。双眼睑外翻显著。耳、鼻、口畸形，双手足、四肢关节畸形，脊柱弯曲活动受限。皮损可闻及恶臭。

实验室检查 血常规示 NE 80%↑；Hb 78g/L↓；尿常规示：蛋白质（＋）；大、小便常规、血糖正常。肝功能：GGT 81U/L↑；电解质示 K^+ 3.26mmol/L↓；Ca^{2+} 21.91mmol/L↓；Na^+ 129mmol/L；创面细菌培养：奇异变形杆菌；真菌镜检：镜下可见粗大的菌丝（头），未见孢子。

思考

1. 您的初步诊断是什么？
2. 为明确诊断，您认为还需做什么关键检查？

提示 可能的诊断

1. 葡萄球菌性烫伤样皮肤综合征（staphylococcal scalded skin syndrome）？
2. 红皮病伴感染（erythroderma with infection）？
3. 扁平苔藓（lichen planus）？
4. 黄癣（huang ringworm）？
5. 慢性皮肤黏膜假丝酵母菌病（chronic mucocutaneous candidiasis）

关键的辅助检查

1. 相关的实验室检查：黄体酮 0.31nmol/L，黄体生成素 ＜0.1mIU/ml。外周血流式细胞检查：淋巴细胞占有核细胞 18.85%；$CD3^+$ 细胞占淋巴细胞 94.05%；$CD3^+CD8^+$（Ts）细胞占淋巴细胞 58.94%；Th/Ts：0.59。
2. 组织病理 真皮内慢性炎性肉芽组织形成。
3. 皮损痂屑真菌镜检 多处镜下见粗大的菌丝；真菌培养：痂处有毛状菌生长（7天）；组织块真菌培养：毛状菌生长（7天）。经鉴定为伞枝犁头霉。
4. 皮损处真菌检查 假丝酵母菌阳性。

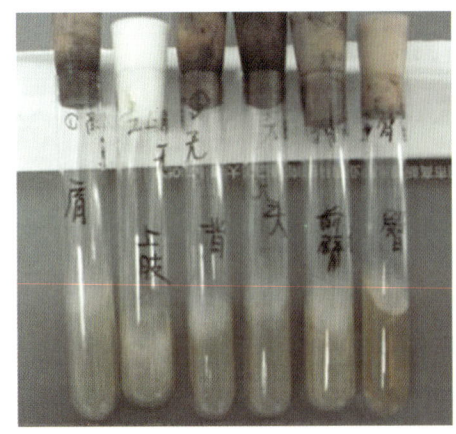 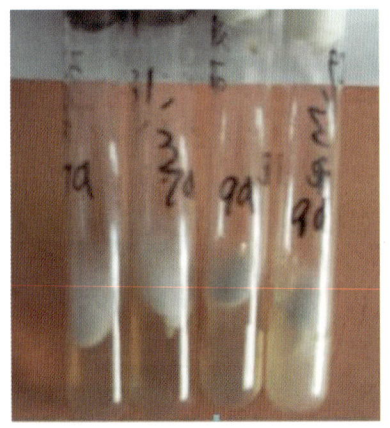

组织块真菌培养：毛状菌生长。经鉴定为伞枝犁头霉

最终诊断 慢性皮肤黏膜假丝酵母菌病合并伞枝犁头霉感染

诊断依据

1. 年龄、病程 儿童期发病，病程19年。

2. 皮损特点 头、面、耳、颈、躯干可见甲大至手掌大的红斑片，其上覆盖黄色油腻性痂屑，并可见甲大脓疱，并融合成脓湖，有脓液渗出。外阴部、四肢、手足可见大片疣赘样角质增生性痂，痂质地硬、干燥、厚积，痂下可见锥状皮肤突入痂内，不易揭除，揭除痂皮时可见呈锥状突出的皮色丘疹。头发、眼睫毛及眉毛、阴毛及腋毛均缺如。

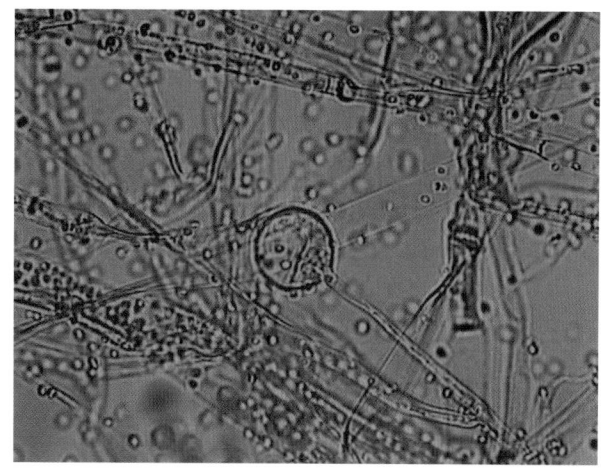

痂处示毛状菌生长。经鉴定为伞枝犁头霉

3. 病原学检查 经鉴定为伞枝犁头霉。

4. 皮损处真菌检查 假丝酵母菌阳性。

5. 组织病理 真皮内慢性炎性肉芽组织形成。

治疗方法 入院后第2天伏立康唑100mg/d静点19天抗真菌治疗。入院后第3天，加用异维A酸5mg每日一次口服抗角化治疗7天，停用后外用呋喃西林膏泡痂，痂脱落后外搽硝酸咪康唑乳膏抗真菌治疗。用药1周后，患者口、鼻分泌物明显减少，喘憋减轻，进食略好转。但仍有不规律发热，故加用阿奇霉素0.25g每日一次静点治疗，静点两天后体温下降。治疗19天后，患者病情好转，无发热，口、鼻分泌物减少，咳嗽、咳痰减少，头、躯干部红斑颜色变淡，其上痂屑部分脱落，脓性分泌物减少，四肢疣状增生性痂部分脱落，好转出院。

易误诊原因分析及鉴别诊断 慢性皮肤黏膜假丝酵母菌病是极少见的以假丝酵母菌感染皮肤、黏膜及指（趾）甲同时患病，该病多见于婴幼期，患儿细胞免疫功能低下，体质差，致使反复发生假丝酵母菌感染，本病为皮肤、黏膜、指（趾）甲慢性再发性假丝酵母菌感染，可合并甲状旁腺功能低下、肾上腺功能不全等内分泌异常，以及缺铁性贫血、维生素A缺乏等。为常染色体隐性遗传。本病的发生主要是由于细胞免疫缺陷，于婴幼儿期即发生慢性复发性假丝酵母菌感染，皮肤感染多发生于四肢，皮疹为略隆起的境界清楚的红斑，并有角质增殖和鳞屑，可表现为明显的角质增殖和假丝酵母菌性肉芽肿。从颜面至前额、头顶发生特征性的角化性痂性皮疹，指（趾）甲周围肿胀，指（趾）甲肥厚、扭曲、破坏。发生于儿童的颈、肩及背等非皱襞部位的皮疹为红色斑丘疹，间有丘疱疹。有时也可呈脱屑性丘疹，易与扁平苔藓相混淆。皮肤损害多为红色隆起并伴有鳞屑的增生性肉芽肿。头部也常受累，临床表现类似黄癣。本病还需要与皮肤感染为主要症状的疾病鉴别。

1. 葡萄球菌性烫伤样皮肤综合征 发病于1～5周的婴儿，在红斑基础上发生松弛性大疱及表皮大片剥脱等临床表现及细菌培养，可确诊。

2. 红皮病伴感染 全身90％以上皮肤发生弥漫性潮红、肿胀、渗液和皮肤浸润、增厚、反复大量脱屑，常伴有发热等全身症状，可查到致病菌，病理上可见角化不全。

3. 扁平苔藓 可发生于任何部位，多见于四肢，皮肤损害的基本皮疹为紫红色扁平丘疹，黏膜损害可与皮损伴发，甲损害大都伴有皮肤或黏膜症状，病理可见中度角化过度，颗粒层呈念珠状增厚，颗粒细胞增大，棘细胞体积增大，基底细胞液化变性。

4. 黄癣 是由许兰毛癣菌所致。本病多在儿童期发病，先是毛根部皮肤发红，继而发出一小脓疱，干后即变成黄痂。随皮损增大而相互融合，黄痂变厚，中心凹陷并有一头发穿过。

（史月君 宋顺鹏 朱英华）

第二章 丘疹、鳞屑性皮肤病

丘疹、鳞屑性皮肤病是一组临床上以丘疹、鳞屑损害为主要表现的皮肤病，大部分疾病发病原因尚不明确，要对此类疾病做出正确的诊断，首先应该了解什么是丘疹、鳞屑？产生丘疹、鳞屑的原因有哪些？

丘疹（papule）为局限性、充实、隆起的浅表损害，直径一般小于1cm，可有不同的形状、质地、表面及色泽。主要由表皮增生，如寻常疣等；真皮内炎性细胞浸润，如扁平苔藓等；真皮代谢产物沉积，如皮肤淀粉样变等所致。

鳞屑（scale）为脱落或即将脱落的异常角质层细胞，由于角质形成细胞形成加快，细胞来不及完全成熟、角化，形成角化不全，常提示病变进入亚急性期，鳞屑的大小、厚薄和形状不一。可呈糠秕状、鳞状、云母状、大片状。

产生丘疹、鳞屑性皮肤病的原因大致可分为以下四类：①病毒性疣：如寻常疣等；②痣：如表皮痣、色素痣；③炎症性疾病：感染性的如疖、毛囊炎、丘疹坏死性结核疹等；非感染性的如寻常型银屑病、急性痘疮样苔藓样糠疹、扁平苔藓、丘疹性梅毒疹、毛发红糠疹、淋巴瘤样丘疹病、线性苔藓、光泽苔藓等；④代谢性疾病：如皮肤淀粉样变、黏液水肿性苔藓、胫前黏液性水肿、皮肤卟啉症等；⑤其他：遗传性疾病及性病。

丘疹、鳞屑是此类疾病皮损共性的表现，我们在临床上看到丘疹、鳞屑为主的损害时，大致应想到有上述五类皮肤病存在的可能，再抓住每个疾病的临床特征和组织病理改变，结合病史，并配合相应的实验室检查，即可做出正确的诊断。

（何 黎 朱学骏）

病例17　播散性隐球菌病

临床照片

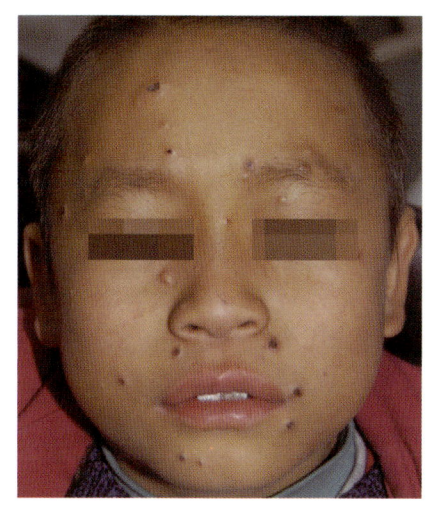

面部丘疹、小结节

一般情况　患儿　男，9岁，学生。

主诉　发热50天，颜面丘疹和小结节伴淋巴结肿大40天。

现病史　患者诉50天前受凉后出现发热，最高达39.5℃，伴咳嗽、流涕，曾在当地医院给予输液诊治，诊断、用药不详，6天后体温正常。10天后家属发现患者耳后及颈部淋巴结肿大，无疼痛，面部出现丘疹和小结节，部分皮疹顶部出现脐凹并发生坏死，再次住院治疗。治疗半月余（用药不详），病情无好转出院，予以"利福平6片/天口服"，三天后出现黄疸而自行停药，到当地县医院予输液保肝治疗（具体不详），治疗后黄疸有所缓解，因皮疹增多到我院诊治，以"黄疸、淋巴结肿大、皮疹原因待查"收入院。病程中患者无盗汗、恶心、呕吐、呕血等情况。精神、睡眠及饮食皆差。小便黄，大便正常，体重无明显变化。

既往史及家族史　无特殊。

体格检查　一般情况差，神情、精神差。全身多数浅表淋巴结肿大，呈米粒至花生米大小，部分粘连，活动差，质硬，无压痛。皮肤、巩膜中度黄染，无肝掌及蜘蛛痣。心、肺无异常。腹平软，肝于右肋下5cm、剑下9cm可以触及，质硬，边缘锐，表面光滑，无压痛。脾未触及。

皮肤科检查　颜面部可见散在丘疹和小结节，绿豆至花生米大小，肤色或淡黄红色，表面光滑，部分顶部有脐凹，部分顶端坏死结痂。

实验室检查　血常规：WBC 15.99×10^9/L，N 75%。血生化（肝和肾功能、血糖、电解质、血脂）示 TB 238.4μmol/L，CRP 73.2mg/L，其余正常。HIV-Ab 阴性。T细胞亚群检测示 CD_3 42% ↓，CD_4 26% ↓，CD_8 25%。腹部CT示肝、脾增大，肝内多个低密度病灶，腹膜后淋巴结肿大，考虑：①淋巴源性病变，②感染性疾病，请结合临床。B超示肝大并呈弥漫性损伤声像，肝内胆管轻度扩张，胆囊张力低，壁增厚，囊内未见胆汁，脾大，腹腔及腹膜后多个淋巴结肿大。双侧颈部多个淋巴结肿大（血供丰富，血流分布规则）。

思考

1. 您的初步诊断是什么？
2. 为明确诊断，您认为还需做什么关键检查？

提示　可能的诊断

1. 水痘（varicella）？
2. 马内菲青霉病（penicilliosis marneffei）？
3. 播散性隐球菌病（disseminated cryptococcosis）？

关键的辅助检查

1. 组织病理（腹股沟淋巴结）　淋巴结正常结构消失，弥漫分布巨细胞肉芽肿改变。PAS染色见巨细胞内可见大量微小泡状病原菌，直径3～4μm，外包膜阳性。病理诊断：符合隐球菌病。

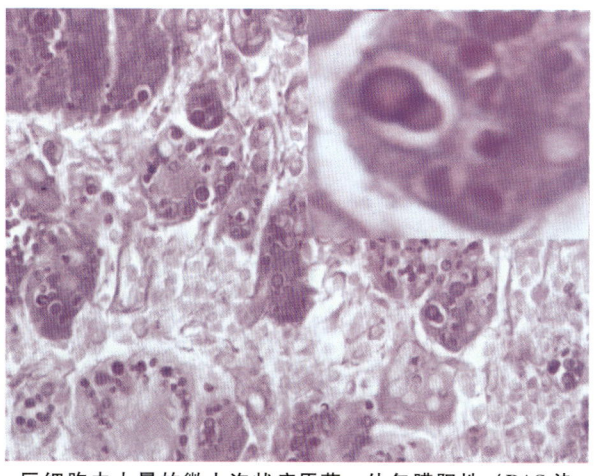

巨细胞内大量的微小泡状病原菌，外包膜阳性（PAS染色×200）

2. 淋巴液和血液培养 均为新型隐球菌。药敏试验 MIC 值（微量法）：5-氟胞嘧啶（5-FC）2μg/ml，氟康唑 64μg/ml，伊曲康唑 1.0μg/ml，两性霉素 B 0.5μg/ml。

3. 血清乳胶凝集试验 阳性。

4. 脑脊液墨汁染色涂片 可见多数带荚膜的孢子。

最终诊断 播散性隐球菌病

诊断依据

1. 病史及病程 50 天。

2. 皮损部位 位于颜面。

3. 皮损特点 表现为炎性丘疹、小结节，部分顶部有脐凹，或坏死。

4. 伴随症状 高热，黄疸，全身多数浅表淋巴结肿大，肝、脾大。

5. 脑脊液墨汁染色涂片 多数带荚膜的孢子。

6. 病原学检查（淋巴液、血液培养） 新型隐球菌。

7. 血清乳胶凝集试验 阳性。

8. 组织病理 符合隐球菌病。

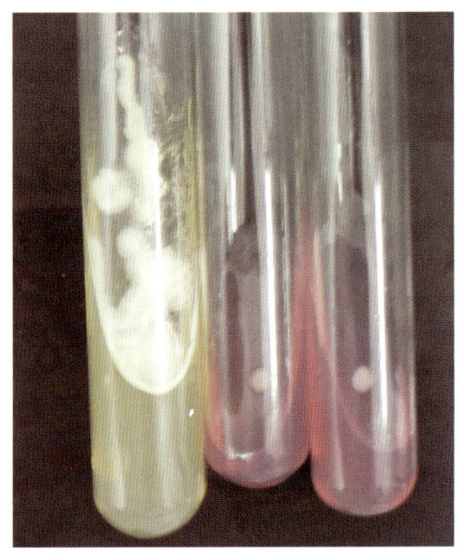

淋巴液和血液培养 均为新型隐球菌

治疗方法 患者使用两性霉素治疗 1 周，后因经济困难自动出院，5 天后死亡。

易误诊原因分析及鉴别诊断 隐球菌病是由新生隐球菌引起的一种急性、亚急性或慢性深部真菌病。此菌广泛分布于自然界中。感染人类的常见途径为通过呼吸道引起原发肺部感染，可血行传播至脑膜、骨骼、肾、皮肤等多脏器。隐球菌病多见于细胞免疫低下的患者，如霍奇金病、结节病、系统性红斑狼疮、肿瘤或器官移植后长期应用免疫抑制剂的患者。常累及脑、肺和皮肤，其他内脏器官亦可受累。皮肤隐球菌病常属播散病变之一，约见于 10%～15% 的患者中。皮损常局限于头部，但也可累及躯干或四肢。皮损呈非特异性和多形性，包括丘疹、结节、斑块、水疱、紫癜、溃疡、瘘管、疣状或乳头瘤样增殖，或似蜂窝织炎、树胶肿、雅司病、Kaposi 水痘样疹、Kaposi 肉瘤、坏疽性脓皮病及红皮病等表现。皮肤黏膜隐球菌病主要有两型损害：① 胶质性损害，示组织反应小，局部有大量菌体聚集；② 肉芽肿性损害，可有明显组织反应，包括组织细胞、巨噬细胞、淋巴细胞以及成纤维细胞浸润，可有坏死区。局部所见的菌体远较胶质性损害中者为少。两性霉素 B 为中枢神经系统和播散性隐球菌病的首选药物之一。对中枢神经系统隐球菌病的抗真菌治疗，目前提倡分急性期治疗、巩固期治疗和维持治疗三个阶段。急性期治疗为两性霉素 B 0.7～1.0mg/(kg·d) 和 5-FC 100～150mg/(kg·d) 联合治疗 2 周。巩固期治疗继之氟康唑或伊曲康唑 400mg/d 治疗 8～10 周。维持治疗口服氟康唑或伊曲康唑 200mg/d。该患儿细胞免疫功能低下，CD4 淋巴细胞所占比例下降。血液、淋巴结组织隐球菌培养均阳性，提示患者为播散性隐球菌病。

随着艾滋病防治形势的严峻和人员的广泛流动，晚期艾滋病患者、肿瘤患者等细胞免疫低下的患者甚至少数正常人会出现包括隐球菌病在内的少见感染，由于皮肤科或相关科室医师对本病认识不足，缺乏经验，加上警惕性不够，皮肤科医师只注重皮损，而相关科室人员又容易忽视皮肤表现，且对系统性真菌感染缺乏足够认识，故临床容易误诊、漏诊，所以临床医生应加强对此病的认识，做到早发现、早诊断、早治疗，以便于挽救患者生命。皮肤隐球菌病应与马内菲青霉菌感染、传染性软疣、皮肤结核等相鉴别，真菌学检查可明确诊断。

1. 马内菲青霉病 是由马内菲青霉引起的一种广泛性播散性感染，该病主要侵犯人的网状内皮系统，主要表现为发热、贫血、咳嗽、浅表淋巴结肿大、肝和脾大、全身多发性脓肿等。约 68%～71% 患者有皮肤和皮下的损害，如多发性丘疹、结节、痤疮样小脓疱、皮下脓肿、皮肤慢性溃疡等。在合并 HIV 阳性的患者中可见到传染性软疣样丘疹，中央有坏死、脐凹。与本病临床有时很难区分，鉴别主要依靠真菌学检查。

2. 传染性软疣 由传染性软疣病毒感染所致，经常在与他人共用搓澡巾洗澡后被传染。好发生于儿童和妇女，皮损呈粟粒大至小豆大小丘疹，半球形，具有蜡样光泽，中央有凹窝，可从凹窝中挤出白色乳酪样物质即软疣小体。皮疹数目不等，新、老皮疹参差不齐，有大有小。好发于躯干、四肢、会阴部，有时发生于口唇或眼睑周围。结合组织病理和真菌学检查两者不难鉴别。

3. 丘疹性坏死结核疹　多见于青年，机体免疫力良好，结核菌素试验绝大部分为强阳性。多在春秋季节发病，常伴有肺结核或其他体内结核病灶。好发于四肢伸侧，尤其在关节部位多见，可延及肢端、面部、躯干，个别病例皮损局限于阴茎。皮损呈粟粒至绿豆大小丘疹，质硬，呈红褐色或紫红色，中央可发生坏死形成小脓肿，很快干涸结痂，去除痂皮可见火山口状小溃疡。皮损常成批出现，一般无自觉症状。典型组织病理可见结核样结节。结合组织病理和真菌学检查两者不难鉴别。

4. 水痘　是一种由水痘-带状疱疹病毒引起的急性、传染性、发疹性皮肤病。皮疹为小水疱，分批出现，水疱周围有红晕，为病毒感染的特征，以躯干为主，呈向心性分布，往往伴有明显的上呼吸道及全身发热等症状，多发于冬春季，与日晒无明显关系。结合临床和真菌学检查，两者不难鉴别。

（张　韡　顾　华　刘彤云　王红兵　何　黎）

病例 18　艾滋病合并播散性马内菲青霉病

临床照片

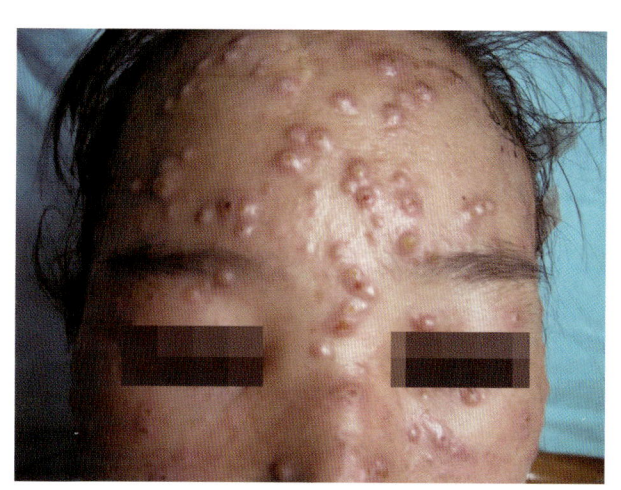

面部散布淡红、皮色丘疹，部分丘疹中央有脐凹、坏死

一般情况　患者　女，31岁，农民。

主诉　发热、咳嗽、乏力、消瘦2个月，颜面、躯干、四肢起皮疹半个月。

现病史　患者2004年4月出现发热，体温高达39.5℃，偶有畏寒，同时伴有咳嗽、咳痰（白色泡沫状，无血）和明显乏力，无腹泻、胸痛、呼吸困难。在当地医院予以"头孢呋辛钠"等多种抗生素抗感染治疗，发热等症状一直无缓解，且有加重趋势。5月20日拟诊为"肺结核"，予以"利福霉素钠、异烟肼、吡嗪酰胺、链霉素"等治疗。病情仍持续加重。1周后患者颜面、躯干、四肢突然出现散在绿豆大的肤色或红色丘疹，中央有凹陷或坏死，无自觉症状，疑为"药疹"，遂停用上述抗结核药物。患者在当地医院曾多次收集痰液查示"抗酸杆菌"，均阴性；骨髓检查显示增生性、感染性骨髓象。血细菌、真菌培养阴性；胸部CT检查示"右下肺片状阴影"。腹部B超检查未见异常；血常规示WBC $4.8×10^9$/L，N 0.83，Hb 70g/L，红细胞沉降率130mm/h。患者近年来曾多次去广州居住，否认有非婚性生活史、吸毒史。患病以来，体重减轻约10kg，食欲下降，大、小便正常。

既往史及家族史　既往体健。家族中无类似疾病患者。

体格检查　T 38.7℃，P 140次/分，R 18次/分，BP 102/72mmHg。贫血貌，慢性病容。心脏听诊正常，双肺呼吸音清晰，未闻及干、湿啰音，胸骨无压痛。腹平软，肝、脾肋下未扪及。

皮肤科检查　颜面见淡红色或肤色米粒至黄豆大小圆形丘疹，散在、不融合，表面光滑，质地坚硬，绝大部分皮损中央有凹陷或坏死、结痂；躯干、四肢、手指见少量红色类似皮损。左锁骨上、双侧颈部、腋下、腹股沟均可扪及蚕豆大淋巴结，中等硬度，卵圆形，与周围组织无粘连，无明显压痛。口腔黏膜正常。

实验室检查　血常规示WBC $6.62×10^9$/L，Hb 63g/L，N 0.96，RBC $2.07×10^{12}$/L；尿、粪常规正常；γ-谷氨酰胺转移酶220U/L，天冬氨酸转氨酶74U/L，碱性磷酸酶163 U/L，白蛋白30.5 U/L；肾功能正常；胸部X线摄片示右肺下叶片状阴影。

思考

1. 您的初步诊断是什么？
2. 为明确诊断，您认为还需做什么关键检查？

提示 可能的诊断

1. 淋巴瘤样肉芽肿病（lymphomatoid granuloma）？
2. 皮肤真菌感染（skin fungal infection）？

关键的辅助检查

1. 骨髓涂片显示增生性骨髓象，细胞内、细胞间见大量圆形或椭圆形病原体。
2. 皮损及颈部淋巴结组织病理检查显示肉芽肿性炎症伴坏死。PAS染色见吞噬细胞内、外有大量真菌孢子，呈桑葚状排列，部分呈腊肠样，中间有明显横隔。
3. 骨髓、皮损、淋巴结真菌培养（25℃和37℃双相培养）均有菌落生长；25℃条件下菌落表面呈绒毛状，菌落周围及培养基背面见葡萄酒样红色色素，显微镜下见分支、分隔的菌丝，呈典型帚状枝；37℃条件下培养菌落呈酵母样，无色素，镜下可见腊肠样酵母样细胞，部分中央有分隔。
4. 人免疫缺陷病毒（HIV）抗体初筛（ELISA法）及确诊（Western blot）实验均阳性，其丈夫及儿子（1岁）HIV检查亦阳性；CD_4/CD_8为0.79。

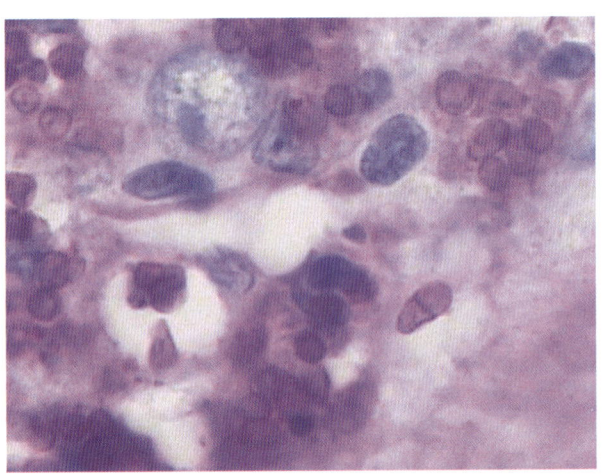

吞噬细胞内、外大量真菌孢子，呈桑葚状、部分呈腊肠样，中间有明显横隔（PAS染色×1000）

最终诊断 艾滋病合并播散性马内菲青霉病（AIDS-associated disseminated penicilliosis Marneffei）

诊断依据

1. 具有播散性马内菲青霉病的前提条件 马内菲青霉为机会性感染病原菌，患者因AIDS导致免疫功能下降，在广州接触马内菲青霉后导致全身播散性感染。
2. 皮损特点 表现为播散性丘疹，中央有脐凹、坏死或结痂，为播散性马内菲青霉典型皮肤表现。
3. 组织病理 皮损及颈部淋巴结组织病理检查均显示巨噬细胞内、外有大量真菌孢子，部分呈腊肠样，中间有明显横隔。
4. 病原学检查 骨髓、皮损、淋巴结真菌培养均见典型的马内菲青霉菌生长。

治疗方法 确诊后予以伊曲康唑注射液静脉滴注，前2天剂量为250mg，每日2次，以后剂量为250mg，每日1次；同时予以抗HIV治疗。2周后患者高热逐渐控制，大部分皮损缩小、变平，无新发皮损，患者带药出院。

易误诊原因分析及鉴别诊断 马内菲青霉病为马内菲青霉感染引起的皮肤、淋巴结及多脏器和系统的疾病。其中播散性马内菲青霉病多发生于免疫功能受损的患者，包括患严重基础疾病、应用免疫抑制剂或艾滋病患者。因马内菲青霉病有较强的地方流行性，既往文献报道多见于东南亚的某些地区（包括我国的广西、香港等），国内大多数临床医生对此认识较少，因此极易引起误诊。

马内菲青霉为青霉属，是青霉中唯一的双相型真菌。该菌在东南亚的一些地区流行，包括我国的广西、香港等，人和竹鼠均为其自然动物宿主，人类感染源既可能为竹鼠，也可能从自然环境中直接感染。马内菲青霉感染可分为局限性和播散性。目前在东南亚的一些地区，马内菲青霉已成为AIDS患者继结核杆菌、隐球菌之后的第三大机会感染病原菌，在该菌流行区的旅居者，该病已被列入HIV感染的指示性疾病。目前，该病在我国大部分地区较少见，但由于AIDS的发病率逐年增加、国际交流的日益频繁、人类对一些自然栖息地的破坏和干预及不良的饮食习惯（喜食野味），均预示该病的感染机会逐渐增加，应引起临床工作者的足够重视。

播散性马内菲青霉病可累及多器官，包括肺、肝、血液、骨髓等，临床表现为发热、贫血、体重减轻、出血等，与其他HIV患者的机会感染相似。其皮损具有特征性，表现为具有脐状凹陷的巨大传染性软疣样丘疹，主要分布于面部、躯干上部、耳轮及上肢，若在临床上观察到类似皮损，则应高度怀疑本病。确诊马内菲青霉病需要行组织培养（25℃和37℃）和形态学检查，同时排除其他真菌感染。

该病的治疗一般多认为应首选二性霉素B或伊曲康唑，两者均有肯定疗效。但值得注意的是，虽然播散性马内菲青霉病一般见于免疫功能降低的患者，但在我国一些地区，由于部分人群生活质量低、营养不良，播散性马内菲青霉病也有可能发生于免疫功能正常的人群，因此在临床工作中应加以重视。

本病还需要与皮肤丘疹为主要症状的疾病鉴别：

1. 淋巴瘤样丘疹病　该病皮损可表现为丘疹或结节，表面可有坏死、结痂，但皮损发生具有成批发作的特点。组织病理见真皮内异型淋巴细胞不同程度增生。

2. 播散性组织胞浆菌感染　两者在临床、真菌学某些特征上十分相似。鉴别要点为：25℃培养马内菲青霉菌落有红色色素产生，镜下呈典型帚状枝，而组织胞浆菌菌落不产生红色色素，镜下可见齿轮状大分生孢子；37℃培养两者均呈酵母相，但马内菲青霉的繁殖方式为裂殖，可见菌体中间有横隔的腊肠状结构，而组织胞浆菌为芽生繁殖，菌体见窄颈的芽孢而非横隔。

（郝进　罗洋　叶庆佾　阎衡）

病例 19　瘰疬性苔藓

临床照片

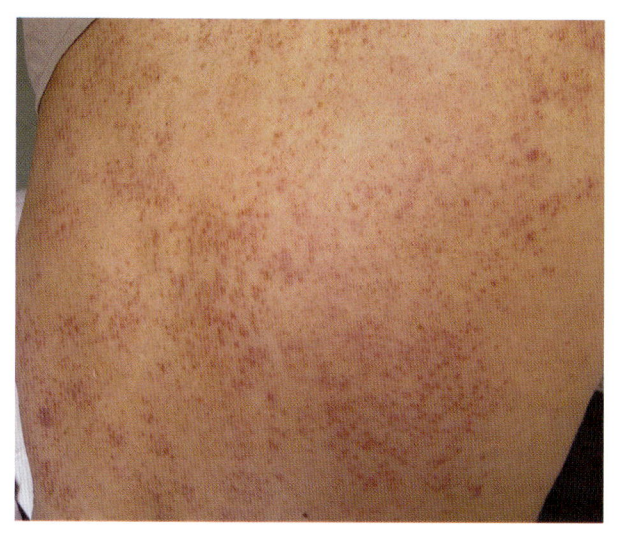

躯干密集毛囊性淡红色扁平丘疹

一般情况　患者　男，60岁，农民。

主诉　躯干、四肢红色丘疹、鳞屑并瘙痒1年余。

现病史　患者1年前，无明诱因双小腿出现散在米粒至绿豆大红色扁平丘疹、斑丘疹，自觉瘙痒。皮损逐渐增多并向躯干、四肢发展蔓延。曾到多家医院就诊，按"过敏性皮炎、副银屑病"治疗，皮损无明显消退。2007年7月到我科行病检，提示皮肤结核及结核样型结构改变，拟诊为粟粒样狼疮，胸片检查正常，PPD试验阳性，给予口服雷公藤、静滴美能针、外用卤米酸软膏等治疗，未愈。皮损呈进行性发展，无自消现象，无咳嗽、发热，略感乏力。

既往史　平素健康，家族中无类似病史。

体格检查　生命体征平稳，一般情况良好，发育正常，营养中等，系统检查无特殊。

皮肤检查　躯干、四肢皮肤见散在或密集分布之较多毛囊性淡红色扁平丘疹、斑丘疹，米粒至绿豆大小，表面有糠秕状鳞屑，部分丘疹顶端有角质小栓，其间散在色素沉着斑。

实验室检查　血、尿常规正常，肝和肾功能、血脂、电解质检查正常，血清补体、免疫球蛋白正常，HIV、TPPA、RPR阴性，ENA抗体谱阴性。胸部摄片正常。

思考

1. 您的初步诊断是什么？

2. 为明确诊断，您认为还需做什么关键检查？

提示 可能的诊断

1. 扁平苔藓（lichen planus）？
2. 疣状表皮发育不良（epidermoid splasia verruciformis）？
3. 点滴型副银屑病（慢性苔藓样糠疹）（parapsoriasis patlata）？
4. 瘰疬性苔藓（lichen scrofulosorum）？

关键的辅助检查

组织病理：表皮大致正常，真皮上部毛囊附近可见结核样结节，中央见上皮样细胞和多核巨细胞，周围有淋巴细胞浸润，未见干酪样坏死。病理诊断：结合临床描述，符合瘰疬性苔藓。

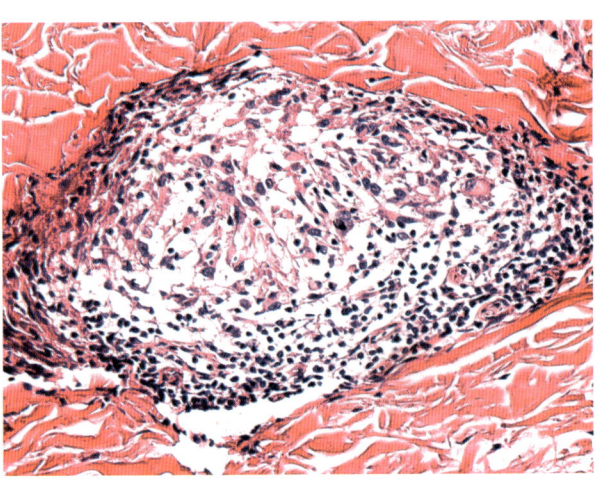

真皮内结核样结节（HE×200）

最终诊断 瘰疬性苔藓

诊断依据

1. 皮损部位 皮损分布于躯干、四肢。
2. 皮损特点 表现为较多毛囊性淡红色扁平疹，米粒至绿豆大小，散在或密集分布，部分丘疹顶端有角质小栓。
3. 结核菌素试验阳性。
4. 组织病理 符合瘰疬性苔藓。

治疗方法 明确诊断后，给予抗结核三联治疗，即利福平片每次 500mg，3 次/周；异烟肼片 0.1g，3 次/日；氨苯砜 50mg，2 次/日，配合免疫调理剂，静滴胸腺素针，外用复方乳酸软膏与维 A 酸软膏混合，1 次/晚，1 个月以后，皮损基本消退，遗留色素沉着斑出院，并嘱继续服药，定期随访。

易误诊原因分析及鉴别诊断 瘰疬性苔藓是一种少见的皮肤结核疹，在我国只有少数病例报道。本病一般发生于儿童和青年人，是皮肤对潜伏的内在结核病灶的一种高敏的免疫反应，其特征性表现为躯干部成簇性密集分布的苔藓样毛囊性丘疹，愈后不留瘢痕，结核菌素试验通常阳性，组织病理检查可见真皮上部或毛囊周围群集的上皮样细胞，也可见巨噬细胞，无干酪样坏死。皮肤结核起病隐匿，临床表现多样，病程慢性，多数病例自觉症状不明显，特别是皮损不典型时易被忽视和误诊。本病例表现为粟粒大丘疹，皮损瘙痒，全身泛发，曾误诊为过敏性皮炎、副银屑病，抗过敏、外用超强效激素等治疗不仅没有收到良好的治疗效果，同时还拖延了病程，此外有相似表现的皮肤病很多，故要与扁平苔藓、疣状表皮发育不良、慢性苔藓样糠疹等鉴别。

1. 扁平苔藓 是一种丘疹、鳞屑性疾病，典型的皮损为隆起于皮肤的扁平多角形丘疹，紫红色或红褐色，表面有蜡样薄膜及 Wickham 纹，也有 15%～35% 病例累及黏膜。自觉瘙痒。有特征性的病理改变，可以鉴别。

2. 疣状表皮发育不良 由人类乳头瘤病毒感染引起，皮损分布于躯干、四肢及暴露部位，位于面、颈、手背者类似于扁平疣，到晚期，约半数患者会出现皮肤癌变，组织病理有表皮弥漫性细胞空泡化。

3. 慢性苔藓样糠疹 是副银屑病的一个型，为一种慢性苔藓样、鳞屑性皮肤病，好发于青壮年男性，皮损为淡红色或红褐色针头至米粒大丘疹、斑丘疹，浸润较明显，互不融合，上覆少量细薄鳞屑，组织病理显示为非特异性慢性炎症表现。

（王红兵　苏顺琴　付　兰　何　黎）

病例 20　疣状表皮发育不良继发鳞状细胞癌

临床照片

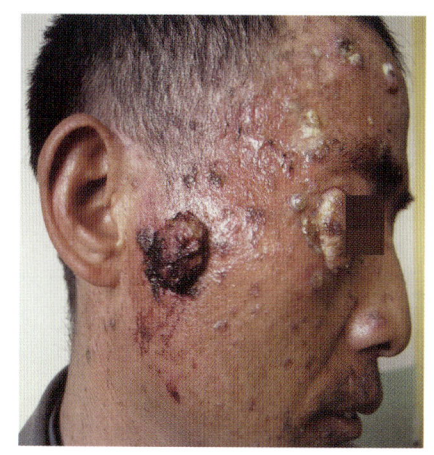

面部棕褐色斑块、结节及疣状肿块

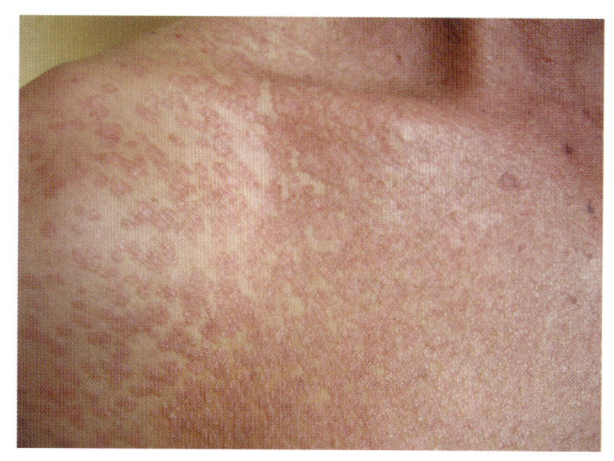

躯干群集多角形暗红、棕褐色扁平丘疹、斑丘疹

一般情况　患者　男，34岁，农民。

主诉　躯干、四肢出现扁平丘疹20年，面部斑块、结节1年余。

现病史　患者20年前，无明诱因于双手背出现少许散在米粒大小肤色扁平丘疹，皮疹发展迅速，向躯干、四肢蔓延、扩散，出现密集、孤立、不融合的肤色米粒至绿豆大扁平丘疹，无自觉症状。近1年来，无明诱因，面部出现较多的大小不等之棕褐色斑块、结节，表面呈乳头瘤样增生、结痂，有鳞屑附着，易出血，痒、痛不明显，曾在县医院诊断为"扁平疣、扁平苔藓"，口服"金迪银片、阿维A胶囊、苦参片"等未见明显疗效。

既往史　既往体健，家族中无类似病史。

体格检查　系统检查无特殊。

皮肤科检查　面、颈、躯干、四肢见散在或群集分布的米粒至绿豆大肤色、淡灰色圆形或多角形的棕褐色扁平丘疹、斑疹，皮疹泛发，其中面部可见较多的大小不等之棕褐色斑块、结节，表面粗糙，并在右眼外眦下方见两个核桃大灰黑色疣状肿块、结节，表面呈乳头瘤样增生、结痂。

实验室检查　血、尿、大便常规正常，肝和肾功能、心电图、胸片、B超检查无异常。

思考

1. 您的初步诊断是什么？
2. 为明确诊断，您认为还需做什么关键检查？

提示　可能的诊断

1. 扁平疣继发鳞状细胞癌（verruca planae with squamous cell carcinoma）？
2. 扁平苔藓继发鳞状细胞癌（lichen planes with squamous cell carcinoma）？
3. 疣状表皮发育不良继发鳞状细胞癌（epidermodysplasia verruciformis with squamous cell carcinoma）？
4. 疣状肢端角化症继发鳞状细胞癌（erythrokeratoderma with squamous cell carcinoma）？
5. 花斑癣（pityriasis versicolor）？

关键的辅助检查

1. 组织病理（躯干部皮损）　表皮轻度角化过度，棘层不规则轻度肥厚，表皮上部细胞呈程度不等的不规则肥厚和空泡变性，基底细胞完整，真皮浅层毛细血管周围见少量淋巴细胞及组织细胞浸润。病理诊断：符合疣状表皮发育不良。

2. 组织病理（面部肿块皮损） 表皮角化过度伴散在角化不全，浅表结痂，鳞状细胞瘤块由表皮不规则向真皮增生，其细胞排列紊乱，细胞有异型性改变，核分裂活跃，可见角化珠形成，瘤块周围有炎性细胞浸润。病理诊断：鳞状细胞癌。

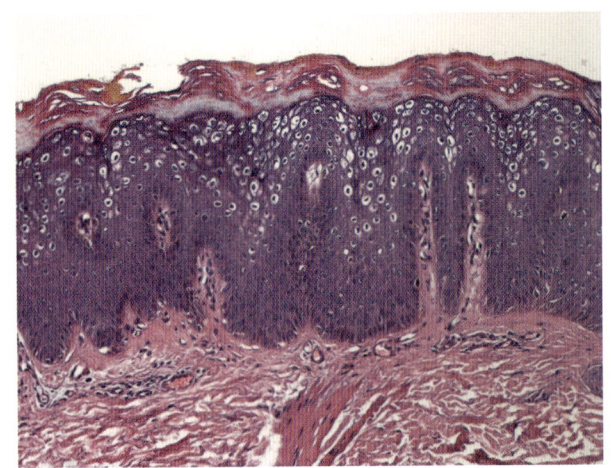

棘层增厚，表皮中上部细胞空泡变性（HE×100）

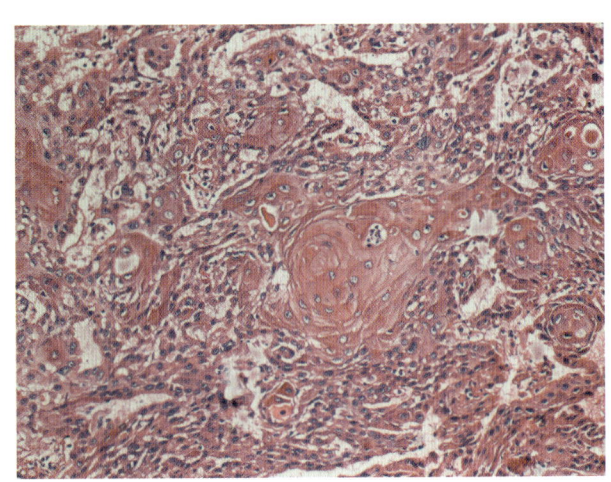

肿瘤由不典型鳞状细胞构成，细胞排列紊乱，核深染、异型，有多数核分裂及角化珠（HE×100）

最终诊断 疣状表皮发育不良继发鳞状细胞癌

诊断依据

1. 年龄 青少年发病，起病较早，继而在原有皮损处出现结节、肿块。

2. 皮损部位 好发于面、颈、躯干、四肢，散在或密集分布。

3. 皮损特点 表现为躯干、四肢的米粒至绿豆大的扁平疣样丘疹，圆形或多角形，暗红或棕褐色。面部可见斑块、结节和肿块。

4. 组织病理 符合疣状表皮发育不良及鳞状细胞癌。

治疗方法 给予患者胸腺素 100mg，静脉滴注 1 次/日；聚肌胞注射液 20ml，肌内注射，2 次/周；阿维 A 胶囊 10mg tid；外用维 A 酸乳膏加 10% 水杨酸软膏 1 次/日；颜面部鳞状细胞癌行手术切除，并做放疗。

易误诊原因分析及鉴别诊断 疣状表皮发育不良是由 HPV-3、HPV-5、HPV-8 感染引起的全身泛发性疣状损害。临床主要表现为有融合倾向的扁平疣或寻常疣样、花斑癣样、点状瘢痕样皮损，一般在暴露部位皮损较多，易发生癌变。患者躯干、四肢表现为扁平丘疹样皮损，散在或相互融合，慢性经过且通常保持良性。面部结节、肿块发生 1 年余，与患者长期从事田间劳动，皮肤过度暴露于紫外线有关。故本病肿瘤的发生有人认为与原癌基因的异常易感性增加有关。病因除了 HPV 感染之外，中波紫外线的照射也是一个协同因素。患者全身广泛出现米粒至绿豆大的扁平样丘疹，长达二十年之久，在没有发生面部肿瘤前易误诊为扁平疣及扁平苔藓，且肢端损害类似疣状肢端角化症，要加以鉴别。

1. 扁平疣 为感染 HPV-3、10、28、41 型所引起的一种皮肤病，皮疹好发于面、手背或前臂，很少有泛发者，表现为皮色或淡褐色扁平丘疹，米粒大至绿豆大小，表面光滑，组织病理见表皮细胞有特征性空泡变性。

2. 扁平苔藓 是一种皮肤和黏膜受累的慢性炎症性皮肤病，大多数学者认为该病是一种自身免疫性疾病，皮损好发于四肢，可伴有口腔及生殖器黏膜的损害，基本损害为紫红色的多角形扁平丘疹，上覆细微鳞屑及蜡样光泽，可见 Wickham 纹，组织病理有特征性的基底细胞液化变性，真、表皮交界处浅层毛细血管网周围有致密的淋巴细胞及少量组织细胞呈带状浸润。

3. 疣状肢端角化症 是以肢端角化性丘疹为特点的遗传性角化异常性皮肤病，皮损好发于双手、足背等肢端，表现为疣状、苔藓样多角形丘疹，可伴甲板变白、增厚，组织病理示表皮乳头瘤样增生，无空泡变性和角化不全。

4. 花斑癣 该病会出现瘙痒等症状，结合真菌镜检和培养等病原学检查可以鉴别。

（王红兵　吴文娟　何　黎）

病例 21　丘疹坏死性结核疹

临床照片

一般情况　患者　男，25岁，公务员。

主诉　全身散在暗红色丘疹、结节、坏死、结痂2年。

现病史　患者于两年前无明显诱因躯干、四肢伸侧及臀部皮肤出现粟粒至绿豆大小坚实的炎性丘疹及黄豆至蚕豆大小的暗红色结节，质硬，无疼痛、瘙痒。数月后皮损逐渐增多，成批发生，有群集倾向，散在对称分布。部分损害自行吸收、愈合，又有新的皮损发生。部分损害中央出现脓疱、坏死、结痂，愈后留有萎缩性瘢痕。曾在当地医院不规律用药（具体诊断、治疗不详），疗效不佳。患者自起病以来，无咳嗽、咳痰、低热、盗汗，饮食、睡眠可，二便正常，精神尚可。

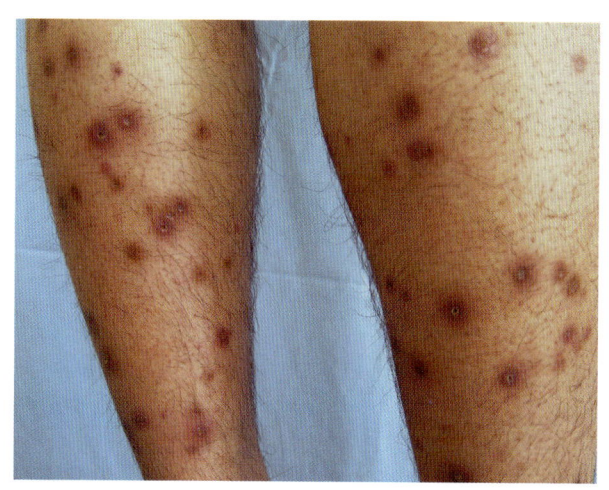

双下肢暗红色丘疹、结节、坏死、结痂，散在对称分布

既往史及家族史　既往体健，无系统性疾病史，家族中无类似病史。

体格检查　一般情况可，发育正常，营养中等，全身浅表淋巴结未触及肿大，各系统检查未见异常。

皮肤科检查　躯干、四肢伸侧及臀部可见粟粒至绿豆大小坚实的炎性丘疹及黄豆至蚕豆大小的暗红色结节，部分皮损中央可见脓疱、溃疡、坏死、结痂，愈合后留有萎缩性瘢痕。皮损以四肢伸侧为主，尤以四肢伸侧多见。

实验室检查　血、尿常规及红细胞沉降率正常。腹部B超及胸部平片未见异常。

思考

1. 您的初步诊断是什么？
2. 为明确诊断，您认为还需做什么关键检查？

提示　可能的诊断

1. 急性痘疮样苔藓样糠疹（pityriasis lichenoides et varioliformis acuta）？
2. 变应性皮肤血管炎（allergic cutaneous vasculitis）？
3. 毛囊性脓疱疮（follicular impetigo）？
4. 丘疹坏死性结核疹（papulonecrotic tuberculid）？

关键的辅助检查

1. 组织病理　表皮可见局灶性坏死及浅表溃疡形成，坏死周围真皮浅、中层可见上皮样细胞、多核巨细胞、组织细胞及淋巴细胞浸润并呈结核样肉芽肿改变。抗酸染色结核杆菌阴性。病理诊断：符合丘疹坏死性结核疹。

2. 结核菌素试验　强阳性。

3. 胸部平片及骨关节摄片检查　正常。

最终诊断　丘疹坏死性结核疹

诊断依据

1. 病史及病程　慢性病程，反复迁延不愈，皮损自愈与新发交替出现。

2. 皮损部位　躯干、四肢伸侧，以四肢伸侧多见。

3. 皮损特点　表现为暗红色丘疹、结节、溃疡、坏死、结痂及瘢痕，对称散在分布，有群集倾向。

4. 结核菌素试验　强阳性。

5. 组织病理　符合丘疹坏死性结核疹病理。

治疗方法　异烟肼片 0.1g，3 次/日口服；利福平 0.45g/d，早餐前一次顿服；辅以氨苯砜片 50mg，2 次/日。用药 1 个月后皮疹开始明显消退，2 个月后大部分皮损基本消退，遗有褐色色素沉着，个别皮疹形成轻度萎缩性瘢痕。继续口服利福平、异烟肼 6 个月痊愈。随访 1 年皮损无复发。服药期间监测肝功能基本正常。

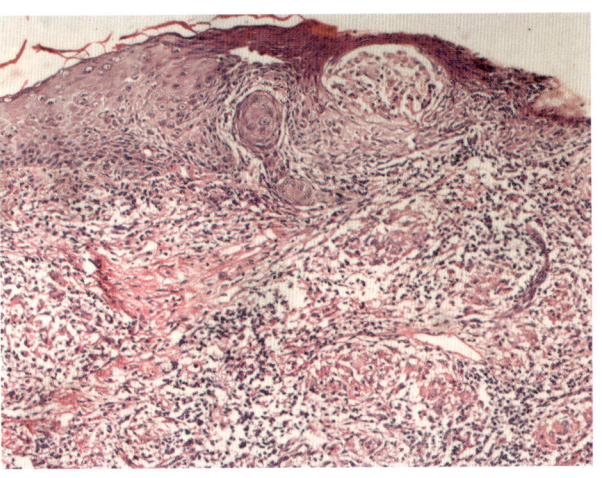

表皮局灶性坏死，真皮浅层及中部血管周围结核样肉芽肿（HE×100）

易误诊原因分析及鉴别诊断　皮肤结核的临床表现多种多样，丘疹坏死性结核疹是其中较少见的一种。患者多为青年人，常在春秋季节发病，一般认为本病是体内结核杆菌经血行播散至皮肤，并在皮肤迅速被消灭所致。患者可合并身体其他部位的活动性病灶，或并发其他皮肤结核。该患者虽无结核病史，体内也无肺及其他脏器结核病灶，但从病程、皮损特点，结合组织病理及结核菌素试验强阳性可诊断明确。抗结核治疗收到满意效果，进一步印证了诊断。随着人们生活水平的提高和结核病的有效控制，皮肤结核及结核疹的发病率明显降低，医师对皮肤结核的警惕和诊疗经验也逐渐减少，导致对本病的认识不足、经验不够、诊断思维片面局限，尤其在基层医院，缺少相应的实验室检查条件，常易误诊。然而近年来随着艾滋病疫情的日益严重和免疫抑制剂的广泛使用，结核病的发病率已经出现了再度升高的趋势。也应高度警惕皮肤结核病。本例患者无全身症状，也无任何其他结核性疾病的证据，否认既往结核病史和与结核病患者接触史，皮损也不典型，发病早期皮疹主要为炎性毛囊性丘疹，易被误诊为毛囊炎。故未引起患者和临床医师的重视。对于在炎性丘疹的基础上逐渐出现结节、溃疡、坏死、结痂的可疑患者，要在认真分析临床表现的基础上，结合实验室和组织病理学检查，尽早做出诊断并给予及时正规的治疗。本病还需与下列皮肤病鉴别。

1. 急性痘疮样苔藓样糠疹　皮损为淡红色或红褐色针头至豌豆大小丘疹、丘疱疹或脓疱，并可见坏死、出血和结痂，但表面覆有鳞屑，皮损分布更为广泛，数目更多，主要出现于躯干、上肢屈侧及腋部。结核菌素试验阴性。

2. 变应性皮肤血管炎　皮损好发于下肢及踝部，呈多形性，有红斑、丘疹、脓疱、风团、紫癜、结节和溃疡等损害，可伴瘙痒及灼痛感。病理改变为真皮全层血管的白血病碎裂性血管炎改变。

3. 毛囊性脓疱疮　主要由金黄色葡萄球菌感染所致，可由虫咬、搔抓、其他皮肤病诱发。皮损为发生于四肢、头面部和口周毛囊口的薄壁、半球状黄白色小脓疱，周围可见红晕，痊愈后不留瘢痕。脓疱取脓液可检出致病菌。

（李　谦　王红兵　吴文娟　何　黎）

病例 22 挪威疥

临床照片

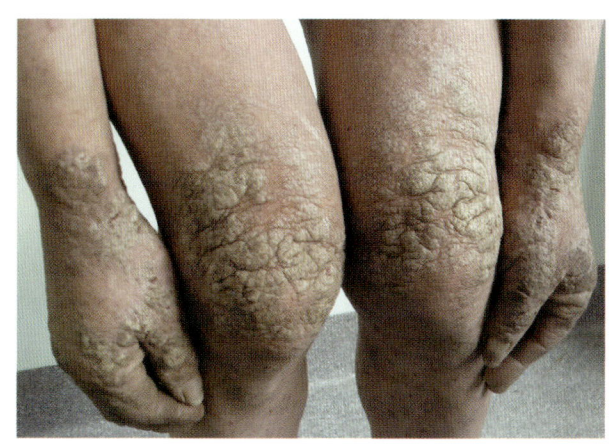

膝关节伸侧和双手污黄色角化增厚的丘疹、斑块及痂皮

一般情况 患者男，53 岁，农民。

主诉 全身皮肤反复出现红丘疹伴痒 10 年，加重伴四肢关节周围增生性斑块 1 个月。

现病史 患者 10 年来全身皮肤反复出现红斑、丘疹伴痒，曾在多家医院诊治，诊断为"湿疹"，按湿疹治疗有效，但常反复发作，时好时坏，10 年来发作时，自行外用皮炎平也有效。近 1 个月来躯干、四肢皮肤红斑、丘疹增多，瘙痒加剧，夜间瘙痒更重，在关节部位出现增生角化性斑块，在多家医院诊治，继续按湿疹治疗，无明显好转，皮疹继续加重，于今年 12 月来我科就诊。1 个月前家中曾进行翻新，患者单独住一房间，家里其余 5 人皮肤均未发现异常。患者自发病以来，饮食、睡眠好，二便正常，无进行性体重下降。

既往史及家族史 患者平素体健，家族中无类似疾病史。

体格检查 T 36.2℃，P 78 次/分，R 18 次/分，BP 130/70mmHg。全身浅表淋巴结无肿大，其他系统检查正常。

皮肤科检查 四肢及腰、腹、臀、骶见散在红斑、丘疹、抓痕、血痂，双手背、关节周围、腋下、臀部覆盖污黄色角化增厚的斑块、鳞屑斑及痂皮。

实验室检查 血、尿、大便常规正常，肝、肾功能正常。皮损真菌镜检阴性，Wood 灯阴性，HIV 阴性。

思考

1. 您的初步诊断是什么？
2. 为明确诊断，您认为还需要做什么关键检查？

提示 可能的诊断

1. 湿疹（eczema）？
2. 掌跖角皮症（hereditary palmoplantar keratoderma）？
3. 挪威疥（Norwegian scabies）？
4. 慢性黏膜皮肤假丝酵母菌病（chronic mucous membrane cutis candidiasis，CMCC）？

关键的辅助检查

1. 组织病理 表皮角化过度，棘层不规则肥厚，海绵形成，棘层上部可见隧道，其内可见疥螨及虫卵，真皮上层血管扩张，周围炎性细胞浸润。病理诊断：符合疥疮。
2. 痂皮下涂片检查 发现较多的疥虫及虫卵。

最终诊断 挪威疥

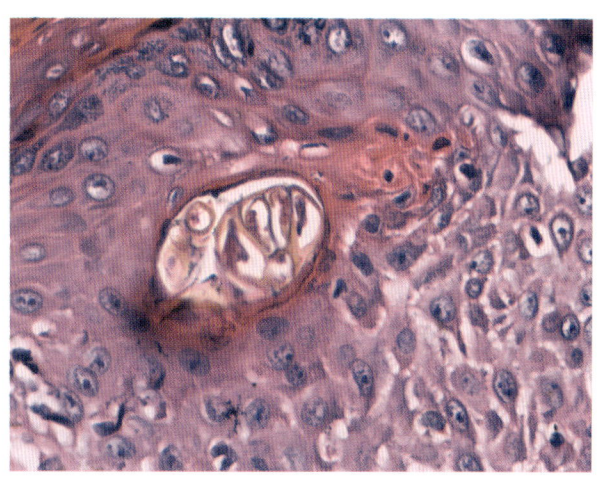

棘层上部隧道内可见疥螨及虫卵（HE×200）

诊断依据

1. 病史及病程 有10年的湿疹病史，长期反复外用糖皮质激素。1个月来家中进行翻新后皮损加重。
2. 皮损部位 全身泛发，尤以双手背、关节周围、腋下、臀部显著。
3. 皮损特点 表现为散在丘疹、抓痕、血痂，双手背、关节周围、腋下、臀部覆盖污黄色角化增厚的斑块、鳞屑斑及痂皮。
4. 自觉症状 1个月来瘙痒加剧，夜间瘙痒更重。
5. 家族史 患者单独住一个房间，家里其余5人皮肤均未发现异常。
6. 组织病理 符合疥疮。
7. 涂片检查 发现较多的疥虫及虫卵。

治疗方法 予丙体-六六六乳膏（商品名：疥得治乳膏）外用，每周一次；10%硫磺霜＋5%水杨酸软膏，每天一次，2周后基本痊愈。

易误诊原因分析及鉴别诊断 挪威疥是一种由疥螨感染的特殊类型厚痂性或角化性疥疮，由Norwa首先报道，故称挪威疥。主要见于身体虚弱、营养不良、长期服用糖皮质激素、免疫力低下或缺陷等人群。

疥疮较多见，疥螨感染正常健康人形成寻常性疥疮，感染免疫力低下或缺陷的人群形成少见的挪威疥。健康人患上挪威疥临床上极不常见，所以容易造成误诊、误治。该患者身体健康，并未发现有免疫力低下或缺陷的病症，也未有营养不良，但患者是农民，10年来全身皮肤反复出现红斑、丘疹伴痒，曾误诊为湿疹，长期反复外用糖皮质激素，1个月来家中进行翻新后皮损加重。农村房屋翻新，屋尘较多，屋尘常有尘螨，发病也就在所难免了。挪威疥主要表现为皮损干燥、结痂及大量鳞屑，严重者可发生感染化脓，有特殊的臭味，毛发可干枯脱落、甲增厚弯曲，头皮和面部发生结痂的化脓性损害，甲下、手掌角化过度，淋巴结可肿大。针对有上述临床表现的患者要仔细询问病史，是否有营养不良，长期服用糖皮质激素、免疫抑制剂，是否患慢性肝炎、肾炎及免疫力低下或缺陷性疾病等；周围人群是否有疥疮，是否接触屋尘、灰尘等。有上述病史，结合临床不难诊断，再进一步检测皮损中的疥螨，必要时行皮损病理检查，即可确诊。

该病还需与有瘙痒、丘疹、鳞屑、结痂、增生的疾病相鉴别：

1. 湿疹 是多种复杂的内、外原因引起的多形性、具有渗出倾向的炎症性皮肤病。属于变态反应性皮肤病。鉴别要点：①以多形性发疹为特点，皮损为红斑、丘疹、水疱、糜烂、渗出、结痂、肥厚、色素沉着等；②按临床病程分为急性、亚急性和慢性；③皮损可发于全身各个部位，常呈对称性分布；④病程不定，常反复发作，时重时轻；⑤常有特定的好发部位，如耳湿疹、手湿疹、乳房湿疹、肛门湿疹、阴囊湿疹、小腿湿疹等。

2. 掌跖角化症 属于遗传性角化性皮肤病，常有家族史。鉴别要点：①多于出生后不久，1～2岁开始发病，男、女发病相等，常有家族史；②皮损好发于手掌及足跖，患处皮肤明显角化、粗糙、肥厚，角质呈淡黄色，有的患者继发局部多汗，足汗较多，有臭味；③角化肥厚明显时较容易发生皲裂，裂口深者可有出血、疼痛，足部皲裂严重时影响走路；④慢性病程，几乎不能自愈。

3. 慢性黏膜皮肤假丝酵母菌病 为因各种免疫缺陷而引起的一种顽固的皮肤黏膜感染，鉴别要点：①口腔黏膜上出现白色假膜，基底有红色糜烂、渗出；②皮疹表现为疣状或结节状损害，表面结痂；③慢性经过；④真菌镜检和培养阳性。

（农　祥　王红兵　何　黎）

病例 23　线状扁平苔藓

临床照片

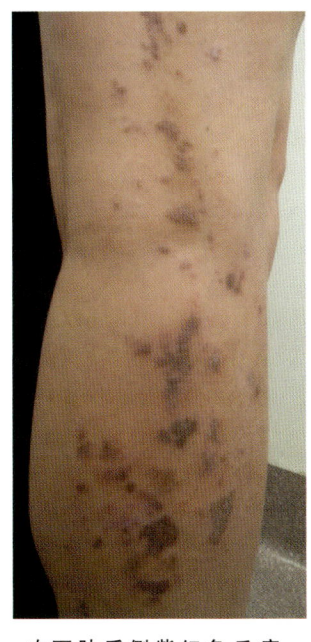

右下肢后侧紫红色丘疹、斑块

一般情况　患者男，37岁，教师。

主诉　右下肢后侧紫红色丘疹、斑块伴瘙痒1年。

现病史　患者于1年前无明显诱因右下肢后侧出现散在紫红色大小不等的多角形丘疹，伴瘙痒。随后丘疹逐渐数量增多，融合成斑块。丘疹及斑块上覆薄层鳞屑，部分皮损呈线状分布。曾在当地医院诊断为"线状苔藓"，具体用药不详，效果欠佳。患者自起病以来，精神、饮食、睡眠尚可，二便正常。

既往史及家族史　否认家族中有类似病史，父亲于2006年因"心肌梗死"去世，母亲及妻子体健。

体格检查　生命体征平稳，咽部轻微充血、红肿，其他系统检查无异常。

皮肤科检查　右下肢后侧紫红色大小不等的多角形丘疹、斑块，可见上覆细微鳞屑，部分呈线状分布。

实验室检查　血常规：WBC 11.2×10^9/L，大、小便常规正常，肝、肾功能检查正常。

思考

1. 您的初步诊断是什么？
2. 为明确诊断，您认为还需做什么关键检查？

提示　可能的诊断

1. 线状表皮痣（lichen epidermal nevus）？
2. 线状苔藓（lichen striatus）？
3. 线状扁平苔藓（lichen planus striatus）？
4. 线状银屑病（psoriasis striatus）？

关键的辅助检查

组织病理：表皮角化过度，颗粒层增厚，棘层不规则变薄，表皮突消失，基底细胞明显液化变性，真皮浅层毛细血管、小血管扩张，管周见大量淋巴细胞呈带状浸润。病理诊断：符合扁平苔藓。

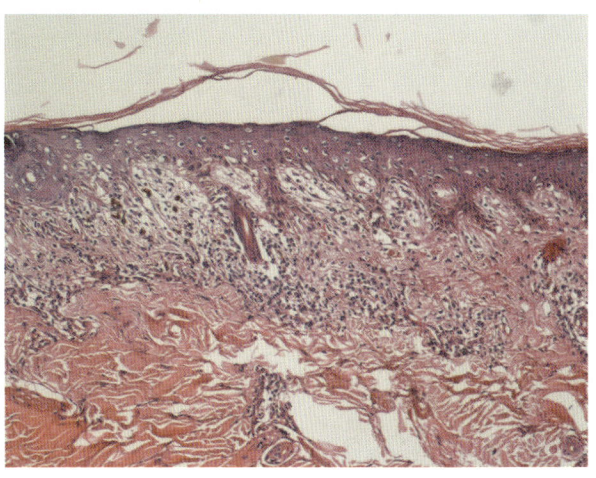

基底细胞明显液化变性，真皮浅层淋巴细胞呈带状浸润（HE×100）

最终诊断　线状扁平苔藓

诊断依据

1. 病程　慢性经过。
2. 皮损部位　位于右下肢后侧。
3. 皮损特点　表现为紫红色大小不等的扁平多角形丘疹、斑块，上覆细微鳞屑，部分呈线条状分布。
4. 自觉症状　瘙痒。
5. 组织病理　符合扁平苔藓。

治疗方法　口服氯雷他定片、雷公藤多苷片及复方甘草酸苷片；局部使用卤米松乳膏及水杨酸软膏外擦，2次/日，2个月后皮损有所消退。

易误诊原因分析及鉴别诊断 线状扁平苔藓是扁平苔藓中较为常见的一种类型，是原因不明的慢性或亚急性炎症性皮肤病。其发病机制可能与感染、自身免疫、药物、遗传以及神经、精神因素有关。典型皮损为紫红色大小不等的扁平多角形丘疹，丘疹发亮，上覆细微鳞屑。部分丘疹逐渐融合成斑块，可因搔抓形成条状同形反应。皮损多发生在一侧肢体上，呈线状排列为其特征。组织病理显示表面角化不全或角化过度、棘层细胞不规则增生、基底细胞液化变性、真皮内淋巴细胞片状浸润等病理改变。呈线状排列的皮肤病尚有线状表皮痣、线状苔藓、线状银屑病，早期损害可都表现为丘疹、斑丘疹，极易混淆，但抓住线状扁平苔藓为紫红色扁平多角形丘疹、丘疹发亮、细薄鳞屑的特点，必要时做组织病理即可鉴别。

1. 疣状表皮痣　出生时即有或幼年发病，持续存在。皮损为褐色到黑色的疣状斑块，可位于身体的任何部位，呈线状分布。病理改变有疣状或乳头瘤样增生。

2. 线状苔藓　好发于儿童，表现为单侧丘疹性苔藓样皮损，病理改变为真皮乳头层内局限性圆形的炎性细胞浸润灶。

3. 线状银屑病　为鳞屑性红斑、丘疹为主的寻常型银屑病皮损，排列呈线状，奥氏征阳性，组织病理有特征性改变：角化过度伴角化不全，颗粒层减少乃至消失，棘层增厚，表皮突延长，真皮乳头升高，乳头内毛细血管扩张，其浅层血管周围有单一核细胞浸润。

（王红兵　陈文颖　何　黎）

病例24　朗格汉斯细胞组织细胞增生症

临床照片

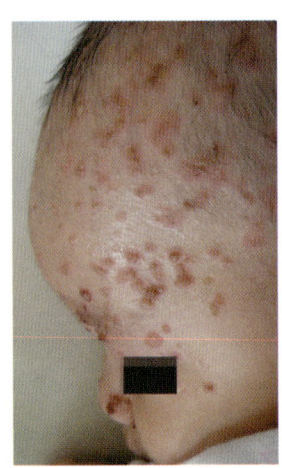
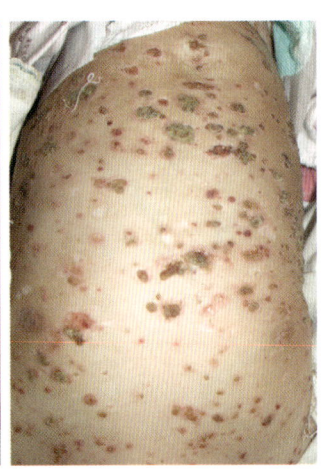

全身红斑、丘疹、脓疱、结痂，广泛多发

一般情况　患儿，男，4个月。

主诉　全身皮肤丘疹、脓疱4个月余，加重半个月。

现病史　患儿，早产，出生时3400g，出生后即发现患儿全身皮肤散在米粒大小的丘疹、丘疱疹、结痂性损害，皮损此起彼伏，渐增多，于6个月底在我科就诊，拟诊"发疹性组织细胞瘤"，未予特殊治疗，后又到外院诊断为"脓疱疮"并给予抗生素、百多邦等治疗，效果不佳。

既往史　既往健康，家族中无相同病史者。

体格检查　T 38.4℃，R 22次/分，P 60次/分。一般情况欠佳。咽无充血，颈部等浅表淋巴结未触及肿大，双肺呼吸音清，腹软，肝、脾未触及肿大。

皮肤科检查　全身皮肤见米粒至蚕豆大小的丘疹、丘疱疹及红斑，皮疹上有淡黄色结痂，散在多发，颈部及腹股沟浸渍、渗液，皮损广泛多发。上腭见小片状红斑及浅溃疡。

实验室检查　WBC 19.1×10⁹/L，N 77%，L 18%，Hb 91g/L，RBC 4.7×10⁹/L，PLT正常。T 50g/L，A 30g/L，G 20g/L，AST 60U/L（上限为40U/L），肌酐20μmol/l（下限为44μmol/l）。脓疱样皮疹三次细菌培养均为金黄色葡萄球菌。

思考

1. 您的初步诊断是什么？
2. 为明确诊断，您认为还需做什么关键检查？

提示 可能的诊断

1. 组织细胞瘤（histocytoma）？
2. 脓疱病（impetigo）？
3. 脂溢性皮炎（seborrheic dermatitis）？

关键的辅助检查

1. 组织病理 表皮浅层结痂，萎缩变薄，广泛基底细胞液化变性，其下真皮浅层可见大量组织细胞呈弥漫性浸润，其核呈圆形或椭圆形，部分细胞侵入表皮呈灶状，真皮浅层显著疏松水肿。

2. 免疫组化 CD1a（++），S-100（+++），CD68（++），CD45Ro（++），CD45Ra（+），CD_4（+），CD20（-），CD3（-），EMA（-）。

最终诊断 朗格汉斯细胞组织细胞增生症（Langerhans cell histiocytosis）

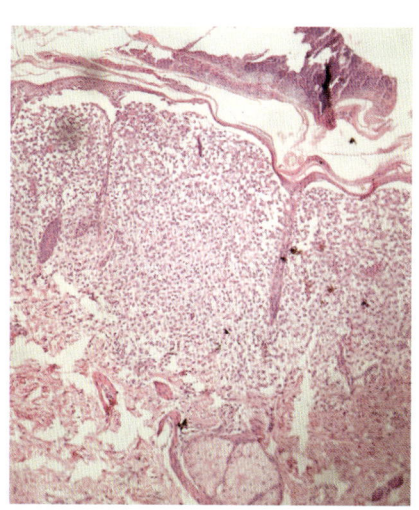

真皮浅层大量组织细胞呈弥漫性浸润，其核呈圆形或椭圆形（HE×100）

诊断依据

1. 病史及病程 患者早产，自出生发病，病程 4 个月，皮损此起彼伏，渐增多。

2. 皮损特点 表现为全身皮肤见米粒至蚕豆大小的丘疹、丘疱疹及红斑，皮疹上有淡黄色结痂，散在多发，颈部及腹股沟浸渍、渗液，皮损广泛多发。上腭见小片状红斑及浅溃疡。

3. 组织病理 基底细胞液化变性，其下真皮浅层可见大量组织细胞呈团块状浸润，其核呈圆形或椭圆形，部分细胞侵入表皮呈灶状，真皮浅层显著疏松、水肿。

4. 免疫组化 CD1a（++），S-100（+++），CD68（++）。

治疗方法 以 VP 为主（激素加长春新碱），或辅以环磷酰胺、足叶乙苷、6-巯基嘌呤、甲氨蝶呤单用或联合应用。一般认为，嗜酸性肉芽肿为局限型；韩-薛-柯病（Hand-Schüller-Christian disease）为病程进展缓慢、临床预后相对较好的广泛型；勒-雪病（Letterer-Siwe disease）为病程进展快急、临床预后差的广泛型。

易误诊原因分析及鉴别诊断 朗格汉斯细胞组织细胞增生症（LCH）系指单核-巨噬细胞系统和树突状细胞系统增生的一组疾病，包括嗜酸性肉芽肿、韩-薛-柯病和勒-雪病。它能够侵犯几乎所有的器官。临床上新生儿至老年人皆可患病，发病高峰为 1~4 岁，男性略高。据病损范围可将本病分为局限型和广泛型。1987 年国际组织细胞协会（WGHS）将 LCH 的诊断分为三种情况：①推测性诊断：根据光学显微镜的特征仅能作出推测性诊断。在 HE 染色切片中，典型的朗格汉斯细胞显示有中等量均匀的粉红色、颗粒状胞浆；核常折叠，呈锯齿状或多小叶；细胞边界清楚。②指定性诊断：光学显微镜的特征再加上两个或两个以上的下述阳性指标，如 ATP 酶、S-100 蛋白、α-D-甘露糖苷酶、花生凝集素。③决定性诊断：光学显微镜的特征，再加上电子显微镜所见朗格汉斯细胞的胞浆中，在中央有纹状线的板层末端出现囊样膨大，类似网球拍，此为 Birbeck 颗粒，具有确诊的意义。另一个确诊条件为 CD1a 抗原阳性。朗格汉斯细胞 CD1a、S-100 蛋白阳性表达率通常为 100%，Birbeck 颗粒阳性率约为 2%~69%，其他免疫表型如 CD68 阳性率约为 60%，增殖细胞核抗原（PCNA）阳性率为 3%~48%。

有文献报道本病的皮疹可见于 30%~50% 的患者，多见于躯干、头皮、发际、耳后和皮肤皱褶处，四肢少见。而皮疹类型多样，包括斑疹、丘疹、出血点、紫癜、脂溢性皮炎样和湿疹样皮疹、结痂、脱屑、色素沉着和白斑等，皮肤皱褶处的皮疹易于溃烂和结痂，从而形成溃疡和肉芽肿。正是由于本病皮疹的多样性，故可出现多种误诊，故需要与类似皮损为其主要表现的疾病鉴别。

1. 在临床表现上，儿童 LCH 的皮疹应与儿童湿疹、疥疮、脂溢性皮炎、尿布性皮炎等鉴别，其鉴别主要依靠免疫学检查及组织病理检查。

2. 非朗格汉斯细胞的组织细胞增生症需与幼年性黄色肉芽肿、播散性黄瘤病等鉴别。幼年性黄色肉芽肿患者皮肤活检病理和光镜下皆可见大量巨大组织细胞增生，胞核分叶。免疫组化：CD68（＋）、CD1a（－）、S-100（－）。电镜：真皮可见大量组织细胞，细胞核多叶，均未见 Birbeck 颗粒。黄瘤病皮肤损害在组织学上的特点是有泡沫细胞，即在胞浆中有脂质聚集的组织细胞，所含的脂质是游离或酯化的胆固醇，也可含一定量的其他固醇及甘油三酯。

3. 脂溢性皮炎　皮损为油腻性鳞屑斑，伴瘙痒，组织病理学可资鉴别。

（周晓鸿　姜福琼　张佩莲　邓丹琪　李晓岚　樊应俊）

病例 25　伴丘疹性损害的先天性无毛症

临床照片

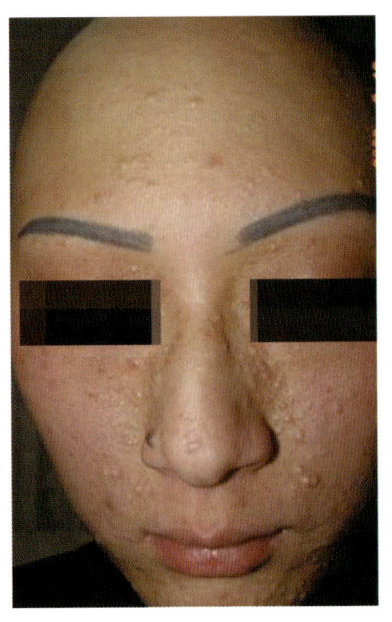

面部多数丘疹，无头发、眉毛，睫毛稀疏

一般情况　患者　女，29 岁，会计师。

主诉　全身无毛 25 年余，伴无症状性丘疹 22 年。

现病史　患者出生体检时，头发及眉毛分布正常。1 月龄后，头发及眉毛逐渐脱落、稀少，至 4 岁时已全部脱落。脱落后毛发不再生长。自 6～7 岁起于面及肘部出现高出皮面的皮疹，并逐渐波及头皮、前臂、躯干及股部。皮疹始为肤色，后渐变为淡褐色、褐色、蓝灰色、红色。约在 16 岁时，四肢部分皮疹发红，红色皮疹可于 2 周左右自行消退。皮疹处无明显不适，偶有轻微疼痛。皮疹于月经来潮后明显加重，22 岁后病情逐渐稳定，新发损害数目减少。患者自出现脱发症状起，先后在多家医院以"全秃"或"普秃"接受治疗，治疗后无任何疗效。患者 24 岁时曾取头部一损害作组织病理检查，并按"毛鞘囊肿"用磨削术治疗，因疗效不佳而未继续进行。

既往史及家族史　患者平素体健，智力正常，平时无闭汗或多汗现象。月经正常。父母否认近亲结婚史，患者有一胞弟，毛发分布正常。家族中未见类似症状患者。

体格检查　系统检查无异常。

皮肤科检查　除个别睫毛外，全身无体毛；全身广泛分布芝麻至绿豆大小丘疹，为肤色、淡褐色、褐色或蓝灰色及红色，以头皮及上肢为主。头部未见色素减退条纹。甲和齿正常。

实验室检查　血及大、小便常规正常，肝、肾功能检查正常。

思考

1. 您的初步诊断是什么？
2. 为明确诊断，您认为还需做什么检查？

提示　可能的诊断

1. 伴丘疹性损害的先天性无毛症（congenital atrichia with papular lesions）？
2. 普秃（alopecia universalis）？
3. 有汗型外胚叶发育不良（congenital ectodermal dysplasia）？
4. 毛鞘囊肿（trichilemmoma）？

关键的辅助检查

1. 组织病理　真皮深部的毛乳头样结构，伴较多毳毛横断面及异物巨细胞组成的肉芽肿样结构，未见正常及成熟的毛囊结构。

2. 实验室检查　患者无毛基因（HR基因）存在两处杂合突变：第3外显子的1010位碱基由鸟嘌呤变为腺嘌呤，使第337位氨基酸由甘氨酸突变为天冬氨酸（G337D）；第4外显子的1491位碱基由胞嘧啶变为胸腺嘧啶，使第498位氨基酸由谷氨酸突变为终止密码（Q498X）。而其父亲及弟弟出现第3外显子、母亲出现第4外显子的同样突变。

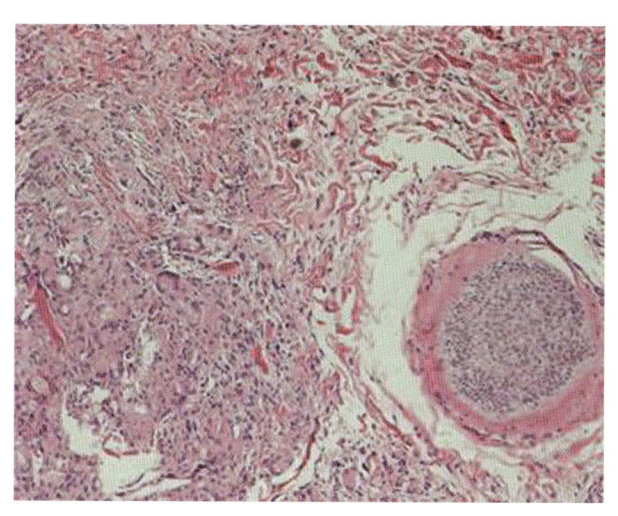

真皮深部的毛乳头样结构（右下），及异物肉芽肿样结构（HE×200）

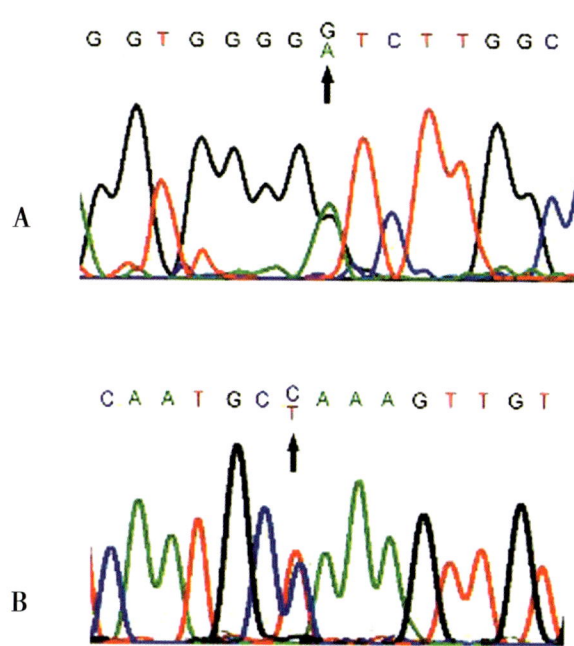

患者无毛基因的两处杂合突变

最终诊断　伴丘疹性损害的先天性无毛症

诊断依据

1. 自幼起病，无明显诱因，出生时毛发正常，满月后开始脱落且不再生长，幼时出现丘疹，多见于面部四肢。

2. 体检　全身无毛，泛发丘疹，甲和牙齿正常，汗液分泌正常，生长发育正常。

3. 组织病理　无成熟的毛囊结构，囊内充满角化性物质。

4. 遗传学资料　基因测序结果：患者HR基因突变，家人亦有基因突变。

治疗方法　为遗传性疾病，目前无满意的治疗方法。

易误诊原因分析及鉴别诊断　伴丘疹性损害的先天性无毛症是一种罕见的常染色体隐性遗传性皮肤病，临床上表现为全身毛发的缺失以及散在的丘疹性皮损。结合家族遗传图谱、病理及无毛基因的检测可明确诊断。

2001年，Zlotogorski等对该病提出的诊断标准为：①家族史：符合常染色体隐性遗传方式；部分患者出生时即无毛发生长，或者出生时具有正常毛发，而于数月后脱落且不再生长；1周岁内即可开始出现丘疹，多见于面中线下、面部和四肢。②体检：完全没有或几乎没有头发；眉毛及睫毛稀少；无腋毛、阴毛和体毛；丘疹或多或少地分布于全身所有部位或其中数处，包括头皮、面颊、手臂、肘部、股和膝部；甲和齿正常，汗液分泌正常，生长发育正常；头皮色素减退性条纹。③实验室检查：组织病理上无成熟的毛囊结构，囊内充满角化性物质；HR 基因突变。

　　本患者的诊断具有一定的偶然性，但也从另外一个角度提示我们，我们对疾病的认识，特别是由于受知识面的影响，可使诊断发生方向性的错误。临床医学常常带有较多经验性的元素，医生基于自己已有的知识去认识疾病是经常的，但就是因为这个原因而经常会陷入困境。如能不断学习，知识不断得到更新，陷入困境的机会就会越来越少。本患者一直在国内多家医院就诊，没有获得正确诊断的原因是医生没有突破"脱发"这个框框。本病罕见，国内文献上没有记录或报告，如果医生仅从中文文献查阅，几乎没有可能会做出诊断。临床上看不到头发可以是"脱发"，也可以是"无毛"。如果从"脱发"去考虑诊断就误入歧途了，永远也不可能得到正确的诊断，但如果以"无毛"为线索，则很容易做出诊断。对照诊断标准，本病的诊断及鉴别诊断不难，难就难在医生的诊断思路是否正确。

（李　慧　高志祥　顾　军）

病例 26　烟酸缺乏症（陪拉格病）

临床照片

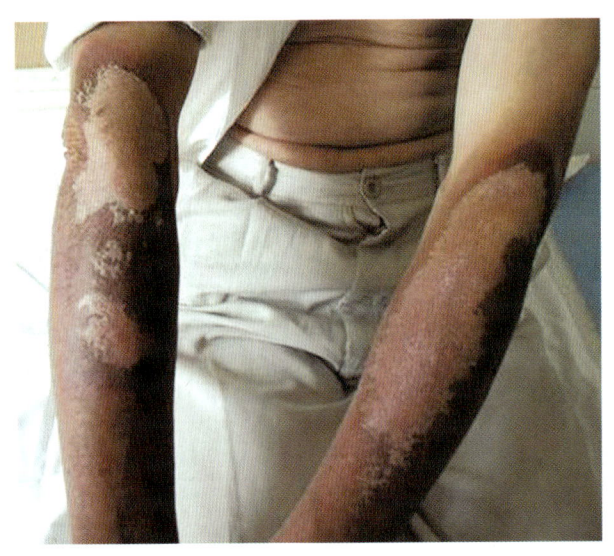

双前臂弥漫性界清暗红色斑片伴大片脱屑

一般情况　患者　男，38岁，工人。

主诉　纳差、乏力1年，双前臂暗红斑4个月，面部色素沉着及黄色丘疹1个月余。

现病史　患者近1年来渐出现纳差、消瘦和乏力，经常有全身发抖、不能坐立、双下肢麻木、心慌及心悸现象，另外，还有失眠、记忆力减退，患者常常自言自语和容易紧张。多次查空腹血糖、糖耐量试验、T_3、T_4、脑CT及脑电图等均无异常；肌电图示四肢神经传导速度减慢。半年前，患者双足侧缘及跖部出现无症状性暗红色斑，并逐渐累及双手背及腕部皮肤，乏力和失眠愈加明显，还出现视物模糊。1个月前，患者面颈部暗红色变深，尤以日晒后更甚，颧部还出现了粟米大小颗粒状黄色丘疹，全身瘙痒明显。患者上下楼梯或剧烈活动后，感明显气喘和心悸，已不能从事重体力劳动。病程中无恶心、呕吐、腹痛及腹胀，无头痛、意识障碍、语言障碍和肢体运动障碍。患者自发病以来，极少饮食，以酒代饭，睡眠、二便尚可，精神欠佳。

既往史及家族史　患者嗜酒3年，每日饮1.5kg黄酒。嗜烟。家族中无类似病史。

体格检查　一般情况可，心、肝、肾及肺等脏器未见异常。

皮肤科检查　面部见暗红褐色斑及明显色素沉着，皮肤粗糙，鼻梁皮肤呈暗红色，额、眉间、颧、鼻尖及鼻唇沟泛发粟粒大黄色丘疹，不易脱落；颈前皮损中央呈暗红色，周边鲜红，边界清，似项链状；舌尖及舌缘较红；双手背皮肤色暗红伴少许脱屑，近腕部色更深，界清；双足内侧缘及趾背呈暗红色。

实验室检查　血、大小便常规正常，肝、肾功能及电解质检查正常，ECG、腹部B超及胸片检查正常。

最终诊断　烟酸缺乏症（陪拉格病）（niacin deficiency Pellagra）

诊断依据

1. 过去史　长期嗜酒。

2. 病史、病程　病程1年余，日晒后加重。

3. 伴随症状　患者有纳差、四肢乏力、精神紧张等胃肠道及神经症状。

4. 皮损特点　表现为面部、颈前、四肢等曝光部位暗红斑，面部见较多黄色颗粒，颈前皮损呈项链样。

治疗方法　患者予每日口服烟酰胺600mg、维生素B_6 60mg、复合维生素B片；面部外用0.1%维A酸霜，治疗1周后，面颈部、手背皮损明显改善，面部黄色丘疹开始脱落，四肢乏力减轻，食欲明显改善。两周后患者皮损及乏力、纳差、失眠等临床症状基本消失。

易误诊原因分析及鉴别诊断　本病常见于长期以高粱及玉米为主食的人群，也见于维生素缺乏、营养不良患者及嗜酒者，导致烟酸缺乏。典型患者临床上具有3D表现，即光敏性皮炎（dermatitis）、腹泻（diarrhea）及痴呆（dementia）。若不及时治疗，患者可死亡。根据患者具有光敏性皮炎、神经症状及嗜酒史，结合试验性治疗，诊断明确。如有条件最好能做组织病理及血清烟酸水平检测。

烟酸在谷类、豆类、鱼及肉类食品中广泛存在，食物来源丰富。一般情况下，食品多样化、无偏食习性、无系统性疾病者不会发生烟酸缺乏。随着人民生活水平的提高，单纯由于营养不良所致的烟酸缺乏症在临床上已很难见到。近年来，临床上遇见的患者几乎都有长期过量饮酒或嗜酒史。饮酒可使人体烟酸及前体色氨酸、维生素B_6摄取不足；长期饮酒还可导致慢性酒精中毒，使人体肝对烟酸利用不充分，而出现烟酸缺乏症。该病常伴有胃肠道及神经、精神症状，易误诊为胃肠道疾病或神经、精神疾病，从而耽误治疗，致病情进一步加重。从皮损上还需与具有光敏性皮炎的其他疾病鉴别。

1. 日光皮炎　急性起病，有日晒史，春季发病，皮损为面、手背、颈、前臂等曝光部位的弥漫性非凹陷性水肿，严重者可在水肿部位出现水疱、血疱、瘀点、瘀斑，患者自觉麻木、胀痛、灼痛，无其他系统病变。

2. 迟发性皮肤卟啉症　曝光部位的光敏性皮损以水疱、大疱、糜烂为主，常继发感染，面部常出现硬皮病样损害及多毛症。尿中含有大量的尿卟啉。

3. 红斑狼疮　面部常有蝶形红斑，可出现发热、关节症状，也可出现心、肺、肾及神经、精神症状，组织病理常有基底细胞液化变性，免疫学检查常有ANA、ENA、C3、C4等异常。

（刘　艳）

病例 27　复发性皮肤坏死性嗜酸性血管炎

临床照片

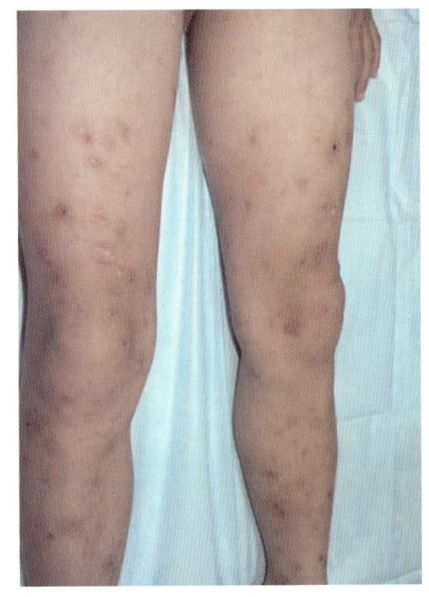

双下肢黄豆大小丘疹、结节，部分表面破溃、坏死、结痂

一般情况　患者　男，11 岁。

主诉　全身反复丘疹、结节伴瘙痒 3 年。

现病史　于 3 年前面部、上肢出现红色丘疹、结节，后扩展至下肢，皮疹部分融合，搔抓后破溃、结痂伴瘙痒，在当地医院给予对症治疗后皮损消退。后又反复多次出现类似损害，不能自愈。患者自发病以来，饮食、睡眠、二便正常，精神尚可。

既往史及家族史　平素体健。无急、慢性传染病病史。

体格检查　生命体征平稳，系统检查无异常。

皮肤科检查　面部、躯干、四肢多发大小不等的淡红褐色或紫红色丘疹、结节，皮疹部分融合，边界清，红色丘疹间部分丘疹结节渐消退，呈浅白色。部分丘疹破溃、结痂。

实验室检查　嗜酸性粒细胞 $0.59 \times 10^9/L$，比例 9%，大、小便常规均正常，胸片检查及肝、肾功能正常。

思考

1. 您的初步诊断是什么？
2. 为明确诊断，您认为还需做什么特殊检查？

提示　可能的诊断

1. 嗜酸性粒细胞性毛囊炎（eosinophile granulocyte folliculitis）
2. 虫咬皮炎（insect bite dermatitis）？
3. 复发性皮肤坏死性嗜酸性血管炎（recurrent cutaneous eosinophilic necrotizing vasculitis）？

关键辅助检查

组织病理：表皮局部水肿、结痂，真皮及皮下组织有小血管充血、血栓形成及血管壁纤维蛋白沉积，周围炎性细胞浸润及组织坏死，浸润以嗜酸性粒细胞为著。病理诊断：符合复发性皮肤坏死性嗜酸性血管炎。

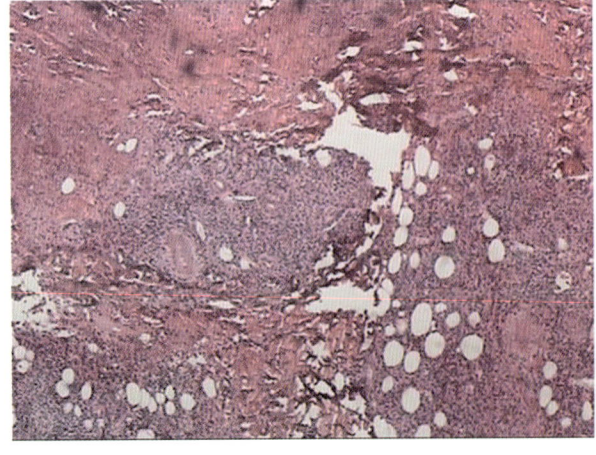

真皮及皮下组织血管内血栓形成、管壁纤维蛋白沉积，周围炎性细胞浸润及组织坏死（HE×40）

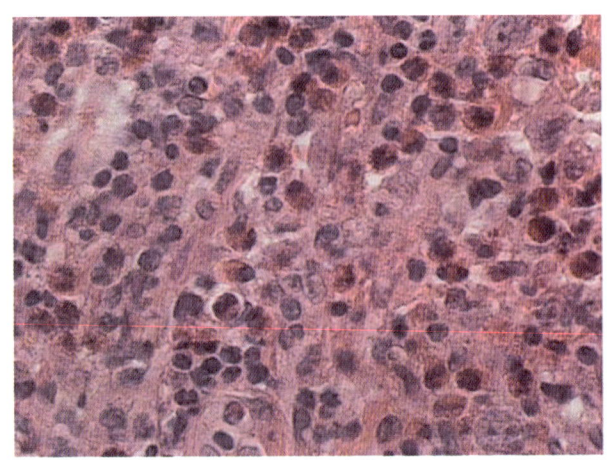

以嗜酸性粒细胞为主的炎性细胞浸润（HE×400）

最终诊断 复发性皮肤坏死性嗜酸性血管炎

诊断依据

1. 病程 反复3年。
2. 皮损部位及特点 全身反复出现丘疹、结节伴瘙痒。
3. 嗜酸性粒细胞 $0.59\times10^9/L$,比例9%。
4. 组织病理 符合复发性皮肤坏死性嗜酸性血管炎。

治疗方法 治疗给予泼尼松15mg/d,口服一周后,患者皮损明显消退。后用迪塞片及对症治疗,患者目前未复发,仍在随访中。

易误诊原因分析及鉴别诊断 复发性皮肤坏死性嗜酸性血管炎临床表现为红色丘疹或紫红色出血性丘疹、风团性斑块,偶有环状红斑、水肿性损害及水疱。无全身症状,无系统受累。实验室检查嗜酸性粒细胞绝对计数增高,组织病理变化主要是真皮小血管坏死性血管炎的表现。本例患者面部、四肢反复出现红色丘疹、结节,皮疹部分融合,搔抓后破溃、结痂伴瘙痒,不能自愈。组织病理示真皮及皮下有小血管充血、血栓形成及管壁纤维蛋白沉积,周围炎性细胞浸润以嗜酸性粒细胞为著。在临床上需要与以下疾病鉴别:

1. 嗜酸性粒细胞性毛囊炎 典型皮疹为毛囊性丘疹、脓疱疹,群集成小斑块,并离心性扩展成环形或匐形损害。组织病理表现为漏斗内及毛囊周围以嗜酸性粒细胞为主的浸润,真皮浅层血管周围单核细胞和嗜酸性粒细胞浸润,有时可见角层下嗜酸性脓疱。
2. 虫咬皮炎 临床表现为水肿性红斑、丘疹或风团,在损害中央有一针头大暗红色的瘀点,瘙痒剧烈。皮疹可在短期内自行消退。

(潘 敏 王俊民)

病例28 线状单侧基底细胞痣

临床照片

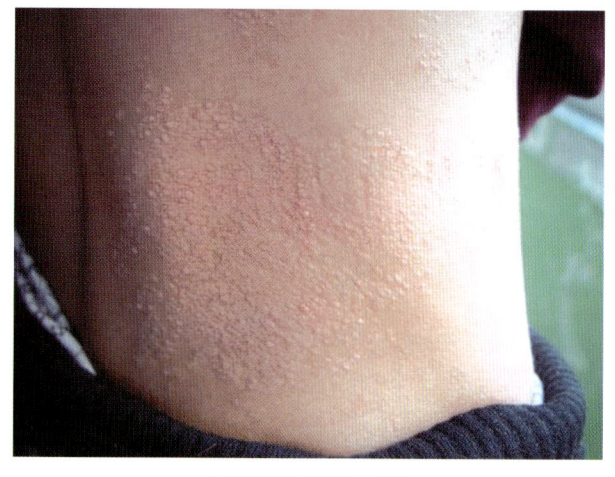

右侧腰背部密集丘疹

一般情况 患者 男,21岁

主诉 右侧腹部、腰背部密集丘疹4年。

现病史 4年前无明显诱因在左侧腹中部、左后腰部出现少数粟粒至绿豆大小淡褐色毛囊性丘疹,数量渐增多,密集排列,呈带状或片状,但皮损均不超过中线,无明显自觉症状。近半年丘疹数量增长较快,在多家医院就诊,不能确定诊断,遂来我院就诊。患者自发病以来饮食、睡眠、大小便无异常。

既往史及家族史 患者既往体健,无急、慢性传染病病史。自述6年前曾因躯干部红斑、鳞屑在外院诊断为"银屑病",用中药治疗(不详),5年前治愈,未再复发。

体格检查 生命体征平稳,系统检查无异常。

皮肤科检查 右侧腹上中部、右后腰部簇集的粟粒至绿豆大小淡褐色毛囊性丘疹,丘疹表面光滑、无鳞屑,中央可见黑色毛囊,呈带状或片状分布。头发、牙齿和黏膜正常。

实验室检查 血、尿常规及肝、肾功能正常,脊柱、四肢X线检查无异常。

思考

1. 您的初步诊断是什么？
2. 为明确诊断，您认为还需做什么特殊检查？

提示　可能的诊断

1. 疣状皮肤结核（tuberculosis verucosa cutis）？
2. 线状表皮痣（linear epidermal nevus）？
3. 线状单侧基底细胞痣（linear unilateral basal cell nevus）？

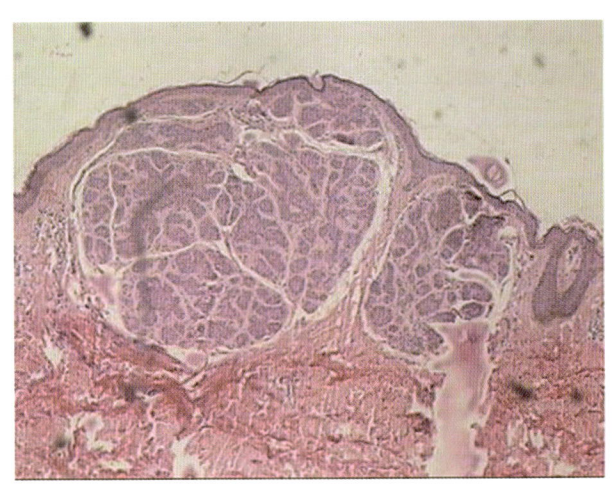

真皮条索状或团块状瘤团，由基底样细胞构成，瘤团周围有收缩间隙（HE×40）

关键的辅助检查

组织病理：表皮可见毛囊角栓，真皮网状层多数球状瘤团，其上方表皮变薄，瘤团由多数聚集成条索状或团块状的基底样细胞构成，周围细胞排列成栅栏状。部分肿瘤周边见收缩间隙。肿瘤周围组织疏松。病理诊断：符合线状单侧基底细胞痣。

最终诊断　线状单侧基底细胞痣

诊断依据

1. **皮损部位**　右侧腹部、腰背部密集丘疹4年。
2. **皮损特点**　簇集的粟粒至绿豆大小淡褐色毛囊性丘疹，丘疹表面光滑、无鳞屑，中央可见黑色毛囊，呈带状或片状分布。
3. **组织病理**　符合线状单侧基底细胞痣。

治疗方法　暂无特殊治疗。

易误诊原因分析及鉴别诊断　线状单侧基底细胞痣是一种少见病，为广泛性单侧线状或带状发疹，通常见于出生时，损害由密集的基底细胞癌结节构成。皮损发生于右侧躯干，为有光泽的丘疹，密集而不融合，呈带状排列，酷似线状表皮痣，活检发现在真皮浅层有多数聚集成条索或团块状的基底细胞瘤团，周围细胞呈典型栅栏状，部分瘤团周边见收缩间隙，其上表皮由于瘤团位置浅而受压变薄。本病需与以下疾病鉴别：

1. **疣状皮肤结核**　初发损害为在皮肤受感染部位发生暗红色小丘疹，数目不定，单侧性。以后发展成疣状或乳头状外貌。在发展过程中，损害中心部的疣状增殖渐渐变平。组织病理可见结核肉芽肿改变。
2. **局限性线状表皮痣**　为单侧连续或断续性束状、带状或斑片状。在躯干常呈横行排列。组织病理表现为角化过度、基层肥厚、乳头瘤样增生。
3. **基底细胞癌**　组织病理上需要与基底细胞癌鉴别。肿瘤细胞呈大小不等的集合状，细胞形态、大小较为一致，核圆形或椭圆形，核的非典型性及核丝分裂象少见，胞浆少，嗜碱性染色，与基底细胞相似，肿瘤周边的细胞呈栅栏状排列，与周围组织间有裂隙形成。

（刘　艳　李葆春　李伯埙　王俊民　肖生祥　彭振辉）

病例 29　融合性网状乳头瘤病

临床照片

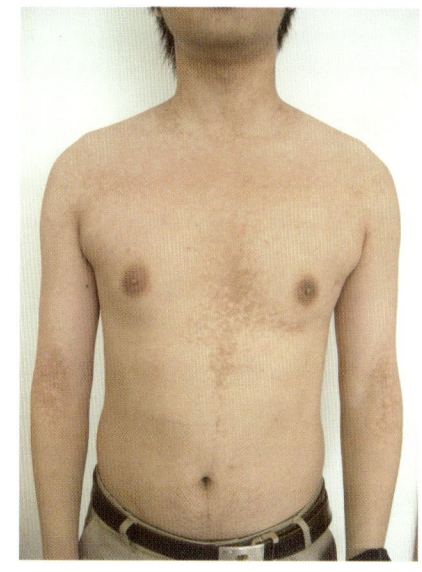

颈部、胸前、上腹部、双臂屈侧褐色丘疹和斑片，皮疹相互融合，形成不规则网状

一般情况　患者　男，19 岁，学生。

主诉　躯干、颈部丘疹、斑片 7 年余。

现病史　患者 7 年前无明显诱因出现前胸及背部直径 2～5mm 大小褐色斑片、丘疹，无自觉症状，未处理。后来皮疹渐增多，延及上腹部、颈部、双臂屈侧并融合成大片网状斑，表面可有细小脱屑，皮损夏重冬轻。患者自起病以来，饮食、睡眠、二便正常，精神尚可。

既往史及家族史　患者既往无糖尿病、高血压病和甲状腺疾病史，家族中无类似病史，父母体健。

体格检查　一般情况好，系统检查未见异常。

皮肤科检查　颈部、胸前、背部、上腹部、双臂屈侧可见直径 2～5mm 大小褐色丘疹和斑片，部分丘疹表面有轻度疣状增生，鳞屑不明显。皮疹相互融合，形成不规则网状。

实验室检查　血及大、小便常规正常，肝、肾功能检查正常。

思考

1. 您的初步诊断是什么？
2. 为明确诊断，您认为还需做什么关键检查？

提示　可能的诊断

1. 花斑癣（pityriasis versicolor）？
2. 黑棘皮病（acanthosis nigricans）？
3. 玫瑰糠疹（pityriasis rosea）？
4. 融合性网状乳头瘤病（confluent and reticulated papillomatosis）？

关键的辅助检查

1. 组织病理　表皮角化过度伴角栓形成，棘层肥厚，表皮突伸长、增宽。真皮浅层血管周围少量淋巴细胞及组织细胞浸润。病理诊断：结合临床描述，符合融合性网状乳头瘤病。
2. 皮损组织 PAS 染色示角质内有较多圆形孢子，未见菌丝。
3. 皮屑真菌镜查见圆形孢子。

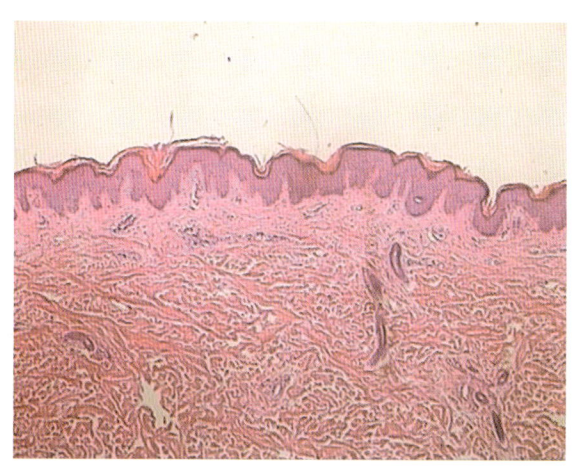

角化过度，棘层肥厚，表皮突伸长、增宽。真皮浅层血管周围少量炎性细胞浸润（HE×40）

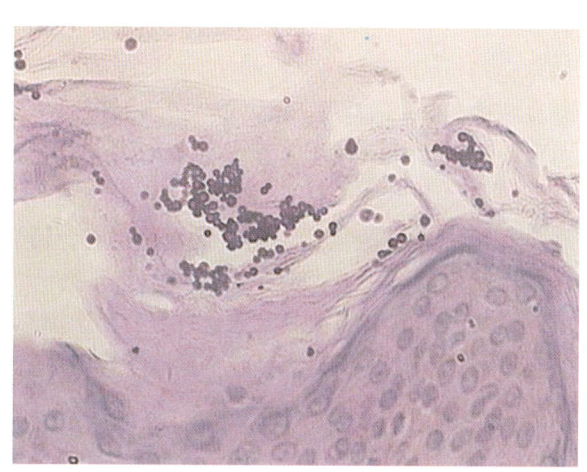

角质内有较多圆形孢子，未见菌丝

最终诊断 融合性网状乳头瘤病

诊断依据

1. 病史及病程 慢性病程，皮损最初发生于前胸和后背，以后向上腹部、颈部、双臂发展，无自觉症状。

2. 皮损特点 表现为直径 2～5mm 大小褐色丘疹和斑片，部分丘疹表面轻度疣状增生，鳞屑不明显。皮疹相互融合，形成不规则网状。

3. 病原学检查 皮屑及皮损组织病理切片发现圆形孢子。

4. 组织病理 符合融合性网状乳头瘤病病理改变。

治疗方法 外用 0.1% 维 A 酸软膏，9d；联苯苄唑乳膏，bid，1 个月后皮疹明显好转。

易误诊原因分析及鉴别诊断 融合性网状乳头瘤病是一种病因不明的少见皮肤病，可能与糠秕马拉色菌感染有关。皮疹特点为直径约 5mm 的褐色扁平疣状或乳头瘤样丘疹，融合成不规则网状，主要发生于躯干中部，可持续数年。病理表现为表皮角化过度，棘层肥厚，表皮突伸长、增宽，真皮浅层血管周围非特异慢性炎性细胞浸润。根据该例患者慢性病程、疣状扁平褐色丘疹融合成网状以及皮损主要分布于颈部、胸前、背后等临床特点，结合组织病理及病原学检查可诊断明确。

由于融合性网状乳头瘤病为慢性病程，患者可无明显自觉症状，未引起患者重视，加之临床少见，临床医生对其认识不足，尤其患者伴有糠秕马拉色菌感染，医生常易局限于诊断为花斑癣，没有认真辨别疹型和进行组织病理检查，因而导致本病误诊。因此我们应加强对本病的认识，凡出现在躯干皮肤反复迁延不愈的色素性斤疹斑片，融合成网状者，应及时行病理组织学检查及相关病原学检查，做到正确诊断和治疗。本病还需要与好发于躯干部位的色素性斑片丘疹为主要表现的疾病鉴别。

1. 花斑癣 为糠秕马拉色菌引起的皮肤表浅角质层慢性轻度炎症，为散在或融合的淡色斑、脱色斑，其上常有鳞屑，好发于躯干内侧。真菌镜检可见圆形的马拉色菌孢子和弧形的菌丝，常无症状，夏重冬轻。

2. 黑棘皮病 以皮肤色素增生、疣状角化、天鹅绒增厚为特征的少见病，青年发病者常为良性，患者常肥胖，皮损多见于皮肤皱褶部位，体重下降后皮损可消退。恶性者皮损由肿瘤诱发，皮疹发展迅速、广泛、严重。

3. 玫瑰糠疹 为在正常皮肤上发生的椭圆形或圆形的淡红或黄褐色斑片，并常有丘疹。皮疹上覆糠秕状鳞屑，好发于躯干及四肢近心端，躯干部皮损长轴与肋骨方向平行，常伴瘙痒，有自限性，一般在 4～6 周消退，遗留色素减退或沉着斑。

（王　莉　罗　洋　杨希川　叶庆佾）

病例 30　黑头粉刺痣

临床照片

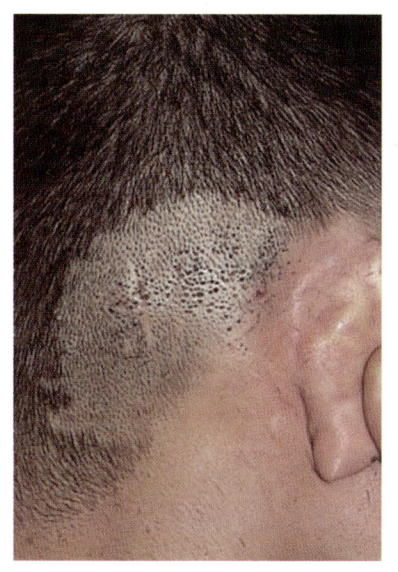

右侧耳后头皮单侧限局性成群黑头粉刺样丘疹

一般情况　患者男，27岁，工人。
主诉　右侧耳后头皮丘疹2年。
现病史　患者于两年前偶然发现右耳后头皮有数个黑色丘疹，皮疹缓慢增多，无自觉症状。患者自起病以来，饮食、睡眠、二便正常，精神好。
既往史及家族史　患者既往体健，否认其他病史。家族中无类似病史。
体格检查　患者一般情况好，各系统检查无异常，全身浅表淋巴结无肿大。
皮肤科检查　右侧耳后头皮可见单侧限局性分布的成群黑头粉刺样丘疹，粟粒大小，中央有黑色、坚硬的角栓，强行去除，其底部呈火山口样凹陷，并能挤压出豆渣样物质，丘疹间皮肤正常。皮损约7cm×4cm大小，其他部位未见同样损害。
实验室检查　血及大、小便常规正常，肝、肾功能检查正常。

思考
1. 您的初步诊断是什么？
2. 为明确诊断，您认为还需做什么关键检查？

提示　可能的诊断
1. 痤疮（acne）？
2. 黑头粉刺痣（comedo nevus）？

关键的辅助检查
组织病理：毛囊漏斗部呈囊样扩大，内含角质栓，可见到假性角质囊肿，真皮无炎性细胞浸润。病理诊断：符合黑头粉刺痣。

最终诊断　黑头粉刺痣

诊断依据
1. 病史及病程　发现右侧耳后头皮黑色丘疹2年，皮疹缓慢增多，无自觉症状。
2. 皮损特点　呈单侧分布的丘疹，中央有黑色角栓，类似粉刺。
3. 组织病理　符合黑头粉刺痣组织象。

治疗方法　试用0.05%维A酸霜，可去除部分角栓，但停药后又长出同样的角栓。

易误诊原因分析及鉴别诊断　黑头粉刺痣又名毛囊角化痣、痤疮样痣，系毛囊局部发育异常所致。本病常于出生时或出生后不久出现，特点为群集的黑头粉刺样丘疹，多单侧分布于面、颈、躯干。

本例患者发生于头皮，较罕见。本病不需要特殊治疗。有继发感染时适当选用抗生素，必要时行手术切除。我们试用0.05%维A酸霜，可去除部分角栓，但停药后又长出同样的角栓。本病还需要与粉刺样皮损为其主要症状的疾病鉴别。

1. 外源性痤疮或婴儿痤疮　黑头粉刺痣持久存在、呈单侧分布可鉴别。

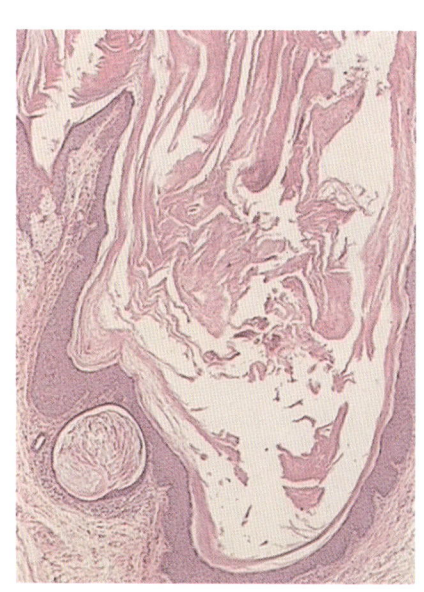

毛囊漏斗部呈囊样扩大，凹陷中充满角蛋白，可见假性角质囊肿（HE×40）

（杨希川　郝飞　叶庆佾）

病例 31　子宫内膜异位症

临床照片

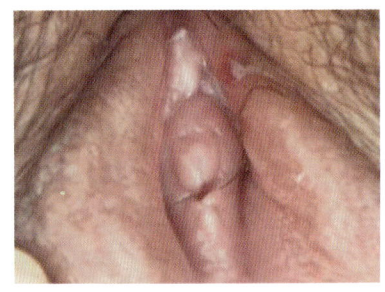

右侧小阴唇下方一绿豆大小红色斑丘疹，表面欠光滑，周围轻度红晕

一般情况　患者　女，40 岁，教师。

主诉　右侧小阴唇斑丘疹伴间歇性疼痛 7～8 年。

现病史　患者于生育 2 年后发现右侧小阴唇下方有绿豆大小的斑丘疹，并于月经来潮时有疼痛和出血现象，月经后可自行好转。平素无异常感觉。皮疹自发病以来未见明显增大，偶有月经期合并感染伴疼痛加剧，抗感染治疗后可好转。曾到当地医院就诊，诊断为"尖锐湿疣"，给予口服及外用药物（具体不详）治疗后无明显改变。起病后月经正常，无腹部疼痛、腰部坠胀及性交后疼痛，无发热及关节疼痛等症状。

既往史　平素体健，无慢性疾病史。

个人史　否认冶游史，无婚外性接触史。无输血及使用血制品史，无吸毒史，家族中无类似病史。

体格检查　一般情况良好，心、肺、肝、肾检查均无异常。口腔黏膜完整，眼部检查正常，躯干、四肢等处未见其他异常皮损，各大小关节无畸形，功能正常。

皮肤科检查　右侧小阴唇下方一绿豆大小红色斑丘疹，表面欠光滑，周围轻度红晕，中央轻度糜烂，无水疱。触之柔软，触及后不易出血。

实验室检查　血、尿常规正常。

思考

1. 您的初步诊断是什么？
2. 为明确诊断，您认为还需做什么关键检查？

提示　可能的诊断

1. 子宫内膜异位症（endometriosis）？
2. 白塞病（Behcet's Disease）？
3. 尖锐湿疣（condyloma acuminatum）？

关键的辅助检查

1. 组织病理　病变中央表皮萎缩变薄，两侧表皮增生肥厚，表皮突伸长增宽，真皮浅层可见较多腺管样结构，管腔由柱状上皮组成，真皮上部可见带状致密的淋巴细胞及组织细胞浸润。病理诊断：子宫内膜异位症。
2. RPR、TPPA 均阴性。
3. 局部分泌物 HSV（Ⅰ、Ⅱ）PCR 检测均为阴性。
4. 局部细菌及真菌培养阴性。
5. 腹部子宫及附件 B 超检测未见异常。

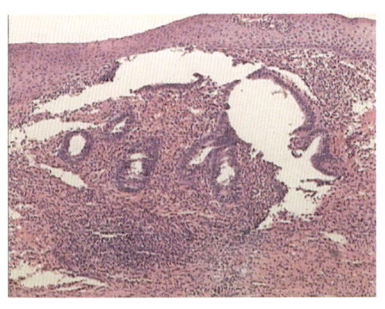

真皮浅层较多腺管样结构，管腔由柱状上皮组成，周围有致密的淋巴细胞及组织细胞浸润（HE×100）

最终诊断　子宫内膜异位症（endometriosis）

诊断依据

1. 育龄期女性，外阴部皮疹 7～8 年，无明显变化，每次月经行经期出现疼痛及出血症状。
2. 皮损特点　皮损位于右侧小阴唇下方；皮损特点为绿豆大小红色斑丘疹，表面欠光滑，无明显的脓性分泌物，周围轻度红晕；触之柔软，触及后无出血。
3. 无家族史。

4. 局部醋酸白试验　阴性。
5. 组织病理　符合子宫内膜异位症。

治疗方法　手术切除。

误诊原因分析及鉴别诊断　子宫内膜异位症是生育期妇女常见疾病之一，依据发生部位临床分型为：内在型（子宫内）、外在型（子宫以外部位）和混合型（子宫内及子宫以外其他部位）三种类型。部位以盆腔（子宫多见，其次为卵巢、宫颈、输卵管、阴道）、肠道、膀胱多见；其他少见部位可见于皮肤下或瘢痕内、肺部及鼻腔黏膜，其中鼻部一般为先天性异位。在我国，外阴子宫内膜异位症的报道比较少见，1994年至今不到70例。但也许是其临床的不典型性而导致误诊较多。

本例患者在病程早期由于有疼痛和周期性特点，需与生殖器疱疹相鉴别；而丘疹并出血症状要与尖锐湿疣和血管炎鉴别；由于发生在女性的外阴部位，反复发作，所以容易与白塞病相混淆。

1. 血管瘤　皮疹好发于面部及四肢，无明显的疼痛。组织病理显示病变在真皮层，往往局限于某一区域，可见衬以单层内皮细胞的厚壁血管和薄壁血管紧密聚集。厚壁血管壁含大量的纤维组织。血管内含有红细胞，偶见血栓形成。

2. 白塞病　好发于20~30岁青壮年，男性多于女性。患者除外有外阴部的溃疡伴局部症状之外，绝大多数患者有反复发作的口腔溃疡、四肢结节型红斑、皮下血栓性静脉炎、眼部病变，并且同行反应阳性。少数患者还可以有关节炎、胃肠道病变、附睾炎、动脉瘤及少见的中枢神经系统的病变。组织病理的基本形态是血管炎，大、小血管均可受累，一般为白细胞碎裂性血管炎和淋巴细胞性血管炎，严重时可形成闭塞性动脉内膜炎。病理检测可以与子宫内膜异位症相鉴别。

3. 尖锐湿疣　一般发生于有冶游史的患者，或配偶有此病史的患者。外阴部位丘疹长期反复发作后，一般有增生性的扩增。局部醋酸白试验阳性；组织病理有典型的棘细胞空泡化变性可以确诊。

4. 生殖器疱疹　为外阴部位反复发作的小丘疹或水疱、糜烂，伴间歇性疼痛，可自愈，愈合后皮损完全消失。病毒抗原检测阳性；组织病理显示局部坏死、细胞内水肿、表皮内水疱形成、细胞气球样变、核染色质边移，核内有嗜酸性包涵体，周围可见多核巨细胞。

（宋秋荷　杨希川　刘宝珩　郝　飞）

病例32　女阴丘疹样棘层松解性角化不良

临床照片

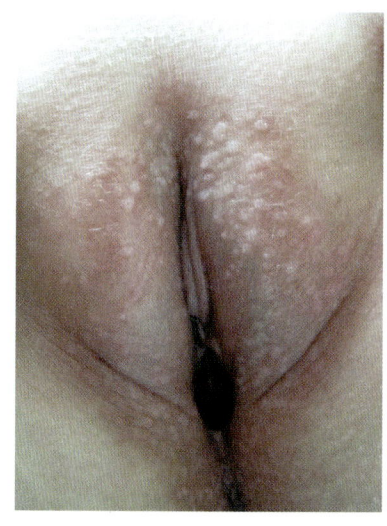

双侧大阴唇多个皮色扁平丘疹，成簇分布

一般情况　患者　女，8岁，学生。

主诉　双侧大阴唇丘疹伴瘙痒半年。

现病史　患儿半年前因腹泻将大便解于内裤上，未及时更换，不久出现双侧大阴唇丘疹伴瘙痒，往当地医院查阴道分泌物真菌阴性，诊断为"湿疹"，给予抗真菌软膏和激素软膏治疗，症状和皮疹无缓解。患者自起病以来，饮食、睡眠、二便、精神正常。

既往史及家族史　患儿既往体健，无内分泌、血液、肝、肾疾病史，家族中无类似疾病患者。

体格检查　生命体征平稳，发育良好，体形偏胖，系统查体无异常，全身浅表淋巴结无肿大。

皮肤科检查　双侧大阴唇可见散在多个群集的扁平圆形皮色丘疹，直径1~3mm，表面光滑，无破溃、糜烂及水疱，全身其他部位未见皮疹。

实验室检查　血及大、小便常规正常，肝、肾功能检查正常。

思考

1. 您的初步诊断是什么？
2. 为明确诊断，您认为还需做什么关键检查？

提示　可能的诊断

1. 顶泌汗腺痒疹（Fox-Fordyce disease）？
2. 汗管瘤（syringoma）？
3. 家族性良性慢性天疱疮（Hailey–Hailey disease）？
4. 毛囊角化病（Darier's disease）？
5. 女阴丘疹样棘层松解性角化不良（papular acantholytic dyskeratosis of the vulva）？

关键的辅助检查

1. 组织病理　表皮角化过度，棘层肥厚伴棘层及基底层上方裂隙，有绒毛形成，裂隙内有棘层松解细胞，可见类似谷粒和圆体的角化不良细胞。病理诊断：符合女阴丘疹样棘层松解性角化不良。
2. 皮肤直接免疫荧光检查　IgG、IgA、IgM及C3均阴性。
3. 阴道分泌物涂片及培养未查见真菌。

最终诊断　女阴丘疹样棘层松解性角化不良

诊断依据

1. 病史及病程　发病与局部潮湿浸渍有关，慢性病程，常规糖皮质激素及抗菌药物治疗无效。改善局部环境后可自行消退。
2. 无家族史。
3. 皮损特点　表现为局限于女阴部位的多个群集的扁平圆形皮色丘疹，直径1~3mm，表面光滑，无破溃、糜烂及水疱。

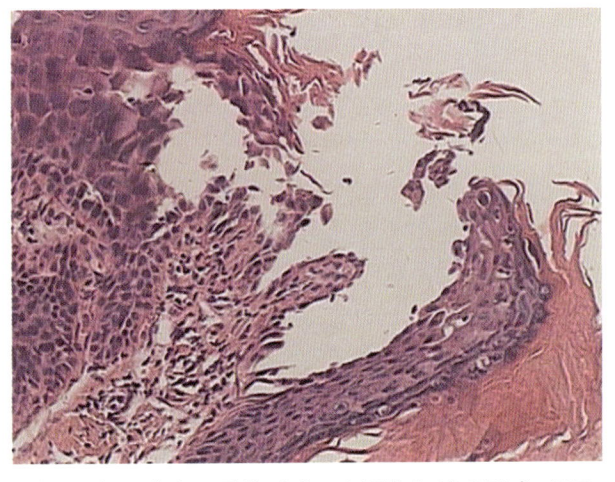

棘层松解，基底层裂隙形成，有圆体和绒毛形成（HE×100）

4. 组织病理　符合女阴丘疹样棘层松解性角化不良。
5. 皮肤直接免疫荧光　阴性。

治疗方法　给予3%硼酸溶液清洗外阴，一天两次，皮疹和症状逐渐缓解，3个月后皮疹基本消退。

易误诊原因分析及鉴别诊断　女阴丘疹样棘层松解性角化不良是一种罕见的皮肤病，自1984年Chorzelski等首例报道来，国外有散发报道，至今共报道20例左右。该病临床表现为局限于女阴部位的多个群集的扁平圆形皮色丘疹，组织病理有典型的棘层松解性角化不良，根据皮损特点和病理改变可诊断。

由于该病罕见，临床医师对此病不熟悉而致误诊，该病在临床上容易与发生在外阴部位的表现为丘疹的疾病如Fox-Fordyce病（顶泌汗腺痒疹）、汗管瘤等鉴别，这两种疾病的组织病理均无棘层松解性角化不良的表现。该病还需与病理表现为棘层松解性角化不良的疾病如Hailey–Hailey病和Darier病等鉴别，后两种疾病亦可见于外阴部位，但两者都具有家族史，并且在身体其他部位有特征性皮损。

1. Fox-Fordyce病　发生于青春期及中年妇女，皮损分布于有顶泌汗腺部位的皮肤如腋窝、乳晕、脐窝、会阴部等，表现为毛囊性丘疹，不融合，自觉剧痒。病理表现为毛囊壁出现海绵水肿性水疱，毛囊漏斗部棘层肥厚，周围真皮炎性细胞浸润。
2. 汗管瘤　可见于任何年龄，但多见于青春期女性，可局限于外阴，表现为数个或数百个直径约数毫米的丘疹，常有瘙痒，但很少自行消退。病理表现为真皮上部嗜碱性上皮细胞聚集成的小团块，多数中央有管腔，导管内有嗜伊红物质或淡蓝灰色变性物。

3. Hailey-Hailey 病　主要表现为水疱或大疱，疱破裂后有糜烂、结痂，可呈现出扁平湿润的增殖改变，好发于腋下、腹股沟、外阴、股部等摩擦部位。

4. Darier 病　往往儿童初发，表现为丘疹及增殖性疣状斑块，上覆油腻灰黑色痂皮，位于腋下、臀部及会阴等摩擦、多汗部位。

（王　莉　杨希川　郝　飞）

病例 33　匐行性穿通性弹力纤维病

临床照片

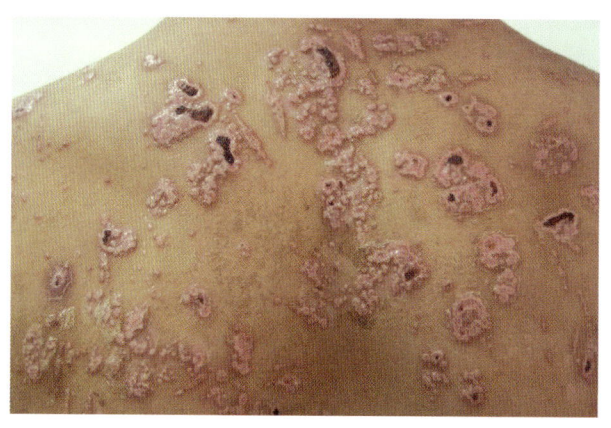

躯干部丘疹排列成环状、马蹄状及各种不规则形，部分丘疹顶部有结痂

一般情况　患者　男，17 岁，药店员工。

主诉　全身丘疹伴瘙痒 8 个月。

现病史　患者于 2004 年 8 月开始头面部出现粟粒大小淡红色丘疹，部分群集，排列成不规则状，伴轻度瘙痒。后皮疹数目渐增多，且于搔抓部位出现类似皮损，至 2005 年 3 月底，皮损已波及整个面颈部、躯干及四肢，部分皮疹自行消退，但新皮疹不断发生，遂于 2005 年 3 月 30 日就诊于我院皮肤科。

既往史及家族史　既往体健，无青霉胺用药史，父母非近亲结婚，家族中无类似患者。

体格检查　T 36.5℃，P 70 次/分，R 20 次/分，BP 120/80mmHg。一般情况好，发育正常，营养中等，智力正常，全身浅表淋巴结无肿大，心、肺正常，肝、脾不大，神经系统未见异常。

皮肤科检查　面颈部、躯干、双上肢可见多发性淡红色角化性丘疹，粟粒至米粒大小，质硬，成群分布，排列成环状、匐行状、地图状及各种不规则状，部分皮疹沿抓痕形成条索状。环形皮疹中央萎缩，颜色呈正常肤色，周围散在米粒大小淡红色丘疹，中央有脐凹，部分丘疹顶部有结痂、脱屑，无糜烂、渗液等改变；双下肢大部皮疹已消退，遗留多处环形色素沉着斑，伴轻微脱屑。

实验室检查　血及大、小便常规正常，肝、肾功能检查正常。

思考

1. 您的初步诊断是什么？
2. 为明确诊断，您认为还需做什么关键检查？

提示　可能的诊断

1. 匐行性穿通性弹力纤维病（elastosis perforans serpiginosa，EPS）？
2. 反应性穿通性胶原病（reactive perforating collagenosis）？
3. 穿通性毛囊炎（perforating folliculitis）？
4. 克尔里病（Kyrle's disease）？

关键的辅助检查

1. 组织病理　表皮角化过度，伴角栓形成，棘层肥厚，表皮突伸长增宽，部分表皮穿通，形成管道，其内有嗜碱性碎片及混合性炎细胞浸润，真皮上部可见弹力纤维显著增多，呈嗜碱性变性，部分真皮乳头有淋巴细胞、中性粒细胞等浸润，并见嗜碱性碎片。病理诊断：符合匐行性穿通性弹性纤维病。

2. Verhoeff 染色　变性弹力纤维数量增多，直径变粗。

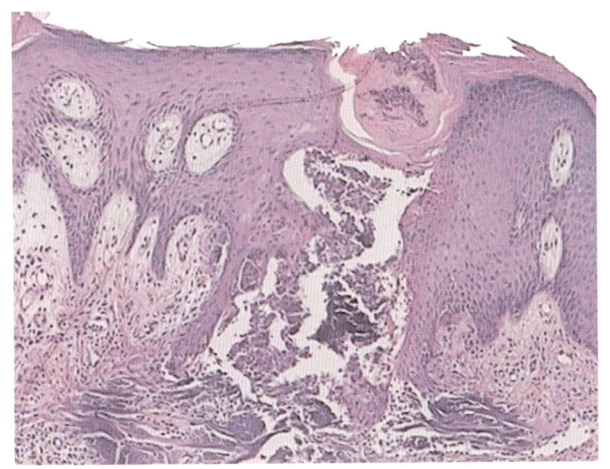

表皮穿通形成管道,其内见嗜碱性碎片及混合性炎细胞浸润(HE×100)

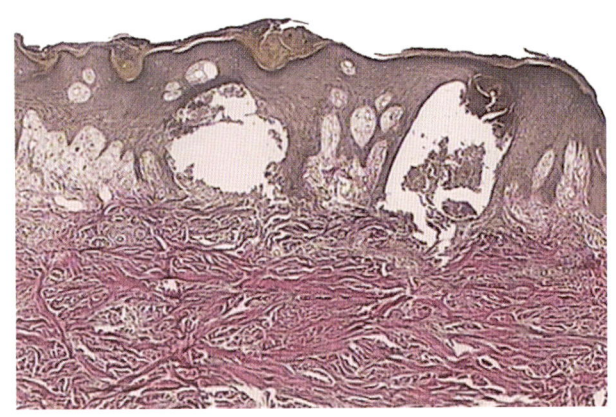

变性弹力纤维数量增多,直径变粗(Verhoeff染色×100)

最终诊断 匐行性穿通性弹力纤维病

诊断依据

1. 病史及病程 青少年患者,慢性经过,皮损此伏彼起,呈匐行性扩展。

2. 皮损特点 表现为面颈部、躯干、双上肢多发性淡红色角化性丘疹,粟粒至米粒大小,质硬,中央有脐凹,成群分布,排列成环状、匐行状、地图状及各种不规则状,部分皮疹沿抓痕形成条索状。

3. 组织病理 符合匐行性穿通性弹力纤维病病理改变。

治疗方法 阿维A胶囊10mg口服,3次/日,他扎罗汀凝胶外用1次/日。治疗3个月后,患者躯干、四肢丘疹大部分消失,遗留色素减退斑。嘱患者继续原治疗方案不变。

易误诊原因分析及鉴别诊断 匐行性穿通性弹力纤维病好发于青年,有以下三种存在形式:①特发性EPS:占65%,可能与遗传素质有关;②反应性EPS:占25%~30%,常与遗传性、系统性或纤维组织变性疾病相伴;③药物诱导性EPS:长期应用青霉胺可诱发本病。根据患者成群分布的淡红色或肤色角化性丘疹,排列成环状、匐行状、马蹄状,结合独特的组织病理和Verhoeff染色可以明确诊断为特发性EPS。

经典的穿通性疾病包括匐行性穿通性弹力纤维病、反应性穿通性胶原病、穿通性毛囊炎和克尔里病,其共同的特征为经表皮排出某些真皮内成分,由于穿通性疾病临床罕见,种类多样,易于混淆,必须结合其临床表现和组织学特点综合考虑,进行鉴别。

1. 反应性穿通性胶原病 表现为孤立的有脐凹的角化性丘疹,中央含棕黑色角质栓。病理示排出成分为坏死的胶原纤维。弹力纤维染色可见胶原纤维明显增生,但弹力纤维数目并不增加。

2. 穿通性毛囊炎 分布限于四肢伸侧和臀部,表现为互不融合的毛囊性丘疹,中央有白色角栓,栓内有卷曲的毛发。病理示排出成分为毛发和角质,偶有胶原或弹力纤维。

3. 克尔里病 表现为粟粒大小红褐色毛囊性或非毛囊性丘疹,顶端有圆锥形角栓,病理示排出物质为毛发、角质等变性物质,但无弹性纤维。弹力纤维染色示无弹力纤维变性,亦无弹力纤维增多。

(闫 洁 叶庆俏 郝 飞)

病例 34　发疹性毳毛囊肿

临床照片

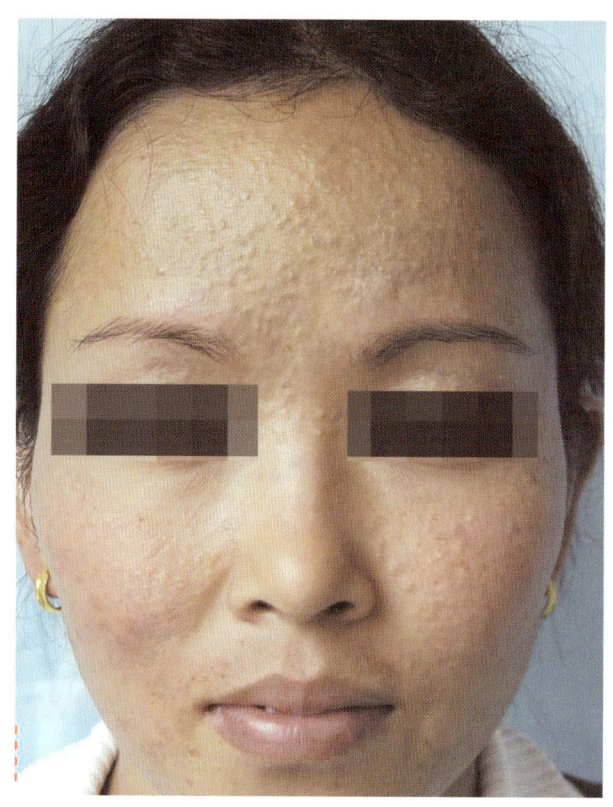

面部米粒大小肤色、淡褐或灰蓝色毛囊性小丘疹，少数丘疹中央脐凹

1. 发疹型汗管瘤（eruptive syringoma）？
2. 多发性脂囊瘤（steatocystoma multiplex）？
3. 痤疮（acne）？
4. 发疹性毳毛囊肿（eruptive vellus hair cysts）？

一般情况　患者　女，21岁，工人。

主诉　面部丘疹7年余。

现病史　患者于7年前额部出现数个皮疹，无自觉症状，随着年龄增长丘疹逐渐增多。曾在当地县医院诊断为"痤疮"，给予（具体不详）外用药及内服药治疗后无明显疗效，皮损逐渐增多，有时伴微痒。患者自起病以来，无其他自觉不适，饮食、睡眠、二便正常。

既往史及家族史　既往体健，家族中无类似病史，父母体健。

体格检查　T 36.5℃，P 82次/分，R 21次/分，BP 118/76mmHg。系统检查无异常。

皮肤科检查　额部及鼻旁区域可见群集或播散分布的米粒大小肤色、淡褐色或灰蓝色毛囊性小丘疹，直径2～5mm，丘疹表面光滑，触之略硬，无压痛，少数丘疹中央有脐凹。

实验室检查　血及大、小便常规正常，肝、肾功能检查正常。

思考

1. 您的初步诊断是什么？
2. 为明确诊断，您认为还需做什么关键检查？

提示　可能的诊断

关键的辅助检查

组织病理：表皮大致正常；真皮内可见多个囊性结构，囊壁由鳞状上皮组成，无颗粒层，囊内有较多角质及多少不等的毳毛横断面，其中有些囊壁凹陷形成毛囊样结构。病理诊断：符合发疹性毳毛囊肿。

最终诊断　发疹性毳毛囊肿

诊断依据

1. 病史及病程　青少年发病，病程7年，皮损缓慢增多。
2. 皮损特点　表现为面部群集或播散分布的米粒大小肤色、淡褐或灰蓝色毛囊性小丘疹，少数丘疹中央有脐凹。

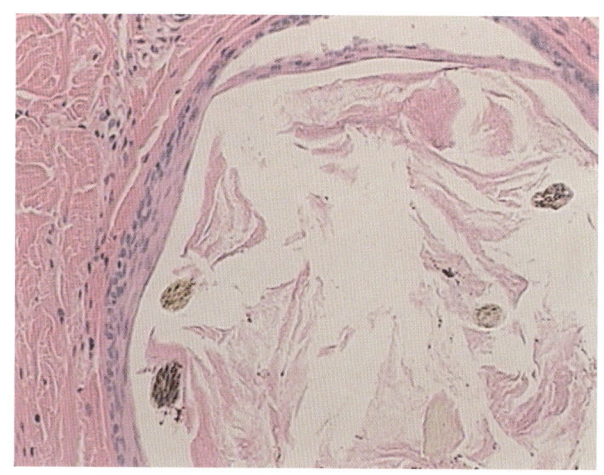

真皮中部囊性结构，囊壁由鳞状上皮组成，囊内较多角质及毳毛横断面（HE×100）

3. **组织病理** 符合发疹性毳毛囊肿。

治疗方法 给予维胺脂胶囊,25mg、每日3次口服治疗,2个月后复诊疗效不明显,遂将剂量改为50mg,每日3次口服,3个月后皮损基本变平,之后患者失访。

易误诊原因分析及鉴别诊断 发疹性毳毛囊肿临床上并不少见,但由于其缺乏临床症状未引起大家的注意。该病好发年龄为4~24岁,男女发病率相等。皮损最常见于胸背部、腹部和四肢,偶见于面部、颈部、腋窝和腹股沟。由于其临床表现为群集或播散分布的米粒大肤色、淡褐色或灰蓝色毛囊性小丘疹,所以易和一些临床表现为多发性损害的疾病相混淆。该病病程呈慢性,少数患者皮损可自行消退。对于不能自行消退者可采用电灼、CO_2激光或用针刺排除内容物等方法进行治疗。也有采用维A酸类药物治疗该病的报道。

发疹性毳毛囊肿的诊断主要依靠组织病理学检查。组织病理学改变为真皮中部有囊性结构,囊壁为鳞状上皮,囊内有层板状角质及多少不等的毳毛横断面或斜切面;某些囊肿中,毳毛可从囊壁的凹陷中显露出来。囊肿的囊壁破后可引起异物反应。目前发疹性毳毛囊肿的发病机制可能为毛囊发育异常,毛囊漏斗部阻塞导致毛向外发育受阻,毛囊近端囊性扩张所致。另有作者认为本病属向毳毛毛囊分化的错构瘤。本病还需要与常见的发疹性皮肤病进行鉴别。

1. **发疹性汗管瘤** 男性青少年多见,多表现为成批发生于躯干前面和上臂屈侧的皮色扁平丘疹。组织病理上可见多数嗜碱性上皮细胞聚集成小团块,并可见形如逗号或蝌蚪状的特征性改变。

2. **多发性脂囊瘤** 可发生于各种年龄,多有家族史,属于常染色体显性遗传性疾病;好发于前胸中下部,也可发生于其他部位;表现为皮色或稍带黄色的柔软囊性损害,从中可以挤出油状皮脂样物质。病理表现为真皮内囊肿,囊壁由数层鳞状上皮组成,囊内有皮脂及少许角化物质,可见毳毛。

3. **痤疮** 主要和早期的粉刺相鉴别,其主要表现为青春期男、女面部或胸、背部与毛囊一致的圆锥形丘疹,其顶端可因黑色素沉积形成黑头粉刺,挤压可挤出头部黑色而体部白色半透明的脂栓,稍重时形成炎性的丘疹或脓疱。

(翟志芳 叶庆俏 杨希川)

病例35 乳头乳晕角化过度症

临床照片

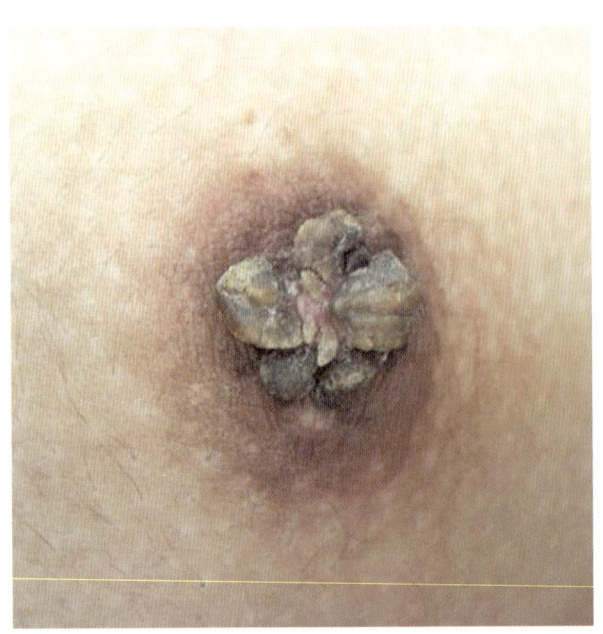

乳头及乳晕黑褐色丘疹,呈分叶状,表面粗糙角化,质硬

一般情况 患者 女,17岁,学生。

主诉 乳头和乳晕角化性丘疹6年。

现病史 患者11岁时无意中发现双侧乳头各出现一个粟粒大小淡褐色丘疹,表面较光滑,不伴痒痛。后逐渐增多、增大,颜色变成黑褐色,表面粗糙发硬,并在乳晕也出现类似皮疹,不伴破溃、渗液,由于没有自觉症状,一直未诊治。患者自起病以来,饮食、睡眠、二便正常。

既往史及家族史 否认鱼鳞病、湿疹、内分泌疾病和恶性肿瘤史。家族中无类似病史。

体格检查 T 36.6℃,P 80次/分,R 20次/分,BP 105/65mmHg。未扪及双腋下肿大的淋巴结,其他系统检查无异常。

皮肤科检查 双侧乳头上及周围乳晕对称分布多个豌豆大小黑褐色丘疹,呈分叶状,表面粗糙、角化,质硬,无压痛。乳晕上散在针头大褐色斑。双侧乳房对称，未扪及乳房包块。

实验室检查 血、大小便常规正常，肝、肾功能正常。

思考

1. 您的初步诊断是什么？
2. 为明确诊断，您认为还需做什么关键检查？

提示 可能的诊断

1. 皮肤垢着病（cutaneous dirtadherent disease）？
2. 乳房 Paget 病（mammary Paget's disease）？
3. 乳头乳晕角化过度症（hyperkeratosis of the nipple and areola）？

关键的辅助检查

组织病理：表皮角化过度。

最终诊断 乳头乳晕角化过度症

诊断依据

1. 患者幼年起病，病程 6 年，皮损进行性增多，没有缓解。
2. 皮损特点 双侧乳头上及周围乳晕对称分布之黑褐色丘疹，呈分叶状，表面粗糙、角化，质硬，无压痛。
3. 组织病理 符合乳头乳晕角化过度症改变。

治疗方法 给予电离子治疗，结合局部外用 0.1%维 A 酸软膏，每日 2 次，4 周后皮损减轻。

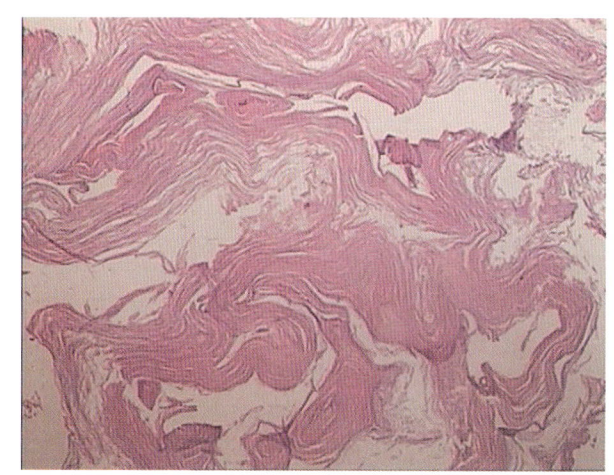

表皮角化过度（HE×40）

易误诊原因分析及鉴别诊断 乳头乳晕角化过度症是一种病因不明的少见疾病。女性多见，多在20～30岁发病。男性主要见于采用己烯雌酚治疗的前列腺癌患者。根据乳头和/或乳晕疣状角化过度及黑褐色色素沉着等临床特点，结合组织病理检查可明确诊断。

以往认为本病是一种罕见的、散发的良性皮肤疾病，但截止 2006 年年底全世界共有约 60 例病例报道，由此可见，本病可能并不罕见，而是以往对其认识不够，且因本病一般不影响患者健康，更不会危及其生命，从而使一些患者不够受重视，以至误诊或漏诊。Levy-Franckel 将本病分为三型：Ⅰ型为皮肤疣状增生和痣样改变的乳头乳晕角化过度症；Ⅱ型为伴发其他皮肤病（如鱼鳞病、黑棘皮病、Darier 病等）的乳头乳晕角化过度症；Ⅲ型为特发性或痣样的乳头乳晕角化过度症，主要见于女性。因此我们应加强对本病的认识，当年轻女性或用己烯雌酚治疗的前列腺癌男性患者，临床表现为单侧或双侧乳头和/或乳晕出现疣状角化过度及黑褐色色素沉着时，应想到本病，并及时行组织病理学检查以早期明确诊断。本病还需要与乳头乳晕皮损为其主要表现的疾病鉴别。

1. 皮肤垢着病 发病与精神因素、长期未擦洗或头面外伤有关，多见于女性青少年，皮损好发于乳头、乳晕及其周围或颊部、额部，表现为多发性黑褐色小丘疹，表面有疣状黑褐色痂，病理表现为表皮角化过度，角化物质形成团块。外搽 20%紫草油皮损可渐脱落而恢复正常。

2. 乳房 Paget 病 为乳头下乳腺导管内癌，好发于中年以上女性，单侧发病，呈湿疹样改变，边界清楚，基底有浸润，乳头有渗液甚至凹陷。病理可发现表皮内 Paget 细胞。

（周春丽 郝 飞 杨希川）

病例36 嗜酸性粒细胞增多综合征

临床照片

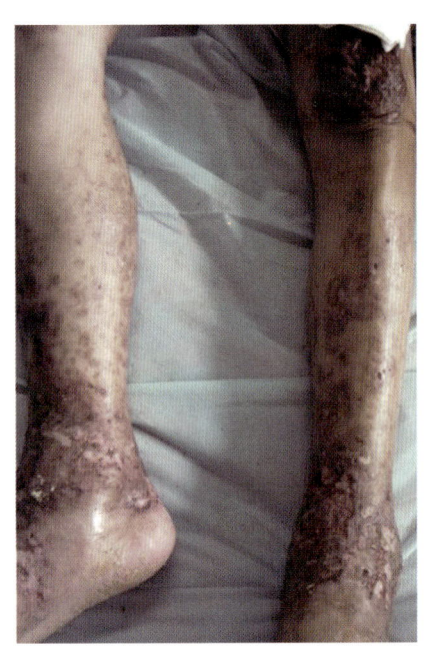

下肢散在粟粒至绿豆大小溃疡

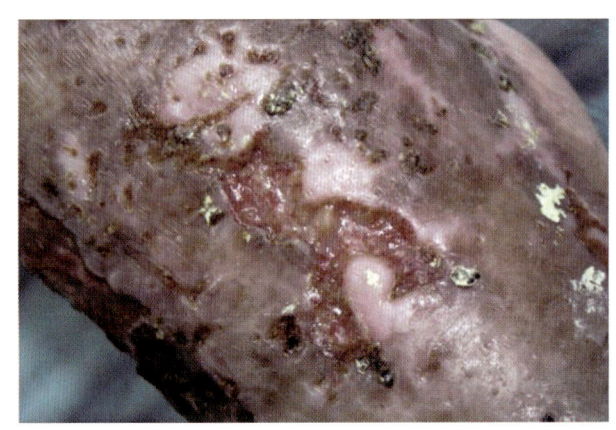

足背溃疡，边缘不规则，表面凹凸不平，有血性渗液和结痂

一般情况 患者 男，57岁，退休职工。

主诉 四肢反复丘疹、血疱、溃疡伴间断发热半年。

现病史 患者于半年前无明显诱因出现双足散在丘疹、血疱，粟粒至绿豆大小，伴发热（具体不详），皮疹渐出现于双侧小腿、膝关节和上肢，不伴疼痛和瘙痒。在当地医院诊断为"变应性血管炎"，给予抗感染、抗过敏和地塞米松治疗20余天，有一定好转。2个月后因病情加重住院治疗，查血常规 Hb 84g/L，WBC $21.0×10^9$/L，嗜酸性粒细胞40%，血培养阴性，尿培养和多次皮肤分泌物培养为金黄色葡萄球菌生长，先后给予青霉素、先锋霉素Ⅴ、阿米卡星、阿奇霉素和头孢曲松等抗感染治疗。经治疗4个月后患者四肢仍反复出现丘疹和血疱，血疱破溃后流出血性液体并继发溃疡和皮肤感染，溃疡处不痛，但双下肢乏力，行走困难，并出现高热3天而转入我科治疗。30年前曾参加核试验而有放射性物质接触史，有慢性结肠炎病史20年。

既往史及家族史 否认哮喘、过敏性鼻炎病史。家族中无类似病史和结核等传染病史。

体格检查 T 38.5℃，P 95次/分，R 19次/分，BP 98/64mmHg。背入病房，精神差。贫血貌，颌下、腋下和腹股沟淋巴结可扪及，蚕豆大小，质韧，活动，与周围组织无粘连，无压痛。心、肺、腹部和神经系统检查未发现明显异常。双小腿和足背凹陷性水肿。

皮肤科检查 双小腿伸侧、双踝关节和双足背散在粟粒至绿豆大小溃疡，边缘不规则，表面凹凸不平，有血性渗液，部分表面覆盖黄红色痂，边缘较多溃疡愈合后遗留的色素沉着斑和萎缩斑。双侧肘、膝关节伸侧有类似皮疹。皮疹无压痛。

实验室检查 入院后共查7次血常规，首次为 Hb 86g/L，WBC $35.2×10^9$/L，嗜酸性粒细胞21%，嗜酸性粒细胞绝对计数 $7392×10^6$/L。以后呈进行性升高趋势，WBC $(36.3～80.7)×10^9$/L，嗜酸性粒细胞48%～71% [$(17424～20350)×10^6$/L]，Hb 45～86g/L，PLT 正常。大便常规未见虫卵和阿米巴原虫，脓细胞（＋＋＋），白细胞1～3个。肝功能 ALP 194IU/L（正常值 42～128 IU/L），胆汁酸

25.2μmol/L（正常<20μmol/L）。肾功能和心肌酶谱正常。HIV 阴性。ANA、ds-DNA 和 ENA 均阴性。骨髓培养阴性。胸片示双肺纹理增多。腹部 B 超示肝回声密集增强，胰、脾和双肾未见异常。心电图检查未发现明显异常。结肠镜检查提示慢性全结肠炎。

思考

1. 您的初步诊断是什么？
2. 为明确诊断，您认为还需做什么关键检查？

提示 可能的诊断

1. 变应性血管炎（allergic vasculitis）？
2. Churg-Strauss 综合征（Churg-Strauss syndrome）？
3. 嗜酸性粒细胞白血病（eosinophilic leukemia，EL）？
4. 嗜酸性粒细胞增多综合征（hypereosinophilic syndrome，HES）？

关键的辅助检查

1. 骨髓穿刺活检 有核细胞增生明显活跃。①粒系明显增生，嗜酸性粒细胞明显升高，占有核细胞的 46.5%，以晚幼嗜酸性粒细胞以下阶段细胞居多，部分胞体核形增大。少数中性粒细胞胞体增大，核肿大、畸形，类巨幼变，易见退化的嗜酸性粒细胞。②红系比例相对偏低，形态基本正常。③全片见巨核细胞 54 个，成熟血小板 18 个，血小板成簇可见，形态正常。血象示嗜酸性粒细胞明显增高，占 69%。意见：嗜酸性粒细胞明显增多。

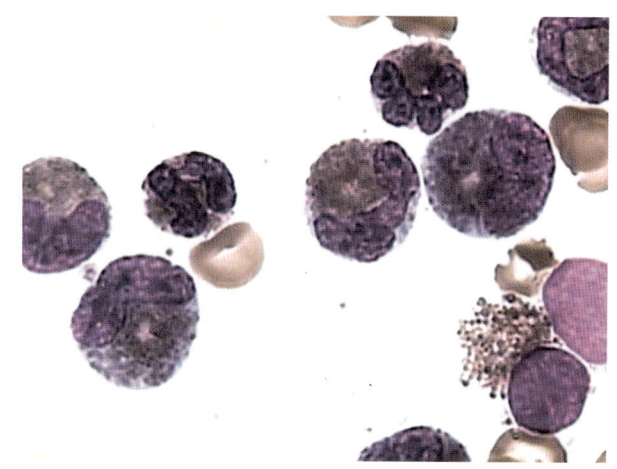

骨髓象：核细胞增生明显活跃，嗜酸性粒细胞明显增多

2. 皮损组织病理 表皮部分缺损，缺损处有较厚痂形成，缺损边缘表皮增生。真皮全层致密炎性细胞浸润，浸润细胞主要为组织细胞和淋巴细胞，缺损处见大量嗜酸性粒细胞。

3. 淋巴结活检组织病理 见淋巴结结构基本破坏，结内见大量弥散分布的成熟嗜酸性粒细胞及多个小灶性坏死灶。淋巴结包膜内也可见嗜酸性粒细胞。病理诊断：符合嗜酸性粒细胞白血病淋巴结改变，请结合临床表现、血象和骨髓涂片。

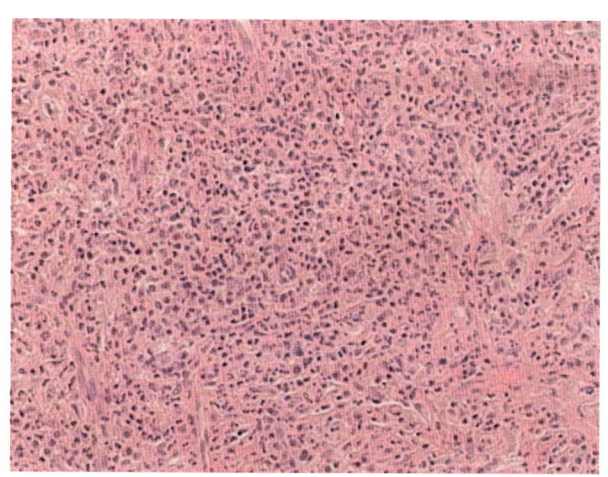

真皮全层致密炎性细胞浸润，浸润细胞主要为组织细胞和淋巴细胞（HE ×40）

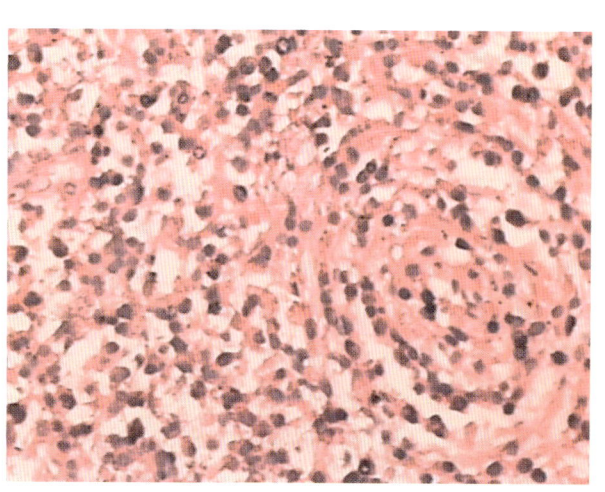

淋巴结组织病理象：淋巴结内大量嗜酸性粒细胞（HE ×400）

最终诊断 嗜酸性粒细胞增多综合征

诊断依据

1. 年龄、性别 老年男性患者。

2. 病程半年，皮损反复迁延不愈，伴腹泻、发热和浅表淋巴结肿大。

3. 皮损特点 表现为双小腿伸侧、双踝关节和双足背等处丘疹、血疱、溃疡结痂，溃疡愈合后遗留色素沉着斑和萎缩斑。

4. 外周血和骨髓嗜酸性粒细胞检查 外周血嗜酸性粒细胞持续增多，绝对计数超过 $1500\times10^6/L$ 6个月以上。骨髓中嗜酸性粒细胞明显增多。

5. 淋巴结和皮肤病理提示嗜酸性粒细胞浸润。

6. 没有发现寄生虫病、自身免疫性疾病和过敏性疾病等的证据。

治疗方法 给予氢化可的松琥珀酸钠250mg静滴1次/日，4天后改为200mg静滴1次/日8天，硫酸阿奇霉素0.5g静滴1次/日，10天后改为哌拉西林4.0g静滴1次/日抗感染，低分子右旋糖酐500ml中加入复方丹参注射液50ml静滴1次/日以活血化淤及改善微循环，雷公藤多苷10mg口服3次/日抗炎，以及间断输血浆（200ml/次）和20%人血白蛋白（50ml/次）、能量合剂（2支/次）和维持电解质平衡等支持对症等治疗。皮损有渗液处给予1:5000呋喃西林溶液持续冷湿敷，结痂处给予1:5000呋喃西林软膏封包去痂。治疗18天后未再出现新发皮损，患者因经济困难自动出院，1个月后死于心力衰竭。

易误诊原因分析及鉴别诊断 嗜酸性粒细胞增多综合征指原因不明的以血液、骨髓及组织中嗜酸性粒细胞持续增多为特征的一组疾病。根据患者出现皮疹，外周血嗜酸性粒细胞持续增多（绝对计数超过 $1500\times10^6/L$ 6个月以上），骨髓、淋巴结和皮肤中嗜酸性粒细胞浸润，并且排除寄生虫感染、自身免疫和过敏性疾病等，诊断嗜酸性粒细胞增多综合征明确。

由于本病较为罕见，临床表现又复杂多变，医生对其认识不足，警惕性和诊疗经验欠缺，尤其在基层医院，常易误诊。患者的皮肤损害可以是本病的唯一表现，并且皮疹的表现多种多样，为红斑、水疱、溃疡、色素沉着、脓皮病样、红皮病样和皮肤坏死等，分布呈全身性；皮疹可持续存在，或缓解与复发交替出现，常常被误诊为血管炎、红皮病或荨麻疹等皮肤病。本病也可累及多个系统，表现为心肌病、心肌内膜纤维化、高度房室传导阻滞、进行性痴呆、硬化性胆管炎、门静脉血栓形成和嗜酸性肝坏死等，还可伴有发热、呼吸困难、关节肿痛、腹痛、腹泻和全身浅表淋巴结肿大等症状，可能被误诊为心脏病等内科疾病。因此我们应加强对本病的认识，凡出现不好解释的皮肤损害，应常规查外周血嗜酸性粒细胞计数，及时行病理组织学检查，发现嗜酸性粒细胞升高或浸润线索后应及时进行其他相关检查，比如骨髓、淋巴结、心、肝、肺等，必要时积极请血液科、心内科等相关科室会诊，争取做到早期诊断、早期治疗。本病还需要与以皮肤血管炎样损害、嗜酸性粒细胞增高为主要症状的疾病鉴别。

1. 变应性血管炎 皮肤型变应性血管炎仅累及皮肤，多发生在青壮年。好发于两小腿下部及足背，皮损可为多形性，有红斑、结节、紫癜、风团、血疱、丘疹、坏死及溃疡等，可触性紫癜是本病的特征。系统型变应性血管炎可有多脏器受累，病情较重。病理表现为白细胞碎裂性血管炎，血管周围为中性粒细胞浸润，有核尘。

2. Churg-Strauss综合征 是一类原因不明、主要累及中小动脉的系统性坏死性血管炎。患者常有反复发作的哮喘或变应性鼻炎病史，系统性血管炎可致的单发性或多发性神经病变，如手套或袜套样分布。X线有非固定性肺浸润性病变，有变应性急性或慢性鼻窦炎病史。外周血嗜酸性粒细胞增多，病理示坏死性血管炎，血管壁及血管外肉芽肿形成，血管外嗜酸性粒细胞浸润。

3. 嗜酸性粒细胞白血病 罕见，诊断必须十分慎重。病情进展快，贫血和血小板减少呈进行性。临床上有白血病的表现。血液学检查，除嗜酸性粒细胞增多外，应有形态异常。外周血嗜酸性粒细胞明显而持续增多，多数高达60%，并常有幼稚型嗜酸性粒细胞。骨髓嗜酸性粒细胞增多，形态异常，核左移，有各阶段幼稚型粒细胞，可见粗大的嗜酸颗粒火罐网。原始细胞>5%是必备条件。

（周春丽）

病例 37　嗜酸性脓疱性毛囊炎

临床照片

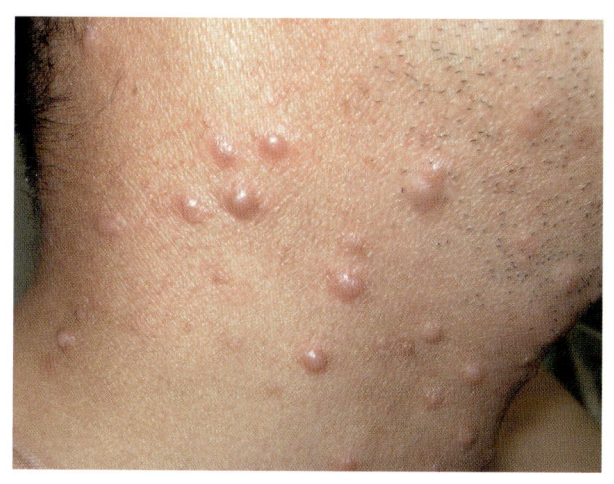

颈部散在绿豆大小暗红色毛囊性丘疹

一般情况　患者　男，45岁。

主诉　颈部反复红斑、丘疹、脓疱1年，累及面部、胸背2个月。

现病史　1年前，患者无明显诱因颈部出现散在绿豆大红斑、丘疹，伴轻度瘙痒。丘疹渐增至黄豆大，部分皮损顶端出现针头大的脓疱。曾在外院口服药物治疗（具体不详），皮损时退时现。2个月前，皮损增多，逐渐累及面部及胸背部。

既往史及家族史　家族中无类似病史。

体格检查　各系统检查未见异常。

皮肤科检查　面部、颈部及胸背部散在绿豆大暗红色毛囊性丘疹，质地较硬，以额部为重，部分丘疹顶端有针头大脓疱。

实验室检查　外周血嗜酸性粒细胞 0.55×10^9/L，百分率0.07。

思考

1. 您的初步诊断是什么？
2. 为明确诊断，您认为还需做什么关键检查？

提示　可能的诊断

1. 毛囊炎（folliculitis）？
2. 嗜酸性脓疱性毛囊炎（eosinophilic pustular folliculitis）？
3. 马拉色菌性毛囊炎（pityrosporum folliculitis）？

关键的辅助检查

组织病理：表皮棘层肥厚，表皮突轻度延长；真皮内、毛囊及其周围有大量嗜酸性粒细胞、淋巴细胞和组织细胞等浸润，外毛根鞘细胞内、细胞间水肿。病理诊断：符合嗜酸性脓疱性毛囊炎。

最终诊断　嗜酸性脓疱性毛囊炎

诊断依据

1. 年龄、病程　青壮年男性，颈部反复红斑、丘疹、脓疱1年。
2. 皮损部位、特点　颈部红斑、丘疹、脓疱，增多并累及面部、胸背。
3. 血常规检查　嗜酸性粒细胞绝对值及百分率均升高。
4. 组织病理　符合嗜酸性脓疱性毛囊炎。

治疗方法　予以海棠合剂（主要成分为昆明山海棠）口服，20ml，3次/日；氯雷他定口服，10mg，1次/日；外用曲咪新乳膏，2次/日。2周后皮损消退不明显。遂改用吲哚美辛口服，25mg，3次/日；雷公藤多苷片口服，20mg，3次/日；并继续外用曲咪

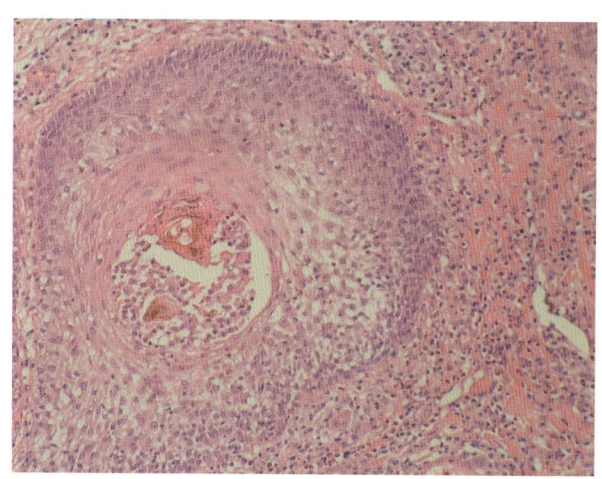

毛囊及周围、真皮内大量嗜酸性粒细胞、淋巴细胞和组织细胞浸润（HE ×100）

新乳膏，2周后部分皮损消退，不留瘢痕。随访半年皮损明显消退，偶有单个复发。

易误诊原因分析及鉴别诊断 嗜酸性脓疱性毛囊炎呈慢性经过，以红色斑片上有大的毛囊性丘疹和脓疱为特征，主要累及青壮年男性，皮损好发于面部、胸背、四肢伸侧，表现为毛囊性红色丘疹，顶端常有脓疱，周围绕以红晕。皮损常中央消退，周围又起新疹，逐渐向周围扩大。病程中常伴有轻度瘙痒，少数患者皮疹数量急剧增加时可伴发热等全身不适。本病常反复发作，新、旧皮损同时存在。实验室检查常提示外周血白细胞中度升高，嗜酸性粒细胞显著升高；脓液细菌培养无致病菌生长。组织病理检查对本病的辅助诊断价值较高：早期见毛外根鞘细胞内、细胞间水肿，有以嗜酸性粒细胞为主的炎性细胞浸润。后期可见毛囊内形成脓肿，脓肿内含有多量嗜酸性粒细胞。毛囊及血管周围也有嗜酸性粒细胞浸润。由于本病好发于皮脂溢出部位，易累及青壮年男性，皮疹特点为毛囊性丘疹、脓疱，临床上容易与细菌性毛囊炎、痤疮、马拉色菌性毛囊炎等混淆，血常规、细菌和真菌的涂片培养、必要时行组织病理检查对明确诊断很有帮助。本病需要与下列疾病鉴别。

1. 毛囊炎 基本损害为以毛囊为中心的炎性丘疹及小脓疱，病原菌多为凝固酶阳性的金黄色葡萄球菌，一般不伴有外周血嗜酸性粒细胞的升高，组织学上真皮内无嗜酸性粒细胞浸润。

2. 痤疮 好发于青年男女，易累及面、背、胸等富含皮脂腺的部位，表现为粉刺、毛囊性红丘疹、脓疱，深在性损害可形成结节、囊肿。实验室检查一般不伴有外周血嗜酸性粒细胞升高，组织学上真皮和毛囊内也无嗜酸性粒细胞浸润。

3. 马拉色菌性毛囊炎 皮损为毛囊性半球状红色丘疹，在胸背部、颈、肩、上臂散在对称分布，可间杂有小脓疱或黑头粉刺，真菌涂片和培养有马拉色菌。

（杨翰君　陈　涛　王婷婷　王　琳）

病例38　丘疹型结节病

临床照片

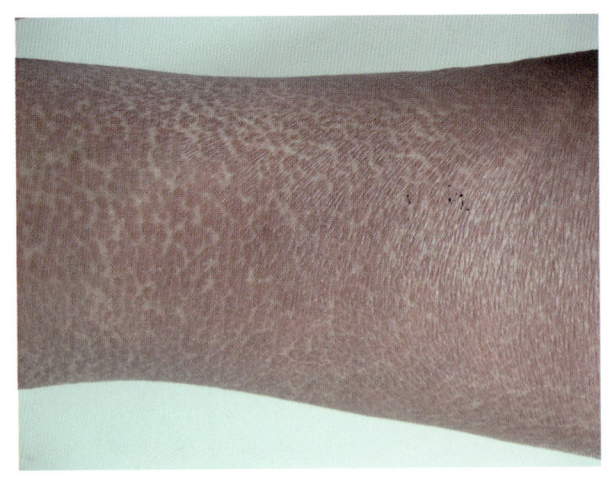

前臂伸侧米粒大小红色丘疹，结节密集分布，部分皮疹融合

一般情况 患者 男，63岁，农民。

主诉 全身丘疹伴痒4年。

现病史 患者于4年前无明显诱因全身出现红色小丘疹，质硬，瘙痒。之后，丘疹逐渐增多，部分可融合成片，部分损害自行愈合，同时有新的皮损发生。曾在当地医院不规律用药（具体诊断、治疗不详），效果不明显。患者自起病以来，偶有咳嗽，饮食、睡眠、二便正常，精神好。

既往史及家族史 家族中无类似病史。

体格检查 T 36.6℃，P 80次/分，R 19次/分，BP 126/75mmHg。双侧腋窝及腹股沟可触及数个蚕豆大无痛性淋巴结，其他系统检查无异常。

皮肤科检查 全身见泛发密集粟粒至绿豆大小的棕红色坚实丘疹、结节，边界清，可融合成片，其上有糠状鳞屑。

实验室检查 血及大、小便常规正常，肝、肾功能检查正常。心电图示窦性心率、左室肥厚。

思考

1. 您的初步诊断是什么？
2. 为明确诊断，您认为还需做什么关键检查？

提示 可能的诊断

1. 毛发红糠疹（pityriasis rubra pilaris）？
2. 结节病（sarcoidosis）？
3. 血管免疫母细胞性 T 细胞淋巴瘤（angioimmunoblastic T-cell lymphoma）？
4. 全身性粟粒型皮肤结核（generalized military tuberculosis of the skin）？

关键的辅助检查

1. 组织病理 表皮大致正常，真皮浅、中层大量上皮样肉芽肿和多核巨细胞，少量淋巴细胞浸润。病理诊断：符合结节病。
2. 胸部 X 线片检查示 双肺慢性支气管炎、肺气肿伴间质性改变，双肺粟粒大小结节影。
3. PPD 阴性。
4. 抗结核抗体阴性。
5. 连续三次痰涂片：未找到抗酸杆菌。晨痰结核杆菌培养：阴性。

最终诊断 丘疹型结节病

诊断依据

1. 病程 4 年。
2. 皮损特点 全身泛发密集粟粒至绿豆大小的棕红色坚实丘疹、结节。
3. 病原学检查 连续三次痰涂片未找到抗酸杆菌。晨痰结核杆菌培养阴性。
4. PPD 阴性，抗结核抗体阴性。
5. 组织病理 符合结节病组织象。
6. 胸片 双肺结节影。

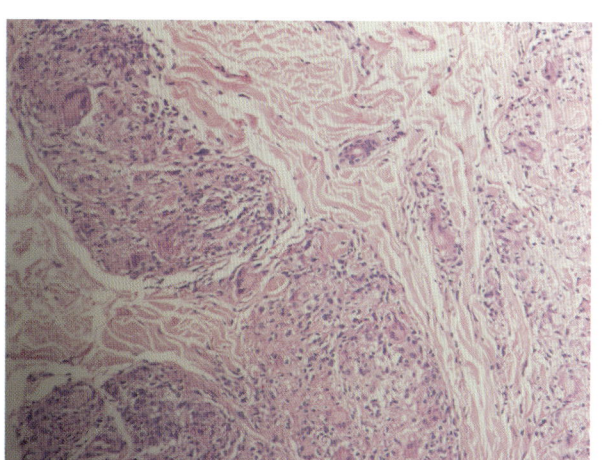

"裸结节"：真皮上皮样肉芽肿和多核巨细胞，周围少量淋巴细胞（HE×100）

治疗方法 无特殊。

易误诊原因分析及鉴别诊断 结节病是一种多系统、多器官受累的肉芽肿性疾病。常侵犯肺、双侧肺门淋巴结，临床上 90% 以上的病例有肺的改变，其次是皮肤和眼的病变，浅表淋巴结、肝、脾、肾、骨髓、神经系统、心脏等几乎全身每个器官均可受累。本病为一种自限性疾病，大多预后良好，有自然缓解的趋势。丘疹型结节病为其皮肤受累亚型，又名小结节型。该亚型临床少见，皮疹特点为橘黄红色或棕红色针头至豌豆大小半球状小结节，可融合成片，容易误诊为其他疾病，但结合病史和组织病理检查等可诊断明确。本病还需要与皮肤结节为其主要表现的下列疾病鉴别：

1. 毛发红糠疹 表现为毛囊角化性坚硬丘疹，淡红色，中心有小角质栓，伴有较多小鳞屑。自头皮、颜面开始，继而侵犯颈、躯干、四肢伸侧，第一、二指节背面及手腕关节、膝肘关节皮损多见，有不同程度瘙痒、干燥、灼热感。组织病理改变有毛囊角栓，真皮浅层淋巴细胞浸润，无肉芽肿，易与结节病鉴别。

2. 血管免疫母细胞性 T 细胞淋巴瘤 好发于中老年人，约半数患者有皮疹，皮疹形态多样，无特异性，部分病例皮疹瘙痒明显，常有发热、盗汗、体重减轻和多系统表现，如全身淋巴结肿大、肝和脾大、关节痛、神经系统症状、胸膜炎等。病理改变为真皮小血管周围密集的异型淋巴细胞浸润，小血管呈分支状增生，背景细胞中有较多嗜酸性粒细胞浸润，瘤细胞表达 T 淋巴细胞标记，可有 T 细胞受体基因克隆性重排。

3. 全身性粟粒型皮肤结核 是患者在抵抗力下降时，结核杆菌随血行播散全身而引起的皮肤改变，主要见于儿童。皮损为全身散发红色斑疹、丘疹、紫癜、水疱或脓疱，针头至米粒大小，可有狼疮结或溃疡。组织病理检查为上皮样肉芽肿，可见干酪样坏死，常见大量结核杆菌。

（李 薇 刘宏杰 王 琳）

病例39 多发性骨髓瘤λ轻链型合并系统性淀粉样变性

临床照片

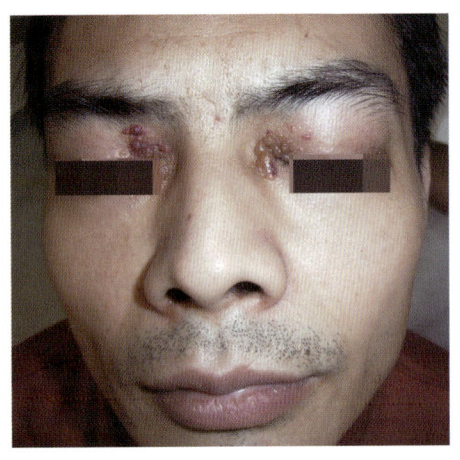

双眼内、外眦群集黄褐色及紫红色质软丘疹

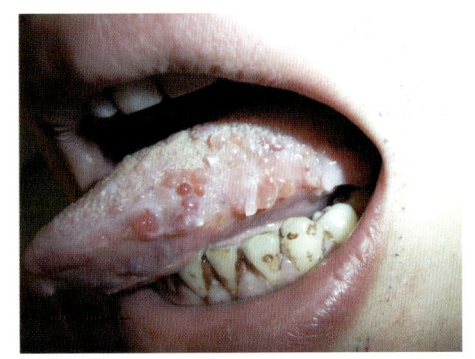

双侧舌缘散在半球形及疣状半透明增生物

一般情况 患者 男，35岁，工人。

主诉 双侧眼角、舌部丘疹1年，加重并累及双手掌3个月。

现病史 患者1年前无明显诱因双眼内眦出现数个淡黄色粟粒大小质软丘疹，随后双侧舌缘也出现多个绿豆大淡黄色半球形及疣状质软增生物，无自觉症状。患者未予诊治。后来眼角丘疹逐渐增多并向外眦发展，部分融合成蚕豆大小。3个月前患者眼部及舌部皮损进一步增多，同时双手掌出现密集分布的米粒大肤色质硬丘疹，不痒不痛。患者自起病以来，无发热、关节疼痛，饮食、睡眠、二便、精神均正常。

既往史及家族史 既往体健，家族中无类似病史。

体格检查 生命体征平稳，系统检查无异常。

皮肤科检查 双眼内、外眦群集性黄褐色及紫红色粟粒至绿豆大质软丘疹，部分融合成蚕豆大；双侧舌缘散在半球形及疣状淡黄色及紫红色半透明增生物；双手掌密集分布米粒大肤色质硬丘疹。

实验室检查 血、大小便常规正常，肝功能：球蛋白17.1g/L（正常值19.0～34.0 g/L），肾功能检查正常。

思考

1. 您的初步诊断是什么？
2. 为明确诊断，您认为还需做什么关键检查？

提示 可能的诊断

1. 淋巴管瘤（lymphangioma）？
2. 黄瘤病（xanthomatosis）？
3. 系统性淀粉样变性（systemic amyloidosis）？
4. 尖锐湿疣（condyloma acuminatum）？

关键的辅助检查

1. 实验室检查 免疫学检查示 IgA＜66.70mg/L（正常值 836～2900mg/L），IgG 3.32g/L（正常值 8～15.5g/L），IgM 96.2mg/L（正常值 700～2200mg/L），KAP（κ）轻链 2.08g/L（正常值 6.98～13.0g/L），LAM（λ）轻链 2.87g/L（正常值 3.80～6.50g/L），血 κ/λ0.72（正常值 1.50～2.56g/L）。血 β_2 微球蛋白 3.34 mg/L（正常值 0.7～1.8mg/L）。尿微白蛋白 191.00mg/L（正常值＜19mg/L），尿 α_1 微球蛋白 136.00 mg/L（正常值＜12.5mg/L），尿 β_2 微球蛋白 3.33 mg/L（正常值＜0.22mg/L）。尿 KAP（κ）轻链＜0.0185g/L（正常值＜0.02g/L），尿 LAM（λ）轻链 13.90g/L（正常值＜0.05g/L）。24 小时尿蛋白定量示 7.52 g/24h（正常值＜0.15g/24h），乳头瘤病毒实时荧光检测阴性，红细胞沉降率及肿瘤标志物等均正常。

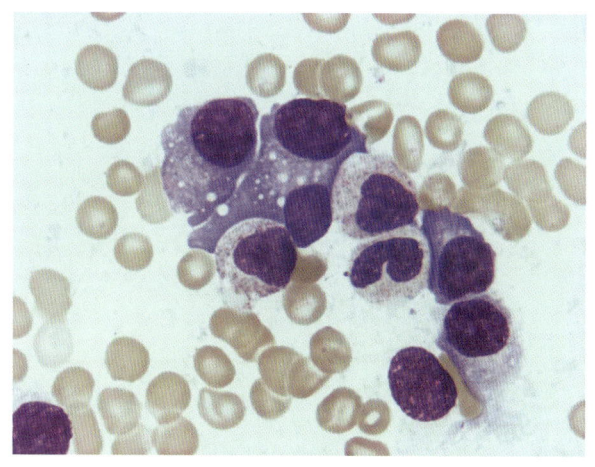

颅骨多发性骨质破坏

2. 影像学检查 骨骼 X 线片显示颅骨、下颌骨、双侧锁骨、肩胛骨、髋骨及坐骨、耻骨、部分肋骨多发性骨质破坏，考虑为骨髓瘤。胸部 X 线片及腹部 B 超未见异常。

3. 骨髓病理学检查 骨髓穿刺涂片显示浆细胞系统明显增生，原始细胞占 27%，骨髓象考虑多发性骨髓瘤；骨髓组织病理显示成熟浆细胞增生，免疫表型 λ（＋），PCR 检测出 IgH 克隆性重排，考虑多发性骨髓瘤。

4. 皮肤组织病理（眼部） 真皮内可见一些不规则扩张的淋巴管及均质淡嗜伊红的无定形物质沉积，少数浆细胞散在分布。舌部：真皮内见一些不规则扩张的淋巴管，并见均质淡嗜伊红的无定形物质沉积，有一些浆细胞、小淋巴细胞及中性粒细胞浸润，刚果红染色（＋）。手部：真皮内一些均质淡嗜伊红的无定形物质沉积，小血管周围有少数小淋巴细胞及浆细胞浸润。病理诊断：符合系统性淀粉样变性组织象。

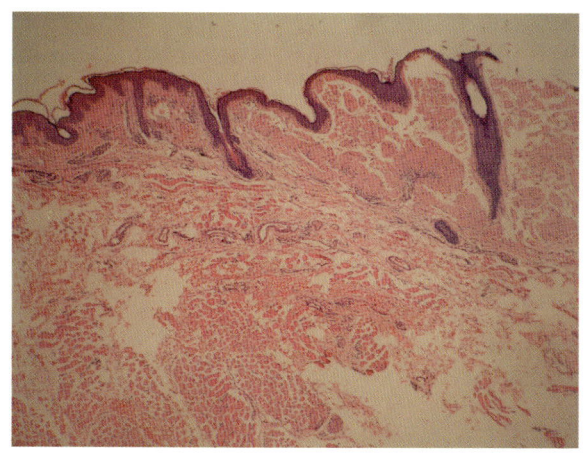

骨髓涂片浆细胞异常增生

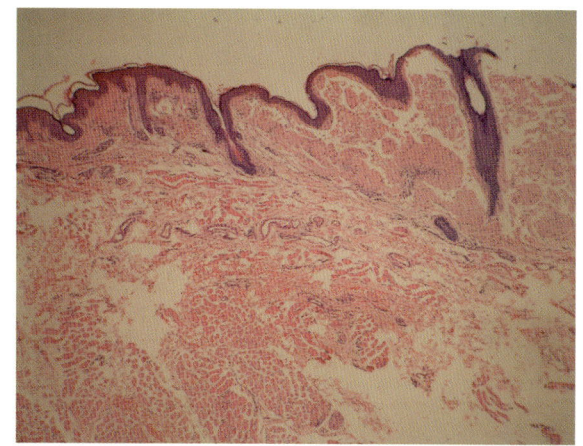

（眼部）真皮浅中层均质淡嗜伊红的无定形物质沉积（HE×40）

最终诊断 多发性骨髓瘤 λ 轻链型合并系统性淀粉样变性

诊断依据

1. 皮损特点 表现为眼部黄褐色及紫红色（出血性）丘疹；舌缘部淡黄色及紫红色半透明增生物；双手掌密集质硬丘疹。

2. 实验室检查 免疫学检查示血液中重链及轻链含量均降低，血 κ/λ 降低明显，尿中 λ 轻链明显增加，提示 λ 轻链病。24 小时尿蛋白定量明显增加，显示肾损害。

3. 影像学检查 示多发性溶骨性破坏。
4. 骨髓病理学检查 符合多发性骨髓瘤改变,免疫表型λ(+)。
5. 皮肤组织病理 符合系统性淀粉样变性改变。

治疗方法 血液科定期行 VAD 方案(长春地辛、表阿霉素、地塞米松)化疗。随访 2 年情况稳定,皮损变平,颜色变淡,部分消退。

易误诊原因分析及鉴别诊断 系统性淀粉样变性是淀粉样物质沉着于全身各组织而引起的全身性疾病。40%患者有皮肤、黏膜累及,最常见的皮肤损害是瘀斑和紫癜;最具特征性的皮损是平顶或半球形丘疹,正常肤色或略带黄色,呈蜡样半透明状,好发于眼睑、耳后、颈部等处;面、手、足等处可有硬皮病样变化;舌肥大、变硬,部分患者有色素沉着及溃疡等。全身各系统的组织都可有淀粉样物质沉积以致影响各器官的功能。淀粉样物质的沉积是浆细胞异常增生的结果,原纤维由免疫球蛋白轻链物质(AL蛋白)构成,异常轻链物质能在血清和尿液中检测到。需要指出的是,对伴发轻链型多发性骨髓瘤的病例,κ、λ轻链含量在血清中可无明显升高,甚至可低于正常人,但 κ/λ 比值有明显改变。系统性淀粉样变病可以是原发性或骨髓瘤相关性,以皮肤损害为首发及主要表现的多发性骨髓瘤很少见,仅占多发性骨髓瘤的 1%~3%。

本例患者皮肤表现符合系统性淀粉样变性的皮肤损害特点:①发生于眼部、舌部及双手。②表现为眼部黄褐色及紫红色丘疹;舌缘部淡黄色及紫红色半透明增生物;双手掌密集质硬丘疹。③皮肤、黏膜组织病理显示淀粉样物质沉积。多发性骨髓瘤诊断明确:尿中 LAM(λ)轻链明显增加,得到骨髓病理学检查证实。因此,多发性骨髓瘤λ轻链型合并系统性淀粉样变性诊断成立。

本例患者到我院前曾多次在当地医院就诊,但均未做皮肤活检,致使诊治延误。该病例一方面提醒我们皮肤活检对皮肤科医生的重要性,同时也使我们充分体会到皮肤表现往往只是系统疾病的冰山一角,我们应力求以皮损为线索,通过细致的工作,认识到疾病的全貌,以避免误诊或漏诊。本病皮损需要与毛细管型淋巴管瘤及黏液水肿性苔藓鉴别。

1. 毛细管型淋巴管瘤 可发生于皮肤和黏膜(如舌部),表现为成簇针头至豌豆大水疱。表面表皮增生,可呈疣状。组织病理为真皮浅层淋巴管增生、扩张。

2. 黏液水肿性苔藓 该病也可出现皮色或黄色蜡样光泽丘疹,但一般不累及掌跖及黏膜。血液中黏蛋白增高,有异常 α_2 球蛋白。组织病理表现为真皮上部大量黏蛋白沉积。

(汪 盛 王 琳)

病例 40 硬化性萎缩性苔藓

临床照片

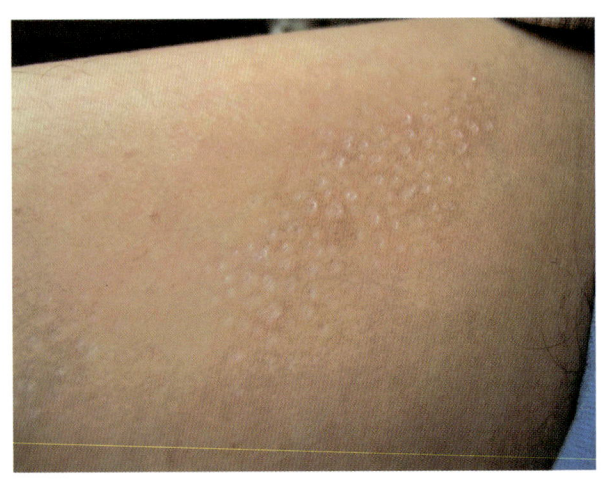

右大腿点状瓷白色萎缩斑疹,呈片状密集分布

一般情况 患者 男,26 岁。

主诉 右大腿斑疹 10 年。

现病史 10 年前,患者无明显诱因右大腿内侧出现数个散在米粒大小的淡红色丘疹,丘疹逐渐增多且呈密集片状分布,并长至绿豆大小,卵圆形,无自觉症状,未予重视,后丘疹缓慢变平,形成轻微凹陷的淡白色斑点。患者自起病以来,无咳嗽,饮食、睡眠、二便正常,精神尚可。

既往史及家族史 家族中无类似病史。

体格检查 各系统检查未见异常。

皮肤科检查 右大腿内侧瓷白色萎缩性斑疹,轻微凹陷,周围似绕以红晕,斑疹呈片状、密集分布,不融合。

实验室检查 血及大、小便常规及肝、肾功能均正常。

思考

1. 您的初步诊断是什么？
2. 为明确诊断，您认为还需做什么关键检查？

提示 可能的诊断

1. 萎缩性扁平苔藓（atrophic lichen planus）？
2. 点滴状硬斑病（guttate morphea）？
3. 斑状萎缩（macular atrophy）？
4. 硬化性萎缩性苔藓（lichen sclerosus et atrophicus）？

关键的辅助检查

组织病理：表皮角化过度伴毛囊角栓形成，棘层萎缩，基底细胞液化变性，真皮浅层胶原纤维明显水肿、均质化，真皮中部淋巴细胞及组织细胞浸润。病理诊断：符合硬化性萎缩性苔藓。

最终诊断 硬化性萎缩性苔藓

诊断依据

1. 青年男性，病程10年。
2. 皮损部位、形态 右大腿点状瓷白色萎缩斑疹，轻微凹陷，呈片状密集分布，不融合。
3. 组织学改变 符合硬化性萎缩性苔藓。

治疗方法 未作特殊治疗。

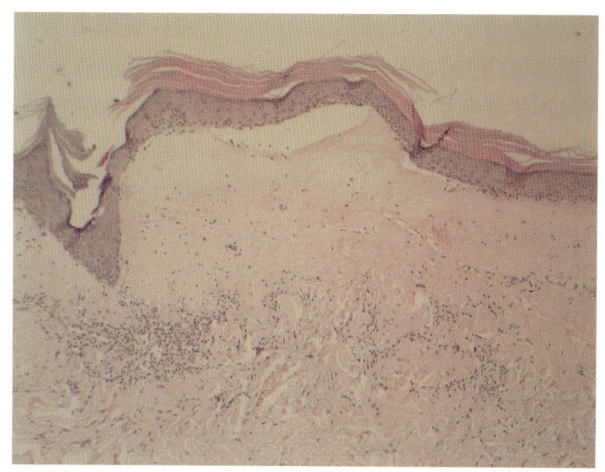

表皮下裂隙，真皮浅层胶原纤维均质化，真皮中部淋巴细胞和组织细胞浸润（HE×100）

易误诊原因分析及鉴别诊断 硬化性萎缩性苔藓的病因不明，可发生于任何年龄，女性发病率较高。临床上本病好发于生殖器部位，较少累及其他部位，非生殖器部位的皮损多发于背、胸部、乳房、舌或口腔黏膜等处，通常无症状。典型皮损为群集瓷白色或象牙白色斑块，皮肤硬化、萎缩，有时表面可见小的粉刺样毛囊性角质栓。皮损组织病理学特点为棘层萎缩伴基底细胞液化变性，真皮浅层胶原纤维水肿、均质化，真皮中层以淋巴细胞为主的炎性细胞浸润。

本例患者临床初诊考虑"萎缩性扁平苔藓"。分析误诊原因，患者皮损位于右大腿，不是硬化性萎缩性苔藓的典型好发部位，皮损形态又似萎缩性扁平苔藓的表现。组织病理活检是确诊的关键。本病需要与下列疾病鉴别：

1. 萎缩性扁平苔藓 临床上初期损害多为紫红色扁平丘疹，后期萎缩发白，外围可见紫红色扁平小丘疹，病理改变可见基底层液化变性，真皮浅层淋巴细胞呈带状浸润，有胶样小体和色素失禁等。
2. 点滴状硬斑病 临床上其皮损为境界清楚的点滴状水肿、硬化，边缘有紫红晕、中心白色硬肿斑，某些情况下与硬化萎缩性苔藓相重叠，但病理改变明显不同，易于鉴别。
3. 斑状萎缩 临床上其皮损好发躯干上部，为淡蓝白色斑片，稍隆起，触之有疝孔感，病理改变特点为表皮、真皮萎缩，胶原纤维变性，弹力纤维破坏或消失。

（穆 漂 王婷婷 王 琳）

病例 41　毛囊角化病伴马拉色菌和细菌感染

临床照片

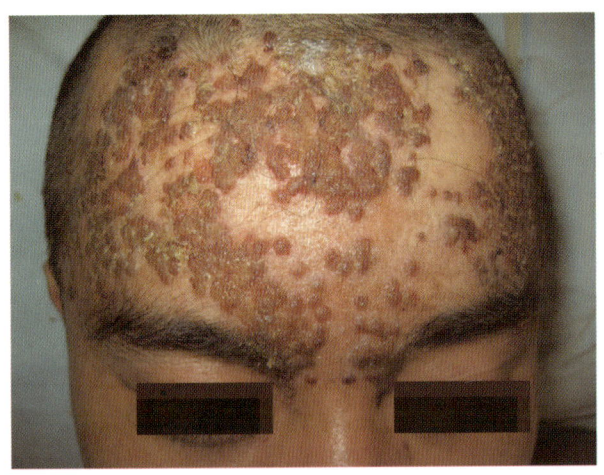

前额群集分布棕红色丘疹，其上覆盖以油腻而污秽的痂

一般情况　患者　男，24岁。

主诉　背部、腋下丘疹7年，头面部丘疹1年。

现病史　患者7年前无诱因背部、双腋下出现细小、坚实、淡红色的小丘疹，不久即有褐色油腻性痂覆盖在丘疹上，丘疹逐渐增多、群集，自觉轻微瘙痒。1年前患者颈后发际、额部、下颌处出现类似皮疹。头皮上有油腻性痂。病情夏季加重，冬季减轻。患者患病以来曾在多家医院就诊，诊断为"毛囊炎"或"湿疹"，长期不规则使用"艾洛松、硫磺软膏、红霉素软膏、皮康王"等药物治疗，无明显好转。3天前无明显诱因头面部皮疹加重，其上出现粟粒至绿豆大的脓疱。

既往史及家族史　既往体健。父母非近亲结婚，家族中无类似疾病患者。

体格检查　系统检查未见异常。

皮肤科检查　头皮、前额、下颌、左鼻唇沟、背部肩胛间区、腋窝密集成片或群集分布的棕红色丘疹，丘疹上覆盖以油腻而污秽的痂，并可见粟粒至绿豆大的脓疱，指甲见红色线状纵纹，皮损分布对称。口、咽、舌黏膜未见病变。

实验室检查　血常规：WBC $9×10^9/L$，N 73%，大、小便常规及肝、肾功正常。HIV抗体初筛阴性。

思考

1. 您的初步诊断是什么？
2. 为明确诊断，您认为还需做什么关键检查？

提示　可能的诊断

1. 脂溢性皮炎（seborrheic dermatitis）？
2. 毛囊炎（folliculitis）？
3. 毛囊角化症（keratosis follicularis）？
4. 黑棘皮病（acanthosis nigricans）？

关键的辅助检查

1. 组织病理　表皮角化过度伴角化不全，棘层肥厚，基底上裂隙，其内见绒毛形成和"谷粒"（角化不良细胞），真皮浅层少量淋巴细胞浸润。病理诊断：符合毛囊角化病。
2. 细菌培养　头皮脓疱细菌培养见表皮葡萄球菌生长。
3. 真菌培养　刮取油腻性鳞屑涂片见大量圆形或卵圆形真菌孢子，培养为马拉色菌。

最终诊断　毛囊角化病伴马拉色菌和细菌感染

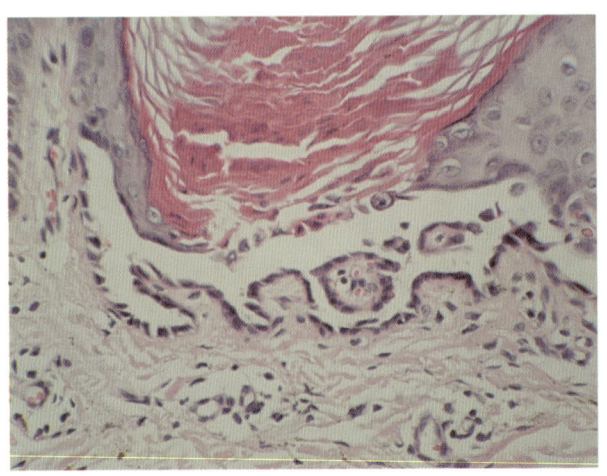

表皮基底上裂隙，其内绒毛形成和"谷粒"（HE×100）

诊断依据

1. 年龄、病程 青年发病，病程 7 年，无自愈倾向。
2. 皮损分布 皮脂溢出部位和腋下为重。
3. 皮损特点 皮疹为细小、坚实群集分布的毛囊性丘疹，表面有油腻性痂。
4. 组织病理 符合毛囊角化病典型的组织学改变。
5. 细菌培养 表皮葡萄球菌生长。
6. 真菌涂片和培养 查见马拉色菌。

治疗方法 静脉滴注氧氟沙星抗感染，外用 10% 艾利克湿敷头面部皮损，感染控制后予以阿维 A 20mg bid，0.025% 迪维霜外用面部，0.1% 迪维霜外用背部、两腋下皮损。治疗 2 周后油腻痂壳变薄，皮疹变小变平、部分消退。

易误诊原因分析及鉴别诊断 毛囊角化病是一种常染色体不规则显性遗传性皮肤病，常在儿童期、青春期发病，皮损特点为面部、躯干和四肢屈侧群集或融合成片的油污性丘疹，对称分布。毛囊角化病发病率较低，易合并马拉色菌、细菌等感染，掩盖原有的皮损特征，造成误诊，组织病理学检查对确诊有重要意义。本病需要与下列疾病鉴别。

1. 脂溢性皮炎 好发于婴幼儿的头顶、面部、胸背等处，皮损为红斑、丘疹、点状糜烂、少许渗出，伴有干性油腻性鳞屑，层层重叠，似酥油饼样，但随年龄增大可缓解或自愈。
2. 毛囊炎 好发于青壮年男性，头皮、胸背部散在毛囊性红丘疹，周围可有红晕，皮疹反复发作。
3. 黑棘皮病 好发于颈部、腋窝、腹股沟等肢体皱褶部位，典型皮损为皮肤粗糙、增厚、有小乳头状隆起如天鹅绒状，一般不继发感染，主要病理改变为表皮呈乳头状瘤样增生伴角化过度，无水疱、裂隙。

（王　琳）

病例 42　暴发性酒渣鼻

临床照片

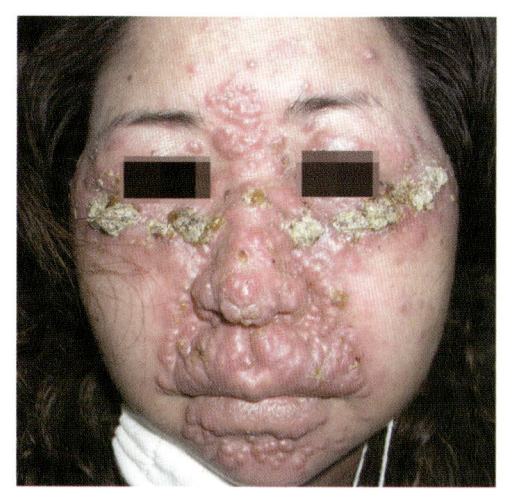

眶周、鼻周、口周密集分布的红斑、丘疹、结节，有痂壳

一般情况 患者　女，34 岁，会计。

主诉 颜面部反复丘疹伴瘙痒 6 个月，加重 1 个月，流黄水伴疼痛 10 天。

现病史 患者 6 个月前无明显诱因在鼻唇沟、下颌出现米粒大小红色丘疹，其上可有白色脓疱，偶有液体流出，量少，无明显自觉症状，在某市医院诊断为"痤疮"，经外用炉甘石洗剂和内服药物治疗后好转（具体用药不详）。此后颜面部皮损反复发作，位置不固定。1 个月前，使用化妆品（具体不详）后面部以鼻部为中心出现红斑及半透明丘疹、结节，增大、增多，约黄豆至花生大小，感轻微瘙痒，不伴疼痛、发热、关节痛等不适，院外查"毛囊虫阳性"，诊断为"毛囊虫感染"，给予"白色洗剂"、"氯林液"外用，效果欠佳，3 天后面部出现红肿，外用"肤洁霜"及静脉注射"复方甘草酸铵"4 天，无效遂来我科门诊，查 HSV Ⅰ 型（－），HSV Ⅱ 型（－），拟诊为"颜面播散性粟粒性狼疮"，行活体组织检查，结果示"慢性肉芽肿性炎症"。10 天前，面部皮损流黄稠液体，流出不久即凝固为痂壳覆盖于皮损表面，自觉疼痛剧烈，遂以"面部特殊感染"收入住院。

既往史及家族史 17年前行"右眼内囊炎手术",12年前行"急性胰腺炎手术",5年前妊娠期间诊断为"妊高征",分娩后血压恢复正常。否认传染病史,否认食物及药物过敏史。其母有高血压病史,家族中无类似病史。

体格检查 T 36.6℃,P 90次/分,R 18次/分,BP 136/85mmHg。系统检查未见异常。

皮肤科检查 皮损主要累及眶周、鼻周及口周,表现为红斑、丘疹、结节,密集分布,少见融合,双下眼睑皮损上覆大量浆痂、血痂。躯干可见皮肤异色病样改变,四肢远端水肿性红斑,掌趾角化明显。

实验室检查 患者入院后小便常规查见红细胞6/HP,蛋白阴性,血常规、大便常规、肝和肾功能正常,免疫检查 ANA(一),血清去甲肾上腺素172ng/L(正常值174~357ng/L),肾上腺素50 ng/L(正常值60~104ng /L)。PPD皮试阴性,皮损分泌物涂片未查见抗酸杆菌。分泌物细菌培养示:少量表皮葡萄球菌生长。真菌涂片及培养阴性。脑电图正常,心电图示"窦性心律,T波改变"。

思考
1. 您的初步诊断是什么?
2. 为明确诊断,您认为还需做什么关键检查?

提示 可能的诊断
1. 颜面播散性粟粒性狼疮(lupus miliaris disseminatus faciei)?
2. 暴发性酒渣鼻(rosacea fulminans)?
3. 暴发性痤疮(acne fulminans)?
4. 寻常狼疮(cutis tuberculosis)?

关键的辅助检查

组织病理:表皮脚轻度延长,真皮内大量上皮样肉芽肿和多核巨细胞,大量淋巴细胞、中性粒细胞和少量嗜酸性粒细胞浸润。抗酸染色及PAS染色阴性。

最终诊断 暴发性酒渣鼻

诊断依据

1. 病史及病程 病程6个月,慢性起病,病程反复,此次发病急骤。
2. 皮损特点 皮疹主要分布在面部皮脂溢出区,皮损以红斑、丘疹、结节为主,密集分布。
3. 组织病理 肉芽肿性炎症,混合性炎细胞浸润。
4. 疾病有自限性 1年后随访该患者,绝大部分皮疹消退。

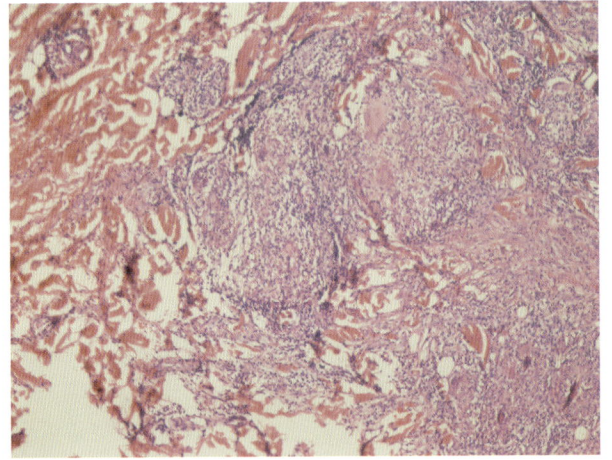

真皮内上皮样肉芽肿(HE×40)

治疗方法 患者入院后给予"左氧氟沙星"治疗20天,皮损好转不明显。后自动出院。1年后随访,绝大部分皮疹消退。

易误诊原因分析及鉴别诊断 暴发性酒渣鼻又名面部脓皮病,病因不明,是一种罕见的发生于面部的突发性丘脓疱疹、囊肿和大量球形结节性损害,好发于年轻女性,通常无痤疮病史。由于该病临床少见,故易于误诊,对于发生在青年女性面部的急性炎症性穿凿性化脓结节需考虑到本病。此外,尚需与面部丘疹、结节为主要症状的疾病鉴别。

1. 颜面播散性粟粒状狼疮 又名聚集性痤疮,新近有学者提出新名称:面部特发性退行性肉芽肿。目前已否认了其与结核的关系,临床表现为主要累及面中部的形态基本一致的黄褐色丘疹、结节。组织病理学检查见肉芽肿性炎症,合并有干酪样坏死,而暴发性酒渣鼻常无此特征。

2. **暴发性痤疮**　是一种见于男性的罕见系统性疾病。常在寻常痤疮的背景下，面、颈、上胸背部突然出现多发痛性炎症性结节和斑块，并迅速液化坏死形成溃疡，伴肌痛、关节痛及肝、脾大。可自行缓解。

3. **寻常狼疮**　寻常狼疮是由结核杆菌所引起的慢性进行性皮肤感染。多发生于儿童及青年人。病程缓慢。基本损害为苹果酱样的狼疮结节，破溃后愈合形成瘢痕，瘢痕上又可再生新结节，有一边破坏、一边愈合的特点，再结合组织病理检查，一般诊断不难。

（李　薇　向　耘　张　怡　王　琳）

病例 43　毛囊黏蛋白病

临床照片

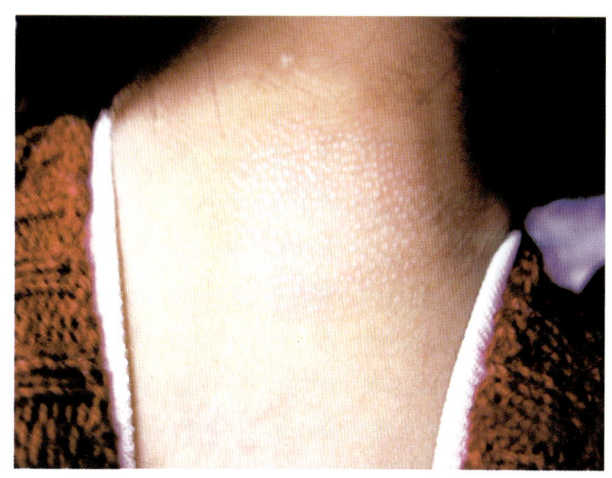

群集毛囊性丘疹，蜡样光泽，质地坚实，丘疹中央未见毳发穿出

一般情况　患者　女，7岁，学生。

主诉　眉部、颈后侧及双肩部起淡红色群集性皮疹伴微痒 5 个月。

现病史　患者 5 个月前无明显诱因于上述部位出现群集性淡红色米粒大丘疹，稍有痒感，当地医院先后按毛发红糠疹、小棘苔藓等治疗，无明显好转，且皮疹逐渐增多，融合成片，部分表面干燥脱屑。

既往史及家族史　无特殊。

体格检查　一般情况良好，各系统检查无明显异常。

皮肤科检查　眉部、颈后侧及双肩部等处数片大小不一的群集毛囊性丘疹，蜡样光泽，质地坚实，丘疹中央未见毳发穿出，未见眉毛脱落及头皮损害。

实验室检查　三大常规及肝、肾功能无异常。

思考

1. 您的初步诊断是什么？
2. 为明确诊断，您认为还需做什么关键检查？

提示　可能的诊断

1. 毛发红糠疹（pityriasis rubra pilaris）
2. 光泽苔藓（lichen nitidus）
3. 小棘苔藓（lichen spinulosus）
4. 毛囊黏蛋白病（follicular mucinosis）

关键的辅助检查

组织病理（颈部皮损）：轻度角化过度，毛囊角栓。毛囊外根鞘细胞呈淡染星状，多数彼此分离呈网状变性，未见异型淋巴细胞。阿新蓝染色见毛囊上皮细胞内及毛囊周围黏蛋白沉积。

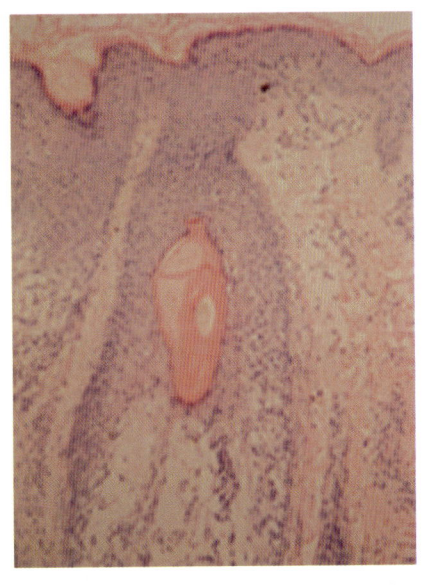

毛囊外根鞘细胞呈淡染星状，网状变性，未见异型淋巴细胞（HE×100）

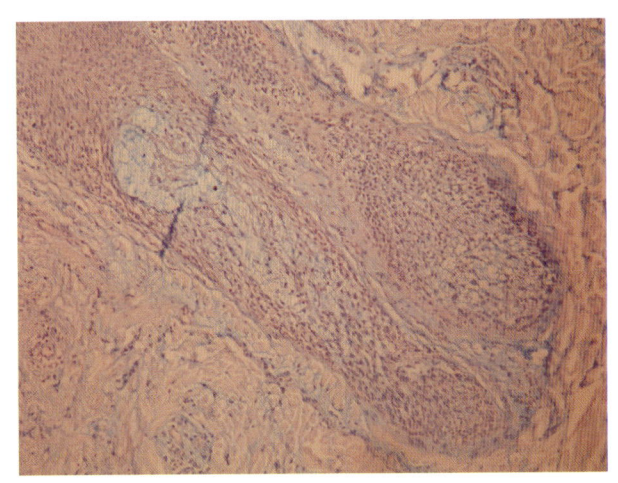

毛囊上皮细胞内及毛囊周围黏蛋白沉积（阿新蓝染色×100）

最终诊断 毛囊黏蛋白病

诊断依据

1. 皮损部位 眉部、颈后侧及双肩部。

2. 皮损特点 表现为群集毛囊性丘疹，蜡样光泽，质地坚实，丘疹中央未见毳发穿出，未见眉毛脱落及头皮损害。

3. 自觉皮损微痒。

4. 组织病理 毛囊角栓，毛囊外根鞘细胞呈淡染星状，多数彼此分离呈网状变性，未见异型淋巴细胞。

5. 阿新蓝染色 毛囊上皮细胞内及毛囊周围黏蛋白沉积。

治疗方法 目前本病尚无特效治疗方法，部分儿童患者皮损可自然消退。本例患者给予口服维生素A及维生素E，外涂0.1%维甲酸霜和艾洛松乳膏治疗，皮损有所缓解。

易误诊原因分析及鉴别诊断

毛囊黏蛋白病是一种原因不明的毛囊周围黏蛋白沉积性疾病。本病男性多见，多发于20～40岁，临床表现为毛囊性丘疹、浸润性斑块和脱发。临床一般分为三型：①急性良性型：皮损较少，好发头、颈、上肢部，脱发为其主要特征，可在2个月至2年内自然消退。②慢性良性型：皮损较多，分布较广泛，皮损形态多样，反复出现或持续数年而不伴发任何疾病。③恶性型：伴组织细胞增生，损害多而广泛，伴有皮肤T细胞淋巴瘤，主要是蕈样肉芽肿。本病组织病理学以酸性糖胺多糖（黏蛋白）在毛囊外根鞘和皮脂腺小叶沉积为特征。真皮如有明显的嗜酸性粒细胞浸润和大量黏蛋白沉积提示良性过程。异型淋巴细胞浸润则提示有淋巴瘤相关损害，如出现密度增加的毛囊周围浸润和明显的亲表皮现象则应考虑皮肤T细胞淋巴瘤的毛囊损害。本例患者为7岁女孩，临床上表现为群集性的毛囊角化性丘疹，结合其典型的组织病理学特征，故本病例属急性良性型。

误诊原因分析 ①毛囊黏蛋白病在临床上很少见，本例临床主要表现为群集分布的毛囊性丘疹，因此临床上很容易误诊为下列以毛囊性丘疹为主要表现的毛发红糠疹、小棘苔藓、毛发苔藓、光泽苔藓等疾病。②临床医生对本病认识不足，诊断思路局限，未能及时行组织病理活检及阿新蓝染色是导致误诊的主要原因。

减少误诊的措施 ①提高对毛囊黏蛋白病的认识。②对诊断未明确的病例，应及时行皮肤组织病理活检，以免贻误诊断。本病应与以下疾病鉴别。

1. 毛发红糠疹 本病是一种慢性鳞屑性炎症性皮肤病，可能与遗传、维生素A缺乏及角化障碍有关，好发于儿童或青年。初发于头皮，有类似脂溢性皮炎的皮损，后可泛发全身。特征性皮疹为颈项、躯干、四肢伸侧，尤其是手指第一、二节背面的毛囊角化性丘疹和散在的鳞屑性淡红色斑块，丘疹中心常有一个角质小栓和一根失去光泽的细弱毛发贯穿，往往同时伴有掌跖角化。自觉症状有不同程度的瘙痒、干燥及灼热感。最显著的组织病理特征是角化过度伴点状角化不全及毛囊角栓，颗粒层稍增厚，棘层不规则肥厚，可有基底细胞液化变化，其真皮浅层小血管扩张，周围及毛囊附近淋巴细胞浸润。

2. 光泽苔藓 是一种慢性丘疹性皮肤病，好发于四肢、肩胛部、阴茎、龟头等部位，以儿童或青年多见。皮疹为孤立群集分布的粟米大皮色半球性丘疹，表面光亮，无自觉症状。病程不一，数周或持续较久，可自愈。组织病理示真皮乳头体内局限性球形浸润灶，主要为组织细胞、淋巴细胞，偶见朗格汉斯细胞。病灶两侧的表皮突延长呈环抱状或球状。

3. 小棘苔藓 是一种以成片的毛囊性丘疹、伴中央角质性纤维状突起为特征的皮肤病。常发生在儿童颈后、躯干、上肢伸侧及臀部。可有轻度瘙痒。组织病理：角化过度，突出皮面的毛囊漏斗内角栓及毛囊周围致密淋巴细胞浸润。

（张桂英　田清华　肖嵘　陆前进）

病例44　肿胀性红斑狼疮

临床照片

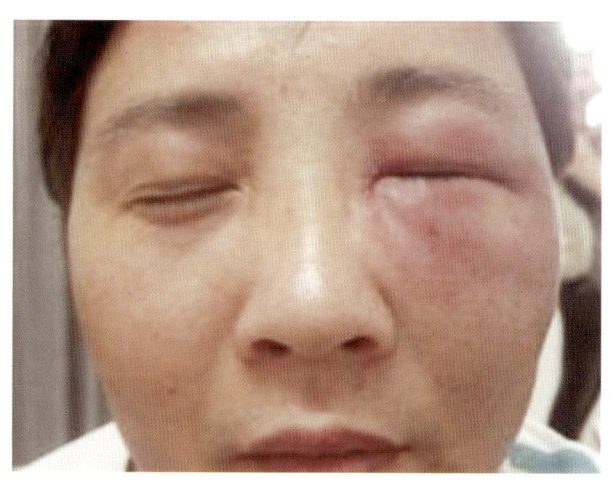

左侧颜面浸润性红斑、肿胀

一般情况 患者　男，38岁，教师。

主诉 左侧颜面浸润性红斑18个月。

现病史 患者18个月前无明显诱因发现左太阳穴偏上处（眼镜框受力处）一暗褐色斑疹，豌豆大小，伴上眼睑肿胀，无疼痛、瘙痒，当时就诊于当地医院，给予口服及外用药治疗（具体不详），未见好转，自觉皮损加重，后多次就诊当地其他医院和诊所，考虑"蜂窝织炎、丹毒、湿疹"等，并给予相应抗炎、抗过敏治疗（具体不详），红斑偶有减轻，但停药后皮损再发，且在治疗过程中红斑逐渐扩大至左颧颊部，肿胀明显，偶有头部胀痛，左颊部灼热感，日晒后皮损加重，否认关节疼痛、畏冷发热、胸闷气促、恶心、腹痛等其他症状。

既往史 患者既往体健，无药物过敏史，家族中无类似病史。

体格检查 一般情况可，全身未扪及肿大淋巴结，各系统未见异常。

皮肤科情况 左侧颜面见一手掌大小红色斑块，累及左眼眶周、左颧及左颊，边界尚清，紫红色，略肿胀，表面光滑，质地稍硬，无压痛及波动感。

实验室检查 血、尿常规无异常，肝、肾功能正常，CT提示鼻窦、颅脑未见明显病变，颜面血管彩超无异常，自身抗核抗体谱正常。

思考

1. 您的初步诊断是什么？
2. 为明确诊断，您认为还需做什么关键检查？

提示 可能的诊断

1. 多形日光疹（polymorphic light eruption）？
2. 盘状红斑狼疮（discoid lupus erythematosus，DLE）？
3. 亚急性皮肤型红斑狼疮（sub-acute cutaneous lupus erythematosus，SCLE）？
4. 淋巴细胞浸润症（lymphocytic infiltration of the skin）？
5. 肿胀性红斑狼疮（lupus erythematosus tumidus，LET）？

关键的辅助检查
组织病理：表皮轻度角化过度，基底膜带液化变性，真皮毛囊周围可见大量淋巴细胞浸润。

最终诊断 肿胀性红斑狼疮

诊断依据
1. 诱发因素 日晒后皮损加重，有光敏性。
2. 皮损部位、皮损特点 颜面暴露部位持续扩大的紫红色斑块，略肿胀，表面光滑，质地稍硬。
3. 组织病理 符合肿胀性狼疮病理改变。

治疗方法 避免日晒，忌用光敏药物，本患者对抗疟药羟氯喹过敏，故予泼尼松口服，局部外用糖皮质激素。

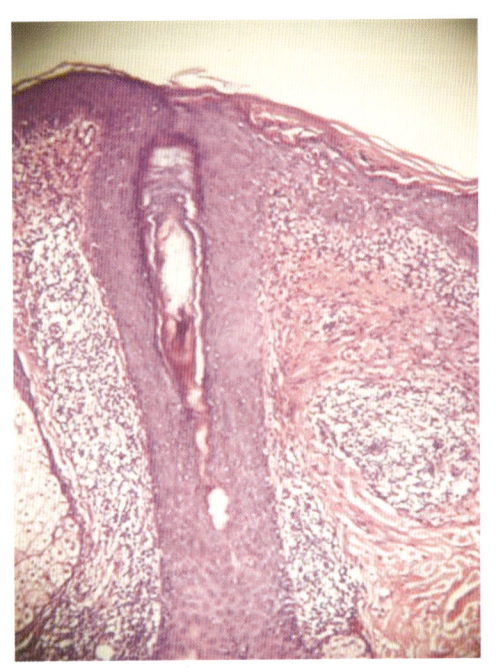

基底膜带液化变性，真皮毛囊周围可见大量淋巴细胞浸润

易误诊原因分析及鉴别诊断 肿胀性红斑狼疮（LET）是慢性皮肤红斑狼疮的少见亚型，最早 Gougerit 和 Burnier 在1930年首次报道，诊断标准：①好发于青年男性；②皮损好发于暴露部位，如面部、头皮、背上方、颈部、胸前 V 区、上肢伸侧，皮损为紫红色无瘢痕性红斑；③组织病理表现为角化过度、轻度表皮增生，表皮下水肿，深浅血管和附属器周围轻、中度淋巴细胞浸润，真皮网状层胶原纤维间黏蛋白沉积，与 DLE 和 SCLE 不同的是无毛囊角栓，表皮萎缩，空泡变性，直接免疫荧光阴性；④光敏现象明显；⑤实验室检查免疫学指标多数正常（文献报道 10% ANA 阳性）；⑥口服氯喹或羟氯喹疗效明显。LET 一般不伴有系统性表现，Dekle 和 Kuhn 等报道的 44 例患者中无 1 例伴有系统性表现，但 Kind 等报道少数 LET 可能伴有系统性受累，但无系统表现的证据。LET 为光线加剧性皮肤病，日晒可诱发或加重其发病，易误诊为光线性疾病如多形日光疹及光线加剧性的其他疾病如SCLE，误诊的原因是多方面的，如对本病认识不足，对皮损特点没有详细鉴别等。本病皮疹表现为颜面的浸润性红斑，与日晒有相关性，临床上需与 DLE、SCLE、淋巴细胞浸润症、多形日光疹等相鉴别。

1. 多形日光疹 本病皮损也发生在暴露部位，皮疹呈多形性，易渗出，常有剧烈瘙痒，季节性明显，夏季多发，冬季缓解，病程短，无萎缩，病理检查提示炎症改变。治疗上需避免日晒，服用抗组胺或抗疟药等。

2. 盘状红斑狼疮 本病好发于头面、颈等暴露部位，皮损常为盘状或钱币状红斑，上覆粘着性鳞屑，中央可见萎缩或毛细血管扩张，毛囊口开大，日晒后皮损加重，但不如 LET 明显，30%～40% ANA 低滴度，病理表现为表皮角化过度，毛囊口及汗孔角栓形成，棘层萎缩，基底细胞液化变性，真皮浅层水肿。治疗上应避免日晒，50% 患者抗疟药有效。

3. 亚急性皮肤型红斑狼疮 本病也好发于暴露部位，如面颈、躯干上部、臂伸侧和手、指背面，表现为鳞屑性丘疹或环-多环浸润性红斑，外缘红色隆起，内缘覆细小鳞屑，中央消退后留色素沉着和毛细血管扩张，无扩大的毛囊口，日晒后皮损加重，部分患者还伴有脱发、网状青斑、关节炎等症状，10%患者可转为 SLE，60%～80% ANA 阳性，40%～100% SSA 阳性，病理表现为基底细胞液化变性和真皮水肿较 DLE 显著，而角化过度和炎性浸润较轻。80%患者抗疟药治疗有效。

4. Jessner 淋巴细胞浸润症　本病好发于颜面，也可累及前胸后背，表现为红色到黄红色浸润性斑块，表面光滑或平坦，无毛囊角化，一般无光敏现象及自觉症状，病理表现为真皮血管及附属器大量淋巴细胞浸润。治疗上抗疟药也可改善。

（蔡东华　戴亚兰）

第三章 结节、斑块类皮肤病

结节、斑块类皮肤病是一组临床上较为常见，以结节、斑块为主要表现的皮肤病。结节（nodule）为限局性、实质性的损害，病变常发生在真皮下部或皮下组织，主要由于炎性细胞浸润于真皮、皮下组织，代谢物沉积于真皮，皮肤、皮下组织出现新生物所致。以触诊检查更易被查出，直径一般在0.5～1cm，超出此大小者称为斑块（plaque）。有时结节可稍隆出皮肤表面，如结节性红斑、结节性黄瘤；少数结节性损害可由表皮限局性的增生所致，临床上有坚实、隆起于皮肤表面的结节，如结节性痒疹。斑块亦可由相邻丘疹彼此融合形成直径大于1cm的扁平、隆起皮面的损害，如易发生在腰背部片状隆起皮面的银屑病斑块。

结节、斑块的病因大致可分以下几类：①炎症性疾病：包括感染性和非感染性疾病。感染性的如疖肿、猪囊尾蚴病等及一组慢性感染性肉芽肿性疾病，在临床上常表现为结节/斑块，如瘤型麻风、皮肤结核、皮肤黑热病、深部真菌病；非感染性的如银屑病斑块状损害、斑块状副银屑病、急性发热性嗜中性皮病、硬斑病、结节病、异物肉芽肿、环状肉芽肿等；②代谢性疾病：如胫前黏液水肿、皮肤钙质沉着症、黄色瘤、痛风等；③血管性疾病：如结节性血管炎、结节性多动脉炎、变应性血管炎、硬红斑等；④脂膜炎：如结节性发热性非化脓性脂膜炎、结节性脂肪坏死；⑤皮肤、皮下组织的新生物：如皮肤纤维瘤、脂肪瘤、淋巴瘤、基底细胞癌、鳞状细胞癌等；⑥其他：遗传性疾病如结节性硬化症、性病如结节性梅毒疹。

除了上述病因外，部分结节、斑块性皮肤病在临床上亦有一些重要的特征：①炎症性疾病、肥厚性扁平苔藓表现为紫红色斑块；淋巴细胞浸润症表现为红色浸润斑块；Sweet综合征为痛性隆起性结节和斑块，表面有假性水疱；黄色瘤有典型的橘黄外观；深部真菌病，如孢子丝菌病、着色芽生菌病，多伴有溃疡性结节；②代谢性疾病，如胫前黏液水肿，表现为肿胀、坚实黏液性的结节和斑块，表面呈橘皮样外观，痛风结节则多为肢端硬性结节，可呈橙红色；③血管性疾病，如变应性血管炎的结节常有出血、坏死、溃疡等多形性；④脂膜炎常为深在性结节，小叶性脂膜炎愈合后可有萎缩；⑤皮肤肿瘤、基底细胞癌常为溃疡性结节，鳞状细胞癌呈菜花状并伴恶臭。

当然，大部分结节、斑块性皮肤病由于病变部位较深，仅靠临床难以做出特异的诊断，常常需做组织病理检查。取材应注意：①取材要深，应达到皮下组织；②应该用手术刀切，而不要用环钻；③若怀疑为慢性感染性疾病应注意做病原学检查，如做特殊染色，取组织块做真菌培养、结核杆菌培养等。

总之，诊断的步骤是：临床上看到结节、斑块共性的皮损——应考虑上述六类皮肤病存在的可能——进行临床分析——取材作皮肤组织病理检查——抓住每一种疾病个性的临床特点、病理改变——综合病史，配合相应的实验室检查——最后做出正确诊断。

（何 黎 朱学骏）

病例45　界线类偏瘤型麻风并Ⅱ型麻风反应

临床照片

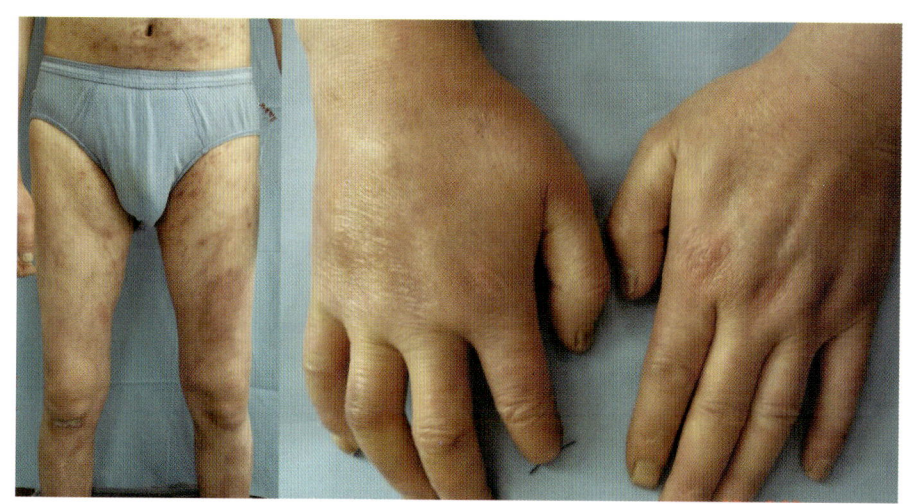

躯干、四肢广泛分布大小不等的红斑、结节

一般情况　患者　男，36岁，工人。

主诉　四肢红斑、结节伴痛3年，全身水肿性红斑2周。

现病史　3年前，无明显诱因患者出现四肢的红斑、结节，疼痛明显，曾在当地医院诊断为"结节性红斑"而使用"泼尼松30mg/d"等治疗后皮损可以好转，但反复发作，并加用雷公藤多苷片30mg/d治疗，仍反复发作。遂于外院行病理检查，提示"符合结节性红斑"。其后患者在多家医院反复医治3年，均考虑为"结节性红斑"，使用"泼尼松片30mg/d；雷公藤多苷片30mg/d"治疗，3年间病情反复发作。2周前因全身出现广泛对称性分布的水肿性红斑入我科就诊。

既往史及家族史　既往体健。其母有"麻风"病史。

体格检查　一般情况良好，生命体征平稳，系统检查无特殊。

皮肤科检查　颜面稍潮红，眉毛稀少，外1/3脱落，躯干、四肢广泛分布黄豆到蚕豆大小的红斑、结节，部分皮损内缘清楚，外缘模糊。双手干燥无汗，右膝部皮损出现溃破、结痂，皮损轻度痛、温觉障碍，双上肢尺神经粗大。

实验室检查　血、尿常规正常，肝、肾功能正常。

思考

1. 您的初步诊断是什么？
2. 为明确诊断，您认为还需做什么关键检查？

提示　可能的诊断

1. 结节性红斑（erythema nodosum）？
2. 多形红斑（erythema multiforme）？
3. 界线类偏瘤型麻风并Ⅱ型麻风反应（borderline lepromatous leprosy with typeⅡ reaction）？
4. 持久性隆起性红斑（erythema elevatum diutinum）？

关键的辅助检查

1. 组织病理　表皮萎缩，基底细胞液化变性，真皮浅层水肿，个别小血管壁增厚，纤维蛋白样变性，血管及附属器周围可见多灶性泡沫细胞、巨噬细胞、淋巴细胞、中性粒细胞浸润，并见核尘；皮下脂肪小叶亦见泡沫细胞、中性粒细胞、淋巴细胞、组织细胞弥漫性浸润。组织切片抗酸染色（＋＋～＋＋＋）。

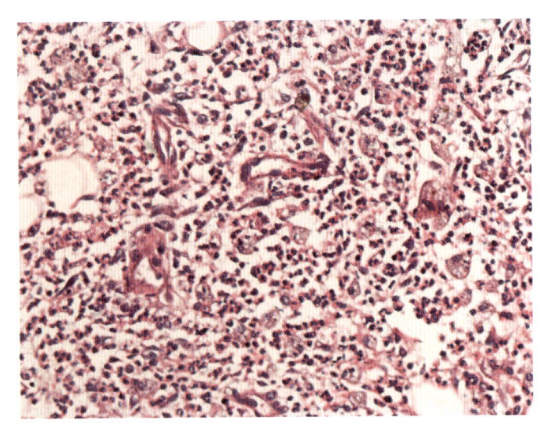

真皮内多数泡沫细胞、中性粒细胞、组织细胞和淋巴细胞混杂（HE×200）

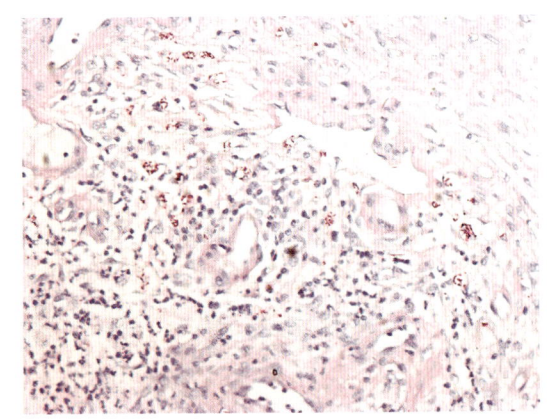

抗酸染色阳性（×200）

2. 鼻黏膜组织液涂片抗酸染色阳性，查菌（＋＋～＋＋＋＋）。

最终诊断 界线类偏瘤型麻风并Ⅱ型麻风反应

诊断依据

1. 年龄　青壮年男性。

2. 家族史　其母有麻风病史。

3. 皮损特点　表现为黄豆到蚕豆大小的红斑、结节，部分皮损内缘清楚，外缘模糊，眉毛稀少，外1/3脱落，右膝部皮损出现溃破、结痂。

4. 体格检查　发现双手干燥无汗，皮损轻度痛、温觉障碍，双上肢尺神经粗大。

5. 症状　皮损疼痛。

6. 组织病理　可见麻风组织学及血管炎改变。

7. 组织涂片抗酸染色　强阳性。

治疗方法 转入当地疾控中心继续治疗。

易误诊原因分析及鉴别诊断 麻风是由麻风分枝杆菌感染引起的、主要侵犯皮肤和周围神经的一种慢性传染病。根据麻风病的免疫"光谱"学说提出的"五级分类法"目前最为常用，临床分为：结核样型、界线类偏结核样型、中间界线型、界线类偏瘤型、瘤型、未定类。

结核样型麻风患者免疫力强，故皮损局限，量少，不对称，边缘清楚，病情稳定，除面部外均有明显感觉障碍；神经受累症状早、重，破坏小；常规查菌阴性；麻风菌素晚期反应多为强阳性，经治疗后消退快，预后好。

界线类偏结核样型麻风患者有较强免疫力。皮损好发于面、躯干和四肢；皮疹可为斑疹或斑块，边界清楚，皮损中央可有"空白区"或"打洞区"，部分呈"卫星状"分布；皮疹分布广但不对称，除面部外一般感觉障碍尚明显；神经损害亦多发，但不如结核样型那么硬和不规则；一般查菌阳性1＋～3＋；麻风菌素晚期反应多为弱阳性可疑或阴性；预后较好。

中间界线型麻风皮损复杂，变化多样，可有斑疹、斑块、浸润性损害，颜色不一；皮损边缘部分清楚，部分不清楚；典型面部皮损为灰褐色蝙蝠状损害，呈"蝙蝠状面孔"；损害数目多，分布广泛但不对称，也可见"卫星状"损害；神经损害比结核样型轻，比瘤型重，轻度麻木；一般查菌阳性，2＋～4＋；麻风菌素晚期反应阴性；预后介于结核样型和瘤型之间。

界线类偏瘤型麻风损害与瘤型相似，可有斑疹、斑块、丘疹和结节，分布广泛，与瘤型不同的是，皮损虽多发常不对称，多数皮损时间短。部分皮损中央可有"空白区"或"打洞区"，内缘清楚，外缘模糊，损害不如瘤型麻风那样光亮多汁；睫毛、眉毛可脱落；受累神经具两侧对称倾向，质较软，较均匀一致；皮损查菌强阳性，4＋～5＋；麻风菌素反应阴性；预后比瘤型好，比结核样型差。

瘤型麻风根据病期长短、症状轻重和范围大小可分为早、中、晚三期。早期：皮损以斑疹为主，可有少数浸润性损害；分布对称，边缘模糊不清楚；周围神经受累较轻，无畸形；浅表淋巴结轻度肿大，内脏器官无明显受累。中期：皮损以浸润性损害和弥漫性损害为主，皮损范围广泛，睫毛、眉毛、头发明显脱落；周围神经普遍受累，除感觉障碍外，可产生运动障碍和畸形、足底溃疡；浅表淋巴结中度肿大。内脏器官（肝、脾、睾丸）轻度或中度肿大；晚期：皮损以弥漫性浸润或结节为主，损害更加明显广泛，往往遍及全身，面部可形成"狮面"；皮损麻木闭汗；全身毛发可脱落，神经受累症状不明显但破坏严重，可产生面瘫、手足运动障碍和畸形、溃疡。瘤型麻风可查见大量麻风杆菌，4＋～6＋，麻风菌素反应阴性；预后较其他各型差，如早发现治疗则预后较好；如果讳疾忌医，延至晚期，则往往造成难以恢复的畸残，或合并肺结核、淀粉样变、肿瘤等而造成死亡。

未定类麻风临床症状较轻，不累及内脏，皮损可为斑疹、浅色斑或红斑，以浅色斑多见，表面平滑无浸润，毳毛可脱落，一般无萎缩。损害可有轻度至中度感觉障碍；神经症状较轻，可有浅神经粗大；大多查菌阴性，少数弱阳性，麻风菌素晚期反应结果不一；预后依机体免疫力强弱而定。

组织病理

1. 未定类麻风　表皮无明显变化，真皮内散在非特异性炎性细胞浸润。抗酸染色在皮神经内有时可找到散在抗酸杆菌。

2. 结核样型麻风　表皮常有炎性细胞侵入，真皮上部没有"无浸润带"，真皮内神经、血管和皮肤附件可见上皮样细胞肉芽肿，有时可见朗汉斯巨细胞，肉芽肿很少坏死；细菌阴性或极少。

3. 瘤型麻风　表皮萎缩，无炎性细胞侵入，基底细胞层无破坏，真皮上部有"无浸润带"。真皮甚至皮下组织有大量泡沫细胞浸润，淋巴细胞或炎症反应很少，皮肤附件破坏明显。抗酸染色可见大量抗酸杆菌。

4. 界线类偏结核样麻风　表皮内无炎性细胞侵入，真皮上部"无浸润带"较窄，真皮内上皮样细胞肉芽肿周围淋巴细胞比较少。抗酸染色可见抗酸杆菌，但量较少（1＋～2＋）。

5. 中间界线类麻风　表皮内无炎性细胞侵入，真皮上部"无浸润带"明显，真皮内变化有两种：①同一标本内可见两极型麻风的变化；②不同部位、不同标本内可见两极型麻风的变化。抗酸染色阳性（3＋～4＋）。

6. 界线类偏瘤型麻风　主要组织学变化似瘤型，但泡沫细胞浸润中可见成团的淋巴样细胞或向上皮样细胞发展的组织细胞。抗酸染色阳性（4＋～5＋）。

麻风反应是指在麻风病的慢性过程中由于免疫状态的改变，而突然发生的病情活跃或加剧，如原有皮损红肿扩大，骤然出现许多新皮损，或有剧烈的周围神经肿胀、疼痛、虹膜睫状体炎、结膜炎、睾丸炎或发热等全身症状。

麻风反应主要分为Ⅰ型和Ⅱ型。Ⅱ型麻风反应为抗原-抗体复合物变态反应（即血管炎型变态反应），主要发生于瘤型或某些界线类偏瘤型麻风，最常见的为麻风结节性红斑，常在抗麻风治疗或机体处于各种应激状况下发生。组织病理变化为血管炎和脂膜炎改变。麻风反应反复发作，可引起严重的组织损害和病情加重。早期发现患者并及时予以治疗是麻风防治的关键。本例患者其母有"麻风"病史；皮损表现为黄豆到蚕豆大小的红斑、结节；自觉疼痛；眉毛稀少，外1/3脱落，双手干燥无汗，皮损轻度痛、温觉障碍，双上肢尺神经粗大；鼻黏膜组织液涂片抗酸染色阳性，查菌＋＋～＋＋＋＋；组织病理可见麻风组织学及血管炎改变，故明确诊断为界线类偏瘤型麻风并Ⅱ型麻风反应。

误诊原因分析：①麻风病发病率较低，临床医生对麻风病认识不足，警惕性不高，以致临床医生忽视该病。本病例中出现皮肤红斑、结节等麻风病症状后，反复医治3年未愈，仍在多家医疗单位误诊为其他皮肤病。我国麻风病目前虽然处于低流行状态，但各地仍有散发病例，且在某些地区尚有上升趋势。各级医疗单位的医务人员应增强对麻风病的认识，提高警惕，减少误诊、漏诊。② 麻风病临床表现复杂，大多数麻风患者发病缓慢，且呈隐匿性发展，早期症状多不明显，且为多形性，尤其是糖皮质激素的广泛应用，造成患者的症状、体征多不典型。此例患者初发症状为皮肤红斑、结节，临床上类似结节性红斑，曾反复诊断为结节性红斑，反复使用糖皮质激素治疗无效，在发生Ⅱ型麻风反应产生其他症状后方正规就医而确诊。③ 查体不够细致，诊断思路局限。此患者诊断为结节性红斑，予糖皮质激素口服治疗，3年间反复发作，效果均不明显。医生在治疗效果不理想的情况下忽视了对其潜在病因或疾病的探索和思考；而且查体不够细致，忽略了患者汗少、浅神经粗大、皮肤感觉障碍等重要体征，从而导致长时间误诊。④ 社会对麻风病的歧视导致患者对本病有极大的恐惧心理，患者常常刻意隐瞒病史及家族发病史。提示各级医疗部门应加大对麻风病的宣传，引导群众正确认识该病，同时加强对患者的追踪和检测。

减少误诊的措施：① 提高对麻风病的认识和警惕。② 认真、细致的全面查体，特别对是对怀疑麻风病的患者，要注意浅神经检查。③ 对诊断未明确的病例，慎用抗生素、糖皮质激素及免疫抑制剂，以免掩盖病情，贻误诊断。④ 重视皮肤活检及涂片检查。本病应与以下疾病鉴别。

1. **结节性红斑** 本病一般是由于真皮脉管和脂膜炎症所引起的结节性皮肤病。好发于中青年女性。主要分布于小腿伸侧，为对称性红斑、结节，表面红色，数日后逐渐转为暗红色或消退，不发生破溃。病情容易反复发生。自觉疼痛。组织病理为间隔性脂膜炎，而无泡沫细胞，组织涂片抗酸染色阴性。

2. **多形红斑** 本病为急性炎症性疾病，皮疹为多形性，表现为手、足背部的水肿性红斑，中央暗红，呈靶样或虹膜状，常伴黏膜损害，可有内脏损害。组织病理有一定特征性，组织涂片找不到抗酸杆菌。

3. **持久性隆起性红斑** 该病多见于成年人，皮损多表现为肢体伸侧持久性红色、紫色或黄色丘疹、斑块及结节，尤以关节周围明显。皮损组织病理学改变为白细胞碎裂性血管炎。

（张　韡　刘彤云　王红兵　何　黎）

病例 46　组织样麻风瘤

临床照片

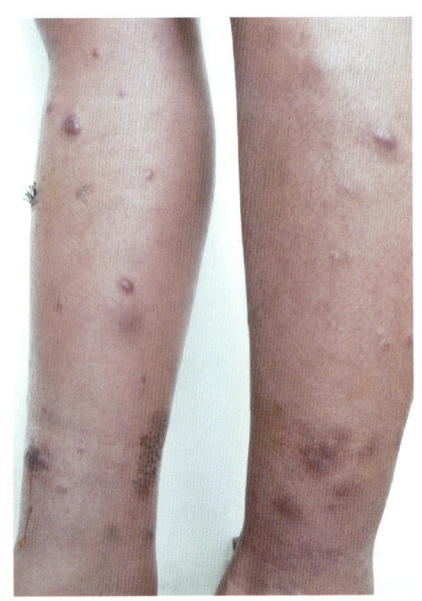

双下肢多发性红斑、斑块及结节

一般情况　患者　女，19岁。

主诉　四肢多发性红斑、斑块及结节4个月余。

现病史　患者4个月前无明显诱因于右胫前出现一蚕豆大小的红色斑片，开始有轻微疼痛，红斑逐渐增大，隆起形成斑块，皮损未有好转且进一步扩大、增多，随后在四肢出现红斑、斑块和结节，无自觉症状，无麻木感，未曾治疗。患者自发病来一般情况好，无发热、乏力及关节疼痛。饮食、睡眠可，无明显体重变化。

既往史　体健。家族中无类似病史。

体格检查　系统查体未见明显异常。

皮肤科检查　四肢见多发性斑片、斑块和结节，米粒至板栗大小不等；双下肢近端可见多达几十个的暗红斑，有轻度浸润感，表面光滑无脱屑，边界不清；双下肢远端以斑块为主，数目多达十几个，花生米至板栗大小，暗红，表面光滑，质地硬，无压痛，无破溃；上肢可见数个皮下结节，花生米至板栗大小，质地韧，稍隆起，未与周围组织粘连。躯干无明显皮损。双侧腹股沟各扪及4~5个花生大的淋巴结，无压痛。双眉正常、无脱落，全身触、温、痛觉基本正常，无运动障碍。外周神经检查：耳大神经略粗大，质地中等，尺神经、眶上神经、腓总神经不粗大。

辅助检查 血、尿常规无异常，红细胞沉降率正常，HIV（－），TPPA、RPR（－），胸部正侧位片未见明显异常，B超肝、胆、胰、脾、肾、输尿管、膀胱、子宫及附件无异常。

思考 您的初步诊断是什么？

提示 可能的诊断

1. 淋巴瘤（lymphoma）？
2. 结节病（sarcoidosis）？
3. 多中心网状组织细胞增生症（multicentric reticulohistocytosis）？
4. 组织样麻风瘤（histoid leproma）？

关键的辅助检查

1. 皮损组织液抗酸染色 抗酸杆菌，其中皮损6＋、额部4＋、耳垂4＋、前臂3＋。
2. 组织病理 真皮全层和脂肪层大量致密组织细胞组成团块，并有多核巨细胞、泡沫细胞，抗酸染色：大量的抗酸杆菌。病理诊断：符合组织样麻风瘤。

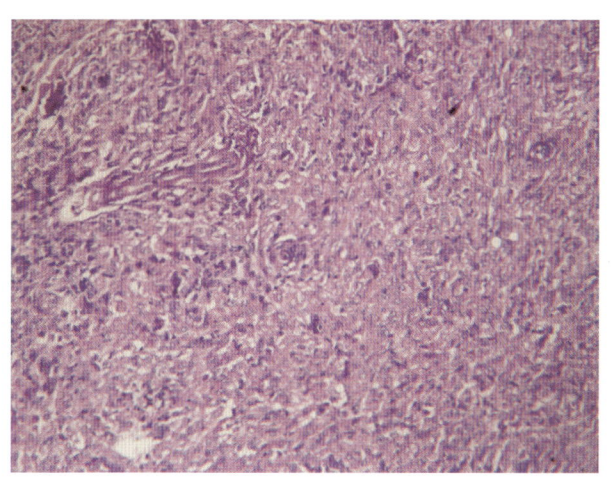

真皮大量致密组织细胞及多核巨细胞、泡沫细胞（HE×100）

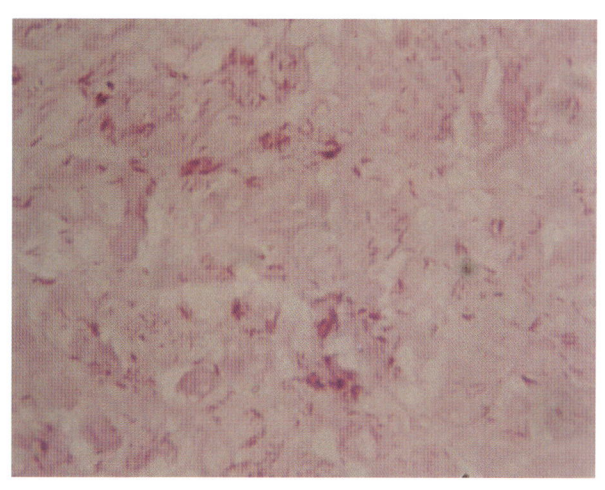

抗酸染色：泡沫细胞内大量抗酸杆菌（×400）

最终诊断 组织样麻风瘤

诊断依据

1. 青年女性，病程短，进展快。
2. 皮损特点 多发性红色斑片、斑块及结节，皮损泛发。
3. 周围神经粗大。
4. 皮损组织液抗酸染色阳性（3＋～6＋）。
5. 皮肤组织病理及抗酸染色 符合组织样麻风瘤。

治疗 介绍到当地麻风病防治中心正规治疗。

易误诊的原因分析及鉴别诊断 近年来随着麻风患者的减少，临床医生尤其是其他科医生和公众对麻风病的防范意识淡薄，由于麻风病临床表现变化多端，皮损比较复杂，加之潜伏期较长，早期症状不明显，容易造成漏诊和误诊。本病例发病时间短，无自觉神经异常的症状，皮损广泛，有红斑、斑块、结节，同时患者隐瞒家族史（患者后来才告知其父亲7年前患麻风病）。而且组织样瘤型麻风比其他类型的麻风更加少见，加之我们对该类麻风瘤的临床经验少之又少。故在今后的工作中，凡遇皮损复杂多变时，随时要有麻风病的意识，做到早发现、早治疗，减少传染源和畸残，麻风瘤传染性非常强，同时告诚临床医生要注意自身的防护。应与下列疾病进行鉴别诊断：

1. 结节病 常与麻风病混淆，该病无感觉障碍，浅神经不粗大，查菌阴性，组织病理为裸结节。
2. 淋巴瘤 好发儿童及青年女性，皮疹形态及严重程度不一，可以表现为结节、斑块、肿瘤等，无感觉障碍，浅神经不粗大，查菌阴性，组织病理及免疫组织化学可明确鉴别。

（余江云 李发增）

病例 47 增殖性脓皮病

临床照片

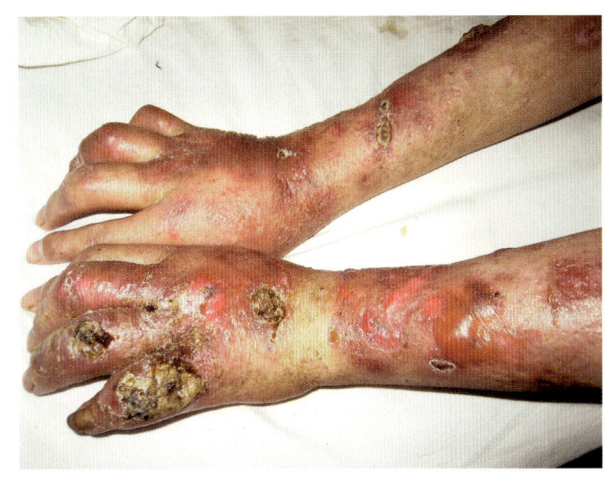

上肢疣状结节、斑块及松弛性水疱、大疱、溃疡形成，表面结脓痂，痂下脓液溢出

一般情况 患者 男，19岁，农民。

主诉 颜面、四肢反复出现大疱、脓疱、结节、斑块、瘢痕、伴疼痛13年。

现病史 患者6岁时，无明诱因，面、耳廓、四肢皮肤相继出现松弛性大疱、脓疱、结节、疣状增殖性斑块，伴疼痛、肿胀，有时皮疹中央破溃，形成溃疡、结痂，痂下有大量脓性分泌物溢出，有腥臭，溃疡痊愈后，遗留萎缩性瘢痕，部分手指挛缩，反复发作，每次复发前有发热，体温波动在38～40℃，在当地静滴多种抗生素治疗未愈。

既往史 无系统性疾病史，家族中无类似病史。

体格检查 T 37.4℃，P 82次/分，R 22次/分，BP 110/70mmHg，一般情况良好，发育正常，营养中等，右腋窝可触及一钱币大淋巴结，无压痛，系统检查无特殊。

皮肤科检查 面、耳廓、四肢远端见数十个大小不等的疣状增殖性污褐色结节、斑块及松弛性水疱、大疱，中央破溃，溃疡形成，表面湿润，结脓痂，痂下有大量脓液溢出，其间散在萎缩性瘢痕，部分手指挛缩。

实验室检查 血常规示 WBC 6.69×10^9/L，中性粒细胞百分数83.4%；尿常规、肝和肾功能、血脂、电解质正常；血清补体、免疫球蛋白正常，HIV、TPPA、RPR阴性，ENA抗体谱阴性。脓液细菌培养出潘尼变形杆菌，对头孢他啶、磺胺、庆大霉素等药物敏感。真菌镜检及培养阴性，胸部X线片正常。

思考

1. 您的初步诊断是什么？
2. 为明确诊断，您认为还需做什么关键检查？

提示 可能的诊断

1. 脓疱疮（impetigo）？
2. 增殖性脓皮病（pyoderma vegetans）？
3. 坏疽性脓皮病（pyoderma gangrenosum）？
4. 增殖性天疱疮（pemphigus vegetans）？

关键的辅助检查

组织病理：表皮角化过度，棘层假上皮瘤样增生，表皮内脓肿形成，脓肿伴嗜酸性粒细胞、中性粒细胞及大量红细胞，真皮层血管增生扩张，周围见大量淋巴细胞、组织细胞及少量嗜酸性、中性粒细胞及异物巨细胞浸润。病理诊断：结合临床，符合增殖性脓皮病。

最终诊断　增殖性脓皮病

诊断依据

1. 病程　呈慢性经过，反复发作。
2. 皮损部位　面、四肢远心端。
3. 皮损特点　脓疱、大疱，渐形成疣状增殖性肉芽肿性皮损。
4. 自觉症状　疼痛。
5. 脓疱分泌物培养　致病菌。
6. 组织病理　符合增殖性脓皮病。

治疗方法　给予静滴地塞米松针 5mg/d，并根据细菌培养结果及药敏试验，配合静滴头孢他啶针 4g/d，口服氨苯砜 50mg bid，雷公藤多苷片 20mg bid，18 天后，大部分皮损消退，溃疡面基本愈合，结痂脱落，激素减量至泼尼松 5mg bid，停头孢他啶，加服磺胺 2 片 bid，治疗 2 周后，增殖性损害消失，遗留萎缩性瘢痕治愈出院。

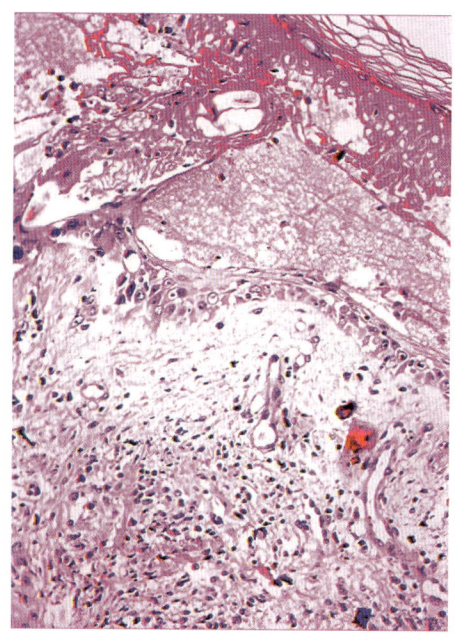

表皮内脓肿，内有嗜酸性粒细胞、中性粒细胞及大量红细胞，真皮层血管增生扩张，周围大量炎性细胞（HE×100）

易误诊原因分析及鉴别诊断　增殖性脓皮病又名增殖性皮炎、增殖性良性天疱疮，是一种具有增殖性损害的慢性脓皮病，临床上以脓疱、大疱起病，逐渐形成增殖性损害，表面湿润，伴腥臭味，局部红肿、热、痛，病程长，极易与增殖性天疱疮混淆。加之患者血中白细胞及中性粒细胞升高，脓疱分泌物可培养出致病菌，皮疹也酷似脓疱疮，故两者需加以鉴别。增殖性脓皮病皮损内虽可培养出多种细菌，但发病主要由于免疫异常所致，细菌感染可能为继发性，故而治疗上单用抗生素效果欠佳，主张用小剂量糖皮质激素与免疫抑制剂联合氨苯砜、雷公藤多苷片可取得满意疗效。此外增殖性脓皮病一般好发于外生殖器、腹股沟、腋窝等皱褶、潮湿部位，而本病例皮疹主要分布于面、四肢远心端，临床上应予重视，应及早做组织病理检查，区分是化脓性肉芽肿改变还是血管炎，有无棘层松解变化，必要时行免疫病理检查，结合脓液分泌物培养，综合分析，进行诊断及鉴别诊断。

1. 脓疱疮　是一种由化脓球菌引起的急性炎症性皮肤病，具有接触传染的特性，多见于儿童，皮损好发于面、四肢等暴露部位，表现为疱壁薄的脓疱，一般病程短，不会引起疣状增殖性及肉芽肿性损害，脓疱愈后通常不留有瘢痕。

2. 坏疽性脓皮病　为非感染性、复发性、破坏性、疼痛性溃疡，好发于下肢、臀部或躯干，其溃疡边缘不整齐，并呈潜行性破坏，周围可有卫星状排列的紫色丘疹。一般不会引起疣状增殖性损害，针刺和外伤常常是其发生的诱因。组织病理检查在坏死区下方可见血管炎。

3. 增殖性天疱疮　是一种自身免疫性皮病。皮损好发于腋下、肚脐、腹股沟及肛周等皱褶易摩擦部位，也会出现水疱及增殖性损害，但组织病理表皮内可见大而圆的棘层松解细胞，直接免疫荧光检查可见棘细胞间有特征性 IgG 和 C3 呈渔网状沉积。

（王红兵　何　黎）

病例 48　足菌肿（星形诺卡菌）

临床照片

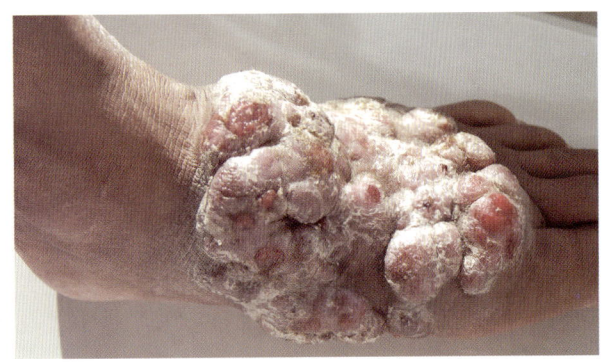

左足背肿块，其上有大小不等暗红色结节，菜花状，顶端破溃、溢脓

一般情况　患者　女，40 岁，农民。

主诉　外伤后左足背出现结节、肿块、溢脓 8 年。

现病史　患者 8 年前在田间被竹枝戳伤左足背外侧皮肤，自行用干净布条包扎，未做其他处理。两天后外伤处出现一豌豆大小红色结节，伴轻度瘙痒，结节缓慢扩大，并不断有类似新结节出现，结节融合成肿块，肿块表面及周围又出现新结节，结节可自行破溃，流出少量脓血性分泌物，未见明显瘘管及颗粒物排出。曾在多家医院就诊，分别诊断为"化脓性肉芽肿；疖病；皮肤感染"，曾先后予青霉素、头孢西丁钠、甲硝唑等多种抗菌药短期治疗，症状无明显改善，停药后病情不断加重，皮损波及整个足背。患者发病以来无发热。

既往史及家族史　既往体健，家族史无特殊。

体格检查　一般情况好，全身浅表淋巴结未触及，系统检查未见异常。

皮肤科检查　左足背见直径约 11 cm×（4～8）cm 不规则红色肿块，其上有二十余个黄豆至蚕豆大小暗红色结节，呈菜花状，部分结节顶端破溃，流出少许血性脓液，皮损质地中等，皮温不高，压痛明显。

实验室检查　血常规示单核细胞 $1.26×10^9/L$，嗜酸性粒细胞 $0.60×10^9/L$，嗜碱性粒细胞 $0.08×10^9/L$，大小便常规、肝肾功能、血糖、血脂、电解质均正常，TPPA、RPR、HIV 均阴性，PPD 试验、抗结核抗体阴性，胸部 X 线片正常，左足 X 线片检查未见骨质破坏。

思考

1. 您的初步诊断是什么？
2. 为明确诊断，您认为还需做什么关键检查？

提示　可能的诊断

1. 足菌肿（mycetoma）？
2. Kaposi 肉瘤（Kaposi's sarcoma）？
3. 皮肤癣菌肉芽肿（granuloma of mycosis infection）？

关键的辅助检查

1. 组织病理　真皮组织中见散布放射状结构的杵状体，周围有大量中性粒细胞、淋巴细胞及组织细胞浸润。

2. 组织脓液培养　深部组织脓液经需氧培养可见菌落，经硝酸盐还原试验、抗酸染色、尿素酶试验和凝胶水解试验鉴定为星形诺卡菌。

最终诊断　足菌肿（星形诺卡菌）

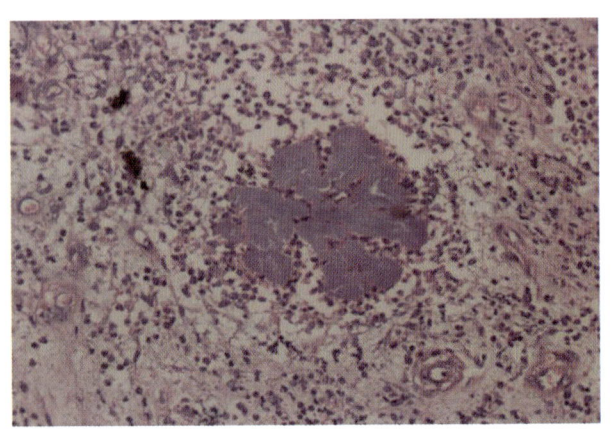

真皮中放射状结构的杵状体，周围大量中性粒细胞、淋巴细胞及组织细胞浸润（HE ×100）

分布的大量淋巴样细胞，并见组织细胞吞噬淋巴细胞现象。

4. 免疫组织化 S-100 与 CD68 等标记阳性。

治疗方法 本病由于病因不清，因此无特效治疗方法，有报道认为手术切除为首选的治疗方法，也有人行激素局部注射或口服。该患者采用局部注射复方倍他米松针治疗，1 个月后皮损逐渐变平，现已痊愈。

易误诊原因分析及鉴别诊断 巨淋巴结病性窦组织细胞增生症（sinus histiocytosis with massive lymphodenopathy，SHML）是一种罕见的组织细胞增生性疾病，1969 年由 Rosai 与 Dorfman 首先报告，故又称为 Rosai-Dorfman 病。主要特征是窦组织细胞增生伴淋巴结肿大，以及组织细胞质内有完整淋巴细胞的现象，主要以 S-100 蛋白阳性吞噬细胞浸润为特点的淋巴结良性病变。该病多发生于淋巴结，约 25%～43% 的病例发生于淋巴结外，单纯发生于皮肤而不伴有淋巴结增大的 Rosai-Dorfman 病极少见，多好发于中年人，女性略多于男性，受累部位以颜面为主，其次为躯干和四肢。与 Rosai-Dorfman 病不同，CRDD 除少数患者有红细胞沉降率增快、γ 球蛋白增高外，大多数患者通常无淋巴结及系统受累。

CRDD 临床表现多种多样，皮损可为暗红色丘疹、浸润性斑块、结节，表面可伴毛细血管扩张，亦可呈皮下肿块、环状肉芽肿、脓疱及痤疮样改变，个别皮损表面可破溃、出血，皮损可单发或多发。此病的诊断主要依靠组织病理检查及免疫组化染色结果，最具特征性的组织病理改变为组织细胞呈多边形，胞体大，胞质丰富，其内吞噬数量不一和形态完整的淋巴细胞、浆细胞及中性粒细胞，称为伸入运动或淋巴细胞吞噬作用，个别组织细胞吞噬炎性细胞数量多时自身细胞核可被掩盖。由于结外 Rosai-Dorfman 病的临床表现因病变部位而异，且组织形态学特征不明显或有其他伴随病变干扰，易误诊或漏诊，需与黄色瘤、朗格汉斯组织细胞增生病、皮肤淋巴细胞浸润症鉴别。

1. 黄瘤 在组织病理上，黄色瘤可见较多组织细胞及炎性细胞，形态多样，但无伸入运动，且炎性细胞中浆细胞比例较少，可有较多嗜酸性粒细胞，可以此与 CRDD 鉴别。

2. 朗格汉斯组织细胞增生病 与 CRDD 同有免疫组化 S-100 阳性，但组织病理上无伸入运动现象，同时，朗格汉斯组织细胞增生病常见亲表皮现象，而 CRDD 表皮不受侵犯。

3. 皮肤淋巴细胞浸润症 真皮浅层和中层血管周围有成熟淋巴细胞浸润，偶见组织细胞和散在浆细胞，无伸入运动。

（涂 颖 王红云 柴燕杰 何 黎 王红兵）

病例 50 限局型血管角皮瘤

临床照片

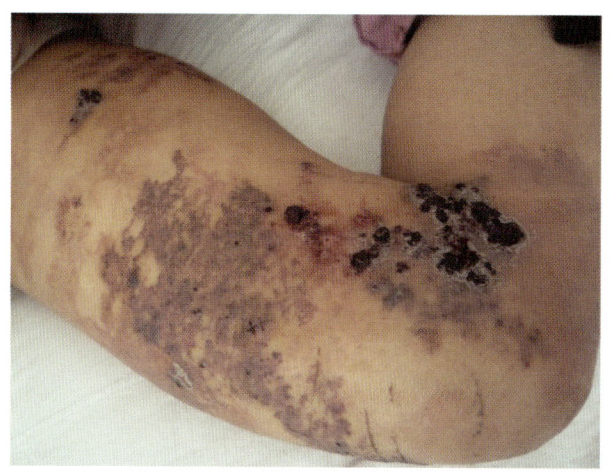

右大腿伸侧暗紫红色斑疹、丘疹及结节，部分融合成疣状斑块，表面有鳞屑及血痂

一般情况 患者 女，29 岁，白族。

主诉 右大腿紫红色丘疹、结节、斑块 20 年加重 7 个月。

现病史 患者于 20 年前无明显诱因右大腿逐渐出现片状暗紫红色斑疹，融合成带状分布于整个右大腿伸侧，无痒痛，皮损色泽逐渐加深变紫，曾在当地医院就诊，诊断为"血管瘤"，未给予特殊处理。近 7 个月来，在暗紫色斑疹基础上出现米粒大紫色丘疹、结节，并融合成疣状斑块，呈带状分布，表面角质增厚、粗糙，部分有鳞屑附着，偶感瘙痒，搔抓后易出血，形成血疱、溃疡，后结痂、脱落，如此反复，皮损逐渐增多、扩散，聚集成不规则线状紫蓝色斑块。曾自行使用"抗生素软膏、激素软膏"（具体种类、剂量不详），无明显好转。患者自发病以来，精神、饮食、睡眠尚可，二便正常。

既往史及家族史 家族中无类似病史，父母及兄妹均体健。

体格检查 一般情况良好，各项体格检查无异常。

皮肤科检查 右大腿伸侧可见片状暗紫红色斑疹，融合成带状分布，其上有米粒大小紫色丘疹、结节，质地软，呈囊性，部分融合成疣状斑块，形状不规则，大小不一，表面角质增生，可见鳞屑及血痂。

实验室检查 血、尿、大便常规正常，肝、肾功能检查正常。

思考

1. 您的初步诊断是什么？
2. 为明确诊断，您认为还需做什么关键检查？

提示 可能的诊断

1. 疣状血管瘤（verrucous hemangioma）？
2. 海绵状血管瘤（cavernous hemangioma）？
3. 限局型血管角皮瘤（angiokeratoma circumscriptum）？

关键的辅助检查

组织病理：表皮角化过度，棘层不规则肥厚，呈乳头瘤样增生，真皮毛细血管明显扩张，管腔内可见血栓形成，真皮深层和皮下组织内血管扩张、充血、内皮细胞增生。病理诊断：符合限局型血管角皮瘤。

最终诊断 限局型血管角皮瘤

诊断依据

1. 病史及病程 患者自幼发病，病程长，皮损随年龄增长而增大。
2. 皮损特点 表现为右大腿伸侧紫红色丘疹、结节、疣状斑块等，呈带状分布。
3. 组织病理 符合限局型血管角皮瘤。

治疗方法 CO_2激光在2周内分2次切除疣状斑块，术后加压包扎，每隔3天换药一次，2个月后行高能量激光治疗，目前在随访治疗中。

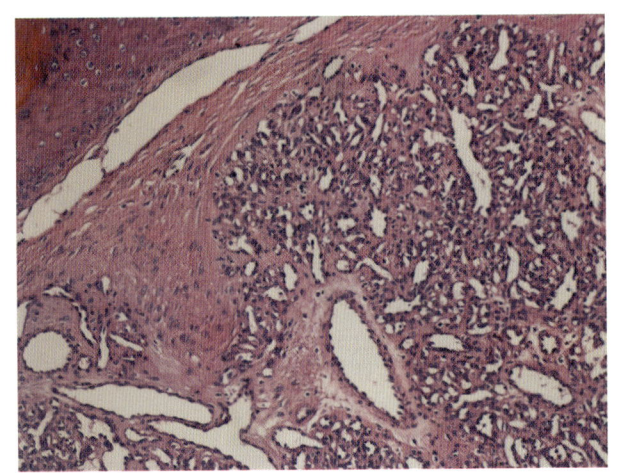

真皮浅层内皮细胞增生，毛细血管增生扩张、充血（HE×100）

易误诊原因分析及鉴别诊断 血管角皮瘤是一组以明显扩张的薄壁血管、位于增生和角化过度的表皮下为特征的良性血管肿瘤，可分五型，即肢端血管角皮瘤（Mibelli血管角皮瘤）；阴囊血管角皮瘤（Fordyce血管角皮瘤）；丘疹型血管角皮瘤（又称孤立型角皮瘤）；限界型血管角化瘤；弥漫性体部血管角皮瘤。限界型血管瘤又名角化性血管瘤，也称Fabry病，为真性血管瘤，其特点为先天性血管畸形的基础上继发角化性皮疹。根据患者自幼发生单侧分布的暗紫红色丘疹、结节、斑块，表面呈疣状角化，逐渐增大等临床特点，结合组织病理检查诊断明确。发病可能系小静脉压力增高所致，因其为良性病变，一旦确诊可考虑物理治疗。但由于其比较罕见，医生的诊疗经验少，且常常并发其他血管肿瘤或病变，如阴囊型血管角化瘤、海绵状血管瘤、鲜红斑痣等，因此容易误诊。为了避免误诊或漏诊，我们应该提高对本病的认识，在临床上见到表面呈疣状增生的囊性结节、斑块，应考虑到血管角皮瘤。本病还需要与其他血管肿瘤鉴别。

1. 疣状血管瘤 出生时或至儿童期开始即已存在，多见于下肢、足或股部，为孤立的蓝红色结节，质软，表面增生，随年龄增长而有表面角化或不规则疣状增生。
2. 海绵状血管瘤 在出生时或出生不久发生，好发于头面部，为柔软的皮下肿块，呈圆形或不规则形，质柔软而有弹性，可压缩，状似海绵。多呈淡紫或紫蓝色，表面皮肤正常或与肿瘤粘连而萎缩。病理组织示血管瘤位于真皮下部和皮下组织内，有大而不规则的含有红细胞和纤维素的腔隙，腔内壁为单层内皮细胞，周围有厚度不等的纤维外膜包裹，有时管壁可见平滑肌细胞。

（罗　雯　王红兵　涂　颖　何　黎）

病例 51　甲下外生性骨疣

临床照片

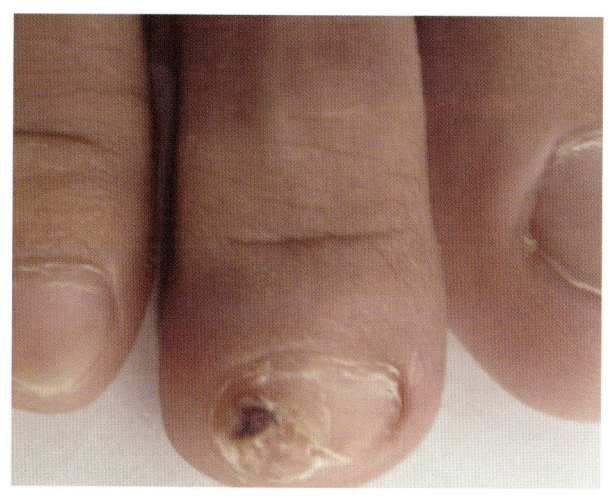

右足第 2 足趾外侧甲下肤色赘生物

一般情况　患者　女，24 岁，学生。
主诉　右足第 2 足趾甲下赘生物 4 个月。
现病史　4 个月前无明显诱因，患者于右足第 2 足趾外侧甲下出现肉色米粒大小赘生物，质地较韧，无自觉症状，逐渐缓慢生长，并将甲壳顶起。患者剪甲后自行将其剪除，无出血，未行诊治。2 个月前无明显诱因，患者此甲下原部位再次长出赘生物，约占 3/5 甲壳大小，质地硬，不活动，无压痛，境界清晰，患者将上部较软部分剪除后有少量出血，即住院治疗。
既往史及家族史　无特殊。
体格检查　一般情况良好，发育正常，营养中等，系统检查无特殊。
皮肤科检查　右足第 2 足趾外侧甲下见一樱桃大小肤色赘生物，表面粗糙，境界清晰，甲被顶起，触之质硬，不可活动，无压痛，表面有一血痂。

实验室检查　血、尿常规及肝、肾功能检查均正常。

思考

1. 您的初步诊断是什么？
2. 为明确诊断，您认为还需做什么关键检查？

提示　可能的诊断

1. 跖疣（verruca plantaris）？
2. 血管球瘤（glomus tumor）？
3. 甲下外生性骨疣（subungual exostosis）？
4. 恶性黑色素瘤（maglignant melanoma）？
5. 奇异性骨旁骨软骨瘤样增生（bizarre parosteal osteochondromatous proliferation）？

关键的辅助检查
右足 X 线检查：右足第 2 远节趾骨远端外侧局部骨性密度影，界限清楚。

最终诊断　甲下外生性骨疣

诊断依据

1. 皮损特点　右足第 2 足趾外侧甲下可触及樱桃大小质硬结节，不可活动，无压痛，境界清晰，甲被顶起。

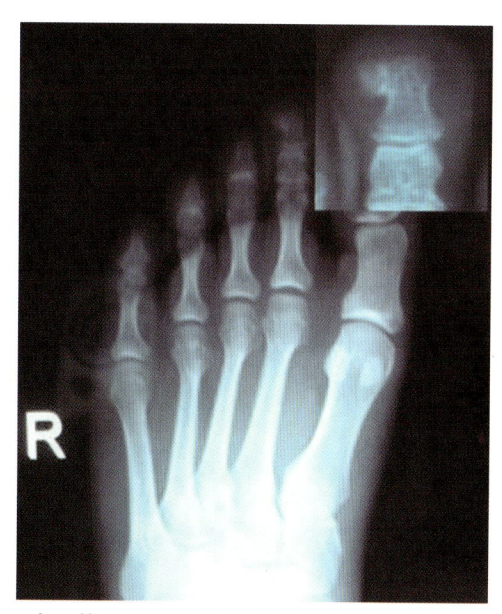

右足第 2 远节趾骨远端外侧局部骨性密度影，界限清楚

2. X线检查 右足第2远节趾骨远端外侧局部骨性密度影。

治疗方法 手术切除。

易误诊原因分析及鉴别诊断 甲下外生性骨疣是一种与创伤有关的良性增生性骨软骨病变，常见于足趾末端甲下，尤其多见于足第1足趾。本病发生于甲板下方的骨质，肿瘤组织与正常的远端指（趾）骨相连，发病前经常在局部有创伤史，因此也有不少作者认为该病是对创伤的一种反应性骨软骨增生或化生。因各种原因导致的局部摩擦、损伤、长期压迫，如女性长期穿高跟尖头鞋、足尖踩伤、男性踢球时足尖创伤等可以引起甲下或骨膜下纤维增生，继而化生为纤维软骨和骨，形成外生性骨疣。

本病20岁以前多见，男女发病比例约为1:2，约70%发生于拇趾，也可发生于其他足趾或手指，一般均为单发、隆起、坚实的结节，数周内迅速增大到一定大小后停止增长，经常部分破坏甲板。其放射学表现和组织病理学改变具有特征性。X线检查可见与末节趾（指）骨远端相连的骨性高密度影，其上呈边缘不清的软组织影。组织病理检查见真皮内出现成熟软骨和骨组织成分。局部切除术是甲下外生骨疣和内生软骨瘤的首选治疗方法，手术时应完整切除纤维软骨帽和骨性基底，局部切除不完全或在损害未完全成熟时切除，则经常在3个月内原位复发。对于反复发作、肿瘤较大或并发骨髓炎者，可以考虑行趾间关节离断术，以防止复发。本病恶变少见。

由于该病可以与许多其他疾病有相似之处，如软骨肉瘤、甲下疣、甲周纤维瘤、无色素性黑色素瘤、甲下鳞状细胞癌、甲下血肿、化脓性肉芽肿等，临床误诊率高。有作者统计了30例本病患者，约有80%初诊时或术前被误诊，最容易被误诊为寻常疣。主要原因是皮肤科医生对该病的临床表现不熟悉。因此，临床上如见到甲下增生性肿物，尤其是类似疣样的皮损，应考虑此病的可能。本病放射学表现和组织病理学改变具有特征性，应及时行X线检查或组织病理检查以明确诊断。

本病需与以下疾病鉴别：

1. 跖疣 此病为发生于足底的寻常疣，外伤和摩擦可为其发病诱因，与足部多汗有一定关系。跖疣临床上初起为一细小发亮的丘疹，后逐渐增大，表面角化，粗糙不平，呈圆形，境界清晰，周围绕以稍高增厚的角质环。

2. 血管球瘤 此病中有25%位于甲下。甲下者表现为蓝色斑状变色区。有时仅有严重压痛，而看不到其他变化。甲板上可发生纵行嵴。X线检查在趾骨末端可见弧状凹陷。

3. 骨软骨瘤 病变位于长骨干骺端，病变体积大，常沿着肌肉牵引方向生长。临床常缺乏症状。X线检查显示皮质骨与宿主皮质骨相连续，肿瘤松质骨和宿主骨髓腔内正常松质骨相连接，肿瘤附着部位骨皮质有缺损。组织学上具有明确的透明软骨帽，这与甲下外生性骨疣的纤维软骨层有显著差异，并且骨软骨瘤缺乏甲下外生性骨疣中增生活跃的成纤维细胞层。另外，发生于手足骨甲下的骨软骨瘤甚为罕见。骨软骨瘤的分子遗传表达也与甲下外生性骨疣完全不同。

4. 奇异性骨旁骨软骨瘤样增生 又称Nora病，好发于手足骨旁，以指/趾骨中节和近节的骨旁软组织内多见，罕见于甲下或末节趾骨。影像学显示为骨旁钙化骨化阴影，肿块与附着骨不相连。显微镜下由分化成熟的骨、软骨及纤维三种成分以不同比例混合构成瘤样病变，分层结构不如甲下外生性骨疣或骨软骨瘤明显；有特征性的"蓝骨"和透明软骨细胞的异型性。

5. 甲下恶性黑色素瘤 当甲下外生骨疣合并溃疡出血时，需与甲下黑色素瘤鉴别，X线检查和组织病理有鉴别作用，甲下恶性黑色素瘤无骨性突起，组织学两者完全不同。

（张　韡　刘彤云　王红兵　何　黎）

病例 52 环状肉芽肿

临床照片

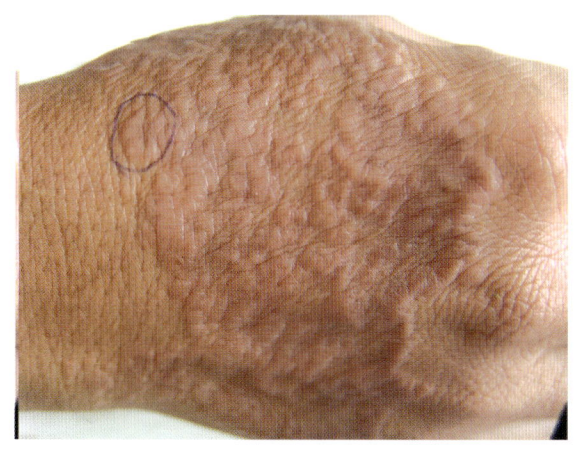

手背淡红色丘疹、结节呈环状排列

一般情况 患者 男，38 岁，农民。

主诉 双侧手背环状丘疹、结节 1 年余。

现病史 患者于 1 年前无明显诱因双手背出现绿豆至黄豆大小、淡红色、光滑质硬的丘疹或结节，皮损逐渐向外扩展增多，形成环状损害，部分相互融合成斑块，直径约 4cm，皮疹仅局限于双手背，无明显自觉症状。在当地医院外用"皮炎平霜"后稍有好转，但不久又反复。患者自发病以来，饮食、睡眠可，二便正常。

既往史及家族史 既往身体健康，家族中无类似病史，否认糖尿病史。

体格检查 生命体征平稳。全身浅表淋巴结未触及肿大，其他系统检查无异常。

皮肤科检查 双侧手背可见绿豆至黄豆大小、淡红色、光滑质硬的丘疹或结节，中心皮损部分消退，周围排列紧密，形成环状损害，部分相互融合成斑块，直径约 4cm，边缘尚清楚，皮疹仅局限于双手背，对称分布。

实验室检查 血、尿、大便常规正常，肝、肾功能检查正常。

思考

1. 您的初步诊断是什么？
2. 为明确诊断，您认为还需要做什么关键检查？

提示 可能的诊断

1. 结节病（sarcoidosis）？
2. 扁平苔藓（lichen planus）？
3. 类脂质渐进性坏死（necrobiosis lipoidica）？
4. 环状肉芽肿（granuloma annulare）？

关键的辅助检查

组织病理：表皮基本正常，真皮层内可见灶性不完全胶原变性，在正常或变性的胶原束之间可见淋巴细胞、组织细胞及多核巨细胞浸润，局部浸润细胞呈栅栏状排列。

最终诊断 环状肉芽肿

诊断依据

1. 病史及病程 慢性病程。
2. 皮损部位 发生于双侧手背。
3. 皮损特点 可见淡红色、光滑质硬的丘疹或结节，形成环状损害，部分相互融合成。
4. 自觉症状 无。
5. 组织病理 栅栏状肉芽肿及灶性胶原纤维变性。

治疗方法 口服维生素 E 100mg，每日 3 次，同时糖皮质激素外用封包，对于较大的斑块状皮损局部注射醋酸泼尼松龙针，1 次/周，2 周后起效，2 个月后皮疹痊愈。

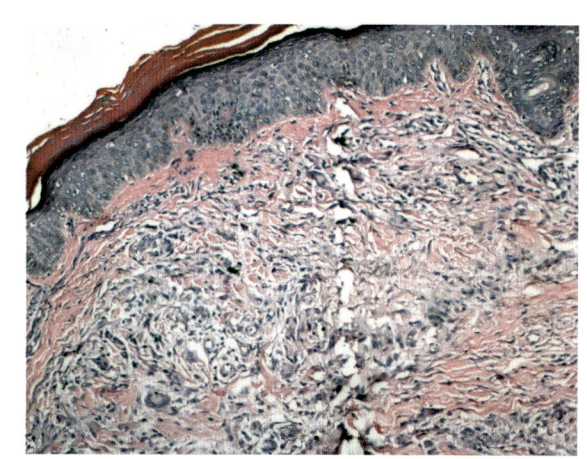

真皮内灶性不完全胶原变性，周围组织细胞、淋巴细胞及多核巨细胞呈栅栏状排列（HE×40）

易误诊原因分析及鉴别诊断 环状肉芽肿是一种病因和发病机制尚不明确的良性皮肤损害，发病可能与虫咬、接触紫外线、结核杆菌感染及糖尿病、恶性肿瘤等有关。好发于青年人，有自限性，愈后无瘢痕，约40%病例可在原处复发。本例患者根据皮疹发生于手背，初发为淡红色丘疹、结节，皮损逐渐向外扩展，形成环状损害，慢性经过及易反复等临床特点，结合组织病理检查诊断明确。但临床上我们遇到的患者并非都具有典型的皮损及病理改变，还可表现为一些特殊的临床类型，如泛发型、皮下结节型、穿通型及巨大型，给诊断带来了困难，容易导致误诊。因此我们应加强对本病的认识，开拓临床思维，提高警惕，对不典型皮疹应及时行组织病理学检查，可帮助我们早期做出正确诊断。本病的病变主要在真皮的中、上部，早期皮损呈现间质性改变，表现为组织细胞浸润为主，组织细胞散布于真皮全层的胶原束之间，并可见多核组织细胞，浅层及深层血管丛周围可见淋巴组织细胞浸润；发展完全的皮损表现为栅栏状肉芽肿改变。尽管文献报道环状肉芽肿的组织学改变具有多样性，这可能与病情进展的不同阶段有关，但对于该病的诊断组织病理学的改变仍具有重要意义。本病还需要与以丘疹、结节、斑块为主要表现及皮疹呈环形损害的疾病相鉴别。

1. 结节病 本病也好发于青壮年，皮疹为红、肿、热、痛的皮下结节或浅表的大小不等的浸润性斑块，分布于面、背、肩胛及四肢。部分斑块、结节可向四周扩大而中心消退形成环形损害，易误诊为环状肉芽肿。但结节病是一个可侵犯多器官和组织的全身性疾病，其中以肺和淋巴结最易受累，加之特征性的组织象，真皮内见上皮样细胞裸结节浸润可以鉴别。

2. 扁平苔藓 皮损为紫红色多角形扁平丘疹，密集或散在发布，可彼此融合成斑块。但皮疹表面附有一层发亮的蜡样薄膜，亦可见白色网状条纹（Wickham纹），并常累及黏膜，以口腔黏膜损害最多见。病理改变为颗粒层呈楔形增厚、基底细胞液化变性、淋巴细胞带状浸润。

3. 类脂质渐进性坏死 好发于胫部，皮损为橘黄色，有萎缩、毛细血管扩张及纤维化明显的硬皮病样斑块。大多发生于女性，多数合并有糖尿病。组织病理可见特征性的广泛胶原纤维变性并可深达真皮中下层以及有类脂质沉积等可帮助鉴别。

（李　谦　王红兵　何　黎）

病例53　结节性类弹力纤维病

临床照片

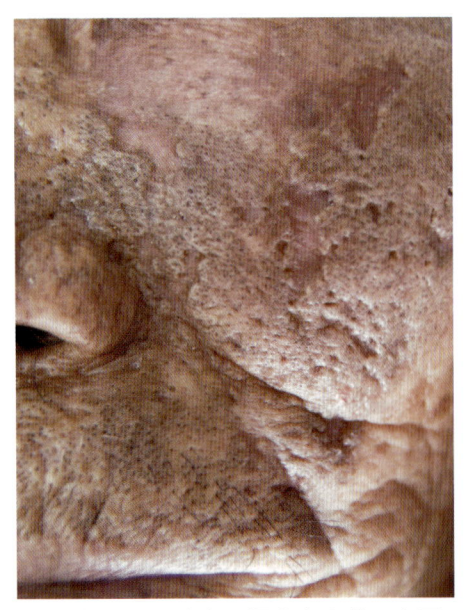

左侧颜面部褐青色、橘黄色斑块，表面呈橘皮样，大量黑头粉刺分布

一般情况 患者　男，70岁，农民。

主诉 面部斑块伴刺痛4年。

现病史 患者4年前无明显诱因于左侧面部逐渐出现片状褐青色、橘黄色斑块，缓慢增大，表面呈橘皮样外观，其间大量散在针尖大小黑褐色粉刺分布。自行挤压后有白色脂样物质溢出，自觉时有刺痛感。院外未予诊治。患者系农民，常年于日光下劳动。

既往史及家族史 既往体健，否认家族遗传病史及相关疾病史。

体格检查 一般情况良好，生命体征平稳，各系统检查未见明显异常。

皮肤科检查 左侧面颊、鼻梁、上唇部位见片状分布之褐青色、橘黄色斑块，边缘不规则，与周围正常皮肤分界清楚，毛孔粗大，表面呈橘皮样外观，并有大量散在针尖大小的黑褐色点状粉刺分布。颈部及其余身体部位未见类似皮损。

实验室检查 血、尿常规及肝、肾功能检查均未见异常。

思考

1. 您的初步诊断是什么？
2. 为明确诊断，您认为还需做什么关键检查？

提示 可能的诊断

1. 黑头粉刺痣（comedo nevus）？
2. 播散性弹性纤维瘤（diffuse elastoma of dubreuih）？
3. 慢性光化性皮炎（chronic actinic dermatitis）？
4. 结节性类弹力纤维病并囊肿和粉刺（nodular elastoidosis with cyst and comedo）？

关键的辅助检查

组织病理：表皮局部萎缩，真皮胶原纤维增生、增粗，并有嗜碱性变性，局部皮肤附属器萎缩。真皮浅、中层局部可见粉刺结构，呈毛囊囊性扩张，毛囊漏斗部角化过度，其内充满角质物。并见小血管扩张，管周可见少量炎性细胞灶状浸润。病理诊断：符合结节性类弹力纤维病。

最终诊断 结节性类弹力纤维病

诊断依据

1. 年龄、病史　老年男性患者，慢性病程，有长期日光接触史。
2. 皮损部位　颜面部发病。
3. 皮损特点　片状分布的褐青色、橘黄色斑块，毛孔粗大，表面呈橘皮样外观，其间分布大量黑头粉刺。
4. 组织病理　真皮退行性变及粉刺样结构，符合结节性类弹力纤维病。

治疗方法 本病一旦发生，通常无特殊治疗，避免日光照射可以防止病变继续发展。嘱患者尽量避免日晒，外出时外搽 SPF＞15 之防晒霜，为局部改善病情、控制粉刺可于皮损处外搽维 A 酸乳膏。

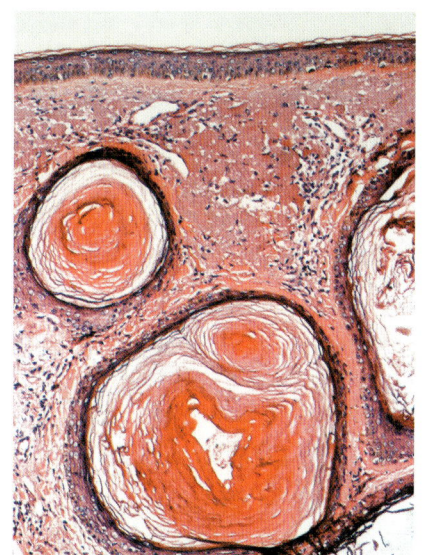

真皮局部嗜碱性变，毛囊漏斗部扩张，形成粉刺样结构（HE×100）

易误诊原因分析及鉴别诊断　结节性类弹力纤维病，又称 Favre-Racollchot 综合征，为真皮退行性变，多见于 50 岁以上男性、长期户外工作者，日晒是其主要致病因素。治疗上，防止日晒即可防止本病的继续发展。本病对患者机体无系统性影响，加之患者多为老年男性，通常患病后未引起注重，使得病情继续扩展，多数患者来就医时皮疹已较重，易造成误诊或漏诊。由于本病多发于面、颈部，表面常合并黑头粉刺，且临床上较少见，易与粉刺样痣、播散性弹力纤维瘤及慢性光化性皮炎相混淆，要加以鉴别。

1. 黑头粉刺痣　又名毛囊角化痣，可发生于任何部位。其特点为群集的黑头粉刺样丘疹排列成带状，多呈单侧分布。虽然结节性类弹力纤维病常并发黑头粉刺，但黑头粉刺痣与日光照射无关，可出生时就发病，结合皮损形态可以鉴别。

2. 播散性弹力纤维瘤　好发于面部，对称性分布，皮损呈增厚的黄色斑块，边界清楚或不清楚。户外工作者多见。但本病一般不伴发黑头粉刺，结合病理可以鉴别。

3. 慢性光化性皮炎　好发于面、颈、手部等光暴露部位，患者多为中老年男性。皮损为浸润肥厚的湿疹样改变，病理上早期可见非特异性皮炎改变，晚期可出现皮肤淋巴瘤样改变。结合皮损形态及病理形态可以鉴别。

（姚　露　王红兵　郑博文　何　黎）

病例54 毛囊闭锁三联征

临床照片

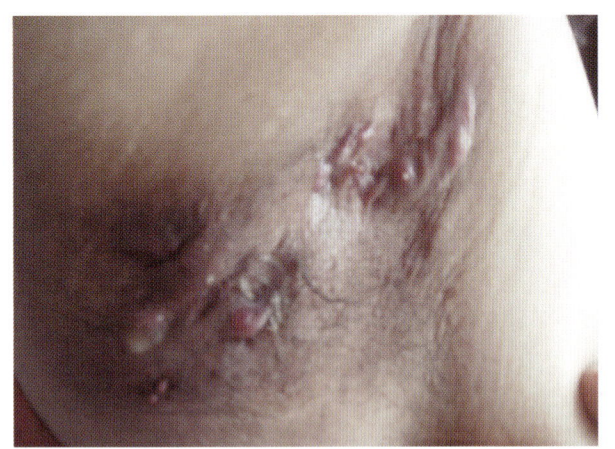

化脓性汗腺炎：腋窝深在性脓肿，破溃，窦道、瘢痕形成

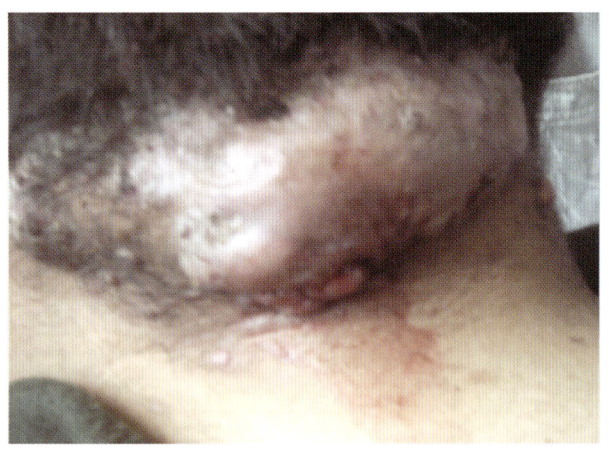

聚合性痤疮：颈后结节、囊肿、脓肿，窦道形成，脓血流出

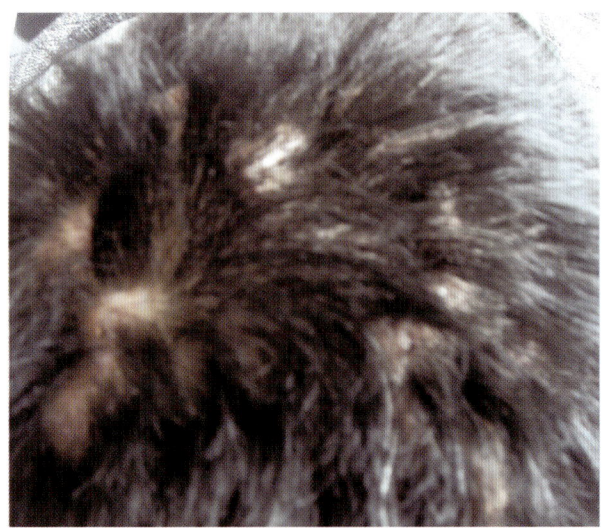

头部脓肿性穿掘性毛囊周围炎：炎性结节、囊肿、脓肿、瘢痕，呈筛孔状，其上毛发脱落

一般情况 患者 男，34岁，医师。

主诉 头皮、腋窝、颈后结节、囊肿、脓肿、窦道、瘢痕并疼痛13年。

现病史 患者自1996年无诱因于头皮、颜面处出现炎性丘疹、结节，散在分布，无自觉症状，皮损反复发作，自服"消炎药"及中药治疗后好转。2001年起头皮、颈后、腋窝部出现深在性结节、脓肿，破溃后形成窦道、溢脓，局部红肿、浸润、触痛明显，搔抓后破溃流脓血。服中药（具体不详）及"青霉素、先锋针"等治疗可暂时好转，但不能治愈。上述皮损迁延不愈，形成深在性脓肿、不规则瘢痕、窦道流出脓血，其上毛发脱落。2004年曾在"昆明总医院"行腋窝部皮损细菌培养＋药敏试验，示"金葡菌感染，对庆大霉素、阿米卡星敏感"，予庆大霉素局部封闭治疗后皮损可明显消退，但停药后再发。为求系统治疗来我科门诊就诊。自起病来精神、睡眠、饮食可，二便正常，体重无明显改变。

既往史及家族史 既往健康。否认家族中有类似及相关疾病史。

体格检查 T 37.2℃，P 74次/分，R 20次/分，BP 120/80mmHg。系统检查无异常。

皮肤科检查 面颈、头皮及双侧腋窝见大小不等散在或相互融合的炎性丘疹、结节、深在性囊肿、脓肿，质地中等，有波动感，形成窦道和不规则瘢痕，有脓血流出。头皮皮损上毛发脱落，呈筛孔状。

实验室检查 血、尿、大便常规正常，肝、肾功能未见明显异常。

思考

1. 您的初步诊断是什么？
2. 为明确诊断，您认为还需做什么关键检查？

提示 可能的诊断

1. 聚合性痤疮（acne conglobata）？
2. 瘰疬性皮肤结核（scrofuloderma tuberculosis colliquativa）？
3. 三期梅毒（syphilis）？
4. 毛囊闭锁三联征（follicular occlusion tria）？

最终诊断 毛囊闭锁三联征

诊断依据

1. 年龄、性别　患者男性，35岁。
2. 病程　呈慢性经过13年，迁延不愈。
3. 皮损部位　皮脂腺及汗腺分泌区：面颈、头皮、腋窝。
4. 皮损特点　表现为颈后聚合性痤疮：结节、囊肿、脓肿，窦道形成；头部脓肿性穿掘性毛囊周围炎：炎性结节、囊肿、脓肿、瘢痕，呈筛孔状，其上毛发脱落；腋窝化脓性汗腺炎：深在性脓肿、破溃，通过窦道向外排脓，瘢痕形成。
5. 自觉症状　疼痛。

治疗方法　泼尼松片15mg 2次/日；雷公藤多苷片20mg 2次/日；四环素片0.25g 4次/日；甲硝唑片0.2g 1次/日；丹参片3片/次，3次/日；西咪替丁片0.2g 2次/日；多亢甲素片10mg 2次/日；复方倍他米松针1ml＋2％利多卡因针2ml＋庆大霉素针2ml局部封用治疗；1∶8000高锰酸钾溶液湿敷患处，患者病情好转稳定。

易误诊原因分析及鉴别诊断　毛囊闭锁三联征指三种独立的皮肤病，即聚合性痤疮、化脓性汗腺炎、头部脓肿性穿掘性毛囊周围炎同时发生于同一例患者。本病为常染色体显性遗传。患者主要为青壮年男性，有家族史，皮损呈多形态改变，面、躯干上部有痤疮样损害；头部有多发性、大小不等的脓肿，破溃、溢脓，呈现典型筛孔状，头皮肿胀，临床上易误诊为聚合性痤疮，但该病不会在腋窝形成囊肿、脓肿、溢脓血、窦道和瘢痕等皮损，而且头部的脓肿、破溃、溢脓及秃发也不能单诊断为聚合性痤疮，应综合分析进行诊断与鉴别诊断。本病还需要与以皮肤溃疡为主要症状的疾病鉴别。

1. 瘰疬性皮肤结核　好发于儿童及青少年，系由骨关节、淋巴结结核直接扩散或经淋巴道蔓延至皮肤形成溃疡。根据患者先发生颌部淋巴结肿大、增多并向皮肤穿破而形成溃疡及瘘管，并呈慢性经过等临床特点，结合组织病理及病原学检查可诊断明确。
2. 梅毒性树胶肿　病程发展相对较快，质硬如软骨，常破溃形成梅毒性溃疡，边缘清楚呈马蹄状，分泌物呈黄褐色透明胶样物，但不形成瘘管，梅毒血清反应阳性。病理改变为梅毒性肉芽肿伴有闭塞性血管内膜炎。

（何　黎　起　珏　王红兵）

病例 55　表皮痣并皮脂腺痣

临床照片

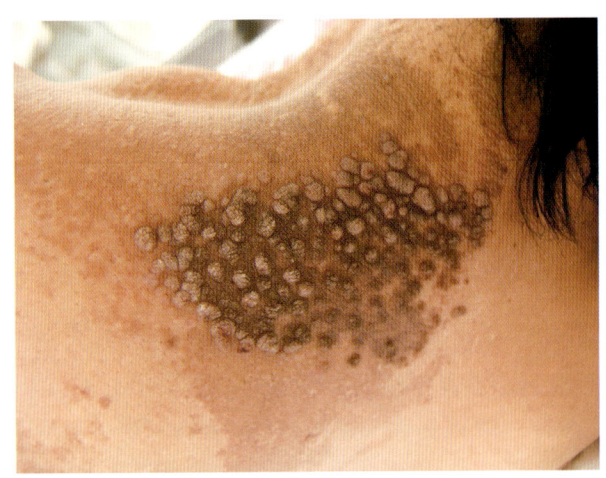

耳后、肩颈部褐色疣状斑块、结节

一般情况　患者　男，46 岁，农民。

主诉　左侧耳后、肩颈部褐色疣状斑块、结节 46 年。

现病史　患者出生时左侧耳后即见针头大小丘疹，呈淡红色，皮疹局限。因皮疹小及患者家庭经济条件等原因，未予任何治疗。十多岁后皮疹逐渐增多、增大，向下延伸，阶段排列，邻近丘疹相互融合成线状，无明显自觉症状。19 岁时曾在当地医院诊断为"疣状痣"，未治疗。以后几十年中，皮损面积逐渐扩大蔓延，局部皮疹融合成带状斑块，可见乳头状赘生物，呈褐色，质韧。

既往史及家族史　既往体健，家族中无类似病史。

体格检查　一般情况可，生命体征平稳，全身浅表淋巴结未触及肿大，系统检查无异常。

皮肤科检查　左侧耳后及肩颈部可见绿豆至花生米大小的褐色丘疹、结节，簇集成群，部分融合成斑块，表面粗糙不平，有乳头状赘生物增生。皮损排列成线状。

实验室检查　血、尿常规正常，肝、肾功能正常。

思考

1. 您的初步诊断是什么？
2. 为明确诊断，您认为还需要做什么关键检查？

提示　可能的诊断

1. 皮脂腺腺瘤（sebaceous adenoma）？
2. 疣状表皮痣（verrucous epidermal nevus）？
3. 皮脂腺增生（sebaceous hyperplasia）？
4. 皮脂腺痣（sebaceous nevus）？

关键的辅助检查

组织病理

1. 肩颈部结节状皮损　表皮角化过度，棘层肥厚，表皮突延长，乳头瘤样增生，真皮内见大量分化成熟的皮脂腺，其下方可见异位大汗腺，血管周围少量炎性细胞浸润。病理诊断：符合皮脂腺痣。

2. 肩颈部扁平褐色皮损　表皮松解性角化过度，棘层肥厚，乳头瘤样增生呈山峰状，真皮血管周围少量炎性细胞浸润。病理诊断：符合表皮痣。

最终诊断　表皮痣并皮脂腺痣

诊断依据

1. 病史及病程　出生时即发病，青春期加重，病程四十余年。

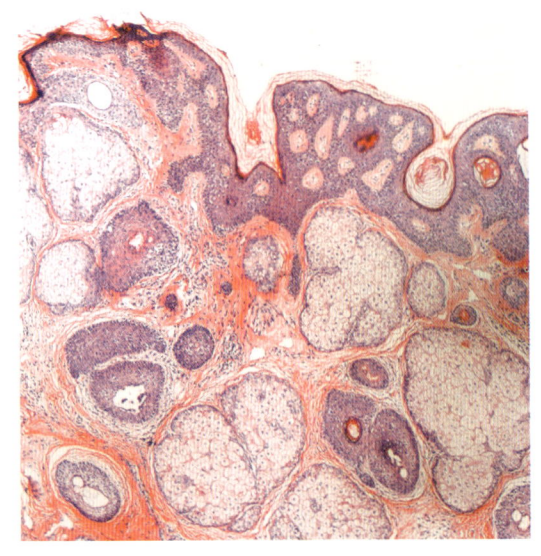

角化过度，棘层肥厚，乳头瘤样增生，真皮内大量分化成熟的皮脂腺（HE×40）

2. 皮损部位 皮损发生于耳后、肩颈部。

3. 皮损特点 皮疹为褐色丘疹、结节、斑块，表面粗糙不平，有乳头状赘生物增生，排列成线状。

4. 组织病理 具有皮脂腺痣与表皮痣等特征性改变。

治疗方法 局部麻醉下分次行 CO_2 激光治疗，每次烧灼直径不大于 2cm，术毕无需包扎，嘱患者保持创面清洁干燥。术后无疼痛，无感染，表面光滑平整，仅病变较大者留有轻微瘢痕。随访 3～6 个月未见复发。

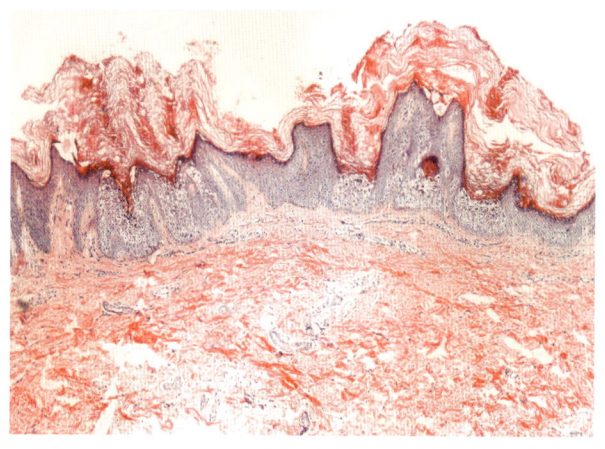

松解性角化过度，棘层肥厚，乳头瘤样增生（HE×40）

易误诊原因分析及鉴别诊断 皮脂腺痣一般被认为是一种错构瘤，是先天性表皮发育异常，以皮脂腺增生为特点的皮肤附属器肿瘤。本病好发于头皮及面部，大多为先天性，一般无自觉症状。皮脂腺痣与表皮痣并发不多见。早期皮损小而局限，无典型皮疹，故容易误诊。青春期由于皮脂腺发育皮损迅速增大，呈结节状、分叶状或疣状，又易与一些线状角化过度或疣状增生性的皮肤病相混淆。约 10%～40% 的患者在皮脂腺痣的基础上可发生继发性新生物，如基底细胞癌、乳头状汗腺囊腺瘤、结节性汗腺瘤、汗管瘤、皮脂腺上皮瘤等附属器肿瘤，其中以前两者最为多见，因有发生癌变的可能，故应早期诊断、早期治疗。本例患者出生后即发病，至青春期皮疹开始蔓延增大，曾在当地医院诊断为"疣状痣"，但经我院组织病理检查确诊皮脂腺痣。本病还需与下列疾病鉴别。

1. 皮脂腺腺瘤 皮损为圆形、边界清楚的小结节或边界不清的斑块，质硬，表面光滑，常呈黄色或黄褐色，直径小于 1cm，组织病理提示缺乏器官样结构，无清楚的皮脂腺导管结构存在。

2. 疣状表皮痣 通常也发生于出生时或婴幼儿期，皮损为密集的疣状丘疹，可融合成边界清楚的乳头瘤样斑块，肤色或褐色，损害常呈线状，尤其是位于四肢者。皮疹在儿童期缓慢增大，但在青春期常达稳定状态，以后不再扩大，偶可发生癌变。组织象表现为角化过度，棘层肥厚，乳头瘤样增生和表皮突延长，真皮内无分化成熟的皮脂腺。

3. 皮脂腺增生 多见于老年人，一般以 50 岁以上的男性好发。皮损可单发或多发，常见于额部及面颊部，为散在的半球状丘疹、结节，质软，淡黄色，表面可呈分叶状，中央常见一脐状凹陷。组织病理示皮脂腺增大，中央见大的皮脂腺导管，周围有皮脂腺小叶成群环绕。

（李　谦　王红兵　何　黎）

病例 56　泛发性扁平黄瘤

临床照片

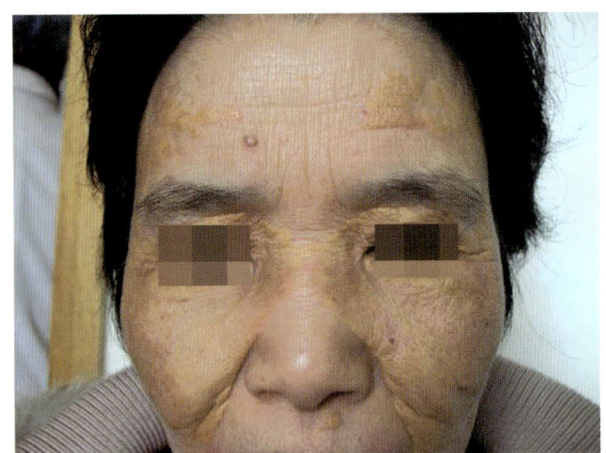

前额、眼睑、双面颊片状淡黄色扁平斑块，边界清楚，质软，对称分布

一般情况　患者　女，53岁。

主诉　面部、颈部黄色斑块二十余年。

现病史　患者二十年前无明显诱因于前额出现淡黄色丘疹，黄豆大，部分融合成斑块，未治疗，皮疹渐增多而延及面颊、颈部及胸前，对称分布，无任何自觉症状。

既往史及家族史　平素体健，无高脂饮食习惯及烟、酒嗜好，无高脂血症、糖尿病及心血管病史，家族中无相似病史，无遗传病史。

体格检查　一般情况好，心、肺正常，各系统检查无异常。

皮肤科检查　前额、眼睑、双面颊、颈部及胸前可见片状淡黄色扁平斑块，边界清楚，质软，对称分布。

实验室检查　肝功能正常。

思考

1. 您的初步诊断是什么？
2. 为明确诊断，您认为还需做什么关键检查？

提示　可能的诊断

1. 结节性黄瘤（tendon xanthoma）？
2. 发疹性黄瘤（eruptive xanthoma）？
3. 播散性黄瘤病（xanthoma disseminatum）？

关键的辅助检查

组织病理：表皮轻度萎缩，真皮浅层血管周围少量淋巴细胞及组织细胞浸润，真皮中下部可见团块状致密的组织细胞及多核巨细胞浸润，并见大量泡沫细胞及 Touton 细胞。病理诊断：符合黄瘤。

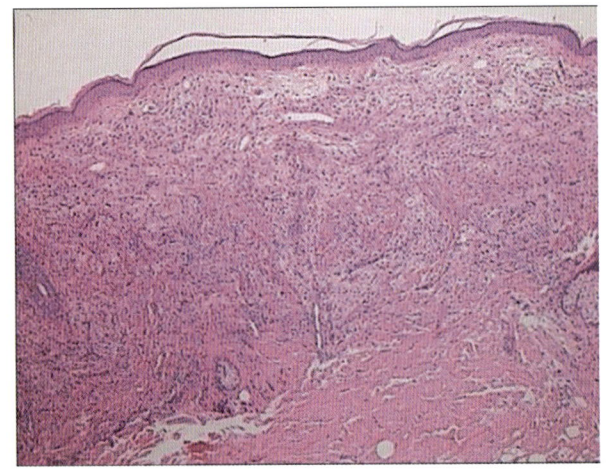

表皮萎缩，真皮团块状致密的泡沫样组织细胞及多核巨细胞（HE×40）

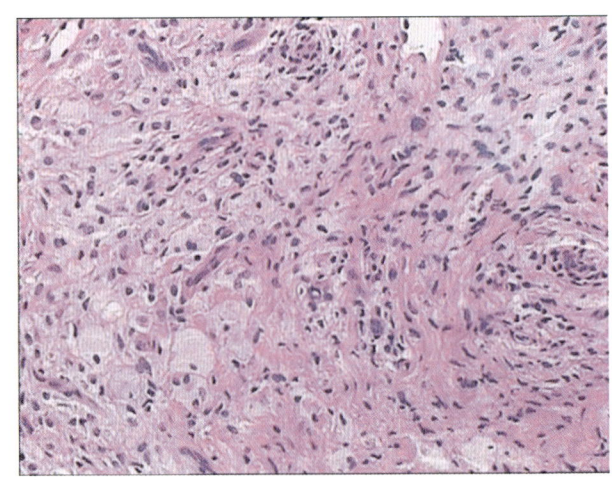

组织细胞、泡沫细胞弥漫性浸润（HE×200）

最终诊断 泛发性扁平黄瘤（generalized xanthoma planum）

诊断依据

1. 发病年龄 老年女性患者。
2. 发病部位 前额、眼睑、双面颊、颈部及胸前。
3. 皮损特点 表现为对称分布的片状淡黄色扁平斑块，边界清楚，质软。
5. 组织病理 符合黄瘤病改变。

治疗方法 由于患者无原发疾病，仅对皮损行对症处理。

易误诊原因分析及鉴别诊断 泛发性扁平黄瘤比较少见，临床特点为扁平橘黄或棕黄色斑块和结节，对称出现于面部眼睑周围、颈部两侧、躯干上部和上臂。一般见于中老年人，预后较好。患者血脂正常或有高脂血症。本例患者为老年女性，前额、双面颊及眶周、颈部及胸前可见大片淡黄色扁平斑块，质软，对称分布，胆固醇及血脂正常，无任何自觉症状，不伴任何其他系统性疾病，结合组织病理诊断为泛发性扁平黄瘤。

黄瘤病的诊断一般不困难，关键在于须明确有无并发的潜在性疾病。由于部分患者常因皮肤损害为首发症状而就诊，故内脏损害常易被忽视，应引起注意。需仔细询问病史，了解黄瘤出现的年龄、家族发病的情况以及有关系统的症状，同时应做血脂、脂蛋白电泳和免疫球蛋白测定。泛发性扁平黄瘤和网状内皮系统的异常有明显的相关性，多数有关本病的报道均与潜在的疾病，尤其是多发性骨髓瘤和单克隆免疫球蛋白病相关。高脂血症泛发性扁平黄瘤者常与家族性高脂血症或胆汁性肝硬化有关，血脂正常的泛发性扁平黄瘤包括原发性泛发性扁平黄瘤、与淋巴组织增生性疾病相关的泛发性扁平黄瘤和脂蛋白结构和含量异常相关的泛发性扁平黄瘤三个亚型。泛发性扁平黄瘤发病机制尚不清楚，有人认为是副球蛋白复合物沉积在皮肤中或是白血病细胞在皮肤中浸润所致；也有认为泛发性扁平黄瘤是非X组织细胞增生症的一型。临床和组织病理上本病需与其他类型黄瘤病相鉴别。

1. 结节性黄瘤 可发生于任何年龄，皮损为单发或多发的扁平黄色丘疹或隆起的圆形结节，好发于关节伸面皮肤上，也可侵及黏膜。结节性黄瘤可见于糖尿病、高脂血症、甲状腺功能减退等多种疾病，易并发动脉粥样硬化、胰腺炎等，本型黄瘤可并发多型高脂蛋白血症，但更常见于家族性脂蛋白血症Ⅲ型、家族性高胆固醇血症、脑腱黄瘤病和谷甾醇血症。

2. 发疹性黄瘤 好发于手部、臀部、膝部和上肢伸侧，也可发生于肘窝、腋窝、唇部眼睑及耳廓，乃至全身任何部位。皮损为柔软橘黄至棕黄丘疹，迅速分批或骤然发生，急性期炎症明显，皮损周围有红晕、瘙痒或压痛，数周后皮损可自行消退，先是红晕消失，变为蜡黄色丘疹，消退后遗留色素斑。本型多见于高乳糜微粒血症，即高脂蛋白血症Ⅰ型和Ⅴ型。

3. 播散性黄瘤病 是一种罕见的正常脂血症性非家族性黄瘤，1~70岁都可发生，但多见于男性年轻人，皮损表现为播散分布的黄红色或褐色的丘疹或结节，好发于身体屈侧皱褶部位如腹股沟、腋下、颈部、肘窝、腘窝等，患者的血脂水平多正常。

（敖俊红　杨希川　郝　飞）

病例 57 着色真菌病

临床照片

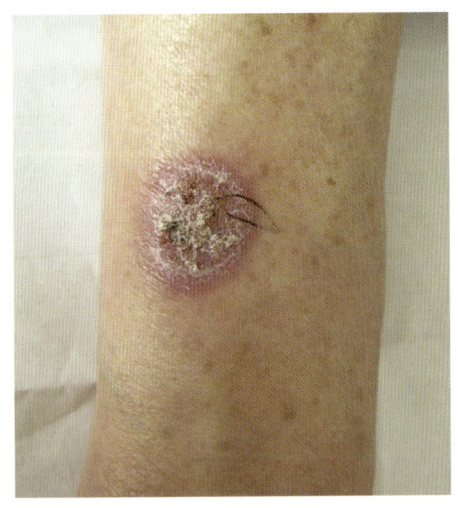

右前臂红色斑块，表面结痂

一般情况　患者　男，64 岁，农民。

主诉　右侧前臂红色斑块伴 5 个月。

现病史　患者于 5 个月前因在家中修剪果树时不慎划破右侧手臂，不久后（具体时间不清）右侧手臂出现一红色丘疹，后逐渐扩大形成红色斑块伴瘙痒，未曾治疗。患者自起病以来，无发热、咳嗽，饮食、睡眠、二便正常，精神尚可。

既往史及家族史　家族中无类似病史。

体格检查　T 36.6℃，P 80 次/分，R 18 次/分，BP 129/55mmHg。系统检查无异常，近卫淋巴结无明显肿大。

皮肤科检查　右侧手臂可见一钱币大小的圆形界限清楚浸润性红斑，其上有白色鳞屑，不易刮脱，有少许血痂。

实验室检查　血、尿、大便常规正常，肝、肾功能检查正常。

思考

1. 您的初步诊断是什么？
2. 为明确诊断，您认为还需做什么关键检查？

提示　可能的诊断

1. 孢子丝菌病（sporotrichosis）？
2. 神经性皮炎（neurodermatitis）？
3. 瘰疬性皮肤结核（scrofuloderma）？
4. 着色真菌病（chromoblastomycosis）？

关键的辅助检查

1. **病理检查**　表皮角化过度伴角化不全，棘层肥厚，表皮呈轻度假上皮瘤样增生。真皮中上部可见密集的中性粒细胞、淋巴细胞及组织细胞浸润，有较多浆细胞及嗜酸性粒细胞，间质纤维组织增生，血管扩张。找见棕色孢子。PAS 染色　找见厚壁孢子。

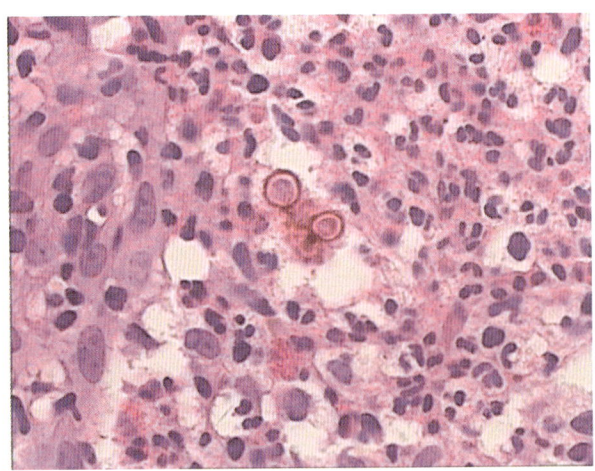

真皮内密集的炎性细胞浸润，找见棕色孢子（HE ×400）

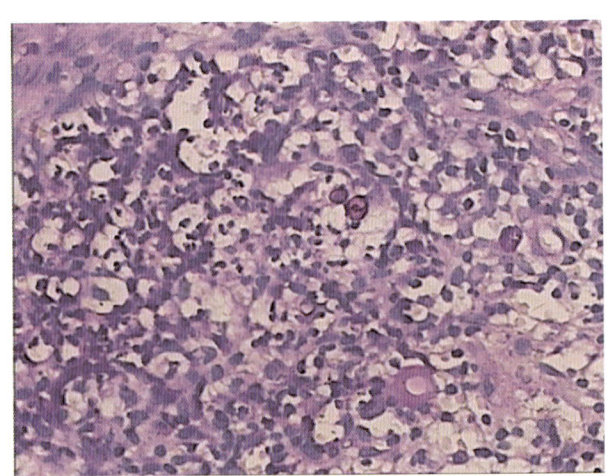

真皮中上部真皮厚壁孢子（PAS 染色 ×200）

2. 组织培养　有卡氏枝孢霉生长

最终诊断　着色真菌病

诊断依据

1. 病史及病程　患者发病时间较短，为5个月左右，反复迁延不愈。
2. 皮损特点　表现为前臂界限清楚的孤立的红色疣状斑块。
3. 外伤史　发病前曾因修剪果树，手臂被树枝刮伤。
4. 病原学检查　发现着色真菌生长。
5. 组织病理示混合性炎症反应并见棕色孢子；PAS染色找见厚壁孢子。

治疗方法　手术切除。

易误诊原因分析及鉴别诊断　着色芽生菌病是一种由着色真菌侵犯皮肤深部组织所引起的疾病，偶可侵犯脑组织及其他脏器。这是一种慢性传染病，常历时数年、十数年或数十年不愈，最后造成肢体残废，丧失劳动力，重症者可危及生命。患者以农民为主。本病发病与外伤密切相关，孢子由伤口进入皮肤或黏膜而感染。根据皮疹表现、慢性经过、发病前有外伤史等临床特点，结合组织病理及病原学检查可诊断明确。本病还需要与其他皮肤病相鉴别：

1. 孢子丝菌病　发生在皮肤上的孢子丝菌病最常见的是皮肤淋巴管型。该病的发病是由申克孢子丝菌从皮肤外伤处植入，而后局部出现一小而硬可推动的无痛性皮下结节，呈红、紫或黑色。穿破皮肤后形成孢子丝菌下疳。当病程较长时，可沿其引流的淋巴管出现许多类似皮下结节。典型的病例常侵犯手指或腕部，损害连成一串结节，直至臂部，犹如"电话线"样。病理表现为混合炎性细胞浸润。PAS染色有时可见到雪茄形小体或星状小体。真菌培养可以培养出申克孢子丝菌。

2. 神经性皮炎　本病最常见于青年和成人。起病时患部皮肤常有瘙痒，无明显皮疹。长期搔抓或摩擦后出现粟粒至绿豆大小丘疹，顶部扁平，呈圆形或多角形，散在分布。历时稍久后，丘疹增多、密集融合，形成皮纹加深和皮嵴隆起的典型苔藓样变斑块，本病症状常表现为剧烈瘙痒。病理上表现为慢性皮炎的改变。

3. 瘰疬性皮肤结核　本病病程漫长，多发生在儿童或青年时期，尤多见于青年女性。患者大多数有淋巴结核，而后波及皮肤而发病。损害初期表现为皮下发生数个结节，黄豆至白果大，质地坚硬，无自发痛及压痛，与皮肤不粘连，有活动性。当结节增大炎症波及皮肤，与结节粘连，皮肤变成青红色。以后结节发生干酪样坏死，中心软化，皮肤呈深红色，随后变薄、溃破，最后形成瘘管，含有干酪样物质的稀薄脓液自瘘管中不断排出。有时瘘管上方皮肤坏死，构成较大溃疡，溃疡形态不规则，呈潜行性，质软，有明显触痛。溃疡愈合后形成萎缩性瘢痕。病理表现为真皮深层或皮下组织有结核性或结核样浸润，有明显的干酪样坏死，可查见结核杆菌。

（尹　锐　杨希川　周村建）

病例 58　条纹状角皮症

临床照片

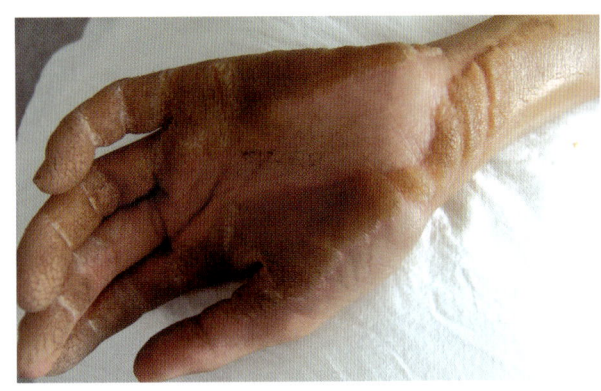

左前臂、大小鱼际、指腹辐射状角化过度性斑块，带状分布

一般情况　患者　男，15岁，学生。

主诉　左前臂疣状斑块15年。

现病史　患者自出生后不久即于左手腕处出现数颗粟米大小丘疹，皮色，质硬，无明显自觉症状，曾于当地医院诊治（具体诊断、治疗不详），皮疹未见明显消退。皮损渐增多，并呈带状扩展，累及手大、小鱼际及手指指腹，并融合成片，呈放射状角化过度，颜色略加深。曾自行外搽激素软膏无缓解。

既往史及家族史　足月顺产，平素体健，其兄有类似皮损，父母体健，非近亲结婚。

体格检查　发育正常，智力正常，系统检查无明显异常。

皮肤科检查　左前臂、左手大小鱼际、指腹角化性斑块，呈带状分布，呈放射状角化过度，浅黄色至黄褐色，界限清楚，质硬，干燥粗糙，部分手掌处皮疹皲裂、脱屑，皮疹融化，呈片状或带状排列。

实验室检查　血、尿、大便常规正常，肝、肾功能正常。

思考

1. 您的初步诊断是什么？
2. 为明确诊断，您认为还需做什么关键检查？

提示　可能的诊断

1. 疣状表皮发育不良（epidermodysplasia verruciformis）
2. 线状苔藓（lichen striatus）？
3. 线状扁平苔藓（lichen planus linearis）？
4. 条纹状角皮症（striate keratoderma）？

关键的辅助检查

组织病理：表皮角化过度，颗粒层和棘层增厚，基底层黑色素稍增多。真皮浅层轻度水肿，毛细血管扩张，管周见少量炎性细胞浸润。

最终诊断　条纹状角皮症

诊断依据

1. 病史及病程　患者自幼发病，病程15年，慢性经过。
2. 皮损特点　左前臂、左手大小鱼际、指腹等易摩擦部位角化性斑块，呈带状分布，辐射状角化过度，浅黄色至黄褐色，界限清楚，质硬，干燥粗糙，部分手掌处皮疹皲裂，脱屑。
3. 症状　无明显自觉症状。
4. 组织病理　表皮高度角化，棘层不规则肥厚，

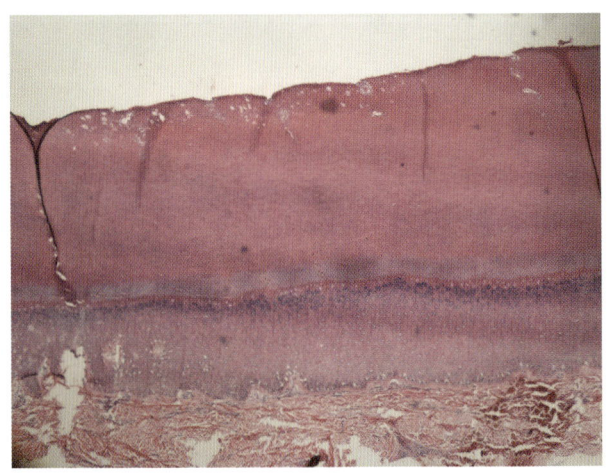

显著角化过度，颗粒层和棘层增厚，基底层黑色素稍增多（HE×40）

呈乳头瘤状增生，真皮浅层毛细血管周围少量炎性细胞浸润。

5. 家族史　其兄存在类似皮损。

治疗方法　予以二氧化碳激光分次治疗，配合外用维 A 酸乳膏外搽，但要注意皮损较深时，激光有时难以到达准确深度，易导致复发。手术治疗是最佳选择。

易误诊原因分析及鉴别诊断　条纹状角皮症是一种常染色体显性遗传病，属于掌跖角皮症的范畴，一般于青春期前发病，多发生于手部，表现为手掌沿手指辐射状角化过度，多分布于摩擦和受力部位，偶有颊黏膜乳头瘤样损害。根据病史、皮损特点及病理检查本病一般不难明确诊断，临床上需与疣状表皮发育不良、线状苔藓、线状扁平苔藓鉴别。

1. 疣状表皮发育不良　由人类乳头瘤病毒感染引起，皮损分布于躯干、四肢及暴露部位，位于面、颈、手背者类似于扁平疣，到晚期，约半数患者会出现皮肤癌变，组织病理有表皮弥漫性细胞空泡化。

2. 线状苔藓　为线状炎症性皮炎，有自限性，组织病理检查无乳头瘤样增生及棘层肥厚。

3. 线状扁平苔藓　由紫红色多角形扁平丘疹组成，表面有 Wickham 纹，组织病理检查可见表皮颗粒层楔形增生，表皮突呈锯齿状，基底细胞液化变性，真皮乳头层可见红染的胶样小体及嗜黑色素细胞。

（孙东杰　吴文娟　何　黎　姚　露　涂　颖　王红兵）

病例 59　肛周浆细胞肉芽肿

临床照片

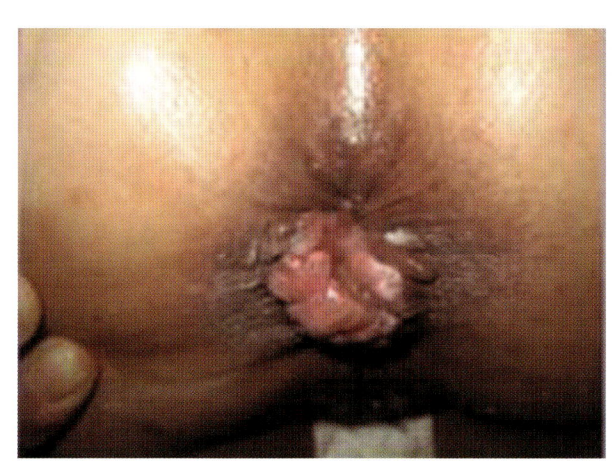

肛周红色结节状肿块

一般情况　患者　女，58 岁，农民。

主诉　肛周疣状肿块伴瘙痒 7 个月，增大伴痛 1 个月。

现病史　患者 7 个月前自觉肛门及外阴部瘙痒伴灼热，时伴里急后重，并于肛门处出现一黄豆大丘疹，为淡红色，表面光滑，无疼痛，未进行治疗。近 1 个月来肿块逐渐呈分叶状增大，仍瘙痒，有时疼痛。曾在当地医院按"尖锐湿疣"激光治疗后复发并增大。患者自起病以来，饮食、睡眠、二便及精神正常。

既往史及家族史　否认不洁性生活史。既往于 1993 年曾患鼻咽癌经放射治疗痊愈。家族中否认遗传病史及类似皮肤病史。

体格检查　一般情况可，发育、营养正常，系统检查未见明显异常。全身表浅淋巴结未触及。

皮肤科检查　肛门皮肤、黏膜交界处可见明显突出的淡红色核桃大结节状肿块，表面光滑呈分叶状环绕于肛门口周围，部分肿块表面见色素脱失，未见破溃出血及明显脓性分泌物。肛门指诊可触及肿块中等硬度，有压痛感，但与周围组织界限尚清。

实验室检查　血、尿、便常规和血生化检测均在正常范围。HIV 抗体阴性，梅毒血清学检查（梅毒螺旋体颗粒凝集法）阴性。宫颈分泌物淋球菌及衣原体、支原体培养均阴性。血免 IgG、IgA、IgM 及补体 C3、C4 均正常。胸部 X 线片示双肺纹理稍增多，主动脉增宽、迂曲延伸，左心室增大，示主动脉型心外形。

思考

1. 您的初步诊断是什么？
2. 为明确诊断，您认为还需做什么特殊检查？

提示 可能的诊断

1. 尖锐湿疣（condyloma acuminatum）？
2. 扁平湿疣（condyloma latum）？
3. 浆细胞性肉芽肿（plasma cell granuloma）？
4. 鳞状细胞癌（squamous cell carcinoma）？

关键的辅助检查

组织病理：表皮角化过度，颗粒层、棘层不规则肥厚，轻度假上皮瘤样增生，未见空泡细胞。真皮见毛细血管扩张及内皮细胞增生，并见弥漫性密集分布的大量浆细胞（未见典型 Russel 小体）及少数淋巴细胞和组织细胞浸润。浆细胞数量可达50%以上，未见异型细胞。病理诊断：符合浆细胞性肉芽肿。

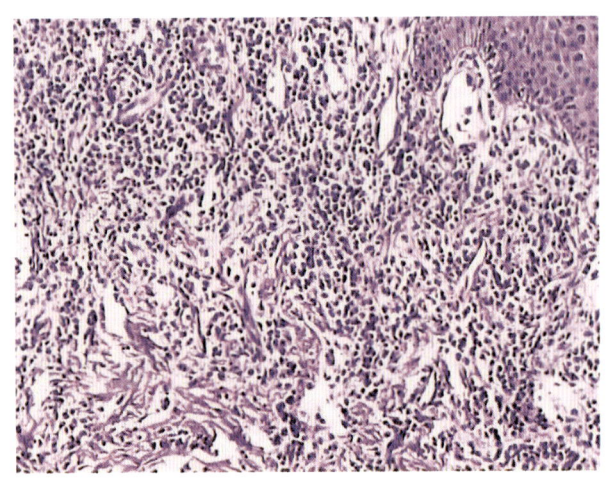

真皮内弥漫性浆细胞浸润（HE×100）

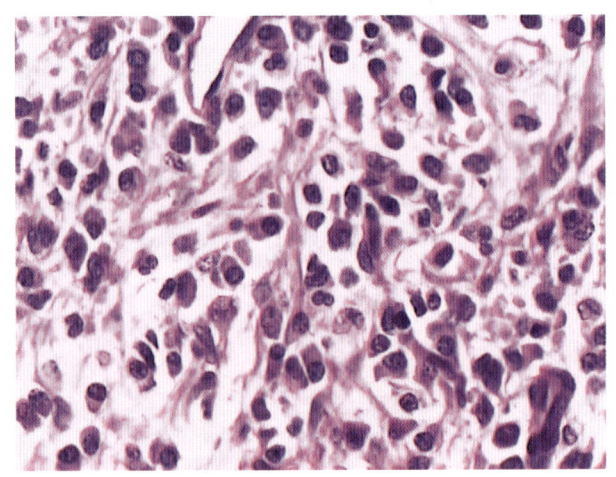

前图高倍（HE×400）

最终诊断 肛周浆细胞肉芽肿

诊断依据

1. 年龄、病程　患者中年发病，病程7个月，皮损逐渐增大。
2. 皮损特点　为肛门皮肤、黏膜交界处明显突出的淡红色核桃大结节状肿块。
3. 自觉症状　瘙痒，时有疼痛。
4. 组织病理　符合浆细胞性肉芽肿的改变。

治疗方法　确诊后转外科行手术治疗。手术于硬膜外麻醉下，常规消毒后沿肛周做弧形切口，距肿块1cm处沿浸润部切下肿物直达肛内黏膜固有层，沿其蒂部一同切下后间断逐层缝合。术后常规使用抗生素及创口清洁护理，10天后拆线痊愈。出院后随访半年，除局部仍感轻度瘙痒外，未见肿块复发。

易误诊原因分析及鉴别诊断　根据患者为中年女性，临床表现为肛周淡红色结节状肿块，最初考虑怀疑"尖锐湿疣"，然而患者否认不洁性生活病史，实验室各项检查均正常，最后经组织病理学检查明确诊断。浆细胞肉芽肿是由多克隆成熟浆细胞和淋巴样细胞组成的良性炎症性肿块。主要好发于内脏器官尤其是肺及胃肠道，但全身各处均可发生，发生于光滑皮肤者罕见。本病发病原因不明，多推测与慢性炎性刺激或免疫功能障碍有关，有报道本病与EB病毒感染及恶性肿瘤相关。本病例患者有明确的鼻咽癌病史，目前认为鼻咽癌的发生与EB病毒感染有关。本病较少见，根据临床表现很难明确诊断，因此我们应加强对本病的认识，如怀疑此病应注意免疫功能及鼻咽部的检查。本病需要与以下疾病鉴别：

1. 尖锐湿疣　为淡红色或污褐色赘生物，呈乳头状、鸡冠状或菜花状，醋酸白试验阳性。病理改变为表皮浅层或中层见灶状分布的空泡细胞巢。

2. 扁平湿疣　系二期梅毒，皮损呈扁平或分叶状的疣状损害，分泌物中有大量梅毒螺旋体，梅毒血清学反应强阳性。

3. 鳞状细胞癌　是一种起源于表皮的恶性肿瘤，很少发生于正常皮肤，通常在某些原发皮肤病如皮肤慢性溃疡、慢性皮炎、银屑病等基础上诱发，最早表现是浸润性斑块，以后可形成溃疡，或呈菜花状或疣状增生，基底部浸润，边界不清。组织病理可见不典型或异型鳞状细胞。

（万　屏　谢　璟　周　愔　王红兵　苏顺琴　何　黎）

病例 60　梭形细胞结节

临床照片

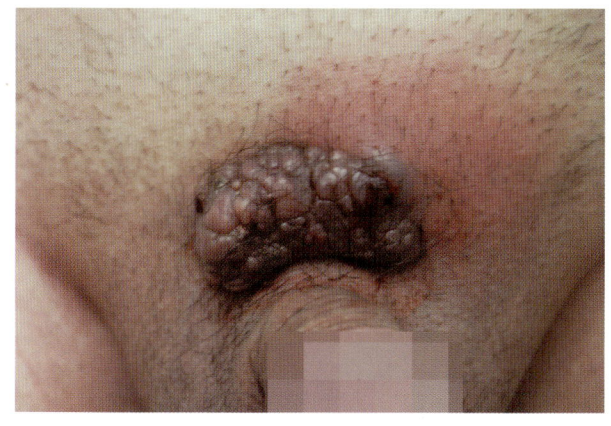

阴阜紫红色肿块

一般情况　患者　男，36岁，商人。

主诉　阴部整形术后阴阜部肿块3个月。

现病史　患者3个月前在外院行阴部整形手术后，伤口部位渐长出米粒大小丘疹，不伴痒痛，给予红霉素软膏外擦无效，2个月后皮损迅速扩大至核桃大小，衣服摩擦后有疼痛，皮损破溃后出血较为明显，又在外院给予不明药物以及冷冻治疗，效果差，于是前来我院就诊。

既往史　既往体健，有冶游史，家族中无遗传病史。

体格检查　生命体征平稳，系统检查无异常。

皮肤科检查　阴阜见核桃大小紫红色肿块，表面凹凸不平，由类似多个"小葡萄"状结节簇集而成，肿块边界清楚，左上方有轻度浸润，质地韧，压痛轻，未见毛细血管扩张，部分皮损破溃后结血痂，表面可见毛发生长。

实验室检查　TPPA+RPR 阴性，HIV 阴性，血尿常规正常，T淋巴细胞亚群正常。

思考

1. 您的初步诊断是什么？
2. 为明确诊断，您认为还需做什么关键检查？

提示　可能的诊断

1. Kaposi 肉瘤（Kaposi's sarcoma）？
2. 梭形细胞结节（spindle cell nodule）？
3. 梭形细胞血管内皮瘤（spindle cell hemangioendothelioma）？

关键的辅助检查

1. 组织病理　表皮增生，棘层增生肥厚，真皮内见大量增生的平滑肌细胞及毛细血管、小血管分布，其间有少量淋巴细胞散在浸润，细胞未见明显异型性。病理诊断：符合梭形细胞结节。

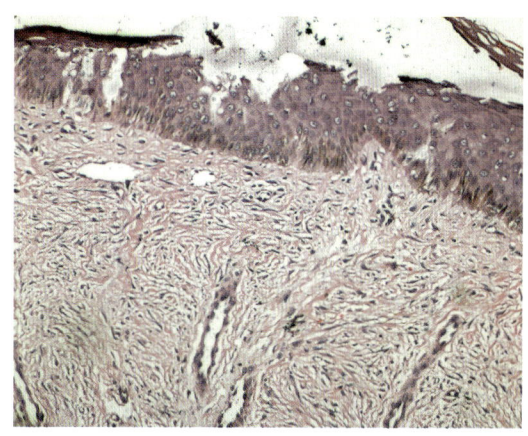

真皮内大量增生的平滑肌细胞及毛细血管、小血管，细胞未见明显异型性（HE ×100）

2. **免疫组化** vimentin（++），小血管内皮细胞 CD34（+）。

最终诊断 梭形细胞结节

诊断依据

1. 病史 有明确的手术外伤史。

2. 皮损部位 位于手术部位。

3. 皮损特点 表现为结节肿块，表面凹凸不平，由类似多个"小葡萄"状结节簇集而成，肿块边界清楚。

4. 组织病理及免疫组化 符合术后梭形细胞结节改变。

治疗方法 手术完全切除后，随访3个月未见复发。

易误诊原因分析及鉴别诊断 梭形细胞结节是一种临床上少见的疾病，主要表现为成纤维细胞性增生，多发于成年人，两性均可发生，多发于外伤后，通常发生于泌尿生殖道手术，如膀胱癌、前列腺癌、宫颈癌、子宫内膜癌或阴道癌术后不久（5周至3个月），病变分别位于膀胱、前列腺、宫颈、内膜、阴道和外阴，少数病例可发生于头皮、颊黏膜和上臂等处。组织病理上可见主要由增生的成纤维细胞和肌纤维母细胞组成的结节，有时可见核分裂象，间质内可见外渗的红细胞和多少不等的炎症细胞浸润。免疫组化标记显示梭形细胞主要表达 Vimentin，可表达 Actins。此类患者皮损表现主要为结节、肿块，如果病理上主要表现为梭形细胞增生的结节，结合病史便可以诊断。由于该病临床上非常少见，因而常易误诊，梭形细胞结节虽然是一种皮肤假性肿瘤，但其在临床及病理上均十分类似梭形细胞血管内皮瘤或卡波西肉瘤，早期确诊困难，但本病发展较鳞癌和基底细胞癌快，一般不发生破溃，是临床鉴别要点。

1. 梭形细胞血管内皮瘤 主要表现为单个实性结节或者四肢远端条带状排列的多发性结节。皮损组织病理表现为真皮或皮下结节状病变，由不规则扩张、管壁薄的海绵状血管腔隙和梭形细胞组成，细胞排列紊乱或交错成束状。还可见圆形空泡状组织细胞样内皮细胞及红细胞外渗或含铁血黄素沉着。

2. 卡波西肉瘤 又称为多发性特发性出血性肉瘤，皮损主要以紫红色、蓝色斑块和结节为主，多见于老年男性四肢末端，常伴淋巴水肿。病变可长期局限于皮肤，较少累及内脏和淋巴结。病理组织形态基本一致，以梭形细胞形成含有红细胞的裂隙为特征，病灶内混有淋巴细胞、浆细胞、含铁血黄素。

（杨 智 王红兵 何 黎）

病例61 蕈样肉芽肿（肿瘤期）

临床照片

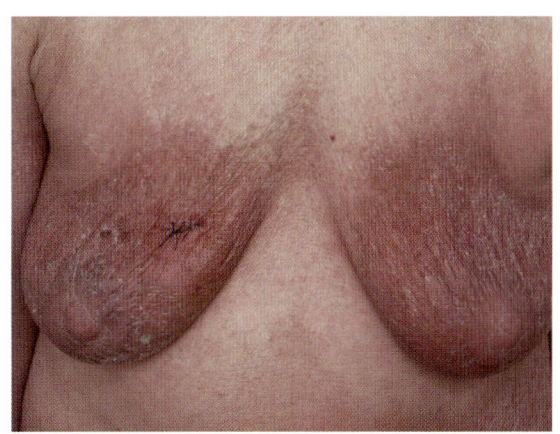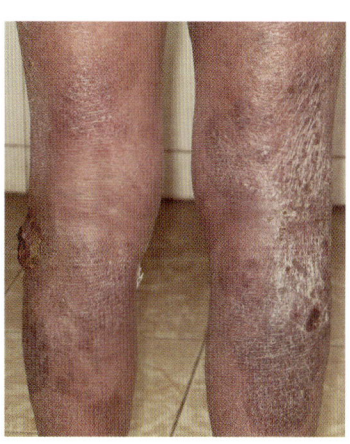

躯干大片红斑、浸润性斑块，干燥、脱屑；左小腿外上方不规则增生性暗红斑块，右侧大腿溃疡，表面疣状黑痂

一般情况 患者 女，59岁，农民，汉族。

主诉 躯干、四肢红斑、斑块、痒11年，溃疡半年。

现病史 该患者11年前开始无诱因躯干部出现红斑、斑块，瘙痒剧烈，不伴疼痛，有少许脱屑。曾在县医院治疗，给予外擦药物（具体不详），斑块渐消退。之后再次复发，在下肢、乳房周围均出现浸润性红斑、斑块，面积逐渐增大，形成片状增生性暗红色斑块，痒剧烈。间断外擦药物（具体不详），病情无明显缓解，且逐渐加重。2008年11月开始左小腿外侧及右侧大腿内侧皮疹出现溃疡、结痂，无明显疼痛，且逐渐扩大。自发病以来，该患者皮疹无季节性，无光敏感，体温正常，精神、饮食尚可，体重无明显变化，二便如常，睡眠正常。

既往史及家族史 既往健康，无药物及食物过敏史，家族中无类似病史。

体格检查 一般情况可，神志清，颌下、耳后、颈部、锁骨上、腋窝、腹股沟均可触及肿大淋巴结，最大直径约3cm，质地中等，无触痛，活动度好。心、肺听诊无异常，肝、脾未触及，双下肢无水肿。神经系统检查：未触及肿大的神经干，皮疹处冷、热、痛觉均正常。

皮肤科检查 躯干、四肢广泛红斑、浸润性斑块，干燥，上附少许脱屑，下肢多个部位可见不规则增生性暗红斑块，呈大片状。左小腿上方及右侧大腿内侧尚有直径约3cm大小溃疡，表面有疣状黑痂。

实验室检查 血、尿、便常规正常。胸片正常。心电图示窦性心律、V1V2病理性Q波。腹部B超示肝、胆、胰、脾、双肾、膀胱未见异常。双侧颈部、腋窝、腹股沟区均可探及大小不等的淋巴结，最大者位于腹股沟区约3.4cm×2.2cm×1.3cm。CT示双肺未见明显病灶、胸内甲状腺肿、纵隔内未见淋巴结肿大、双侧腋窝淋巴结肿大。血生化示白蛋白34.7g/L，球蛋白39.6g/L，甘油三酯2.37mmol/L，肾功能、电解质均正常。乙肝、丙肝抗原、抗体阴性，抗HIV抗体阴性。IgG 24.00g/L↑，余正常，补体正常。小腿溃疡处分泌物真菌检查阴性，细菌培养培养：肺炎克雷伯杆菌、表皮葡萄球菌。

思考

1. 您的初步诊断是什么？
2. 为明确诊断，您认为还需做什么关键检查？

提示 可能的诊断

1. 银屑病（psoriasis）？

2. 寻常狼疮（lupus vulgaris）？
3. 湿疹（eczema）？
4. 麻风病（leprosy）？
5. 蕈样肉芽肿（mycosis fungoides，MF）？

关键的辅助检查

1. 组织病理　三处切片（乳房、大腿内侧、小腿溃疡处）大致相同，均可见表皮浅表结痂，角化过度伴角化不全，真皮全层及以下可见大量淋巴细胞弥漫性浸润。可见浸润细胞核大、异型，核分裂象多见。真皮内结构破损，附属器消失。较多淋巴细胞侵入表皮，部分形成Pautrier微脓肿。真皮层尚可见部分组织细胞，个别嗜酸性粒细胞散在于淋巴细胞间。

2. 免疫组化　CD7（-）、CD8（-）、CD30（-）、CD68 40％细胞（+）、CD45RA 10％细胞（+）、CD5个别细胞（+）、CD3 5％细胞（+）、CD2 40％细胞（+）、CD4（+）、CD45Ro（+）。

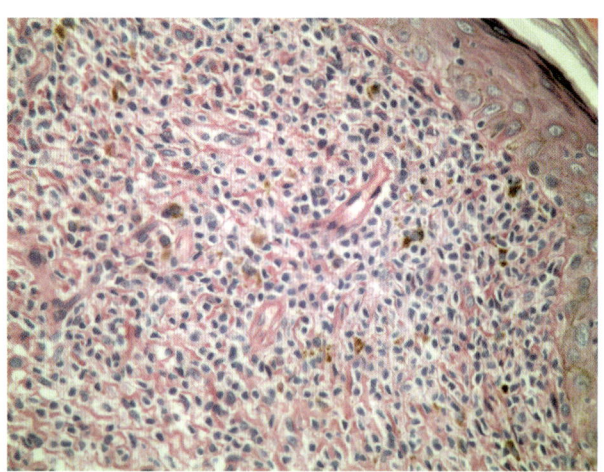
真皮内大量淋巴细胞弥漫性浸润，细胞核大、异型，核分裂象多见（HE×100）

3. 骨髓活检　骨髓增生明显活跃，巨核细胞可见，形态正常。红系增生活跃，中晚幼为主，粒系各阶段可见，成熟为主。散在淋巴细胞增多。

最终诊断　蕈样肉芽肿（肿瘤期）

诊断依据

1. 病程　老年女性，病程长达11年，皮疹不断增多，浸润逐渐加重，呈慢性进行性。
2. 皮损部位　躯干、四肢。
3. 皮损特点　暗红色斑，浸润性斑块，增生肥厚，色素异常，皮疹边缘不规则，形态不一致，分布无规律。
4. 自觉症状　有顽固性剧痒。
5. 组织病理　有明显的亲表皮现象，浸润细胞大、异型，核分裂象多见。
6. 免疫组化　CD2、CD4、CD45Ro阳性；CD7、CD8、CD30阴性。

治疗方法

1. 单独或联合应用UVA或UVB光疗和光化学治疗对于MF早期和进展期均有效。
2. 全身皮肤电子束照射适用于进展期和红皮病型MF。外用氮芥或卡莫司汀化学治疗对于早期MF疗效较好。
3. 对于进展期和红皮病型MF，低剂量化学药物如MTX、羟基脲、氟达拉滨和阿霉素等系统应用是比较安全有效的。
4. 单独或联合应用IFN、IL-2及细胞毒性融合毒素DBA3892的免疫治疗已经成功用于各期MF。
5. 对于各种常规治疗均无效的红皮病型MF，骨髓移植可能是一种有效的治疗途径。
6. 目前具有选择性更高和副作用更小的新型维A酸类药物、具有特异性细胞毒作用的T淋巴细胞，编码MF肿瘤抗原的DNA正用于MF的临床试验性治疗。总之，MF的治疗应根据不同的病情选择适宜的方法，并且需进一步改进，主要发展保护患者免疫功能的方法。

易误诊原因分析及鉴别诊断　蕈样肉芽肿是一种发生于皮肤的低度恶性T细胞淋巴瘤。根据临床上的特点与组织学的指征，早期诊断一般均需做活检。由于其早期皮肤损害无特异性，易误诊为其他皮肤病。该病有时需长期随访观察、多次皮损组织活检才能确诊。目前 MF 临床分期仍采用 TNMB（T 表示皮肤受累情况，N 表示淋巴结受累情况，M 表示内脏受累情况，B 表示血液系统受累情况）分类法，分为红斑期、斑块期、肿瘤期。红斑期皮损及组织病理均无特异性，往往难于做出诊断。临床上对拟诊其他慢性瘙痒性皮肤病但常规治疗无效者，应考虑本病。必要时可多次及多部位取材，并做连续切片观察，以早期做出诊断。在斑块期及肿瘤期，根据临床表现，结合组织病理表现可做出诊断。早期皮损形态多样，可以类似很多皮肤病，易与玫瑰糠疹、湿疹、银屑病等混淆。可结合临床和病理加以排除，必要时需要观察病程，不同时期多次取材，才能加以鉴别。本病需要与以下皮肤病鉴别：

1. 银屑病　好发青壮年，常发生在头皮和四肢伸侧，亦可全身发病，初起一般为粟粒大小红色炎性丘疹，之后逐渐扩大融合成为棕红色斑块，边界清楚，上附银白色鳞屑。本病可有不同程度的瘙痒。厚层银白色鳞屑、薄膜现象和点状出血是本病的临床特征，与 MF 不同。组织病理见角化过度伴角化不全、棘层肥厚、皮突延长、真皮浅层毛细血管扩张、周围炎性细胞浸润。

2. 寻常狼疮　本病破坏性较强，易破溃形成瘢痕，在瘢痕上可有新的结节发生，压之可见苹果酱状小点。组织病理变化有结核性肉芽肿，中央有干酪样变，神经并不受累。MF 无此表现。

3. 湿疹　病因复杂，多认为与变态反应有关，急性期以丘疱疹为主，有渗出倾向，慢性期以苔藓样变为主，皮疹多对称分布，易反复发作。瘙痒剧烈。临床表现与 MF 相似，但组织病理不同。湿疹急性期表现为表皮内海绵形成，真皮浅层毛细血管扩张，血管周围淋巴细胞浸润，少数为中性粒细胞；慢性期表现为角化过度与角化不全，棘层肥厚明显，真皮浅层毛细血管壁增厚，胶原纤维变粗。无淋巴细胞亲表皮现象，且细胞无异型性，可鉴别。

4. 麻风病　由麻风分枝杆菌引起的一种慢性传染病，主要侵犯皮肤和周围神经。皮疹呈多形性，无特异性，但皮损处常伴有感觉障碍。组织病理可有无浸润带、泡沫细胞肉芽肿、抗酸染色阳性等，可鉴别。

（郭　芸　姜福琼　何　伟　邓丹琪）

病例 62　汗孔角化症

临床照片

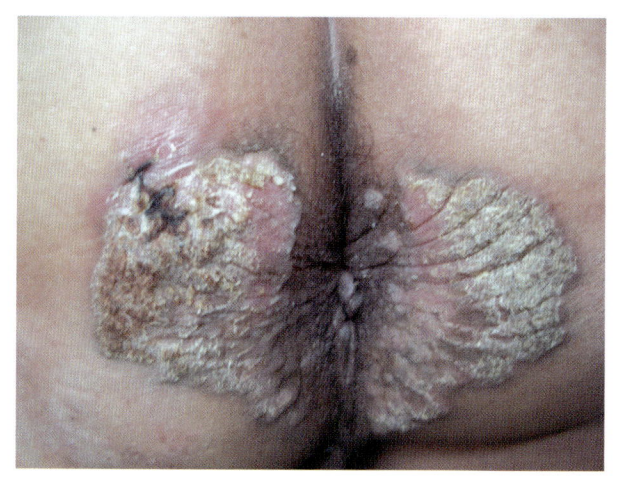

肛周及两侧臀部红褐色的疣状斑块

一般情况　患者　男，34 岁，工人。

主诉　肛门周围及臀部环状角化斑 18 年，加重伴痒 4 年。

现病史　16 岁时臀部陆续出现数个大小不等的棕褐色角化性丘疹，缓慢增加，部分融合成片，初发时无自觉症状，未引起重视，近 4 年来，皮疹增多明显，并向周围扩大，累及至两臀部，各形成约 5cm×4cm 大小的环状斑块状，自用"派瑞松"、"皮炎平"等激素药物治疗，效果不明显，瘙痒逐渐加重，患者自起病以来，无全身症状，饮食、睡眠、二便正常，精神尚可。

既往史及家族史　家族中无类似病史，患者叔叔、奶奶有肺结核病史，父母体健。

体格检查　生命体征平稳，一般情况良好，系统检查无异常。

皮肤科检查　肛周及两侧臀部可见椭圆形 5cm×4cm 大小红褐色的疣状增生性斑块，触之坚硬，表面粗糙，覆厚角质痂皮，刮去痂皮见增殖性红斑，无渗出，边缘轻度高起。

实验室检查 血、尿、大便常规正常，肝、肾功能检查正常。

思考

1. 您的初步诊断是什么？
2. 为明确诊断，您认为还需做什么关键检查？

提示 可能的诊断

1. 汗孔角化症（porokeratotic）？
2. 疣状皮肤结核（tuberculosis verrucosa cutis）？

关键的辅助检查

组织病理：表皮角化过度伴角化不全，棘层明显肥厚，部分区域表皮凹陷，凹陷内有鸡眼样板形成，下方表皮角质形成，细胞排列紊乱，伴核固缩及角化不良细胞形成。病理诊断：符合汗孔角化症。

最终诊断 汗孔角化症

诊断依据

1. 病史及病程 患者青春期发病，病程18年，皮损逐渐增多。
2. 皮损特点 初发皮损为角化丘疹，渐扩展成环状、红褐色的疣状增生性斑块，触之坚硬，表面粗糙，覆厚角质痂皮，刮去痂皮见增生性红斑，无渗出，边缘轻度高起。
3. 组织病理 符合汗孔角化症。

治疗方法 本病无特效药物，可用冷冻、CO_2激光及皮肤磨削术等物理疗法，对斑块不大的可采用外科手术切除。该病例给予阿维A 30mg/d，0.1%维A酸乳膏及0.05%卤米松乳膏外擦，随访2个月皮损好转50%。

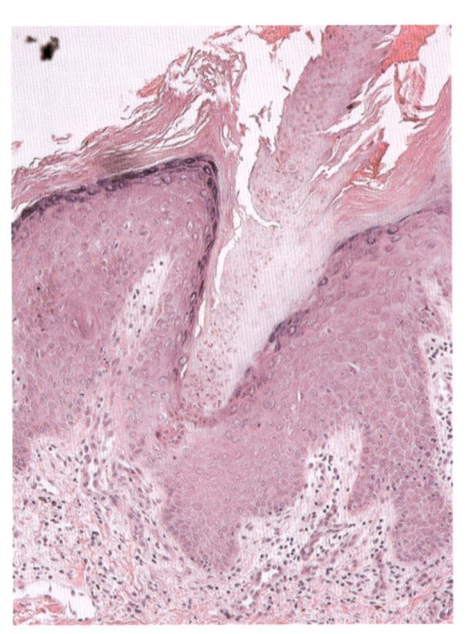

局灶性柱状角化不全（HE×100）

易误诊原因分析及鉴别诊断 汗孔角化症是一种较少见的遗传性慢性进行性角化性皮肤病，属常染色体显性遗传，但也有无遗传证据而散发于人群者。汗孔角化症临床分为五型，本例属于经典斑块型，发病率低，任何年龄均可发病，大多数于青春期发病。本病例特点是青春期发病，臀部椭圆形疣状增生斑块突起于皮肤表面，表面粗糙不平，结合典型组织病理——表皮角化过度伴角化不全，棘层明显肥厚，部分区域表皮凹陷，凹陷有鸡眼样板形成可诊断明确。

本病主要需与疣状皮肤结核鉴别。疣状皮肤结核多见于成人男性（70.8%），多系外伤感染所致。皮疹特点多为单个暗红色的丘疹或疣状结节，质硬，逐渐扩张成片状，呈乳头瘤样增殖，覆以粘着性痂或浅溃疡。损害中心可见光滑柔软的萎缩性瘢痕。好发于手、足、臀等暴露部位。组织病理示表皮疣状增殖、真皮结核样肉芽肿。

（张佩莲　李晓岚　樊应俊　邓丹琪）

病例 63　线状汗孔角化症

临床照片

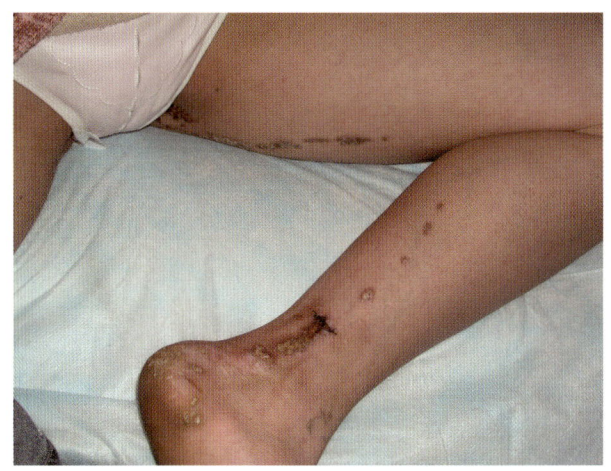

左下肢内侧条带状淡黄至浅棕黑色丘疹、斑块，表面粗糙

一般情况　患者　女，22 岁，务农。

主诉　左下肢带状分布丘疹、斑块 14 年。

现病史　患者 14 年前左足跟内侧、前左内踝、左大腿内侧无明显诱因出现呈带状分布的红色丘疹及斑块，偶感瘙痒，后皮损逐渐增厚、增多，颜色变深，呈浅棕红色，曾在当地医院 2 次激光治疗后好转，但之后又复发。患者自起病以来，饮食、睡眠、二便正常，精神好。

既往史及家族史　既往体健，家族中无类似病史。

体格检查　系统检查未见异常。

皮肤科检查　左下肢内侧从臀沟至足跟可见不连续呈条带状分布的淡黄至浅棕黑色丘疹、斑块，边界清楚，表面粗糙，触之坚硬，无压痛，左足四、五趾间有淡黄至灰白色疣状角化性丘疹，密集分布。

实验室检查　血、尿、大便及肝、肾功能检查均正常。

思考

1. 您的初步诊断是什么？
2. 为明确诊断，您认为还需做什么关键检查？

提示　可能的诊断

1. 线状表皮痣（linear epidermal nevus）？
2. 线状苔藓（lichen striatus）？
3. 线状扁平苔藓（lichen planus linearis）？
4. 线状汗孔角化症（linear porokeratosis）？

关键的辅助检查

组织病理：表皮角化过度伴柱状角化不全，角化不全柱下方的颗粒层消失，颗粒层及棘层肥厚，表皮突延长，真皮浅层密集淋巴细胞浸润。病理诊断：符合汗孔角化症。

最终诊断　线状汗孔角化症

诊断依据

1. 病史及病程　患者自幼发病，病程 14 年，自觉症状不明显。
2. 皮损特点　左下肢内侧从臀沟至足跟不连续条带状分布的淡黄至浅棕黑色丘疹、斑块，表面粗糙，触之坚硬。
3. 组织病理　符合汗孔角化症。

治疗方法　手术切除皮损。

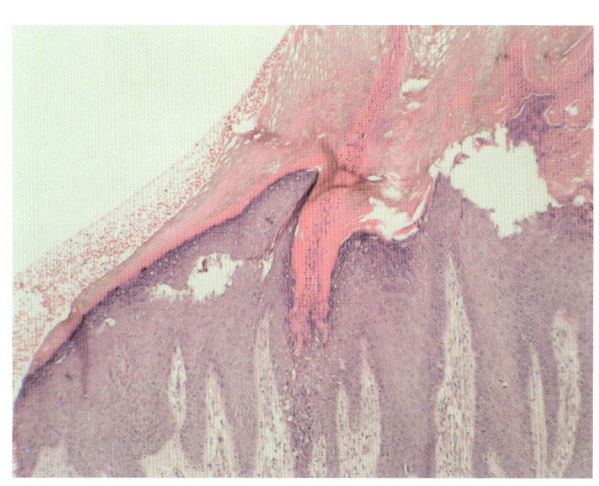

角化过度伴柱状角化不全，其下方的颗粒层消失（HE ×100）

易误诊原因分析及鉴别诊断　汗孔角化症多发生于青春期，皮损好发于四肢、面部、颈、肩及外阴，可累及单侧或双侧躯干、肢体，形态多样，可从角化性丘疹至巨大疣状斑块，也可向单一方向扩展成线状。单侧线状型汗孔角化症少见，皮疹与线状表皮痣非常类似，容易误诊，但仔细观察本例的皮疹可发现虽然下肢的大部分皮疹为角化性丘疹、斑块，呈线状排列，但左足四、五趾间和大腿、小腿的部分皮疹为环形角化性丘疹，即皮损的边缘呈堤状的角质性隆起，有典型的汗孔角化症的皮损特点，故对皮疹观察不仔细或对本病不熟悉是导致误诊的主要原因。本病需要与以下疾病鉴别：

1. 线状表皮痣　也可表现为单侧肢体的角化性线状丘疹，但一般不累及趾缝，也无边缘呈堤状角质隆起的皮疹，组织病理特点为表皮呈乳头状瘤样增生，角化过度，颗粒层、棘层肥厚，无柱状角化不全。

2. 线状苔藓　皮损由苔藓样淡红色或灰白色小丘疹组成，可有少许鳞屑，沿Blaschko线分布，上肢多于下肢，常在1年内自行消退。组织病理特点为表皮细胞水肿，真皮浅层血管周围密集淋巴细胞、组织细胞浸润，有不同程度的角化不全，但无柱状角化不全。

3. 线状扁平苔藓　常见于下肢，主要为紫红色扁平丘疹呈线状排列，可出现同形反应，组织病理特点同扁平苔藓，无角化不全。

（李彦希　陈　涛　熊　琳　王　琳）

病例64　硬化性黏液水肿

临床照片

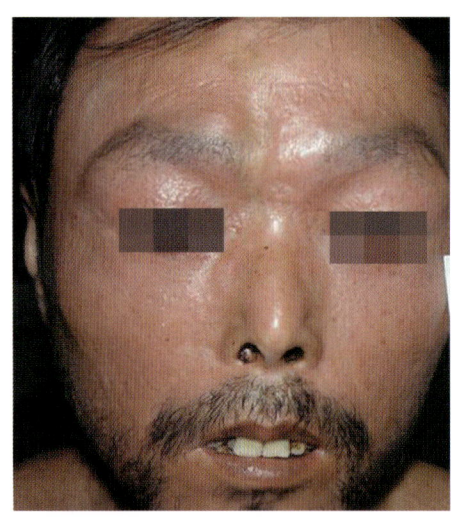

面部皮肤质硬，呈假面具脸，鼻尖呈鹰嘴状，双下眼睑外翻

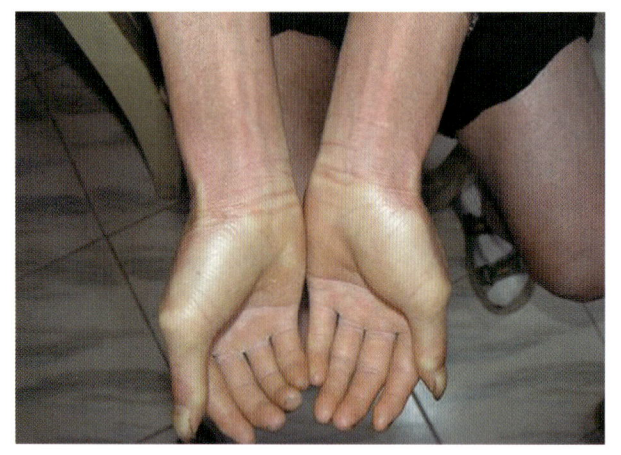

双手皮肤蜡样斑，坚实发亮，手呈鹰爪状

一般情况　患者　男，43岁。

主诉　全身皮肤发红、变硬8年。

现病史　8年前无明显诱因面部皮肤逐渐增厚、紧绷、变硬，眼睑增厚，下眼睑渐外翻，鼻变尖；躯干及四肢皮肤变厚，表面出现粟粒大皮色丘疹，渐增大、增多并融合成蜡样斑块，坚实发亮，触之质硬，各关节活动受限；双耳后、颈部、背部出现粟粒大小皮色丘疹，逐渐增多，密集分布成网状，间有色素沉着，无明显自觉症状。曾在当地医院给予激素类软膏治疗（具体药物不详）效果不佳，关节活动受限进一步加重。患者自起病以来，饮食、睡眠、二便正常，精神好。

既往史及家族史　各系统检查无异常，全身浅表淋巴结未触及。

体格检查 T 36.8℃，P 88次/分，R 22次/分，BP 110/80mmHg。系统检查无异常。

皮肤科检查 面部皮肤质硬，呈假面具脸，鼻尖呈鹰嘴状，双下眼睑外翻，闭合不能。耳廓变小，质硬，耳后有发硬的斑块。躯干弥漫性暗红色，捏之增厚。四肢皮肤有蜡样斑，坚实发亮，触之质硬，双手关节活动受限，手呈鹰爪状。余无异常。

实验室检查 血及尿常规、肝功能、肾功能、血糖、血脂、甲状腺功能均正常。B超示：肝、脾、肾均无异常。血清蛋白电泳示白蛋白57.8%，低于正常（58.6%～78%），α_2球蛋白10.2%，高于正常（4.5%～8.7%）。免疫球蛋白检测出现IgG异常蛋白。

思考

1. 您的初步诊断是什么？
2. 为明确诊断，您认为还需做什么特殊检查？

提示 可能的诊断

1. 系统性硬皮病（systemic scleroderma）？
2. 成人硬肿症（scleredema adultorum）？
3. 硬化性黏液水肿（scleromyxedema）？

关键辅助检查

组织病理：HE染色示真皮内成纤维细胞数目增加，弹性纤维排列不规则，真皮浅层胶原纤维排列稀疏，纤维间存在较大空隙；阿新蓝染色示真皮上半部大片蓝染，提示有大量黏蛋白沉积。

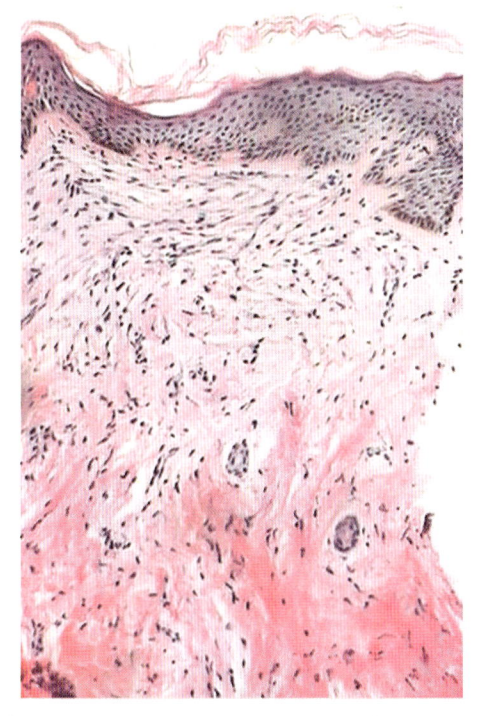

真皮内成纤维细胞数目增加，真皮浅层胶原纤维排列稀疏，纤维间存在较大空隙（HE×40）

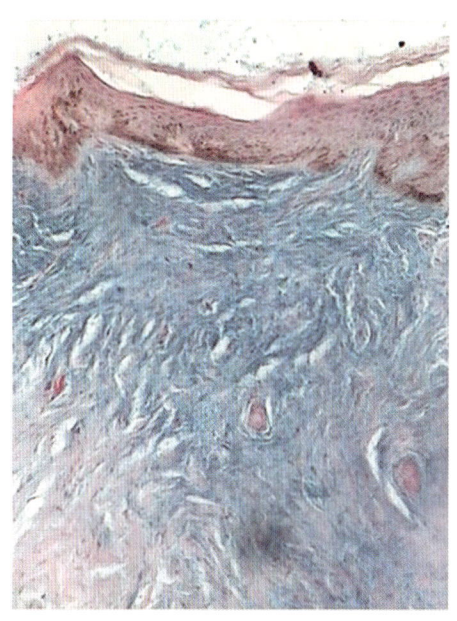

真皮上半部大片蓝染，提示有大量黏蛋白沉积（阿新蓝染色×40）

最终诊断 硬化性黏液水肿

诊断依据

1. 性别、年龄 男性成人。
2. 皮损特点 全身皮肤发硬，面具脸。

3. 病程 8年。
4. 组织病理 胶原纤维增加，真皮浅层胶原纤维排列稀疏，阿新兰染色阳性。

治疗方法 给予阿维 A 口服，10mg，每日 2 次，甲泼尼龙，8mg，2 次/日。8 周后，皮肤暗红色显著减退，眼睑闭合能力明显改善，关节活动受限除手部显著减轻。目前还在随访中。

易误诊原因分析及鉴别诊断 硬化性黏液水肿有两种原发性皮损：簇集的丘疹和弥散性斑块，可以融合或独立发生，常对称分布，好发于面、颈、躯干上部、前臂和手，小丘疹可排列成串珠状。组织学改变主要在真皮网状层上部。早期损害黏蛋白周围有显著的星状或纺锤状的成纤维细胞增生，黏蛋白沉积，将胶原束分裂成单一胶原纤维。血管周围有非特异性炎性细胞浸润。需要与以下疾病鉴别：

1. 系统性硬皮病 硬皮病皮损为皮损处皮肤发硬，不能推动，且无丘疹出现，组织学改变显示胶原纤维增生肿胀，玻璃样变性。

2. 成人硬肿症 女性多于男性，发病前常有感染史，以成人皮肤深层、筋膜和肌肉的木质样变为特点。自颈部开始发病，有假面具脸，手足很少受累。表皮稍萎缩，真皮增厚，真皮胶原纤维束排列规则，间隙增宽，阿新蓝染色阳性。

（刘　艳　雷小兵　王俊民　李伯埙　彭振辉　肖生祥）

病例 65　亚急性结节性游走性脂膜炎

临床照片

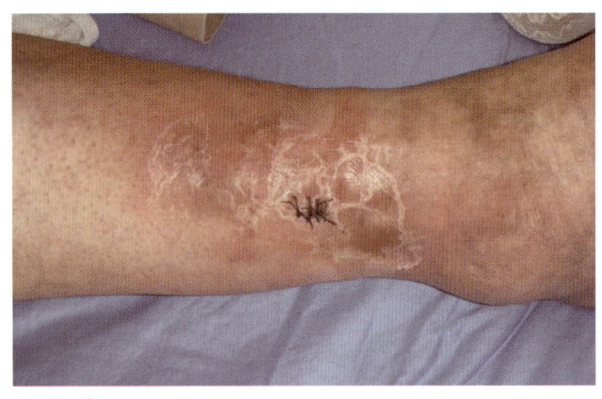

右胫前下段斑块，边界不清，边缘红肿明显且略隆起，中央颜色略淡，稍凹陷

一般情况 患者 男，58 岁，教师。

主诉 反复右胫前红斑 10 年，再发加重 1 周。

现病史 患者 10 年前从电梯跌落后，右下肢行股骨骨折手术。1 个月后，右胫前下段开始出现结节，考虑为外伤后血液循环不良所致，经消炎、活血化瘀及理疗治疗后好转。但此后病情反复发生，且逐渐加深、扩大为斑块，一直在外科治疗。近 1 周无诱因再次发作，偶有疼痛，无发热、关节痛，在外科给予消炎治疗无效。2007 年 6 月 22 日在外院皮肤科就诊，诊断为结节性红斑，给予处理（具体不详）后效果不佳。

体格检查 一般情况好，系统检查无异常。

皮肤科检查 右胫前下段一直径约 12cm×8cm 斑块，边界不清，轻压痛，表面少许鳞屑，皮损愈近边缘红肿愈明显且略隆起，中央颜色略淡，稍凹陷。

思考

1. 您的初步诊断是什么？
2. 为明确诊断，您认为还需做什么特殊检查？

提示 可能的诊断

1. 结节性脂膜炎（nodular panniculitis）？
2. 组织细胞吞噬性脂膜炎（cytophagic histiocytic panniculitis）？
3. 亚急性结节性游走性脂膜炎（subacute nodular migratory panniculitis）？

关键的辅助检查

组织病理：表皮基底层色素增加，真皮深层及皮下脂肪间隔为主大量淋巴细胞、组织细胞浸润，部分中性粒细胞浸润，可见少许核尘。病理诊断：符合脂膜炎。

最终诊断　亚急性结节性游走性脂膜炎

诊断依据

1. 病程　10年，病情迁延，反复发作。
2. 皮损特点　右胫前下段斑块，轻压痛，边缘红肿明显且略隆起，中央色略淡、稍凹陷。
3. 组织病理　符合脂膜炎。

治疗方法　采用氨苯砜片50mg，每日两次口服治疗，皮疹颜色变淡，疼痛减轻。

易误诊原因分析及鉴别诊断　亚急性结节性游走性脂膜炎多见于老年女性，表现为皮下结节，无明显疼痛，并相互融合形成斑块。好发于小腿伸侧，无全身症状。病理为脂肪间隔炎症。本例患者发疹前有过外伤，故考虑外伤可能为其病因。其病变始为结节，后形成斑块，皮损形态易与其他皮下脂膜炎相混淆，但其无发热等全身症状，亦无明显疼痛和压痛；组织病理为皮下脂肪间隔为主的炎症。由此据临床表现及组织病理可作出诊断。另外也有学者认为，由于亚急性结节性游走性脂膜炎组织病理表现与结节性红斑相似，故本病即为结节性红斑的一个异型，此观点有待考证。本病需与以下疾病相鉴别。

1. 组织细胞吞噬性脂膜炎　本病好发于青年女性，皮下结节成批发作，结节疼痛显著，伴有发热等全身症状，病变主要为吞噬性脂膜炎，本病少见。全身各处有结节，有触痛，反复发热，伴有肝、脾、淋巴结肿大。病理变化为皮下脂肪小叶的脂膜炎，有灶性脂肪小叶坏死，有红细胞外溢，可见"豆袋状细胞"。

2. 结节性脂膜炎　发生在脂肪小叶，初期为炎症，后期出现纤维化。

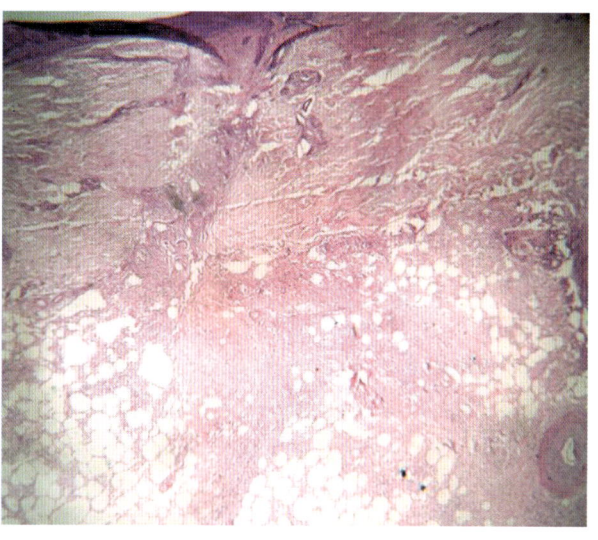

真皮深层及皮下脂肪间隔为主大量淋巴细胞、组织细胞浸润（HE×40）

（曹　兰　付香莲　李贤光）

病例66　马尔尼菲青霉病

临床照片

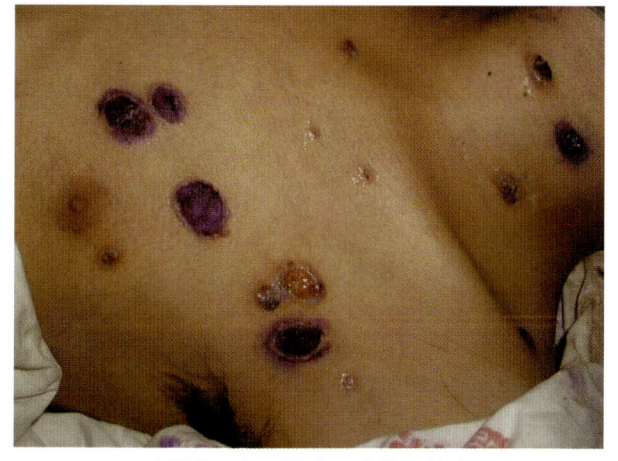

头面部、躯干脓疱、糜烂、结痂

一般情况　患者　男，21岁，农民。

主诉　全身溃疡性皮疹2个月，伴腹痛及黑便1月。

现病史　2个月前患者无明显诱因面部出现红色皮疹，轻度瘙痒，未处理。新皮疹不断增多并累及胸背及四肢，部分皮疹逐渐溃烂且不易愈合。发病后，患者无明显诱因出现无规律性腹痛，伴乏力、腹胀和食欲减退。在当地县医院就诊时B超提示有少量腹水。1个月前因发热在外院住院治疗期间，行颈部淋巴结活检并考虑"结核"，遂予抗结核治疗，因腹痛症状无好转，皮疹继续增多且加重，并出现黑便，以腹痛伴黑便收住我院消化科。

既往史及个人史 患者自幼体弱，5岁时在当地曾诊断为"淋巴结核"，但未行正规治疗。

体格检查 一般情况差，抬入病房，心、肺检查正常，腹软，无压痛、反跳痛，肝、脾肋下未及，移动性浊音阴性。

皮肤科检查 面、颈、躯干和四肢散在大小不等红褐色丘疹、结节、溃疡。多数溃疡上有厚痂，去痂露出红色较深溃疡面，并有少许脓性分泌物。

实验室检查 血常规：贫血；血生化：低蛋白血症；ECG及胸片：正常；肝、胆、胰、脾B超未见明显异常，有少量腹水。

免疫学检查 总T细胞58%（正常值59.4%~84%）；Th细胞22%（正常值28.5%~60%）；Th/Ts 0.61（正常值0.90）；IgG 23.4g/L（正常值8~15 g/L）；CRP 21.7（正常值<10mg/L）；抗HIV抗体（－）。

肠镜检查 结肠及直肠有大量炎性肉芽肿性损害。提示：炎性肉芽肿性损害。

组织病理 显示肉芽肿性病变，有寄生虫样结构，结合临床考虑肠道寄生虫感染可能。

思考

1. 您的初步诊断是什么？
2. 为明确诊断，您认为还需做什么特殊检查？

提示 可能的诊断

1. 结核病（tuberculosis）？
2. 真菌感染（fungi infection）？
3. 寄生虫病（parasite infection）？
4. 病毒感染（virus infection）？
5. 肿瘤（tumor）？

关键辅助检查

1. PPD检查 （＋）。
2. 组织病理 真皮全层散在炎性细胞浸润，以浆细胞及淋巴样细胞为主，有较多异物巨细胞。
3. 皮损PAS染色 真皮浅层局灶性坏死，内有较多酵母样、腊肠样菌体，菌体内有隔，部分菌体集簇于组织细胞内。
4. 肠道病理复查 所谓的寄生虫样结构与皮肤中发现的菌体完全一致，但数量更多。

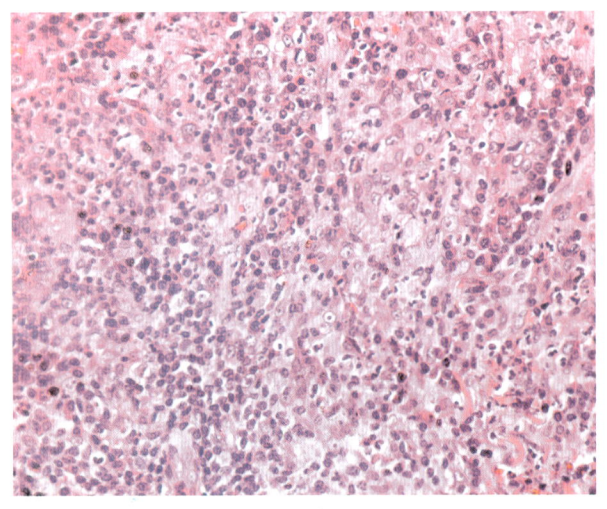

真皮炎性细胞浸润，以浆细胞及淋巴样细胞为主，有较多异物巨细胞（HE×200）

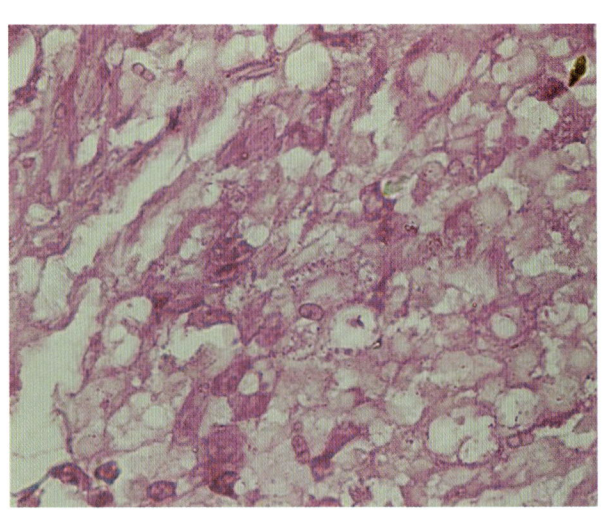

真皮内见酵母样、腊肠样菌体，菌体内有隔，组织细胞内有菌体簇集（PAS染色×400）

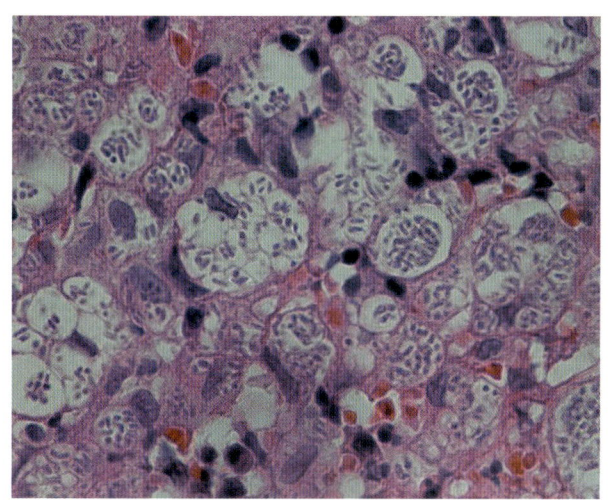

肠道组织内寄生虫样结构（HE×400）

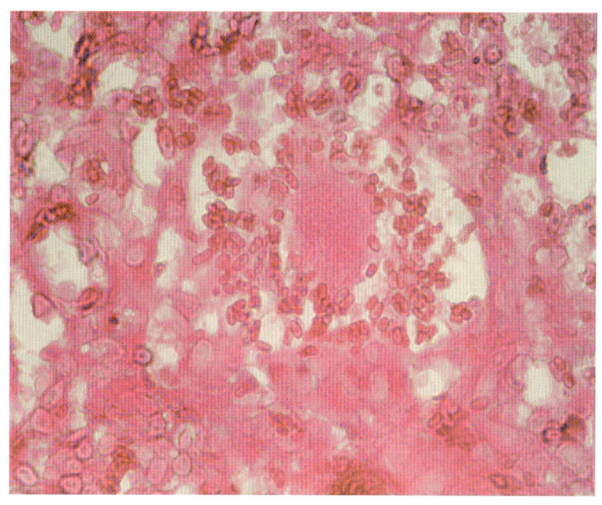

肠道组织内大量酵母样、腊肠样菌体，菌体内有隔（HE×400）

真菌学检查：多处皮损脓液镜检发现酵母样菌体。培养：25℃沙堡培养基上菌落为灰白色膜样、绒毛状，呈青霉相，一周左右培养基内出现淡红色，并逐渐加深呈玫瑰红色。培养物显微结构观察：典型的帚状枝，为二轮生或单轮生。37℃下培养物生长缓慢，呈酵母相，为灰色膜样，无红色色素生成。

最终诊断 马尔尼菲青霉病（penicilliosis Marneffei）

诊断依据

1. 年龄、性别　男性，21岁。

2. 皮损部位　面、颈、躯干和四肢。

3. 皮损特点　散在红褐色丘疹、结节、溃疡。

4. 组织病理　真皮全层散在炎性细胞浸润，以浆细胞及淋巴样细胞为主，有较多异物巨细胞。肠道组织病理所见的所谓寄生虫样结构与皮肤中发现的菌体完全一致，但数量更多。

5. 皮损PAS染色　阳性。

6. 真菌学检查　多处皮损脓液镜检发现酵母样菌体。培养：25℃沙堡培养基上菌落为灰白色膜样、绒毛状，呈青霉相，一周左右培养基内出现淡红色，并逐渐加深呈玫瑰红色。37℃下培养物生长缓慢，呈酵母相，为灰色膜样，无红色色素生成。培养物显微结构观察有典型的帚状枝，为二轮生或单轮生。

治疗方法　入院之初，因患者一般情况差，便血明显，予对症及支持疗法，病情渐加重。一周后明确马尔尼菲青霉病诊断，即给予伊曲康唑胶囊0.2g/d，服用10天病情无明显改善，终因消化道出血严重，发生失血性休克而死亡。

易误诊原因分析及鉴别诊断　马尔尼菲青霉病在国内主要好发于广西，其他省市则为偶发或散发。绝大部分医生对其知之甚少，加上真菌检查等条件的限制，估计临床漏诊、误诊不少。本例开始我们也曾误诊，但在较短的时间内很快明确了诊断。该患者在临床上主要表现为消化道症状（腹痛和便血）、发热及溃疡性皮疹。因消化道症状突出而首先就诊于消化内科，内科从消化道症状出发进行了相关的检查，但没能明确诊断。肠镜检查的结果对诊断影响较大，特别是病理检查结果。一般情况下，医生诊断多数是基于已有的知识和经验，这也是符合优先考虑常见病的原则的。根据病史及临床表现，考虑结核病、肠道寄生虫病及肿瘤都是需要的，但综合考虑很容易排除这些疾病。我科医生第一次会诊时，就误诊为脓疱疮，第二次会诊时也没有明确诊断。对于一个从未见过的疾病来说，这并不奇怪，关键是在疗效不佳的情况下如何处理后续的问题。当我们注意到皮损是以溃疡为主时，就考虑到有真菌感染的可能，而组织病理，特别是PAS染色则明确提示有真菌感染，一下就把诊断限定在真菌病，这是非常关键的。尽管一开始我们对本病的组织学表现不熟悉，但很快可以通过"对照图谱"的简单方法明确诊断。从这个病例我们的体会是：病在医师不认识少见的时候就把它当作常见病处理了；组织病理及特殊染色对于真菌病诊断意义重大。

（王　英　顾　军）

病例67　脓肿型皮肤隐球菌感染

临床照片

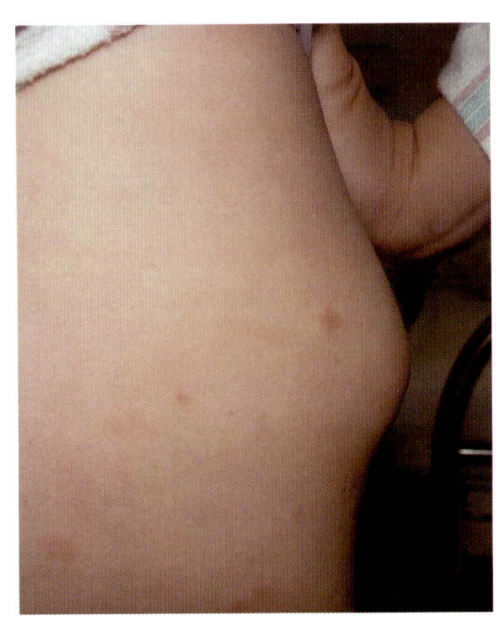

右腰部隆起包块，质地软

一般情况　患者　女，23岁。

主诉　左锁骨部瘢痕、糜烂2个月，伴右腰部痛性肿块1个月。

现病史　4个月前患者左锁骨部在无外伤的情况下出现一渐增大之肿块，局部红肿、疼痛，触之有波动感，无发热及全身不适。在当地医院穿刺涂片为多量脓细胞，给予抗感染及对症治疗无效，原病灶附近又出现一类似损害。MRI提示左锁骨骨质破坏，考虑为感染性肉芽肿可能。2个月后在外院予脓肿切开引流及活检，病理提示炎性坏死组织及增生肉芽组织。术后常规抗感染治疗，切口持续不愈，遂在外院予左锁骨病灶清除加活检术，病理提示有大量组织细胞和淋巴细胞浸润，另有较多异物巨细胞。术后切口仍不愈合，并于局部形成一溃疡面。1个月前右腰部也出现一痛性肿块，并伴左膝关节红肿、疼痛。

既往史　平素体健。已婚并育1子，否认婚外性生活史，否认输血及吸毒史。否认与艾滋病患者接触史。

体格检查　T 36.7℃，P 80次/分，R 20次/分，BP 114/82mmHg。系统检查未见明显异常。

皮肤科检查　左锁骨部见一约17cm长的手术瘢痕，锁骨头部和尾部各有一约2.5cm×5cm溃疡面，基底大量脓性分泌物；右腰部见一4cm×5cm大小隆起包块，质软，压痛明显；左膝关节外下方见一5cm×5cm大小红色肿块，质软，有压痛，活动受限。

实验室检查　血常规：WBC $7.3×10^9$/L，RBC $3.05×10^{12}$/L，Hb 76g/L；骨髓穿刺检查：组织细胞轻度增多，提示继发性贫血。尿及粪常规正常，肝、肾功能检查均未见明显正常。

思考

1. 您的初步诊断是什么？
2. 为明确诊断，您认为还需做什么特殊检查？

提示　可能的诊断

1. 深部真菌感染（deep fungal infection）？
2. 瘰疬性皮肤结核（scrofuloderma）？
3. 皮肤肿瘤（cutaneous tumor）？

关键的辅助检查

1. 组织病理（HE染色）　皮损中可见密集混合性炎细胞浸润，异物巨细胞多见，胞浆内有大量真菌孢子样结构。PAS染色：组织中含大量散在和成团的孢子，异物巨细胞内的孢子样结构PAS染色阳性。病理诊断：皮肤隐球菌感染。

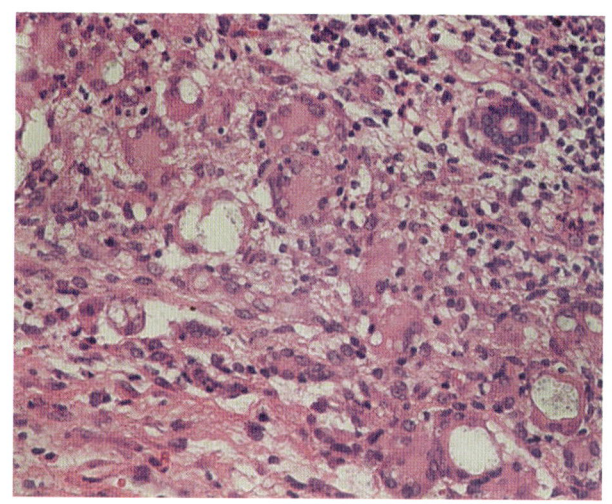

多数异物巨细胞，胞浆内大量真菌孢子样结构（HE×200）

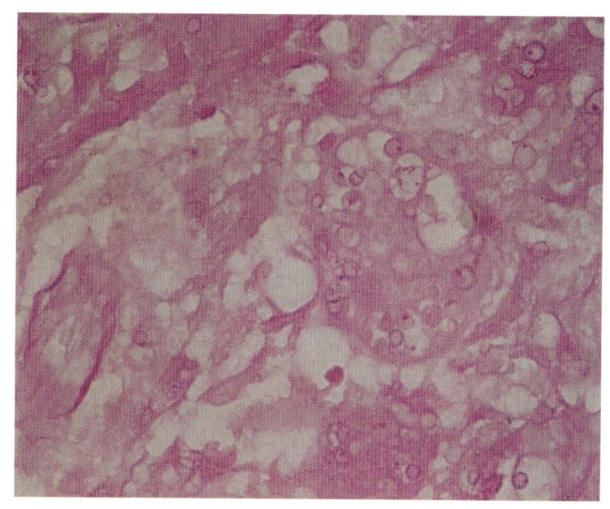

异物巨细胞内孢子样结构（PAS染色×400）

2. **真菌检查** 左锁骨部、右腰部及左膝部脓液真菌镜检：墨汁染色示带有荚膜的圆形孢子；真菌培养（咖啡酸培养基）为新生隐球菌，乳胶凝集试验强阳性，滴度为1∶1024。

3. **流式细胞仪淋巴细胞亚群检查** 共3次：①CD3阳性细胞（总T细胞）为46（正常59.4～84.6），CD4阳性细胞比率为15（占总T细胞百分比为33%），CD8为34（占总T细胞百分比为74%），CD4/CD8为0.44；②CD3为59，CD4数量在下降，数值为15（占总T细胞百分比为25%），CD8数量为42（占总T细胞百分比为71%），CD4/CD8的比值在降低，为0.36；③CD3为52，CD4数量又在进一步下降，数值为9（占总T细胞百分比为17%），CD8为36，CD4/CD8的比值进一步降低，为0.25。

4. **抗HIV抗体检查** 两次均阴性。

最终诊断 脓肿型皮肤隐球菌感染（abscess cutaneous cryptococcosis）

诊断依据

1. **患者一般情况及病程** 女性，23岁，急性起病，进行性进展。
2. **皮损部位、特点** 左锁骨部红肿及溃疡首发，之后右腰及左膝部也出现类似痛性肿块。
3. **组织病理** 皮肤组织中可见密集混合炎细胞浸润，异物巨细胞多见，胞浆内有大量真菌孢子样结构。组织切片PAS染色见真菌孢子样结构阳性。
4. **左锁骨部、右腰部及左膝部脓液真菌检查** 镜检墨汁染色均有带有荚膜的圆形孢子；培养（咖啡酸培养基）均为新生隐球菌；乳胶凝集试验强阳性。

最终诊断 特发性$CD4^+$T淋巴细胞减少症伴播散性皮肤隐球菌病

治疗方法 除对症及支持疗法外，主要给予两性霉素B 50mg/d静脉滴注及局部换药。治疗2周后分泌物真菌培养转为阴性，继续应用两性霉素B 1个月（总量为1.5g）并给予氟康唑胶囊（200mg/d）口服巩固治疗，左锁骨、右腰及左膝伤口3周后愈合。

易误诊原因分析及鉴别诊断 本例患者的主要表现是疼痛性肿块，破溃后形成溃疡，以溃疡为线索进行诊断和鉴别诊断，真菌病的诊断不难。患者之所以在外院误诊3个月的主要原因是未进行真菌学检查。诊断作为一个过程，开始组织学提示为真菌，PAS染色也明确是真菌，但我们并未在第一时间诊断隐球菌感染，而是想到了绿藻病等其他真菌病。因为所见的隐球菌形态与通常所见的不完全一样，但乳胶凝集试验强阳性结合镜检所见，确诊脓肿型皮肤隐球菌感染并无不适。我们知道，国外的隐球菌病患者，特别是隐球菌性脑膜炎患者多数并发于艾滋病，国内尽管多数不是这样，但近年伴发于艾滋病的比例逐渐升高。基于这样的前提我们对患者进行了艾滋病的相关检查。结果是T细胞亚群出现了明显异常，而抗HIV抗体则两次阴性，特别是T细胞亚群连续检测所获得结果的意义我们并不清楚，最后通过文献检索我们获得了正确的最终诊断。从这个病例我们得到的体会是：对患者出现的"非常规表现"不要轻易放过，认真细致的检查可能会有更大的收获。文献对特发性 $CD4^+$ T 淋巴细胞减少症已有很好的描述，只是因为本病罕见而被忽略。

本病在临床上应与其他特异性感染相鉴别，包括其他真菌病、皮肤结核、非典型分枝杆菌感染等，其他可能出现皮肤溃疡的疾病也都应鉴别。

（王 英 顾 军）

病例 68 扁平苔藓样慢性移植物抗宿主病

临床照片

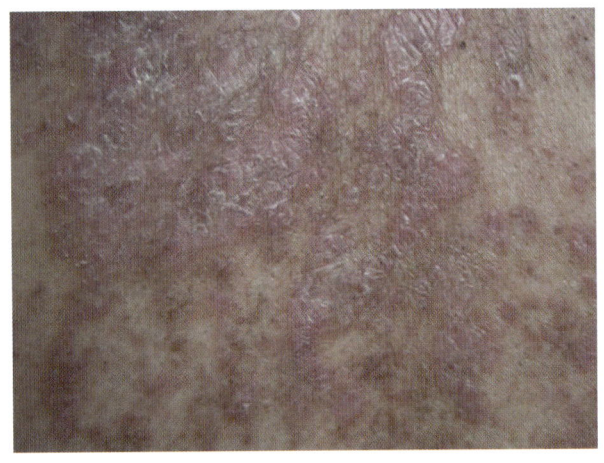

背、臀部红色丘疹、斑块，上有鳞屑

一般情况 患者 男，50岁，工人。

主诉 确诊慢性粒细胞性白血病 16 个月，异基因外周造血干细胞移植术后 1 年，全身红色皮疹伴口唇糜烂 1 个月。

现病史 患者 1 年前体检时发现外周血白细胞 $156 \times 10^9/L$，脾大，骨髓象提示为慢性粒细胞性白血病，经羟基脲 2g/d 治疗后血象基本正常。一年前在我院行异基因外周造血干细胞移植术，移植过程顺利。术后第 30 天骨穿提示：三系增生活跃；第 36 天时，发生急性移植物抗宿主病，表现为腹泻，以黄色稀水样便为主，呈进行性加重，并出现少尿、无尿、肌酐和尿素升高等急性肾衰竭表现，无黄疸和皮疹出现，经骁悉、血透等治疗，症状消退后出院。近 1 年来，患者曾因"间质性肺炎、臀部和会阴部带状疱疹"等多次住院治疗。1 个月前，家人发现患者面部颜色变暗，口腔黏膜糜烂，并于躯干、四肢相继出现具有轻度瘙痒的红色皮疹。发皮疹至今无咳嗽，饮食、睡眠及二便正常，精神尚可。

既往史及家族史 家族中无类似病史。

体格检查 T 36.8℃，P 82 次/分，R 20 次/分，BP 138/66mmHg。浅表淋巴结不大。

皮肤科检查 面部黑褐色色素沉着，以眶周为重，口唇糜烂，颊黏膜未见受累。颈、肘、背、腹及臀部散在分布红色、紫红色扁平丘疹、斑块、鳞屑。

实验室检查 血、尿及粪常规基本正常，肝、肾功能未见异常。

思考

1. 您的初步诊断是什么？
2. 为明确诊断，您认为还需做什么关键检查？

提示 可能的诊断

1. 药物疹（drug eruption）？
2. 银屑病（psoriasis）？
3. 毛发红糠疹（pityriasis rubra pilaris）？
4. 扁平苔藓样慢性移植物抗宿主病（lichen planus-like chronic GVHD）？

关键的辅助检查

组织病理：表皮角化过度，棘层肥厚，真皮浅层带状淋巴细胞浸润。基底细胞液化变性，部分角质形成细胞有嗜酸性变，核固缩，似胶样小体（即"木乃伊"细胞），周围有卫星状分布的淋巴细胞。病理诊断：符合扁平苔藓样慢性移植物抗宿主病。

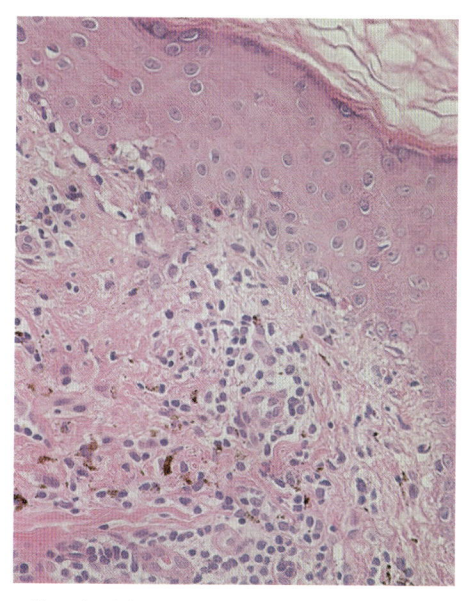

棘层个别角质形成细胞坏死，真皮浅层带状淋巴细胞浸润（HE×200）

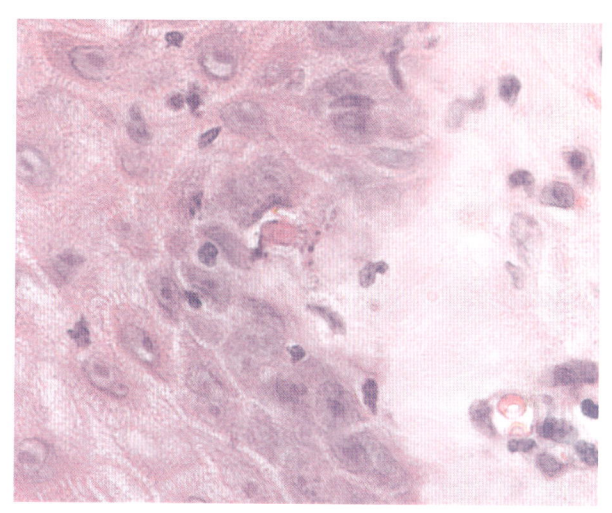

个别角质形成细胞有嗜酸性变，核固缩，周围有卫星状分布的淋巴细胞（HE×400）

最终诊断 扁平苔藓样慢性移植物抗宿主病

诊断依据

1. 病史及病程 患者有明确诊断的慢性粒细胞性白血病病史，异基因外周造血干细胞移植术后1年，出现全身红色皮疹伴口唇糜烂1个月，临床表现呈扁平苔藓样损害。

2. 皮损特点 面部黑褐色色素沉着，以眶周为重，口唇糜烂，颊黏膜未见受累。颈、肘、背、腹及臀部散在红色、紫红色扁平丘疹、斑块，上有鳞屑。

3. 组织病理 符合移植物抗宿主病（graft-versus-host disease，GVHD）组织病理改变。

治疗方法 经环孢素A、骁悉等治疗后，皮损有改善，目前仍在随访中。

易误诊原因分析及鉴别诊断 GVHD是一种特异的免疫现象，它是由于移植物中的免疫活性细胞与免疫受抑的、具有组织不相容性抗原的受体组织之间的反应引起的，可分为急性和慢性，前者发生在移植后100天内，可表现为发热、食欲不振、腹痛、腹泻和肝损害等。慢性GVHD多发生在移植后数月到1年，皮疹表现多样化，可呈扁平苔藓样、硬皮病样及皮肤异色病样损害。扁平苔藓样损害可表现为少量的紫色丘疹，也可为苔藓样红皮病的表现。

随着移植患者的增多，其相关的皮肤病也越来越引起重视。这些患者免疫功能受损，容易受到细菌、病毒、真菌的感染，另外由于用药比较复杂，皮疹的分析相对比较困难。当移植后数月到1年患者出现异常皮疹，应详细采集病史，必要时行组织病理学检查及相关病原学检查，本病还需要与其他红斑、鳞屑性疾病鉴别。

1. 药物疹 一些药物疹临床可呈扁平苔藓样表现，患者往往有可疑用药史，经过一定的潜伏期，病理改变可表现为角质层灶性角化不全，颗粒层变薄或消失，界面空泡变性，真皮有呈带状的致密淋巴细胞、组织细胞等炎性细胞浸润。

2. 银屑病 患者病史往往较长，表现为头皮、背、肘和胫前红色丘疹、斑块，本病损害有丰富的鳞屑、薄膜现象和点状出血等特征。

3. 毛发红糠疹 其特征为小的毛囊角化性丘疹和播散性鳞屑性斑片，损害好发躯干、四肢的伸侧和臀部等，手指的第一和第二指关节背面毛囊性角化丘疹为本病特有症状之一，有时相邻的角化性丘疹互相融合形成棕红色的斑块，常对称发生在肘及膝部的伸侧，绝大部分患者有掌跖角化过度。

（毕新岭 顾 军）

病例 69 原发性系统性淀粉样变病

临床照片

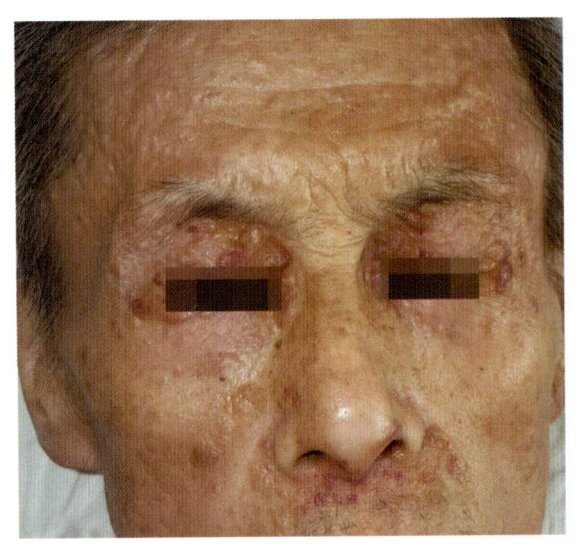

面部蜡样光泽的黄色及红色出血性扁平丘疹

一般情况 患者 男，58岁，农民。

主诉 全身皮疹10年，颈部肿块3年，乏力、纳差伴双下肢水肿1年。

现病史 患者因全身皮疹10年余，颈部肿块3年，乏力、纳差伴双下肢水肿1年入院。发病后患者无胸痛、胸闷、气急及心悸，无咳嗽、咯血，无恶心、呕吐，无少尿、血尿及便血。入院后予白蛋白、氨基酸、能量合剂等支持治疗，肾功能曾好转，下肢水肿消退。入院1周左右出现发热，后尿量明显减少。后渐出现腹部剧痛及全身皮肤出现瘀斑。

既往史及家族史 1年前，曾发生左侧大面积脑梗及十二指肠球部溃疡。

体格检查 BP 90/52mmHg，HR 80次/分。消瘦，慢性病容。左肺语颤减弱，叩诊呈浊音，呼吸音明显降低，右肺正常。全腹无压痛及反跳痛，肝、脾肋下未及，移动性浊音阳性。双肾区无叩击痛。双下肢明显水肿。

皮肤科检查 面及躯干有蜡样光泽的黄色及红色出血性扁平丘疹，米粒至绿豆大小。上眼睑、鼻唇沟、肘、双手指、背部有大片瘀斑样损害，双肘皮肤少许糜烂。唇黏膜及舌较多红色结节，舌体肥大，舌缘有明显齿印。

实验室检查 血尿常规正常，尿本周蛋白阴性，大便隐血阳性。BUN 19.8mmol/L，CRE 276μmol/L。白蛋白25g/L，ALT及AST正常。肺部CT提示：双肺坠积性炎症伴胸腔积液，部分压缩性肺不张；纵隔淋巴结肿大。心脏彩超：全心增大，室间隔及左室后壁增厚，少量心包积液。腹部B超：肝囊肿，胰、脾未见异常。ECG：窦性心律，完全性右束支传导阻滞。

思考

1. 您的初步诊断是什么？
2. 为明确诊断，您认为还需做什么关键检查？

提示 可能的诊断

1. 结节性皮肤淀粉样变病（nodular cutaneous amyloidosis）？
2. 胶原粟丘疹（collid millium）？
3. 类脂蛋白沉积症（lipoid proteinosis）？
4. 原发性系统性淀粉样变病（primary systemic amyloidosis）？

关键的辅助检查

组织病理：表皮上覆疏松角层，皮突轻度延长；真皮乳头有无定形物质沉积，内有裂隙，另有散在载色素细胞。病理诊断：结合临床描述，符合皮肤淀粉样变。

最终诊断 原发性系统性淀粉样变病

诊断依据

1. 年龄、性别　老年男性，10年，慢性病程。

2. 除皮肤外，心、肝、肾、肺等多系统器官受累。

3. 皮损特点　眼周、背部、肘及双手等摩擦受力部位出现瘀斑性紫癜，面部、腹部出现蜡样光滑丘疹，巨舌，唇黏膜肥厚。

4. 组织病理　真皮乳头有无定形物质沉积，符合皮肤淀粉样变病改变。

治疗方法　本例患者入院后予对症治疗，确诊第2天因多器官功能衰竭死亡。目前对于原发性系统性淀粉样变性无特效治疗，主要用糖皮质激素和免疫抑制剂，疗效不佳，预后差。伴发于多发性骨髓瘤的患者可应用马法兰和泼尼松（MP方案）。有些患者经大剂量马法兰治疗再用自体造血干细胞移

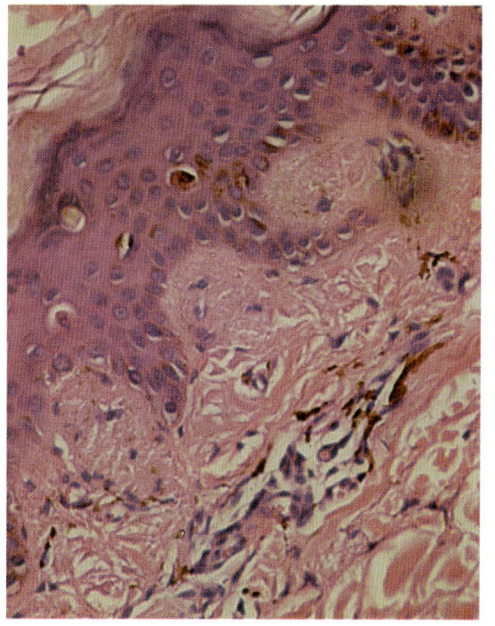

真皮乳头无定性物质沉积及散在载色素细胞（HE×400）

植得到缓解。本病预后与器官、系统受累程度有关，累及脏器数越多，预后越差，确诊后平均生存期为2年。

易误诊原因分析及鉴别诊断　本病属于代谢性疾病，因淀粉样物质沉积于皮肤、心、肾、肝或血管系统而出现相应症状。临床上遇到皮肤有蜡样丘疹，摩擦部位出现瘀斑，舌体、唇黏膜肥厚的患者需要想到本病。免疫球蛋白电泳可有轻链，部分患者合并多发性骨髓瘤。本病的皮肤表现有特征性，结合皮肤病理提示，刚果红染色阳性即可确诊。

本病非常罕见，故易造成漏诊，临床上误诊率高。其误诊率高的原因主要有：对淀粉样变性的认识不足，本病的皮损尽管表现错综复杂，但仍具特征性，特别是紫癜性丘疹。患者主要累及的系统（器官）包括肾、肝、神经系统、心脏，皮损约占25%，常伴巨舌。10%~20%并发多发性骨髓瘤，80%~90%患有浆细胞病。根据患者有巨舌、腕管综合征、眶周瘀斑性丘疹结节和捏夹出血即可作出本病的诊断。牙龈、舌或皮肤丘疹的活检揭示均质嗜酸性物质，刚果红染色后通过偏光镜可见绿色双折射，可作为确诊依据。部分患者血清、尿液免疫球蛋白电泳检出轻链蛋白。部分患者需与以下疾病相鉴别：

1. 结节性皮肤淀粉样变病　好发于中年女性，部分皮损可表现为黄褐色蜡样肿瘤性结节或萎缩斑块；部分表现为半透明结节，类似于大疱；余者可有毛细血管扩张或出血。无系统症状。

2. 胶样粟丘疹　多发生于户外工作者，皮损为直径1~20mm的黄色或棕色半透明丘疹，常成群分布，可形成斑块。穿刺或划破可有胶样物质。无系统症状。

3. 类脂蛋白沉积症　患者可有巨舌，但常有声音嘶哑、串珠状睑病及皮肤结节，组织病理检查有粉红色透明蛋白样物质沉积，PAS染色呈强阳性。

（陶苏江　顾　军）

病例 70　局限性结节性皮肤淀粉样变

临床照片

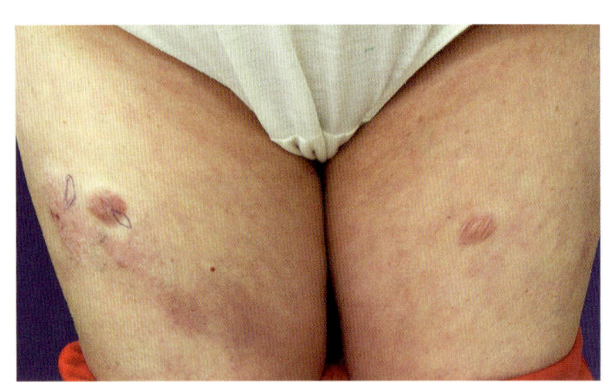

大腿伸侧多发黄红色斑块或结节，对称分布的两个鸽蛋大小的暗红色萎缩斑

一般情况　患者　女，65 岁，家庭主妇。

主诉　大腿伸侧暗红色斑块 4 年余，出现萎缩斑 2 年余。

现病史　4 年前患者发现双侧大腿伸侧出现对称分布的暗红色斑块，无痒痛，未加以注意，皮损渐隆起并逐渐增大向周围扩张，于 2 年前出现两个鸽蛋大小的萎缩斑。

既往史　患者既往体健，家族中无相同疾病史。

系统检查　一般情况良好，全身浅表淋巴结不肿大，各系统检查无异常。

皮肤科检查　大腿伸侧对称分布的多发黄红色斑块或结节，具蜡样光泽，质硬，无触痛，并可见对称分布的两个鸽蛋大小的暗红色萎缩斑，表面皮肤皱缩，呈羊皮纸样外观，触之有疝囊感。

实验室检查　血和尿常规、肝和肾功能、电解质、血糖、血脂均正常，尿本周蛋白阴性，血清蛋白电泳正常。心电图、胸片和 B 超均无明显异常。

思考

1. 您的初步诊断是什么？
2. 为明确诊断，您认为还需做什么关键检查？

提示　可能的诊断

1. 原发性斑状萎缩（primary macular atrophy）？
2. 神经纤维瘤病（neurofibromatosis）？
3. 局限性结节性皮肤淀粉样变（nodular primary localized cutaneous amyloidosis）？

关键的辅助检查

组织病理：真皮乳头、网状层、皮下组织及细血管周围大小不一均质性团块样物质沉积，小血管周围有淋巴细胞、少量浆细胞和巨细胞浸润；刚果红染色见团块样物质沉积处呈橙红色；甲紫染色则呈紫红色。病理诊断：符合结节性皮肤淀粉样变。

最终诊断　局限性结节性皮肤淀粉样变

诊断依据

1. 病史及病程　65 岁老年女性，缓慢发展，病史 4 年余。
2. 皮损部位　大腿伸侧。
3. 皮损特点　大腿伸侧多发黄红色斑块或结节，具蜡样光泽，质硬，无触痛，对称分布。并可见对称分布的两个鸽蛋大小的暗红色萎缩斑，表面皮肤皱缩，呈羊皮纸样外观，触之有疝囊感。
4. 组织病理　符合结节性皮肤淀粉样变。

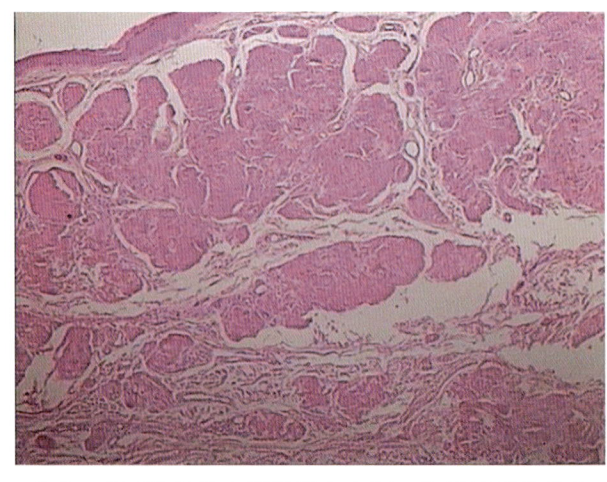

真皮、皮下组织及血管周围大小不一均质性团块样物质沉积（HE×40）

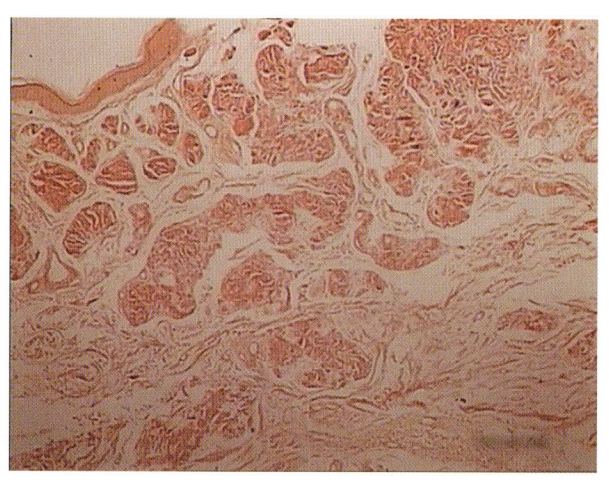
团块样物质沉积处呈橙红色（刚果红染色×100）

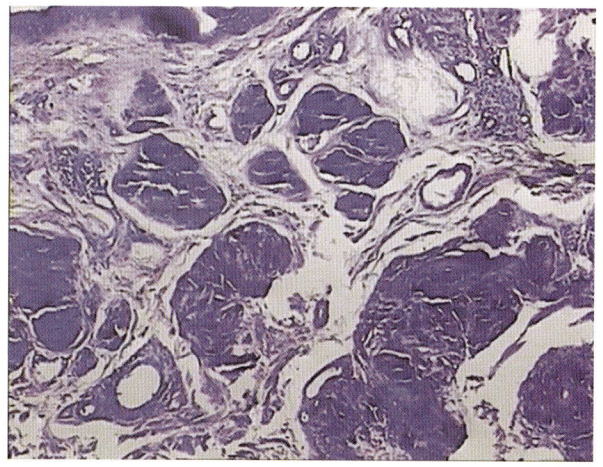
团块样物质沉积处呈红色（甲紫染色×100）

治疗方法 可以采用冷冻、电灼、二氧化碳激光或手术切除等治疗。

易误诊原因分析及鉴别诊断 皮肤淀粉样变性可分为系统性和局限性两种。结节性淀粉样变性可局限于皮肤、呼吸道或生殖泌尿道。限局性原发性皮肤淀粉样变性有三种类型：斑疹样型、苔藓样型和结节性淀粉样变性。男女发病约为1:2，60～80岁人群好发。结节性皮肤淀粉样变性较少见，皮损单发或多发，表现为质硬、表面光滑、蜡状或橡胶状的红色、红褐色或褐色扁平丘疹、斑块或结节，直径可达数厘米，其上可见毛细血管扩张或大疱，表皮可萎缩或松垂，可能是因为皮肤弹性和胶原纤维受损所致。好发部位依次为腿部、头面部、躯干、手臂和外生殖器，亦可发生于足底。

本病组织病理学特点是淀粉样蛋白沉积在整个真皮层，包括真皮乳头层、真皮网状层、皮下脂肪层、血管壁及附属器，而斑疹样型和苔藓样型只局限于真皮乳头层。本病常可见数目不等的浆细胞和淋巴细胞浸润，而原发性系统性淀粉样变性无此表现，另可见大Russell小体、异物巨细胞和钙沉积。刚果红或结晶紫染色呈阳性。偏振光下可见苹果绿双折光。

临床上应注意和原发性斑状萎缩、神经纤维瘤病等鉴别。

1. 原发性斑状萎缩 青少年女性多见，皮损多分布对称，好发于四肢近端、肩、颈部；病程慢性。表现为在正常皮肤基础上发生圆形或者椭圆形萎缩松弛的疝样斑，而皮肤不伴有其他明显变化。皮损渐发展成为柔软萎缩性瘢痕，可伴有色素减退，无痒痛。组织病理：真皮正常的弹力纤维断裂、破坏或消失。

2. 神经纤维瘤病 幼年发病，男性多见，约25%～50%有家族史。皮疹多发，不萎缩，常表现为隆起悬垂或形成大的赘瘤，患者常伴有特征性的咖啡斑，部分患者腋窝及会阴部可见雀斑样色素斑。组织病理可见肿瘤无包膜，由表现为未成熟胶原纤维束的神经衣细胞及呈细长梭形或略弯曲成波形、胞核深染的神经鞘细胞组成。

（翟志芳　杨希川　郝　飞）

病例 71　皮肤垢着病

临床图片

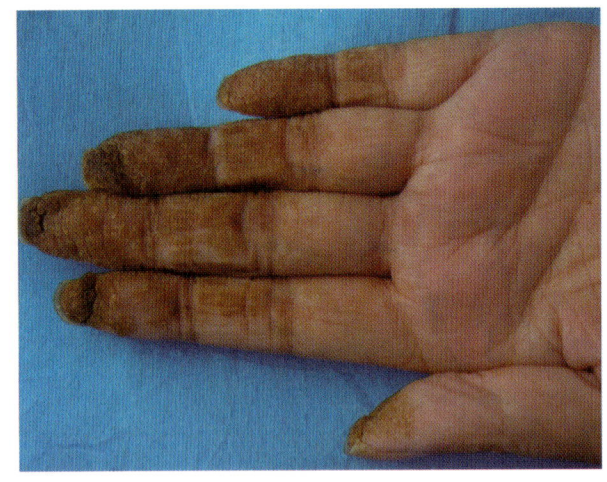

左手指掌侧较厚的黄褐色油腻性痂，呈疣状增生

一般情况　患者　女，48 岁，工人。

主诉　左手指部出现褐色痂 3 年，加重 6 个月。

现病史　患者 3 年前觉左手接触水后有不适感，偶有疼痛，便尽量避免洗手。无明显瘙痒及疼痛。未进行诊治。患者自起病以来，饮食、睡眠、二便正常，精神尚可。

既往史及家族史　家族中无类似病史，无糖尿病及其他慢性病史，无家族遗传病史。

体格检查　T 36.6℃，P 80 次/分，R 20 次/分，BP 120/76mmHg。患者精神可，查体合作，系统检查无明显异常。

皮肤科检查　左手指远端掌面可见黄褐色油腻性痂，大部分融合成片，呈疣状增生。

实验室检查　血、尿及粪常规正常，肝、肾功能检查正常。

思考

1. 您的初步诊断是什么？
2. 为明确诊断，您认为还需做什么关键检查？

提示　可能的诊断

1. 皮肤垢着病（skin aketzuki disease）？
2. 寻常疣（verruca vulgaris）？

关键的辅助检查

1. 将痂用水浸湿后可用棉球擦去，其下皮肤轻度潮红。
2. 真菌学检查　镜下未见孢子及菌丝，真菌培养无生长。

最终诊断　皮肤垢着病

诊断依据

1. 病史及病程　患者 3 年前觉左手接触水后有不适感，偶有疼痛，便尽量避免洗手。无明显瘙痒及疼痛。
2. 皮损特点　左手指远端掌面可见黄褐色油腻性痂，大部分融合成片，呈疣状增生。
3. 将痂用水浸湿后可用棉球擦去，其下皮肤轻度潮红。
4. 真菌学检查　镜下未见孢子及菌丝，真菌培养无生长。

治疗方法　外用氯霉素小檗碱软膏局部涂包，12 小时后用水清洗后，结痂完全消退。另嘱患者常洗手。

易误诊原因分析及鉴别诊断　皮肤垢着病是由日本学者坂本邦树于 1960 年首次报道，1964 年将该病命名为"アカッキ"病，之后滨田和山田又报道 3 例，并将本病归为精神性皮肤病。1982 年赵焕琴、王培中报道 1 例 51 岁的女性患者，额部及左侧面部出现粘腻的黑褐色痂皮，表面皲裂呈树皮状，作者认为此病符合坂本描述的"アカッキ"病，并将其译为"皮肤垢着病"。由于该患者在发病前有头部外伤史，因此作者也认为该病由外伤诱发，与精神因素有关。1988 年章昭明等报道国内第 2 例皮肤垢着病，以后陆续有关于本病的报道。皮肤垢着病的主要特点如下：患者多为女性，皮损好发于面部、乳晕、头皮；典型损害为浅褐色至黑色的污垢样油腻性的痂皮，质软或稍硬，表面皲裂呈树皮样外观或呈油腻性污垢样外观；痂与皮肤附着较紧，不易剥离，若强行剥去，可见痂下皮肤正常或呈淡红色充血状，无浸润、糜烂或渗出；多数患者无自觉症状。痂皮用水不能洗去，而用汽油、乙醇等溶剂可擦除，但除后易复发。关于本病的病因，尚无定论。早先学者们认为该病与外伤、精神因素、内分泌功能失调或长期不清洗有关。近几年来，一些作者对皮损进行真菌镜检，发现许多圆形或椭圆形的厚壁孢子和短棒状菌丝，培养鉴定为糠秕孢子菌，部分患者用抗真菌治疗也有效，故有人将糠秕孢子菌的感染归为皮肤垢着病的重要发病因素。他们认为，由于精神、内分泌等因素促使皮脂腺分泌旺盛，因而在头皮、面部、乳晕这些脂溢性部位引起糠秕孢子菌的过多繁殖。由正常的定植状态变为致病状态，最终导致皮肤垢着病的油腻性厚痂。但也有作者认为糠秕孢子菌或其他真菌可能是污染所致，而非真正的感染。对于本病的治疗，最好还是能进行个体化治疗。有精神症状者应以精神治疗为主，抗真菌治疗也可一试。

我们所见的这例患者无外伤史，皮损表现为较厚的黄褐色油腻性痂，镜检未见孢子及菌丝，且患者3年来一直拒绝清洗患处，角质堆积使皮肤表面形成痂，提示其发病可能与精神因素有关。

对皮肤垢着病皮损中的糠秕孢子菌或其他真菌的意义，尚需更多的病例并对其进行更深入的研究。至少要明确是原发致病菌，还是继发的定植或感染。

根据发病部位的不同，临床所需鉴别的疾病也完全不同。多数皮肤垢着病患者的皮损位于面部，常需要与脂溢性皮炎相鉴别。我们还看到发生在阴囊和腹壁的患者，皮损分别类似阴虱和黑色素瘤，所以鉴别诊断应根据患者的具体情况而定，但所有患者皮损都有一个共同的特点，即皮损表面的附着物容易被水或有机溶剂清除。本例患者的皮损类似病毒疣，但经软膏涂包后极易被清除，故容易鉴别。

（汪五清 顾 军）

病例 72 小汗腺痣

临床照片

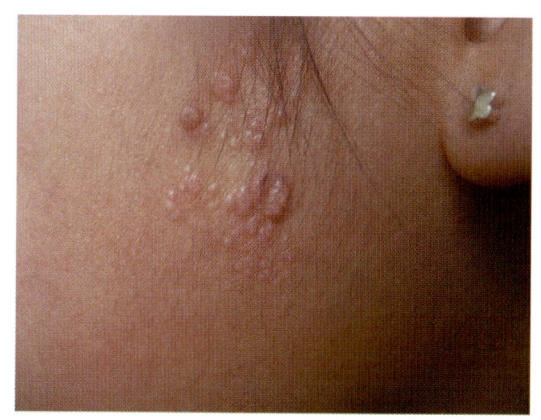

左耳前皮色丘疹、结节

一般情况 患者 女，17岁，学生。

主诉 左侧面颊起丘疹、无痛痒17年。

现病史 患者出生后数月（具体不清）即发现左侧面颊部出现散在针尖大小半透明皮色丘疹，不伴痛痒，当时未引起重视。后皮疹逐渐增多、增大，曾于2000年在当地县医院行电凝治疗，皮疹消退，但3个月后又复发。现皮疹逐渐增多，并有融合趋势。自发病以来，无任何不适症状。皮疹大小与精神状态、情绪变化没有直接关系。

既往史及家族史 自幼身体健康，家庭中无类似疾病。

体格检查 一般情况好，各系统检查未见异常，全身浅表淋巴结未触及肿大。

皮肤科查体 左侧耳前方可见大量散在的米粒至绿豆大小皮色丘疹，呈半透明状，部分聚集成斑块，皮疹表面光滑、干燥、无分泌物。

实验室检查 血、尿常规，肝、肾功均正常。头颅X线摄片示颅骨正常。

思考

1. 您的初步诊断是什么？
2. 为明确诊断，您认为还需做什么关键检查？

提示 可能的诊断

1. 毛发苔藓（lichen pilaris）？
2. 汗管瘤（syringoma）？
3. 小汗腺痣（eccrine nevus）？

关键的辅助检查

组织病理：表皮角化过度，棘层肥厚，表皮呈疣状增生，真皮中部及下部可见大量增生且结构正常的小汗腺导管及分泌部管腔，无血管增生扩张。有少量炎性细胞浸润。病理诊断：符合小汗腺痣。

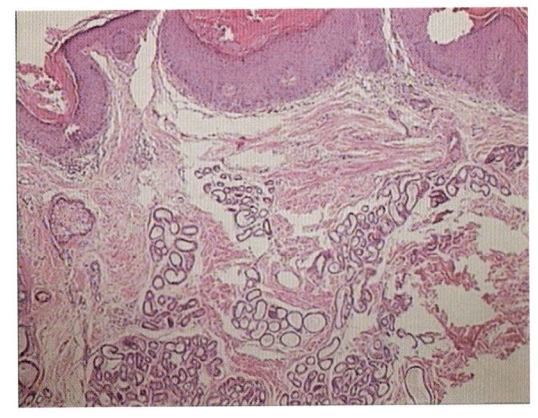

真皮中下部大量增生且结构正常的小汗腺导管及分泌部管腔（HE ×40）

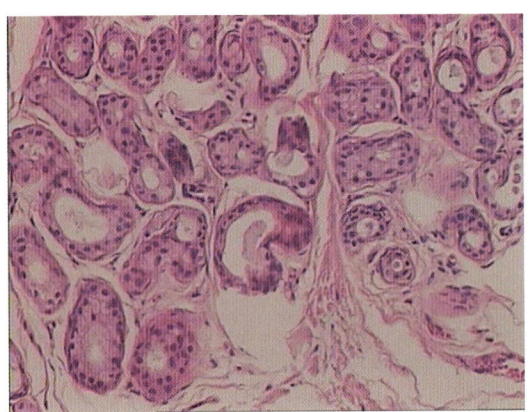

前图高倍（HE ×200）

最终诊断 小汗腺痣

诊断依据

1. 病史及病程 患者发病时间长，出生即有，现发病已有17年。
2. 皮损特点 表现为左侧面颊部耳垂下方的丘疹，透明或不透明。
3. 自觉症状 不明显，皮损与患者情绪、精神状况无明显相关性。
4. 组织病理 符合小汗腺痣。

治疗方法 激光或手术治疗。

易误诊原因分析及鉴别诊断 小汗腺痣，又名外泌汗腺痣、外泌汗腺错构瘤，是一种很少见的小汗腺错构瘤，常在幼儿和青春期发病，偶有高龄发病的报道。大约有一半的病例好发于前臂，少数可发生在背部和躯干。临床表现具有多形性，常表现为孤立的丘疹、结节、斑片或斑块，皮损常为褐色。部分患者可以伴有局部多汗，常受情绪、进食、环境温度等因素的影响，轻者表现为局部潮湿，重者可以出现水滴样的汗珠，甚至能打湿衣物。该病在组织学上具有特征性，即真皮中可见数目增多的小汗腺导管和体积增大的腺体。本病常常容易误诊，需要与下列疾病相鉴别。

1. 毛发苔藓 又名毛周角化症或毛发角化病。可以发生在颊部。其特征性的表现为漏斗状毛孔内有一个小的角栓或大如针头与毛孔一致的角化性丘疹。大都开始于儿童期，至青春期发病率最高，一般很少会出生即有。
2. 汗管瘤 好发于女性，青春期加重，表现为小而硬固的丘疹，常为正常皮色、红色或棕褐色，表面有蜡样光泽。极少呈单侧或线状分布，通常无自觉症状。病理上表现为真皮上部可见多数嗜碱性上皮细胞聚集成小团块，细胞团可呈圆形、卵圆形。部分细胞团可呈实体条束状，但多数中央有一管腔，表现为发育不良的汗管。
3. 小汗腺血管错构瘤 该病常好发于儿童，表现为位于肢端部位的单发性皮疹，颜色多样，有蓝褐色或红色结节或斑块。偶可看见丘疹或斑疹。1/3患者有局部多汗，有些患者甚至有局部多毛。皮疹偶有疼痛，需要手术切除，病理表现为小汗腺腺体数量增多，并伴有毛细血管增生、扩张。

4. 分泌出汗性血管瘤　大多数学者认为该病与小汗腺血管错构瘤为同一种疾病，但常表现为数量不等、直径为1~10cm左右的丘疹或结节，一般多发生在下肢，均伴有疼痛和出汗，有色素沉着，压之可缩小。病理上表现为成熟的正常小汗腺和导管增生，同时有较多扩张增生的小血管。

5. 特发性单侧多汗症　表现为边界非常清楚的出汗区域，皮肤表面没有任何异常表现，通常面积小于10cm×10cm，好发部位主要在面部或手臂，可以发生在不同年龄段，无性别差异。每次出汗时间持续15~60分钟，这种情况可以是在发热、压力和进食的情况下出现，其发病原因可能是小汗腺对胆碱能自主神经功能敏感性增高的缘故，组织学上无异常表现。

（尹　锐　杨希川　钟白玉）

病例73　脐息肉

临床照片

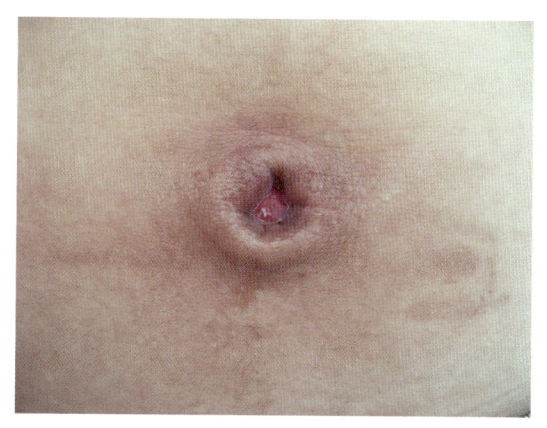

脐部红色息肉，伴少量淡黄色分泌物

一般情况　患者　女，17岁，学生。

主诉　脐部出现息肉样皮损伴瘙痒17年。

现病史　患者于生后脐部出现红色息肉样皮损，伴少量淡黄色分泌物，无臭味，无粪汁。轻度瘙痒。患者2岁时曾就诊于当地医院（具体诊断不详），未予特殊治疗。患者自起病以来，饮食、睡眠、二便正常，精神好。

既往史及家族史　家族中无类似病史，父母体健。出生无特殊，为足月顺产，父母非近亲结婚。

体格检查　T 36.5℃，P 80次/分，R 20次/分，BP 105/65mmHg，一般情况良好。全身浅表淋巴结不肿大，各系统检查无异常。

皮肤科检查　脐部可见一直径0.5cm×0.5cm大小边界清楚的红色息肉，质韧，有少量淡黄色分泌物。无压痛。

实验室检查　血、尿、大便常规正常，腹部平片正常。

思考

1. 您的初步诊断是什么？
2. 为明确诊断，您认为还需做什么关键检查？

提示　可能的诊断

1. 脐息肉（umbilical polyp）？
2. 脐肉芽肿（umbilical granuloma）？
3. 脐部化脓性肉芽肿（pyogenic granuloma）？
4. 脐部转移癌（umbilical metastasis.）？

关键的辅助检查

组织病理：低倍镜下可见大量胃腺，胃腺呈分支管状，主要由嗜碱性粒细胞组成。间质中可见淋巴细胞、组织细胞、嗜酸性粒细胞及浆细胞浸润。病理诊断：符合脐息肉。

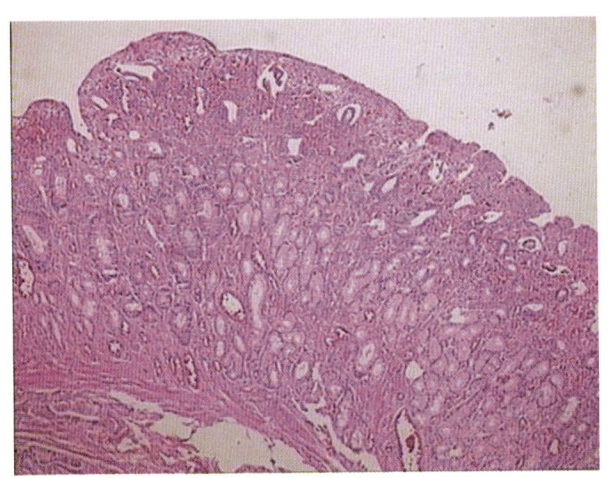

低倍镜下大量胃腺，间质内多数炎性细胞浸润（HE×20）

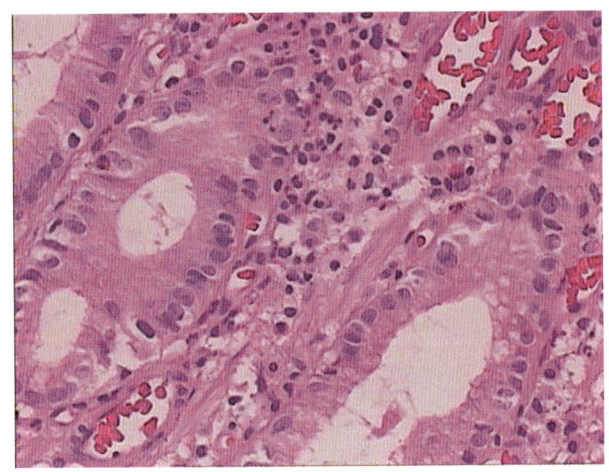

高倍镜下胃腺呈分支管状，主要由嗜碱性粒细胞组成（HE×200）

最终诊断 脐息肉

诊断依据

1. 病史及病程 患者出生即有，病程17年，反复迁延不愈。
2. 皮损特点 表现为脐部红色息肉，伴少量淡黄色渗液。
3. 组织病理 符合脐息肉。

治疗方法 手术切除

易误诊原因分析及鉴别诊断 脐息肉发生于脐部，临床上表现为脐部息肉状损害，大多发生于出生时或者儿童期。其实质为肠系膜导管的残余，由于肠系膜导管残留可分化为任何一种胃肠上皮，可能表现为胃、小肠黏膜等。结合病史、临床表现及病理检查可明确诊断。

脐部的异常包括脐结构异常或者肠系膜导管异常。胚胎早期，卵黄囊和中肠有肠系膜导管相通。在妊娠5～7周，这个管道逐渐闭锁并发生纤维化。形成的纤维索带逐渐消失。胚胎发育期这个管道部分或者完全闭锁异常，从而导致一系列先天性异常。Nix将其分为四类：①完全开放的肠系膜导管（脐小肠瘘）；②部分开放的肠系膜导管，包括肠端闭合，脐端留一盲管通向体外，即脐窦；两端闭锁而中段形成囊状，称为卵黄管囊肿；脐端闭合，肠端保留一盲管，称为梅克尔憩室；③肠系膜导管闭合，仅在脐部残留一部分黏膜组织，称为脐息肉；④肠系膜导管全部闭合但残留一纤维索，称为脐先天性索带。其中以脐息肉最常见，易误认为化脓性肉芽肿、脐部肉芽肿或者脐部转移癌。脐息肉可由异常的胰腺、肠黏膜或者胃黏膜组成。此外，也有一例来源于脐尿管的脐息肉被报道。因此，脐息肉不仅来源于肠系膜导管，可能也与脐尿管残余有关。

单纯的脐息肉是一种先天缺陷，但是脐息肉可能伴发潜在的窦、囊或者瘘管。组织学检查、局部介入或者口服造影剂后行X线检查均能帮助诊断。早期诊断后应及时外科切除，以防脱垂、形成疝、感染或者恶变。当脐息肉没有伴发其他异常时，简单的外科切除即可。本病还需要与以下疾病鉴别。

1. 脐肉芽肿 脐肉芽肿是断脐后未愈合的伤口受异物的刺激或经常摩擦而形成的息肉样、樱红色小肉芽肿，呈米粒至黄豆大小，有脓血性分泌物，不易痊愈。过多的肉芽组织可用硝酸银腐蚀。

2. 脐部化脓性肉芽肿 化脓性肉芽肿又称为毛细血管扩张性肉芽肿，常发生在易受伤的部位，例如面部和四肢，新生儿易发生于脐部。损害常为带蒂的单发性暗红色结节，大小不等，表面光滑或呈疣状。易出血。病理改变为皮损表面表皮变薄，真皮内可见内皮细胞聚集，有腔隙形成，管腔内皮细胞增生、肿胀，突向管腔。

3. 脐部转移癌 常在中年以上发病，有生殖道或者胃肠道恶性肿瘤病史，病理检查提示细胞异型性。

（游 弋 杨希川 郝 飞）

病例 74　未定类细胞组织细胞增生症

临床照片

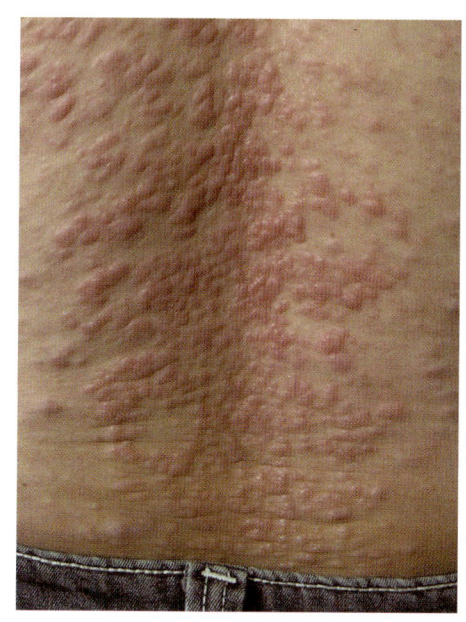

躯干大量黄红色、棕红色丘疹、结节，部分融合

一般情况　患者　女，30 岁，农民。

主诉　全身起红色丘疹、结节 2 年。

现病史　患者 2 年前无明显诱因左肘部出现淡红色和皮色结节，绿豆至蚕豆大小，表面光滑，不伴有瘙痒及疼痛，无水疱、脓疱及糜烂、渗液等，无发热、寒战等全身症状，未治疗。皮损逐渐增多、增大，蔓延至面部、双上肢及躯干。患者在当地医院行皮肤活检，病理诊断为组织细胞瘤，给予转移因子、抗组胺药物和抗生素治疗，部分皮损可消退。半年前患者食用野味后上述皮疹加重，并蔓延至双下肢，遂来我院就诊。患病来，精神、食欲、睡眠、二便均正常。

体格检查　生命体征平稳，心、肺、腹未见异常，全身体表淋巴结未触及肿大。

皮肤科检查　面部、躯干、四肢见大量黄红色或棕红色丘疹、结节，直径为 1~3cm，界限清楚，部分相互融合。皮疹质地坚实，表面光滑，部分表面有毛细血管扩张，无触痛。

实验室检查　血、尿、大便常规及肝、肾功能检查正常。骨髓穿刺涂片示：增生性骨髓象；粒系增生活跃，中晚幼粒及分叶核比例略偏高，形态基本正常。红系增生明显，以晚幼红细胞为主，形态基本正常。头颅 CT 及胸部 X 线未见异常。腹部 B 超示：肝回声密集，欠均质。胆、胰、脾、双肾超声未见明显异常。腹腔及盆腔未见明显肿大淋巴结。

思考

1. 您的初步诊断是什么？
2. 为明确诊断，您认为还需做什么关键检查？

提示　可能的诊断

1. 朗格汉斯细胞组织细胞增生症（Langerhans histiocytosis）？
2. 全身性发疹性组织细胞增生症（generalized eruptive histiocytosis）？
3. 结节性组织细胞增生症（nodular histiocytosis）？
4. 未定类细胞组织细胞增生症（indeterminate cell histiocytosis）？

关键的辅助检查

1. 组织病理　表皮萎缩变薄。真皮全层密集分布的组织细胞，呈弥漫性或结节状分布，未累及表皮，胞核淡染、空泡样，有些细胞内有小核仁，部分胞核有核沟，可见典型肾形细胞核，有个别正常核分裂象。
2. 免疫组织化学染色　组织细胞 S100、CD68、CD1a：均阳性。
3. 透射电镜示（×16000 倍）　真皮见有细胞突的组织细胞，无桥粒，细胞核呈折叠状，细胞内未见 Birbeck 颗粒。

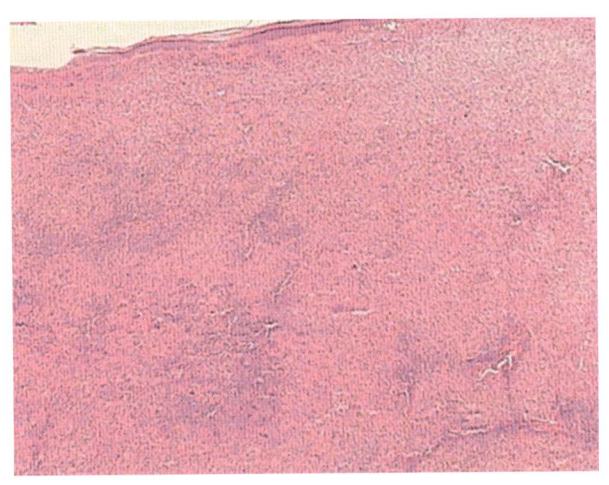

表皮萎缩变薄，真皮全层密集分布的组织细胞，呈弥漫性或结节状浸润（HE ×40）

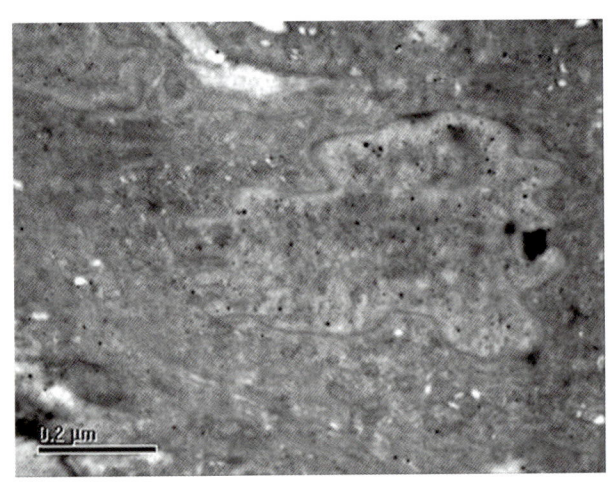

透射电镜示折叠状细胞核，胞核周围未见 Birbeck 颗粒（透射电镜×16000）

最终诊断 未定类细胞组织细胞增生症

诊断依据

1. 病史及病程　病程缓慢，为良性增生性过程，不断有皮疹缓解和新发。

2. 皮损特点　多个（超过100个）实性的丘疹或结节，皮损无痒痛，为皮色或轻微的黄红色至红棕色，仅累及皮肤。

3. 组织病理　真皮内可见大量组织细胞浸润，胞浆淡染，部分可见核沟。

4. 免疫组化　S100 及 CD1a 阳性。

5. 透射电镜　真皮中见有细胞突的组织细胞，无桥粒，细胞核呈折叠状，未见 Birbeck 颗粒。

治疗方法　给予反应停 50mg，2次/日，阿维A 30mg，1次/日，外用 0.1%维甲酸软膏和醋酸曲安奈德尿素软膏2个月后，皮损变小、变平、色变暗。继续随访中。

易误诊原因分析及鉴别诊断　未定类细胞组织细胞增生症又称未定类树突细胞肿瘤，是一种极为罕见的皮肤组织细胞异常增生性疾病。至今全世界仅有数十例散发报道。病程缓慢，通常为良性增生性过程，不断有皮疹缓解和新发。部分病例有自愈倾向。临床表现为单发或多个（超过100个）实性的丘疹或结节，皮损无痒痛，为皮色或轻微的肉黄色至红棕色。一般只累及皮肤，个别报道合并眼角膜和骨累及。病理上真皮内可见大量组织细胞浸润，具有朗格汉斯细胞对 S100 和 CD1a 的阳性染色，但缺乏 Birbeck 颗粒。

由于该病罕见，临床医师常不熟悉而误诊。该病临床表现为多发丘疹结节，普通病理为真皮组织细胞增生，需要和有类似皮损和组织病理表现的疾病鉴别，如泛发性发疹性组织细胞增生病、进行性结节性组织细胞增生病等，这两种疾病可通过免疫组化与本病鉴别。由于从病理和免疫组化上与朗格汉斯细胞组织细胞增生症无法鉴别，透射电镜和临床表现是鉴别的要点。

1. 全身性发疹性组织细胞增生症　在临床表现和组织病理上与未定类细胞组织细胞增生症极为相似，但组织细胞 S-100 及 CD1a 均阴性。

2. 结节性组织细胞增生症　损害主要累及躯干，表现为黄色小丘疹，病理上主要由单一梭形组织细胞弥漫浸润，有时呈席纹状排列，偶有黄色瘤或颗粒状组织细胞，免疫组织化学显示组织细胞 S100 及 CD1a 均阴性。

3. 朗格汉斯细胞组织细胞增生症　皮肤损害多表现为丘疹、鳞屑，分布似脂溢性皮炎，也可有结节。常有糜烂及溃疡形成，骨受累常见，可有系统受累。病理和免疫组化与未定类细胞组织细胞增生症无区别，但电镜下可找到 Birbeck 颗粒。

（王　莉　郝　飞　罗　洋　杨希川）

病例 75　小腿毛根鞘囊肿

临床照片

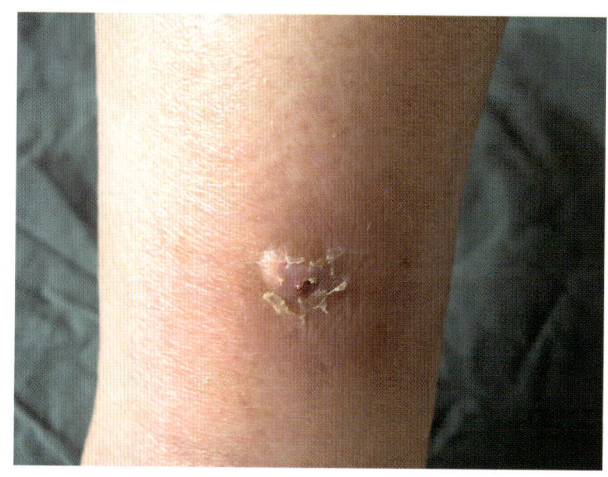

右小腿可触及一皮下结节，蚕豆大小，较坚实，表面破溃，周围红肿，表面鳞屑

一般情况　患者　女，59岁，农民。

主诉　右小腿结节1年。

现病史　1年前偶然发现右小腿皮下结节，绿豆大小，渐增大，无明显自觉症状，近1个月出现结节表面皮肤红肿、破溃，排出豆渣样分泌物，伴轻度压痛，自行口服消炎药（具体不详）无明显效果，就诊于我院皮肤科，结节切除后送病理检查。

既往史及家族史　患者平素体健，否认外伤史，家族史无特殊。

体格检查　各系统检查未见异常。

皮肤科检查　右小腿可触及一皮下结节，蚕豆大小，较坚实，中央破溃，挤压可见豆渣样分泌物，周围红肿，表面有鳞屑。

思考

1. 您的初步诊断是什么？
2. 为明确诊断，您认为还需做什么关键检查？

提示　可能的诊断

1. 表皮囊肿（epidermal cyst）？
2. 增生性外毛根鞘囊肿（proliferative trichilemmal cyst）？
3. 毛根鞘囊肿（trichilemmal cyst）？
4. 脂囊瘤（steatocystoma）？

关键的辅助检查

组织病理：表皮轻度肥厚，真皮内可见数个囊肿，囊壁由复层上皮细胞组成，部分周围细胞呈栅栏状排列，未见颗粒层，部分表面略呈乳头状，有外毛根鞘角化，轻度角化不全，囊内充满均质的角化物质，有钙化灶，其中两个囊肿囊壁不完整，周围间质水肿，有淋巴细胞、组织细胞及多核巨细胞浸润。病理诊断：符合毛根鞘囊肿。

最终诊断　小腿毛根鞘囊肿

诊断依据

1. 病史及病程　右小腿结节1年就诊。
2. 皮损特点　右小腿可触及一皮下结节，蚕豆大小，较坚实，中央破溃，挤压可见豆渣样分泌物，周围红肿，表面有鳞屑。
3. 组织病理　符合毛根鞘囊肿。

治疗方法　手术切除。

易误诊原因分析及鉴别诊断　毛根鞘囊肿也称为毛发囊肿、毛囊峡部-退行期囊肿，过去称为皮脂腺

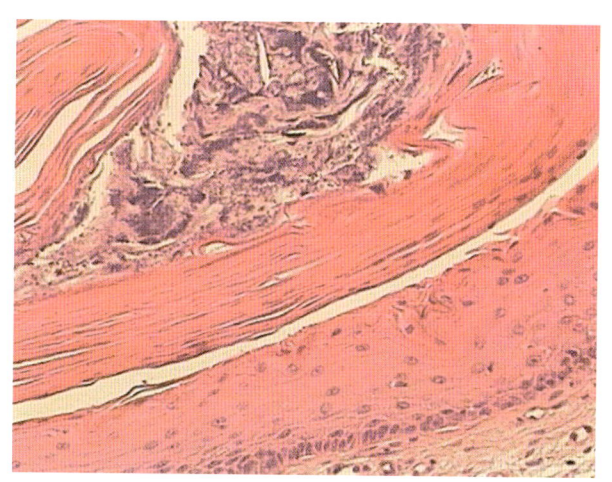

真皮内可见囊肿，囊壁无颗粒层，部分周围细胞呈栅栏状排列，有外毛根鞘角化及钙化灶（HE染色×100）

囊肿，Pinkus 于 1969 年证实该囊肿来源于毛囊峡部的外毛根鞘，故提倡用现名。本病少见，多系常染色体显性遗传，常在中年期发病，女性多见。本囊肿在临床上与表皮囊肿难以区别，但质地较坚实，而且 90% 见于头皮，偶见于面、颈和躯干，有家族史者常多发。

本例患者无家族史，表现为单发于小腿的皮下结节，并出现破溃，实属少见。毛根鞘囊肿的确诊主要依据组织病理，表现为真皮内囊肿，囊壁与毛囊峡部的细胞相似，由无明显细胞间桥的上皮细胞构成，周围细胞呈栅栏状排列，接近囊腔的上皮细胞肿胀，胞浆淡染，无颗粒层，通常为骤然角化，有时一些细胞中保留残余的核。约 1/4 病例可见钙化，囊壁破裂，则可出现异物反应。

在病理上应与表皮囊肿、脂囊瘤及增殖性外毛根鞘囊肿等鉴别。

1. 表皮囊肿 囊壁有颗粒层，囊内充满环状排列的角蛋白。
2. 脂囊瘤 囊壁无颗粒层，囊壁内及邻近部位常可见皮脂腺小叶，囊内有多量皮脂及少量角质。
3. 增殖性外毛根鞘囊肿 实性肿瘤样增生，瘤细胞可有轻度异型，并见鳞状旋涡及个别角化，但毛根鞘囊肿有时受刺激可发展为增殖性外毛根鞘囊肿。手术切除是毛根鞘囊肿的唯一治疗方法。

（杨希川　叶庆俏　郝　飞）

病例 76　结节病

临床照片

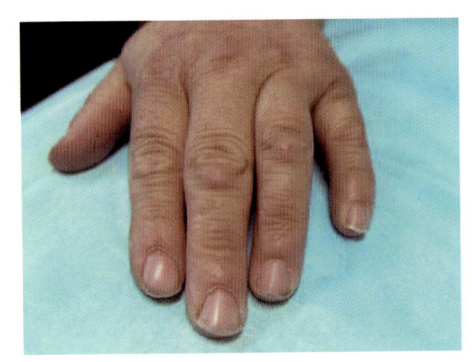

手指关节处的皮色结节

一般情况　患者　女，40 岁。

主诉　手指关节处结节 1 年。

现病史　1 年前胸出现两个针尖大红点，不高出皮肤表面，洗"硫黄温泉浴"后，全身起米粒大扁平丘疹，渐增多，双手指关节处起结节，双手肿胀半年，活动受限 2 个月。4 个月前开始双腿关节疼痛，双肩部肌肉疼痛，活动不受限。活动时关节疼痛。患者自起病以来，无发热、咳嗽，饮食、睡眠、二便正常，精神尚可。

既往史及家族史　既往体健，家族中无类似病史。

体格检查　生命体征平稳，系统检查无异常。

皮肤科检查　全身散在多数米粒大小扁平丘疹，淡黄色或皮色。双手指关节处数个散在绿豆至黄豆大小皮色孤立结节，与皮肤粘着，质中。

实验室检查　血尿及粪常规正常，肝、肾功能及胸片检查正常。

思考

1. 您的初步诊断是什么？
2. 为明确诊断，您认为还需做什么关键检查？

提示　可能的诊断

1. 类风湿结节（rheumatoid nodules）?
2. 结节病（sarcoid）?

关键的辅助检查

1. 组织病理　表皮基本正常，真皮中下层可见多个结节，界限清楚，结节中有上皮样细胞、组织细胞，结节边缘有少量淋巴细胞。病理诊断：符合结节病。

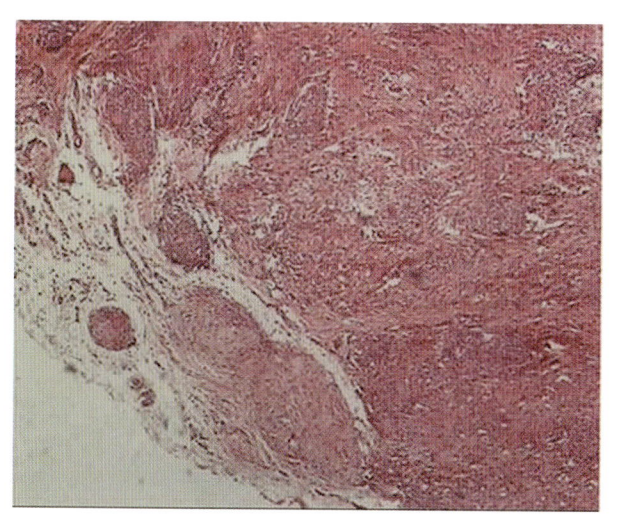

真皮中下层可见多个结节，界限清楚（HE×40）

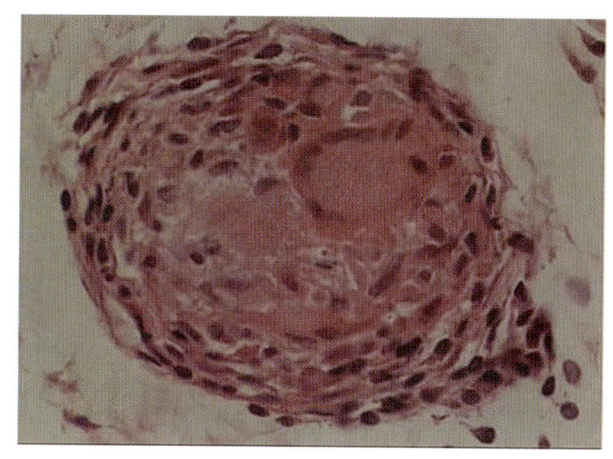

结节中有上皮样细胞、组织细胞（HE×200）

2. PPD 实验阴性。

最终诊断　结节病

诊断依据

1. 病史及病程　中年发病。
2. 皮损特点　躯干、四肢多发皮下结节。
3. 组织病理　皮下组织中多个裸结节，符合结节病。
4. 结核菌素试验阴性。
5. 胸片正常。

治疗方法　患者自觉症状轻，给予口服复方甘草酸苷片、雷公藤多苷片，定期复诊。

易误诊原因分析及鉴别诊断　结节病是一种全身性肉芽肿病，可以累及皮肤和许多内脏器官。病情经过缓慢，缓解和复发相交替。皮肤表现为多种形态，常为丘疹、结节、斑块、红皮病、瘢痕性肉样瘤、色素减退、秃发等。

本例患者有关节肿胀和疼痛，关节周围出现皮色结节，易诊断为类风湿结节，结节病病理上与类风湿结节不同，为"裸结节"。此外，还需要与以下有结节表现的疾病鉴别。

1. 皮肌炎　皮肌炎患者指/趾关节伸侧有紫红色斑或扁平隆起丘疹，但覆有细小鳞屑，有肌炎症状及血清肌酶谱、肌电图异常。

2. 系统性红斑狼疮　四肢末端指、趾、足跖侧缘小片红斑、紫癜，LE 细胞、抗 dsDNA 和抗 Sm 抗体、狼疮带试验为阳性。

（刘　艳　王俊民　彭振辉　肖生祥）

病例 77　类风湿结节

临床照片

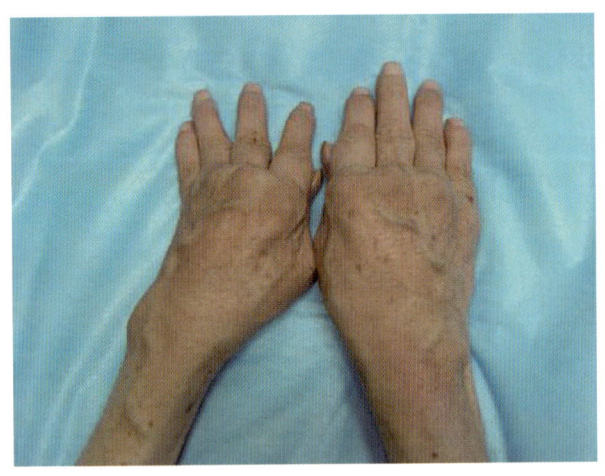

手部畸形及手指背结节

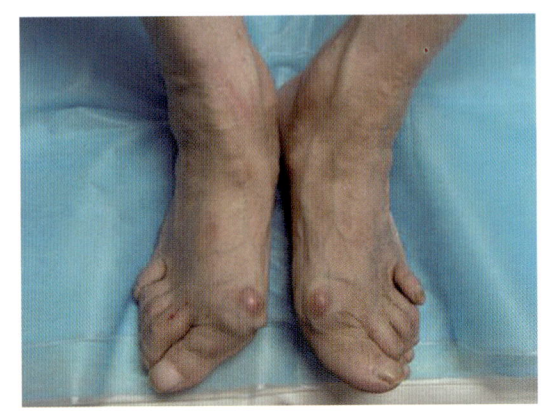

足部畸形及关节处红色结节

一般情况　患者　男，54 岁。

主诉　四肢多发丘疹、结节 2 年。风湿病史 10 年。

现病史　10 年前无明显诱因出现指、腕、肩、膝和脚趾关节疼痛并出现关节晨僵。累及的关节症状逐渐增加，受累关节可出现明显肿胀、疼痛，局部皮肤稍红。手、足部关节渐出现畸形。2 年前，肘关节伸侧、手指背、左耳廓渐出现多数丘疹、结节，缓慢增大，不痛不痒，患者自起病以来，无发热，饮食、睡眠、二便正常，精神尚可。

家族史　家族中无类似病史。

体格检查　生命体征平稳，其他系统检查无异常。

皮肤科检查　肘关节伸侧、手指背、左耳廓、双足趾关节侧缘可见多数米粒至黄豆大小丘疹、结节，红黄色或皮色，质硬，与皮肤粘连。双手掌指关节、双足拇指关节轻度畸形。

实验室检查　类风湿因子阳性，红细胞沉降率 47mm/h。

思考

1. 您的初步诊断是什么？
2. 为明确诊断，您认为还需做什么关键检查？

提示　可能的诊断

1. 类风湿结节（rheumatoid nodules）？
2. 痛风（arthrolithiasis）？

关键的辅助检查

组织病理：真皮网状层较多呈不规则嗜酸性、无定形的纤维素样物质；纤维素样物质周围有呈栅栏状排列的组织细胞及淋巴细胞；可见血管增生及纤维化改变。病理诊断：符合类风湿结节。

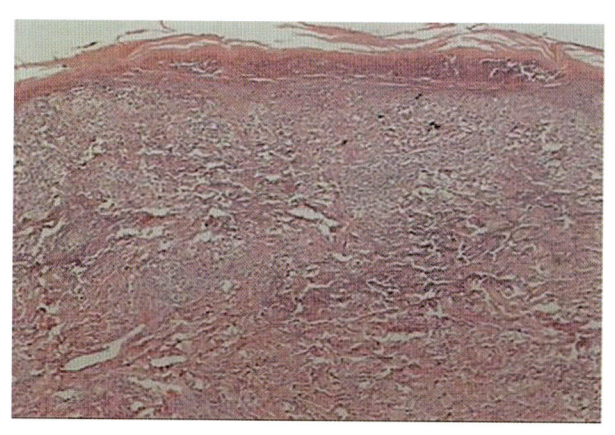

真皮网状层无定形的纤维素样物质，周围有呈栅栏状排列的组织细胞及淋巴细胞（HE×40）

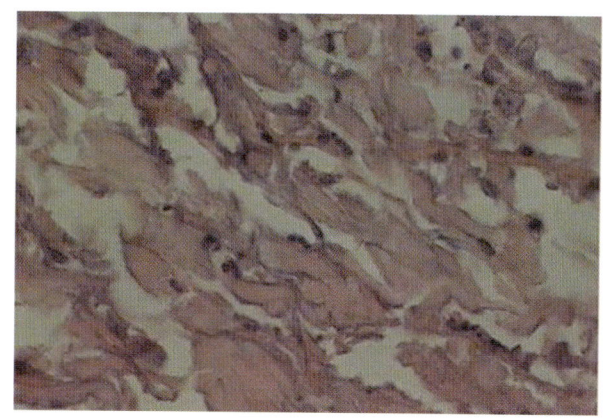

不规则形嗜酸性、无定形的纤维素样物质（HE×100）

最终诊断 类风湿结节

诊断依据

1. 病史及病程 类风湿病史10年。
2. 皮损特点 多发性皮下结节。
3. 组织病理 符合类风湿结节。
4. 类风湿因子阳性、红细胞沉降率加快。

治疗方法 积极治疗风湿病。

易误诊原因分析及鉴别诊断 类风湿结节多发生在承受压力的皮下，为关节外典型的增殖性病变。皮下结节是类风湿性关节炎比较特征性的皮损，皮损常位于关节隆突部位，结节常持续存在，不易自发破溃或感染。出现类风湿结节的患者，类风湿因子常为阳性，且呈高滴度，疾病处于活动期，并且多合并有血管炎。类风湿结节是类风湿关节炎的一个重要表现，同时，它也是判断病情、内脏器官受累以及预后的主要指标。本病还需要与关节周围结节性疾病鉴别：

痛风：痛风为获得性嘌呤代谢障碍或尿酸排泄减少所引起的一组疾病。痛风性关节炎在临床上与类风湿性关节炎易混淆，尤其是关节疼痛数年后关节周围皮肤出现痛风结节者。其组织病理表现为尿酸结晶和屋顶形物质在真皮或皮下组织沉积。

（刘　艳　王俊民　肖生祥　耿松梅）

病例 78　痛风石

临床照片

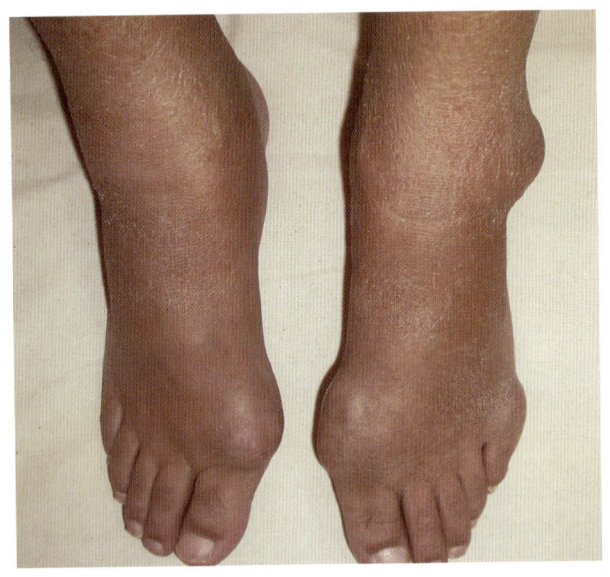

双足第一跖趾、左足第五跖趾、左踝关节部位见大小不等的皮下结节

一般情况　患者　男，63 岁，退休工人。

主诉　双足关节皮下结节 6 年。

现病史　患者 6 年前双足第一跖趾关节部位出现皮下结节，初为豌豆样大小，伴关节肿胀、疼痛，经抗炎止痛后关节肿痛缓解，结节未消失并逐渐长大。近 1 个月左足第五跖趾、左踝关节部位也出现皮下结节，结节迅速长大并伴上述关节反复红肿、疼痛发作，前来就诊。

既往史　有痛风性关节炎病史十年，家族中无类似病史。

体格检查　一般情况良好，浅表淋巴结无肿大，心、肺、腹无异常。右膝、双踝、双足背及双足第一、左足第五跖趾关节红肿、压痛，局部皮温高。

皮肤科检查　双足第一跖趾关节处、左足第五跖趾关节处、左踝外侧各可见约蚕豆至鸽蛋大小之皮下结节，基底稍硬，顶端质软，有波动感，皮肤稍红，有压痛。用粗针头刺破结节后见白色石灰样物质流出。

实验室检查　血、尿常规及肝、肾功正常；类风湿因子、抗角蛋白抗体、抗环瓜氨酸抗体、抗 O 抗体均为阴性；血尿酸 485mol/L；红细胞沉降率 88mm/h。

思考

1. 您的初步诊断是什么？
2. 为明确诊断，您认为还需做什么关键检查？

提示　可能的诊断

1. 痛风石（tophi）？
2. 皮肤钙质沉着症（calcinosis）？
3. 类风湿结节（rheumatoid nodule）？
4. 风湿热皮下结节（rheumatic fever nodule）？

关键的辅助检查

1. 双足 X 线片　双足第一跖趾、左足第五跖趾关节周围软组织肿胀，局部密度增高，骨质内可见多个凿孔样缺损。
2. 用粗针头穿刺结节后见白色石灰样物质流出。
3. 血尿酸　485 mol/L。

最终诊断　痛风石

诊断依据

1. 性别、病程　中年男性，出现双足皮下结节 6 年。皮下结节出现部位在关节处，为痛风较易累及的关节。

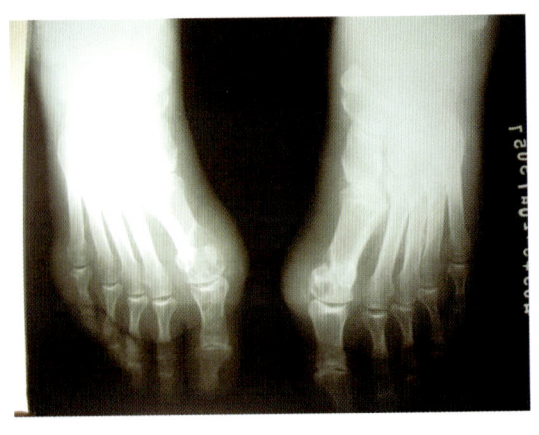

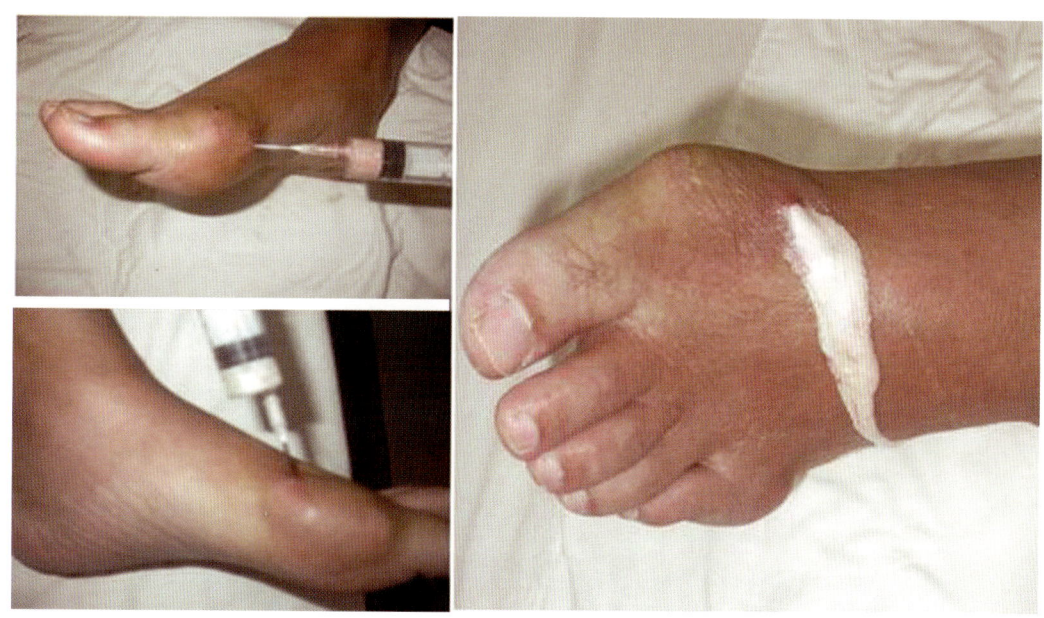

左：跖趾结节穿刺；右：白色石灰样物质从刺破的结节中流出

2. 既往史　痛风病史十年。

3. 皮损特点　双下肢多个关节红肿、压痛，局部皮温高。双足多个跖趾关节、左踝外侧可见大小不等之皮下结节，基底稍硬，顶端质软，有波动感，皮肤稍红，有压痛。

4. 实验室检查　血尿酸高，红细胞沉降率加快。

5. 双足X线片　双足第一跖趾骨质有凿孔样缺损。

6. 粗针头刺破后见白色石灰样物质流出。

治疗方法　予非甾体类抗炎药洛索洛芬钠60mg，2次/日，吲哚美辛栓100mg塞肛，1次/晚，抗炎止痛；碳酸氢钠1g，3次/日，碱化尿液，症状缓解不显，后停用洛索洛芬钠及吲哚美辛栓，改用泼尼松10mg，2次/日，3天后症状明显缓解，激素逐渐减量停用。予降尿酸药别嘌醇100mg，3次/日，继续治疗后好转出院，嘱继续服降尿酸药治疗，门诊定期复查尿酸。

易误诊原因分析及鉴别诊断　痛风是嘌呤代谢紊乱及（或）血尿酸升高所引起的一组综合征，尿酸盐可沉积于关节、滑囊、软骨、肾和皮下组织而致病。本病常发生于中年男性，男女发病比例为20∶1。本病常因过劳、外伤、酗酒等因素而诱发。可在耳廓、跖趾关节及踝、膝、腕、指等关节处形成痛风石。少数病例可出现在鼻软骨、眼睑、主动脉、心瓣膜和心肌。痛风石主要表现为针头至鸡蛋或更大的结节，呈黄色或乳白色，发作时具有红、肿、热、痛等急性炎症表现。痛风结节肿初起质软，随着纤维增生质地越来越硬，皮下结节可破溃，流出石灰样的白色糊状物，可查见有尿酸钠结晶。痛风石是痛风的特征性病变。本病治疗在急性期以消炎镇痛为主，可采用秋水仙碱、吲哚美辛、双氯芬酸钠等，必要时可给予小剂量激素，对缓解关节疼痛有效。在稳定期则应积极控制血尿酸水平，可采用别嘌醇、苯溴马隆等药物。对于较大的影响关节活动的痛风石可考虑手术切除。此外，应注意调整饮食结构，不进食高嘌呤、高蛋白食物，适当锻炼，防止肥胖和超重对预防高尿酸血症有一定的帮助。本病需要与合并有关节症状的疾病作鉴别。

1. 类风湿结节　是类风湿关节炎（RA）特征性的皮肤表现，约20%的RA患者可出现类风湿结节，尤其多见于病情严重者，并常与高滴度的类风湿因子（RF）相关。皮损好发于关节伸面、受压部位或经常受到机械摩擦处，如肘关节鹰嘴突、枕部及足跟、坐骨结节等处。结节可为一至数个，直径数毫米至两厘米以上不等，质硬，呈正常肤色，常与其下的骨面粘连，活动度差，一般无压痛。组织病理：结节中心为纤维素样坏死区，周围为栅栏状排列的组织细胞。多数情况下，类风湿结节的出现与RA病情活动相关，随 RA 病情好转而消失。

2. 风湿热皮下结节　为风湿热的一个皮肤表现，比较少见，皮下结节为无痛、质地稍硬的小结节，好发于关节伸侧的皮下组织，尤其在肘、膝、腕、枕或胸腰椎棘突处，与皮肤无粘连，无红肿热痛，常在有心脏炎时出现。此类患者的关节炎常累及四肢大关节，为游走性疼痛，常合并有心脏炎及心瓣膜病变的表现。实验室检查可有抗 O 高，咽拭子培养有链球菌生长，而无血尿酸高。

3. 皮肤钙质沉着症　皮肤钙质沉着症为不溶性钙盐沉积于皮肤组织中所产生的疾病。皮肤表现为坚硬的丘疹、结节或肿块，直径 0.5～5cm，数目不定，为扁平或半球形隆起，表面平滑或轻度凹陷，边界清楚，外观正常或呈乳白色、象牙色，自觉不痛，结节破溃后可流出乳酪样或白垩样物质，常合并高磷酸盐血症。钙质沉着症有类似痛风的表现，但自觉症状较轻，血尿酸不高，X 线检查示有钙化，结节组织病理检查皮下组织内有大块状的钙沉积，HE 染色呈蓝色。

（林　俊　吴　颖　李　芹　郝建华　张　虹）

病例 79　嗜酸性粒细胞增多性血管淋巴样增生

临床照片

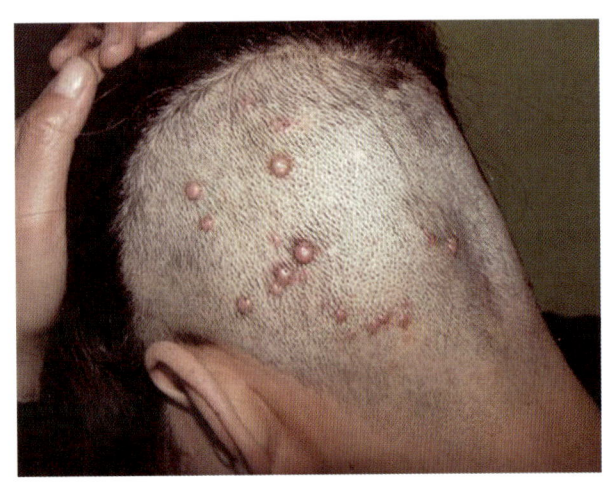

头枕部多发淡红色圆形丘疹

一般情况　患者　女，45 岁。

主诉　左侧头枕部结节十余年。

现病史　十年前无明显诱因左侧头枕部出现淡红色丘疹，自觉轻度瘙痒，缓慢增大、增多。患者自起病以来，饮食、睡眠、二便正常，精神好。

既往史及家族史　平素体健，家族中无类似病史，父母体健。

体格检查　生命体征平稳，系统检查无异常。

皮肤科检查　左侧枕部散在大小不等结节，小米粒至黄豆大小，淡红色，边界清楚，表面光滑，基底质硬，可推动。

实验室检查　血、尿、粪常规正常，肝、肾功能检查正常。

思考

1. 您的初步诊断是什么？
2. 为明确诊断，您认为还需做什么特殊检查？

提示　可能的诊断

1. 表皮样囊肿（epidermoid cyst）？
2. 项部瘢痕疙瘩性毛囊炎（folliculitis keloidalis）？
3. 秃发性毛囊炎（folliculitis decalvans）？
4. 嗜酸性粒细胞增多性血管淋巴样增生（angiolymphoid hyperplasia with eosinophilia）？

关键辅助检查

组织病理：表皮大致正常，真皮广泛血管增生，血管壁增厚，内皮细胞肿胀，突向管腔，真皮广泛炎性细胞浸润，主要为淋巴细胞、嗜酸性粒细胞。

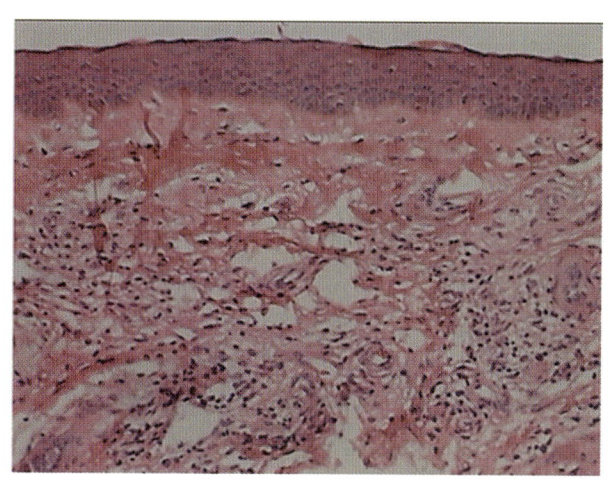

真皮广泛血管增生，血管壁增厚，内皮细胞肿胀，周围炎性细胞浸润（HE×40）

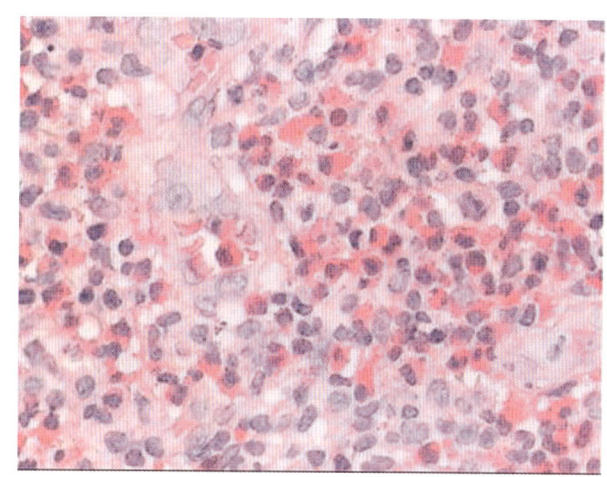

浸润细胞主要嗜酸性粒细胞（HE×100）

最终诊断　嗜酸性粒细胞增多性血管淋巴样增生

诊断依据

1. 皮损部位和特点　头皮多发的淡红色结节，质地坚实。
2. 组织病理　包括血管增生和广泛的细胞浸润性改变。

治疗方法　CO_2 激光祛除部分皮疹。

易误诊原因分析及鉴别诊断　本病是一种良性血管性病变，好发于中青年女性的头皮和颈部，罕见于其他部位。损害为单个或多个皮下或皮内结节，呈淡红至暗红色。根据典型的皮损部位、形态及组织病理检查可明确诊断。

因本例嗜酸性粒细胞增多性血管淋巴样增生发生于头皮，表现为表面光滑的结节，偶有瘙痒，临床上易误诊为秃发性毛囊炎、项部瘢痕疙瘩性毛囊炎、表皮囊肿。组织病理检查可明确诊断。

1. 秃发性毛囊炎　为毛囊的炎性丘疹，自觉疼痛，愈后留有圆形或椭圆形瘢痕，经过缓慢。组织病理表现为真皮结缔组织增生，弹性纤维断裂、减少，毛囊皮脂腺萎缩。

2. 项部瘢痕疙瘩性毛囊炎　头颈后部出现散在毛囊性丘疹和脓疱，渐形成瘢痕硬结或硬块，有轻度痒感。组织病理表现为毛囊周围组织中有中性粒细胞、组织细胞、淋巴样细胞和浆细胞，进一步发展形成毛囊周围脓肿。

3. 表皮囊肿　圆形隆起结节，生长缓慢，组织病理表现为位于真皮内的囊肿，囊内充满角质，囊壁上皮与表皮组织或毛囊漏斗部的上皮相似。

（刘　艳　王俊民　肖生祥　耿松梅　冯义国）

病例 80　丘疹性弹性纤维溶解病

临床照片

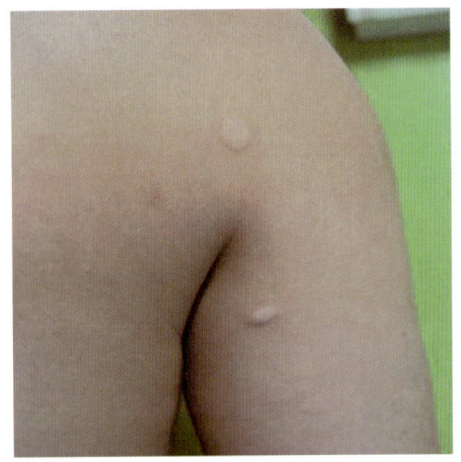

上肢散在黄豆大小肤色至淡红色结节，隆起于皮肤表面，表面光滑

一般情况　患者男，28岁。

主诉　躯干、上肢结节1年。

现病史　1年前，无明显诱因躯干、上肢出现散在绿豆至蚕豆大小肤色至淡红色结节，隆起于皮肤表面，表面光滑，无自觉症状，渐增大增多。患者自发病以来，饮食、睡眠、二便正常，精神尚可。

既往史及家族史　平素体健。无急、慢性疾病史。

体格检查　生命体征平稳，系统检查无异常。

皮肤科检查　躯干、上肢出现散在绿豆或黄豆大小肤色至淡红色结节，隆起于皮肤表面，表面平滑，无鳞屑。

实验室检查　血、尿及粪常规、肝肾功检查未见异常。

思考

1. 您的初步诊断是什么？
2. 为明确诊断，您认为还需做什么特殊检查？

提示　可能的诊断

1. 真皮中层弹性组织溶解（mid-dermal elastolysis）
2. 色素性荨麻疹（urticaria pigmentosa）

关键辅助检查

1. 组织病理　表皮角化过度，基底层色素增加，真皮层胶原断裂均一化。

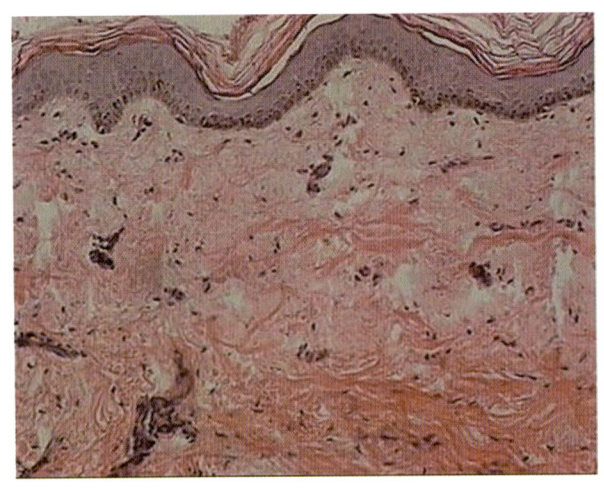

表皮萎缩，基底层色素增加，真皮层弹性纤维减少（HE×40）

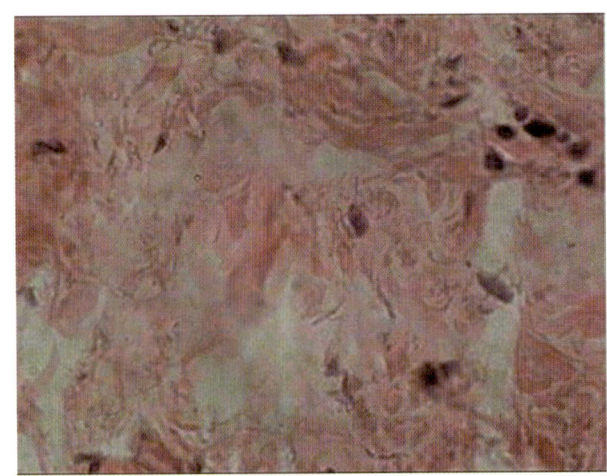

真皮层胶原断裂均一化（HE×100）

2. 弹性纤维染色　弹性纤维减少，局部缺失。

最终诊断　丘疹性弹性纤维溶解病（papule elastolysis）

诊断依据

1. 年龄、性别　青年男性患者。
2. 皮损部位　躯干和四肢的无症状非毛囊性浅色丘疹。
3. 组织病理　胶原纤维断裂均一化。弹性纤维染色示弹性纤维减少，局部缺失。

治疗方法　暂未作特殊治疗。

误诊原因分析及鉴别诊断　本病罕见，常发生在儿童和青少年，表现为躯干和四肢无症状、非毛囊性直径 1～5mm 坚实白色丘疹，不伴脆弱性骨硬化。组织病理表现为胶原断裂均一化，弹性纤维减少或缺失。表皮正常或轻度增厚。本例诊断主要依靠临床表现结合组织病理检查，需要与其他弹性纤维溶解性疾病鉴别。

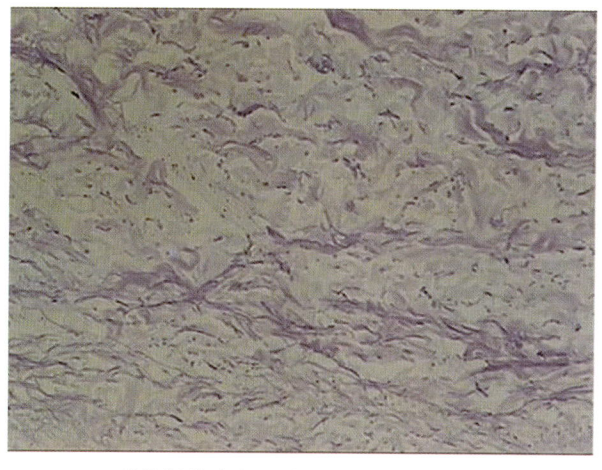

弹性纤维减少（弹力纤维染色×100）

1. 真皮中层弹性组织溶解　皮疹为皱纹性斑片或毛囊性软丘疹，弹性纤维染色显示真皮中层弹性组织全部消失。
2. 弹性假黄瘤样真皮乳头层弹性纤维溶解　皮损为小的多发性皮色至黄色非囊性丘疹，质软，可融合成斑块。皮疹主要对称性发生于颈侧部、锁骨上方及上胸部。组织病理：弹性纤维染色后，主要是在真皮乳头上方弹性纤维消失及网状层弹性纤维轻度减少。

（刘　艳　王俊民　肖生祥　耿松梅　冯义国）

病例 81　厚皮指症

临床照片

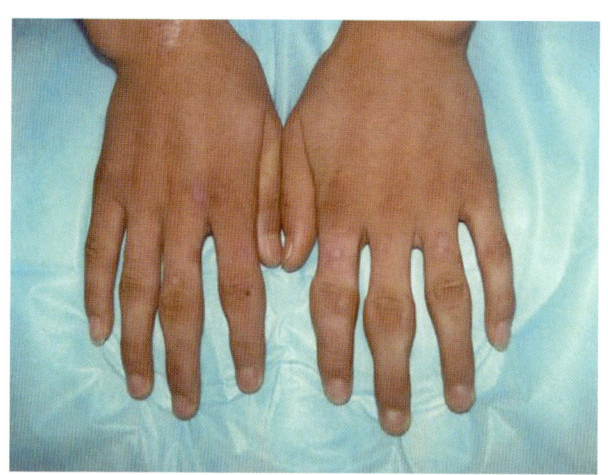

双手指除拇指外近端指关节肿胀呈梭形，周围皮肤增厚、粗糙，淡褐色。

一般情况　患者男，16 岁。

主诉　双手近端指关节肿胀半年。

现病史　半年前患者发现双手除拇指外近端指关节肿胀，周围皮肤增厚粗糙，无自觉症状。各肿胀关节逐渐加重，但双手指活动不受影响，无压痛。足趾无异常。

既往史及家族史　患者既往体健，无急、慢性传染病史。家族中无类似病例。

体格检查　生命体征平稳，系统检查无异常。

皮肤科检查　双手指除拇指外近端指关节肿胀呈梭形，周围皮肤增厚、粗糙，淡褐色，边界不清，对称分布。

实验室检查　血、尿、粪常规、肝肾功检查无异常，甲状腺免疫功能及红细胞沉降率均正常。双手 X 线片示骨质正常，双侧软组织增厚。

思考

1. 您的初步诊断是什么？

2. 为明确诊断，您认为还需做什么特殊检查？

提示 可能的诊断

1. 指节垫（knuckle pad）
2. 骨膜增生厚皮症（pachydermoperiostosis）
3. 厚皮指症（pachydermodactyly）

关键的辅助检查

组织病理：表皮显著角化过度、棘层轻度增生，真皮胶原纤维增多，排列紊乱，无明显炎性细胞浸润。病理诊断：结合临床描述，符合厚皮指症。

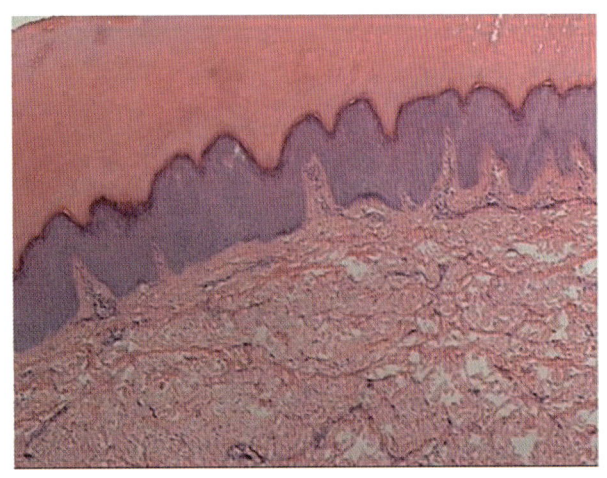

显著角化过度、棘层轻度增生，真皮胶原纤维增多，排列紊乱（HE×40）

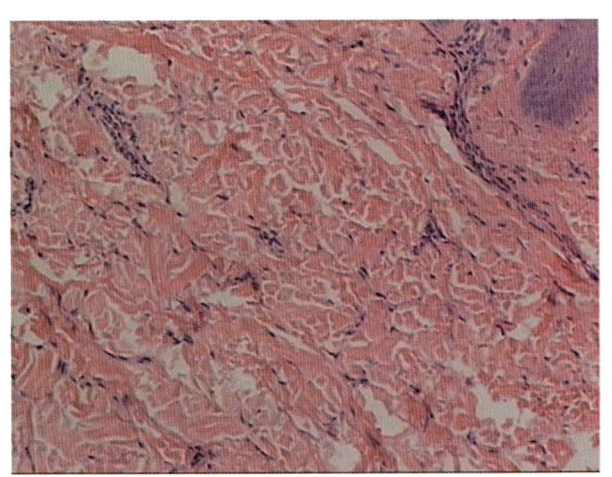

真皮胶原纤维增多，排列紊乱（HE×100）

最终诊断 厚皮指症

诊断依据

1. 男性青年。
2. 皮损部位、特点 双手指除拇指外近端指关节肿胀呈梭形，周围皮肤增厚、粗糙。
3. 组织病理 符合厚皮指症。
4. 双手 X 线片示骨质正常，双侧软组织增厚。

治疗方法 未作特殊治疗。

易误诊原因分析及鉴别诊断 本病是临床上较少见的局限性手指纤维瘤病，好发于男性青年，其特征性的改变为双手一个或多个掌指关节和近端指间关节的背面、侧面软组织肿胀，边界不清。临床上本病双手指除拇指外近端指关节肿胀呈梭形，周围皮肤增厚、粗糙，而不影响关节活动，应与其他可引起手指肿胀的疾病相鉴别，包括指节垫、骨膜增生厚皮症。

1. 指节垫 该病皮损界限清楚，局限于手指关节的伸侧面，一般不累及手指的两侧。
2. 骨膜增生厚皮症 其特点为：多见于男性；多在青春期后发生，头、面部、手足皮肤明显增厚，指（趾）骨和长骨骨膜增厚。

（刘 艳 王俊民 李晓莉）

病例 82　牙源性皮瘘

临床照片

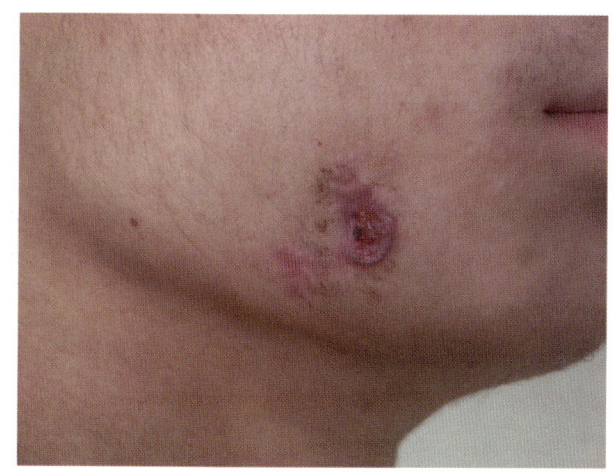

右面部下颌区红斑结节，表面溃破结痂

一般情况　患者　男，19岁，学生。

主诉　右面部下颌区皮肤反复溃烂3年。

现病史　患者于3年前无明显诱因右面部下颌区长红色小结节，继而表面反复溃烂，质地较硬，无疼痛，并有少量脓性分泌物流出。曾在各个医院不规律用药（诊断为"炎性肉芽肿"、"深部真菌病"，给予抗生素、抗真菌药治疗），效果不明显。患者自起病以来，无其他不适。

既往史及家族史　家族中无类似病史，父母体健。

体格检查　T 36.7℃，P 70次/分，R 20次/分，BP 100/66mmHg。浅表淋巴结未扪及肿大，其他系统检查无异常。

皮肤科检查　右面部下颌区见一直径1cm×2cm大小的红斑结节，表面溃破结痂，质地较硬，按压有少量黄红色脓液溢出，皮损边缘不清。

实验室检查　血、尿、大便常规正常，肝、肾功能检查正常。皮损处脓液细菌培养：表皮葡萄球菌。皮损处脓液真菌培养：第一次为青霉菌；第二次为曲霉菌。

思考

1. 您的初步诊断是什么？
2. 为明确诊断，您认为还需做什么关键检查？

提示　可能的诊断

1. 深部真菌病（deep mycosis）？
2. 炎性肉芽肿（granulomatous inflammation）？
3. 放线菌病（actinomycosis）？
4. 瘰疬性皮肤结核（scrofuloderma tuberculosis colliquativa）？
5. 牙源性皮瘘（odontogenic cutaneous fistula）？

关键的辅助检查

1. 组织病理　真皮内弥漫性的大量炎性细胞浸润，由中性粒细胞、淋巴细胞、浆细胞及少许多核巨细胞组成。
2. 口腔科X线片检查　右下第五磨牙畸形伴慢性根尖周炎。

最终诊断　牙源性皮瘘

诊断依据

1. 病史　患者右面部下颌区反复溃烂3年，迁延不愈。
2. 皮损特点　右面部下颌区见一1cm×2cm大小的红斑结节，表面溃破结痂，质地较硬，按压有少量

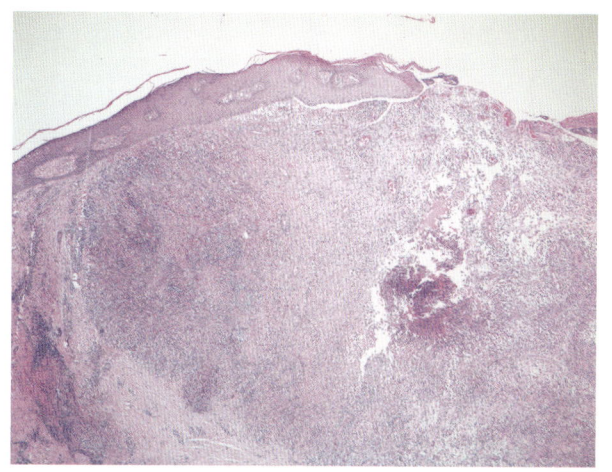

真皮内弥漫性的中性粒细胞、淋巴细胞、浆细胞及少许多核巨细胞浸润（HE×40）

黄红色脓液溢出，皮损边缘不清。

3. 组织病理　符合肉芽肿性改变。

4. 口腔科 X 线片　右下第五磨牙畸形伴慢性根尖周炎。

5. 既往史　追问病史，患者有牙周疼痛史。

治疗方法　去除病因，对患牙进行彻底的根管治疗。经根管治疗近 1 个月后，患者皮损大部分消失，溃疡逐渐愈合，未留下明显瘢痕。

易误诊原因分析及鉴别诊断　牙源性皮瘘临床少见，好发于青年人，系由反复发作的慢性根尖周炎、慢性智齿冠周炎及外伤引起。根据患者病牙相应皮肤处发生反复发作、经久不愈的凹陷状溃疡或瘘管，并有肉芽组织增生，以及病程慢性等临床特点，结合口腔科 X 线片检查可明确诊断。

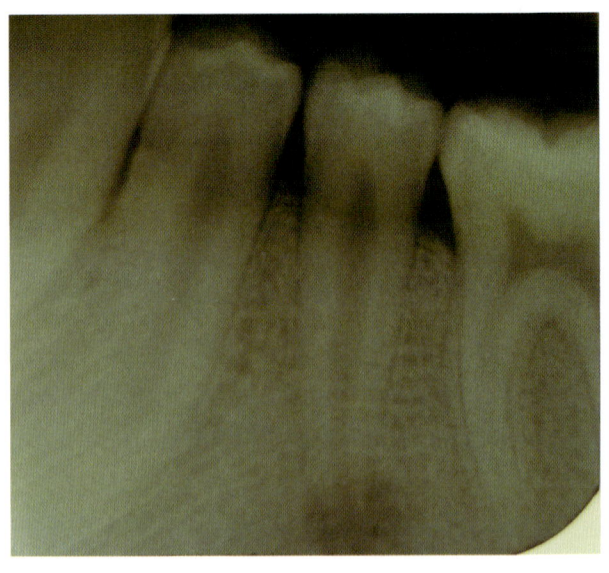

右下第五磨牙根尖周炎

此类患者常因为牙病症状不明显，仅出现皮损而首诊于皮肤科。由于皮肤科医师对牙源性皮瘘的发病特点认识不足，缺乏经验及询问病史不全面，检查不够细致深入，可以导致长期的误诊、误治。因此凡颌面部出现反复迁延不愈的结节、溃疡、瘘管、窦道及瘢痕等，均应考虑到是否与相应部位的牙源性感染有关。应及早进行口腔牙髓的 X 线片检查，找到引起皮肤慢性溃疡的根本原因，进行相应治疗。而溃疡处的病理组织学检查及相关病原学检查所提示的慢性炎症及分离的多种病原菌（包括真菌）均为继发，常误导诊断却治疗无效。本病还需要与皮肤溃疡为其主要症状的疾病鉴别。

1. 瘰疬性皮肤结核　好发于儿童及青少年，系由骨关节、淋巴结结核直接扩散或经淋巴道蔓延皮肤所致。患者多先发生颌部淋巴结肿大，继而增多并向皮肤穿破而形成溃疡及瘘管，病程慢性经过。病理符合结核肉芽肿改变。病原学检查可发现抗酸杆菌。

2. 放线菌病　患部坚硬，为一片大而深的浸润块，破溃后流出带有"硫黄色颗粒"的脓液，真菌培养阳性。病理改变为化脓性肉芽肿，可找到菌丝。

3. 孢子丝菌病　发病往往有外伤史，皮损为孤立的结节或溃疡沿淋巴管成串状排列，脓液培养为孢子丝菌。

（万慧颖　冉玉平）

病例 83　光化性肉芽肿

临床照片

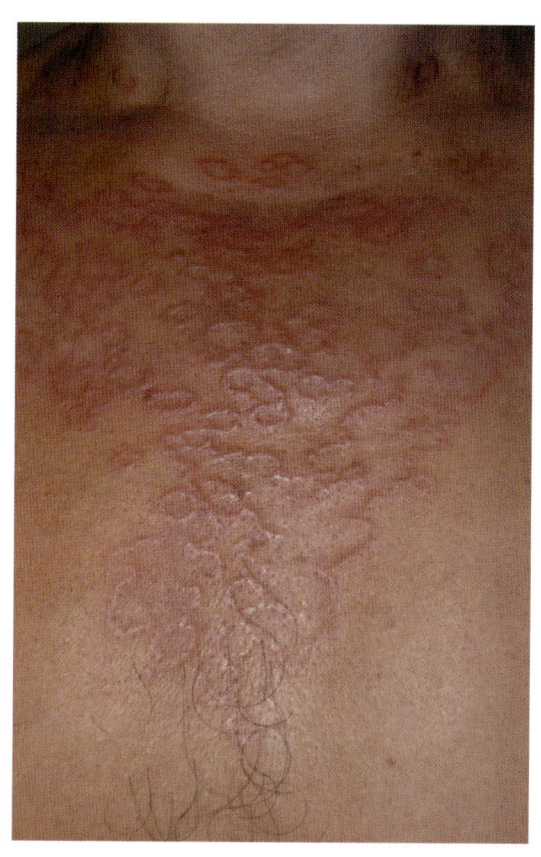

前胸环形斑块，边缘堤状隆起，无鳞屑

一般情况　患者　男，67岁，农民。

主诉　颈、前胸、耳后环形斑块7个月。

现病史　7个月前，患者颈、前胸逐渐出现环形斑块，无痒痛感，未予治疗。之后皮损逐渐增多，累及耳后，部分皮损边缘向外扩展。患者常年务农，习惯穿衬衣，不扣纽扣。

既往史及家族史　既往体健。家族中无类似病史。

体格检查　一般情况好，系统检查未见异常。

皮肤科检查　颈、前胸、耳后散在或群集的红色环形斑块，边缘呈堤状隆起，表面无鳞屑，有光泽。

实验室检查　血、大小便常规、肝和肾功能、血糖及血脂未见异常。

思考

1. 您的初步诊断是什么？
2. 为明确诊断，您认为还需做什么关键检查？

提示　可能的诊断

1. 环状肉芽肿（granuloma annulare）？
2. 光化性肉芽肿（actinic granuloma）？
3. 结节病（sarcoidosis）？
4. 多形性日光疹（polymorphous sunlight eruption）？

关键的辅助检查

组织病理：真皮上部可见上皮样肉芽肿和郎汉斯巨细胞，有淋巴细胞浸润，可见多核巨细胞吞噬变性的弹力纤维现象。病理诊断：符合光化性肉芽肿。

最终诊断　光化性肉芽肿

诊断依据

1. 职业　农民，长期日光暴晒史。
2. 病史及病程　颈、前胸、耳后环形斑块7个月。
3. 皮损特点　皮损位于曝光部位，呈环形斑块，边缘呈堤状隆起，无鳞屑，有光泽。
4. 组织病理　符合光化性肉芽肿。

治疗方法　防晒，未作特殊处理。

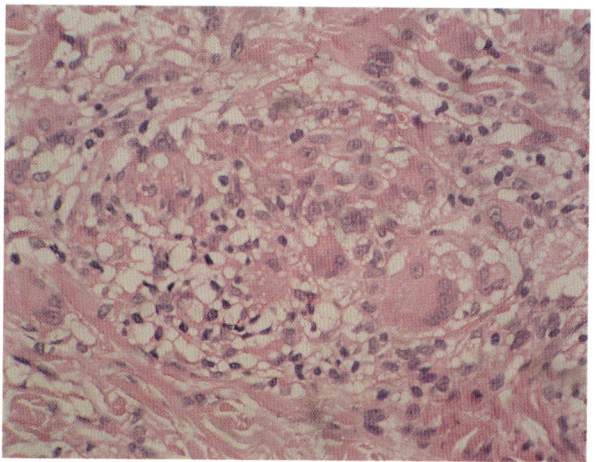

上皮样肉芽肿，多核巨细胞吞噬变性的弹力纤维（HE ×100）

易误诊原因分析及鉴别诊断　光化性肉芽肿由O'Brien于1975年首先报告，是一种发生在皮肤曝光部位的慢性日光性损伤疾患，临床特点为曝光部位环形斑块，皮损中央凹陷，边缘光滑呈堤状隆起。一般无瘙痒等自觉症状。组织病理改变为真皮上部上皮样肉芽肿和郎汉斯细胞形成，有淋巴细胞浸润，巨噬细胞内可见吞噬变性的弹力纤维。本病较少见，堤状隆起的环形皮损容易与有环形皮疹的疾病混淆，而皮损位于曝光部位又容易与日光相关的皮肤病相混淆，减少误诊的关键在于仔细分析患者的皮损分布特点，病史采集时应注意询问患者的工作性质、生活习惯，是否经常暴露于日光下等，确诊依赖于临床表现并结合组织病理发现异物肉芽肿、异物巨细胞内有吞噬的变性弹力纤维。本病主要需与下列疾病相鉴别：

1. 环状肉芽肿　皮疹可发生于曝光和非曝光部位，为肤色、淡红色或紫色的环形斑块，组织病理特点为真皮内栅栏状肉芽肿，其中央可见胶原渐进坏死，病变位置较光化性肉芽肿深，无弹力纤维变性现象。

2. 结节病　皮疹可呈环状斑块，但也可呈结节性红斑样、瘢痕样等多种皮疹，全身均可发生皮疹，常伴系统损害，组织病理特点为上皮样肉芽肿，炎性细胞浸润很少，称为"裸结节"，无干酪样坏死。

3. 多形性日光疹　临床表现为以曝光部位为主的红斑、丘疹、斑块和水疱等，瘙痒明显，夏重冬轻。组织病理表现为非特异性慢性炎症，无肉芽肿改变。

（刘宏杰　王　琳　郭在培）

病例 84　类脂质渐进性坏死

临床照片

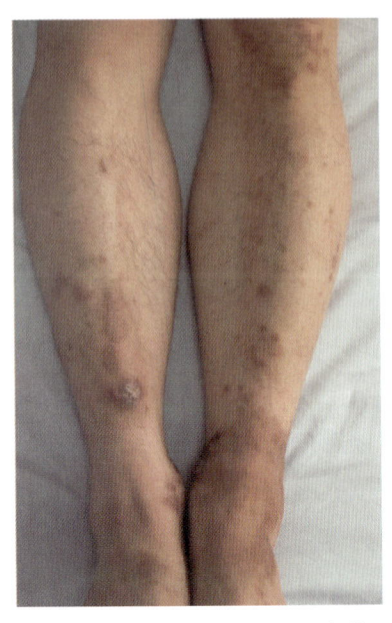

双小腿伸侧、踝部、足背散在黄褐色丘疹、斑块，触之坚实

一般情况　患者　男，47岁，职员。

主诉　双下肢皮肤斑块、结节6年。

现病史　6年前，患者足背部出现黄褐色斑块，约2cm×3cm大小，质韧，无自觉症状，不伴关节疼痛、潮热、盗汗、口腔溃疡等，未予治疗。6年来皮损缓慢增多，累及手指，部分皮损逐渐融合，触之坚实。踝部皮损曾破溃，愈后皮损表面凹凸不平。患者曾间断外用糖皮质激素药物，皮损无明显改善。

既往史及家族史　20年前院外诊断"肺结核"，抗结核治疗1年痊愈。家族中无类似病史。

体格检查　一般情况好，系统检查未见异常。

皮肤科检查　双小腿伸侧、踝部、足背散在大小不等的黄褐色丘疹、斑块、边界不规则，触之坚实。

实验室检查　空腹及餐后2小时血糖分别为4.9mmol/L和7.6mmol/L。梅毒血清学检查TPPA及TRUST实验均为阴性。抗核抗体1:100周边型。

思考

1. 您的初步诊断是什么？
2. 为明确诊断，您认为还需做什么关键检查？

提示　可能的诊断
1. 环状肉芽肿（granuloma annulare）？
2. 三期梅毒（tertiary syphilis）？
3. 结节病（sarcoidosis）？
4. 类脂质渐进性坏死（necrobiosis lipoidica）？

关键的辅助检查

组织病理：表皮角化过度，真皮内上皮样肉芽肿形成，肉芽肿边缘细胞略呈栅栏状排列，有无定形嗜伊红物沉积于肉芽肿中央，真皮内少量淋巴细胞浸润，抗酸染色阴性。病理诊断：类脂质渐进性坏死。

最终诊断 类脂质渐进性坏死

诊断依据

1. 病史及病程 双下肢皮肤斑块 6 年，踝部皮损曾破溃。

2. 皮损特点 双小腿伸侧、踝部散在黄褐色斑块，边界不规则，触之坚实。

3. 组织病理 符合类脂质渐进性坏死。

治疗方法 未作治疗。

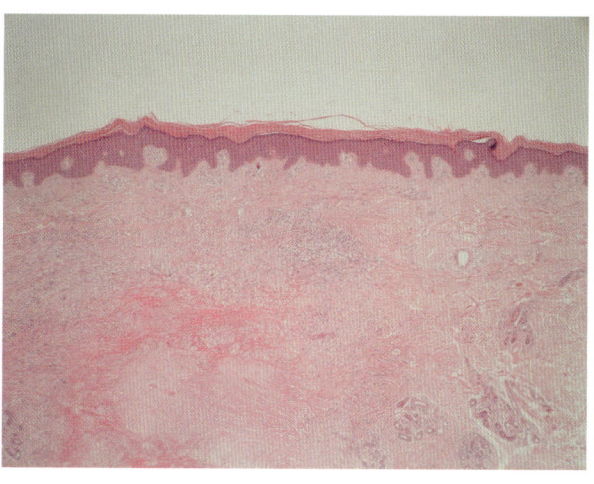

真皮内大片渐进性坏死物和纤维化，周围上皮样肉芽肿形成（HE×100）

易误诊原因分析及鉴别诊断 类脂质渐进性坏死多见于中年女性，与糖尿病有一定关系，皮损主要位于小腿伸侧，为境界清楚的暗红色、红黄色丘疹、斑块，边缘可有毛细血管扩张，部分损害可发生溃疡。组织病理学特点为渐进性坏死性肉芽肿，肉芽肿边缘的细胞略呈栅栏状排列。

本例患者易误诊原因为中年男性，无糖尿病病史，前后做过 2 次活检，由于病理诊断医师不熟悉该病的病理特点未能明确诊断。因此，皮肤病的诊断必须进行紧密的临床病理联系。本病主要需与下列疾病相鉴别：

1. 环状肉芽肿 皮疹可发生于全身各处，好发于四肢末端伸侧、背部，为肤色、淡红色或紫色的环形斑块，组织病理特点为真皮内栅栏状肉芽肿，其中央可见胶原渐进性坏死。

2. 三期梅毒 可有梅毒病史，皮损常见于面部、肩部、四肢，为皮下小结节，可破溃形成穿凿性溃疡，梅毒螺旋体抗原血清学实验阳性。组织病理学改变为肉芽肿性炎症，血管周围大量浆细胞浸润。

3. 结节病 全身均可发生皮疹，皮疹形态多样，无特征性，常伴系统损害，组织病理特点为上皮样肉芽肿，浸润的炎细胞很少，无渐进性坏死和栅栏状肉芽肿的特点。

（刘宏杰 王 琳 郭在培）

病例85　特发性阴囊钙质沉着症

临床照片

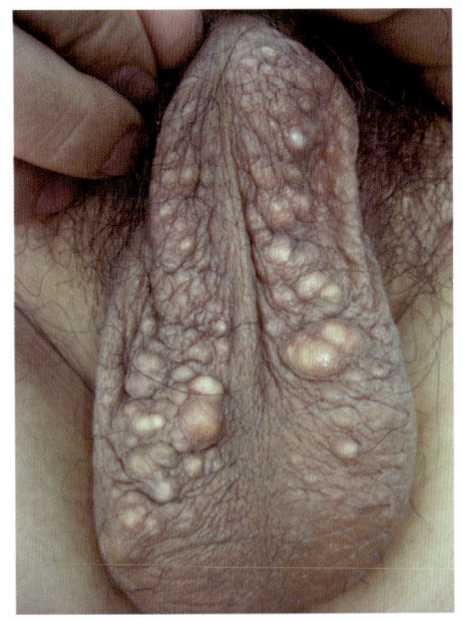

阴囊多个大小不等的坚实黄色及肤色丘疹、结节

一般情况　患者　男，30岁，职员。

主诉　阴囊多个丘疹、结节1年。

现病史　1年前患者无明显诱因出现阴囊丘疹、结节，无自觉症状，未予治疗，随后阴囊处丘疹、结节逐渐增多、变大、变硬，部分融合，来我院就诊。

既往史及家族史　既往体健，家族中无类似疾病患者。

体格检查　内科查体无异常发现。

皮肤科检查　阴囊数十个米粒至蚕豆大小不等的黄色及肤色丘疹、结节，质硬，无触痛。

实验室检查：血钙2.21mmol/L，血清无机磷1.21mmol/L，甲状旁腺素5.6pmol/L，均在正常范围内。

思考

1. 您的初步诊断是什么？
2. 为明确诊断，您认为还需做什么关键检查？

提示　可能的诊断

1. 传染性软疣（molluscum contagiosum）？
2. 特发性阴囊钙质沉着症（idiopathic calcinosis of the scrotum）？
3. 疥疮结节（scabies nodularis）？
4. 多发性皮脂囊瘤（steatocystoma multiplex）？

关键的辅助检查

组织病理：表皮增厚，真皮内大量蓝紫色团块状物质沉积。病理诊断：符合钙质沉着症。

最终诊断　特发性阴囊钙质沉着症

诊断依据

1. 病史及病程　病程1年，无自觉症状。
2. 皮损特点　阴囊多发性丘疹、结节，质硬。
3. 组织病理　真皮内大量蓝色团块状物质沉积，符合钙质沉着症。

治疗方法　外科手术切除。

易误诊原因分析及鉴别诊断　阴囊特发性皮肤钙质沉着症是特发性皮肤钙质沉着症中最常见的类型，其病因尚不清楚，多数学者认为系特发性，但亦有部分学者认为系上皮囊肿炎症后钙化形成。皮损表现为阴囊丘疹、结节，无自觉症状，破溃后流出白色乳酪样物质。

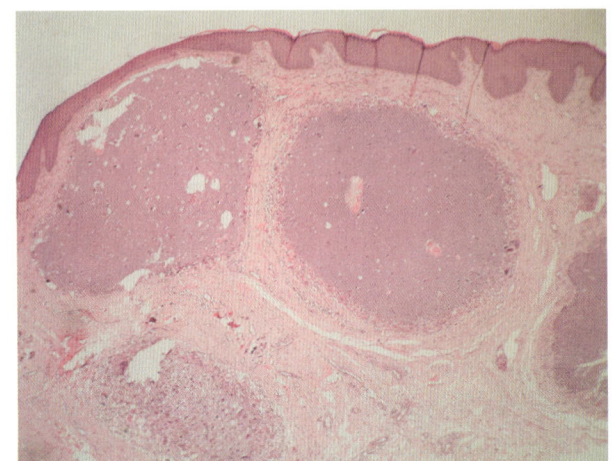

真皮内大量蓝紫色团块状物质沉积（HE×40）

阴囊特发性皮肤钙质沉着症较为少见，我科2002～2007年间活检证实的病例仅有2例，由于发病率低，未能引起临床医师重视，故易漏诊、误诊。本病还需要与以阴囊皮肤结节为主要表现的疾病鉴别。

1. 传染性软疣　可发生于阴囊部，表现为多少不等的丘疹、结节，肤色或淡黄色，部分皮疹顶部有脐凹，质较软，病理改变有软疣小体。

2. 疥疮结节　表现为阴囊、阴茎结节，伴剧烈瘙痒，组织病理改变为慢性炎症和纤维结缔组织增生。患者常同时伴指缝、前臂屈侧、腋窝、脐部等针头大丘疹（窦道皮损），或有疥疮病史。

3. 多发性皮脂囊瘤　好发于前胸中下部，也常侵犯阴囊、阴茎、腋窝等部位，皮疹为多发性皮色或淡黄色结节，较大者可有囊性感。挤压顶端时，可挤出有臭味的油腻皮脂样物，组织病理改变为囊肿，囊壁为复层鳞状上皮，囊壁邻近处可见皮脂腺小叶。

（刘宏杰　王　琳　郭在培）

病例 86　特发性皮肤钙沉着症

临床照片

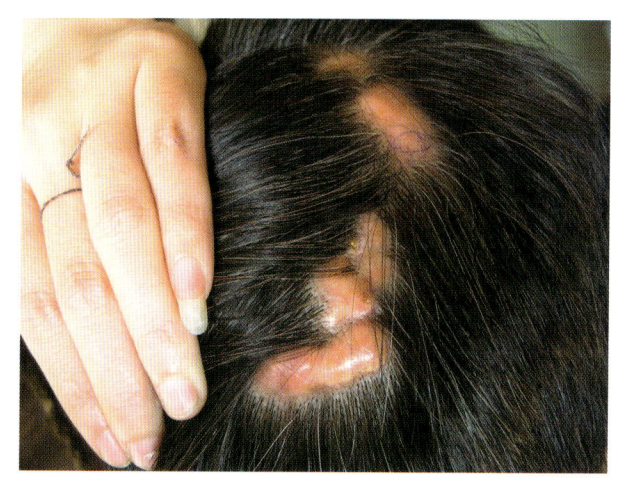

头顶枕部数个淡红色扁平或半球状结节、肿块

一般情况　患者　女，60岁。

主诉　头皮长疙瘩3年。

现病史　3年前，患者无明显诱因枕部出现绿豆大小乳白色结节，呈半球状隆起，质硬、表面光滑，边界清楚，表面皮肤能自由推动，不痛不痒。后结节逐渐长大、增多，相互融合，与皮肤粘连而不能推动，有轻微痒痛。部分结节反复自行破溃，流出黄白色乳酪样物质，后疼痛减轻，结褐色痂壳，逐渐愈合。曾于当地医院治疗（具体不详），效果不明显。患病以来，无发热、关节肌肉疼痛。精神、饮食、睡眠好，大、小便正常，体重无明显改变。

既往史及家族史　否认甲状旁腺、肾疾病病史；发病前局部无外伤、感染及肌内注射史；未曾接受钙剂治疗。家族中无类似病史。

体格检查　各系统检查未见异常。

皮肤科检查　头皮顶枕部见6个花生至手指头大小的淡红色、半球形或条索状肿块，边缘清楚，表面光滑、有光泽，质硬，活动度差，压痛明显，其内未见毛发贯穿。切开皮损，流出含细小沙粒样颗粒的乳酪样物质。

实验室检查　血常规、大小便、肝肾功能、血糖、血脂及甲状旁腺激素值正常。免疫检查ANA阴性、抗dsDNA阴性，类风湿因子阴性。

思考

1. 您的初步诊断是什么？
2. 为明确诊断，您认为还需做什么关键检查？

提示　可能的诊断

1. 圆柱瘤（cylindroma）？
2. 特发性皮肤钙沉着症（idiopathic calcinosis cutis）？
3. 毛囊黏蛋白病（follicular mucinosis）？

关键的辅助检查

1. 血钙：2.4mmol/L（正常值 2.08～2.6mmol/L），血磷：1.2mmol/L（正常值 0.9～1.7mmol/L）。

2. 头部 X 线片　示头皮软组织内见多发斑点钙化影。

3. 组织病理　表皮轻度萎缩，真皮浅层少量多核巨细胞和淋巴细胞浸润，真皮中深层及皮下组织内大量成片的蓝紫色钙盐沉着。病理诊断：皮肤钙沉着症。

最终诊断　特发性皮肤钙沉着症

诊断依据

1. 年龄、病程　老年女性，头皮疙瘩 3 年。

2. 皮损部位、特点　头皮顶枕部数个肿块，边缘清楚，质硬，活动度差，压痛明显；切开皮损，流出含细小沙粒样颗粒的乳酪样物质。

3. 甲状旁腺激素值正常，血钙、血磷值正常。

4. 头部 X 线片示软组织内多发钙化影。

5. 组织病理　真皮中深层及皮下组织内大量钙盐沉着，符合皮肤钙沉着症。

治疗方法　未作治疗。

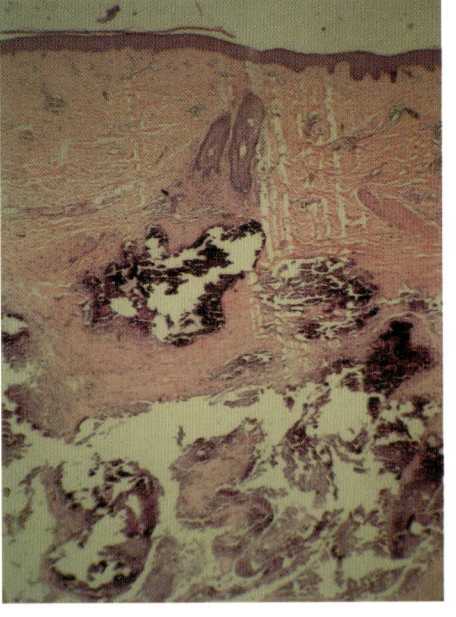

真皮深层大量成片的蓝紫色钙盐沉着（HE×40）

易误诊原因分析及鉴别诊断　皮肤钙沉着症是不溶性皮肤钙盐沉积于皮肤组织的疾病，临床表现为坚硬的丘疹、结节或肿块，破溃后排出乳酪色油状沙粒样物质。一般分为特发性皮肤钙沉着症、转移性皮肤钙沉着症及营养不良性皮肤钙沉着症。特发性皮肤钙沉着症是指患者既无组织病理损伤，也无血钙、磷代谢紊乱，而有钙盐沉积于皮肤、皮下组织和肌肉者。根据病程缓慢迁延，皮损融合增大，表面光滑、质硬，破溃后流出乳酪色油状沙粒样物质等特点并结合血钙、磷，甲状旁腺激素值，病变部位 X 线片以及组织病理等检查可明确诊断。

特发性皮肤钙沉着症临床少见，好发于儿童的四肢，也可见于阴囊和阴唇。发生于老年人的头部极少见，临床医生容易忽略。当怀疑此病时，应完善血钙、磷、血浆白蛋白、肌酐、甲状旁腺激素、自身抗体等辅助检查，以排除可能存在的继发因素。本病需要与下列疾病鉴别。

1. 圆柱瘤　青春期或成年早期即在头皮出现损害，生长缓慢，逐渐增多，最后形成多发隆起的红棕色结节，底部往往有蒂。病理改变见肿瘤常位于真皮内，边界清楚，肿瘤团由基底细胞样瘤细胞组成，大小及形状不一，瘤团周围包绕一圈厚厚的基底膜样物质。

2. 毛囊黏蛋白病　头皮多发性质软斑片、结节，呈肤色或淡红色，脱发，全身散在毛囊性丘疹。组织学特点为大量黏蛋白在皮脂腺和外毛根鞘沉积。

（王超群　王婷婷　王　琳）

病例 87　胶样粟丘疹

临床照片

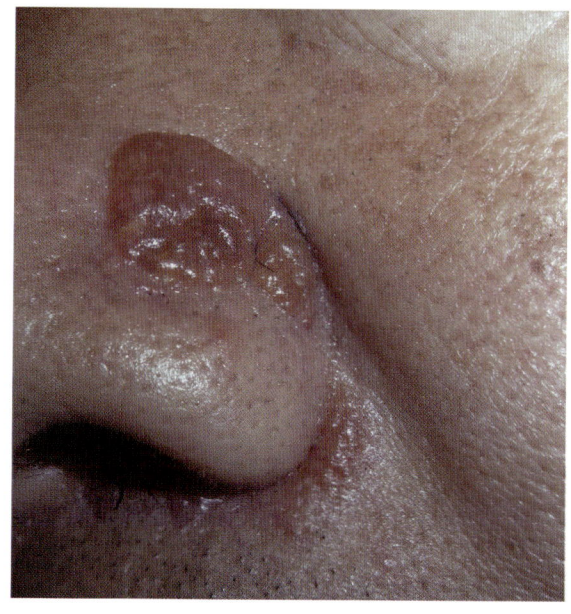

左鼻翼、鼻唇沟淡黄色半透明扁平斑块

1. 扁平苔藓（lichen planus）？
2. 胶样粟丘疹（colloid millium）？
3. 黏液水肿性苔藓（lichen myxedematosus）？
4. 汗管瘤（syringoma）？

一般情况　患者　男，57岁，干部。
主诉　左鼻翼淡黄色斑块2年。
现病史　患者2年前无明显诱因左侧鼻翼出现一绿豆大淡黄色丘疹，无自觉症状。后丘疹逐渐增大，形成斑块，挤压后有白色黏稠物冒出。曾在当地医院诊所外用某药物，效果不明显。患者自起病以来，饮食、睡眠、二便、精神均正常。
既往史及家族史　既往体健，家族中无类似病史。
体格检查　一般情况好，各系统检查未见异常。
皮肤科检查　左鼻翼及鼻唇沟可见淡黄色半透明扁平斑块，表面光滑，触之稍硬。
实验室检查　血、尿、大便常规正常，肝、肾功能检查正常。
思考
1. 您的初步诊断是什么？
2. 为明确诊断，您认为还需做什么关键检查？
提示　可能的诊断

关键的辅助检查

1. 组织病理　表皮棘层萎缩，表皮突变平。真皮内大片嗜酸性团块状均质的胶样物质沉积，并有裂隙。病理诊断：结合临床，符合胶样粟丘疹。
2. 刚果红染色　阴性。

最终诊断　胶样粟丘疹
诊断依据
1. 病史及病程　暴露部位发生斑块2年。
2. 皮损特点　淡黄色半透明扁平斑块，无自觉症状。
3. 组织病理　符合胶样粟丘疹组织学改变。

治疗方法　冷冻治疗。
易误诊原因分析及鉴别诊断　胶样粟丘疹好发于颜面和手背等暴露部位，多数为半透明的、淡黄色、针头至黄豆大、圆形或不整形、扁平或隆起的丘疹。临床上分为儿童型及成人型。儿童型常有家族史，在儿童或少年期发病，至青春期后自行消退。成人型好发于常受日晒的老年男性，除少数较大透明丘疹外，还可

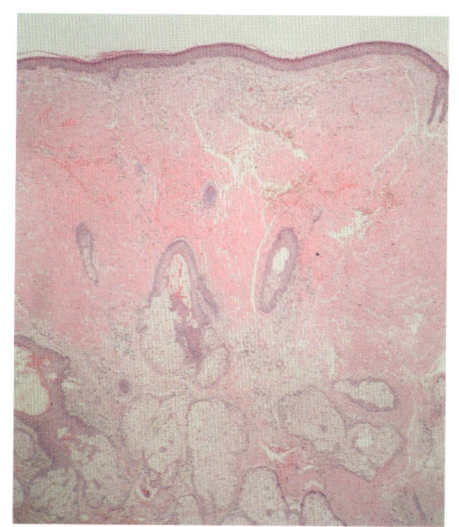

真皮内大片嗜酸性团块状均质的胶样物质沉积（HE×100）

见淡黄色、橘黄色或正常皮色的结节或斑块。组织病理特征为真皮上层可见无结构均质性的胶样物质。胶样粟丘疹病因不明，胶样物可能为真皮结缔组织退行变性或成纤维细胞生成的无结构物沉着于真皮内而形成。本例发生于中年男性面部，表现为淡黄色斑块，挤压后有白色黏稠物冒出，如果医师对胶样粟丘疹不熟悉，则容易首先考虑为皮脂腺增生性疾病，但该类疾病很少有半透明斑块样表现。本病需要与面部以丘疹、斑块为主要表现的其他疾病鉴别。

1. 汗管瘤 主要发生于眼睑，为扁平状或半球状丘疹或小结节，表面光滑。组织病理为真皮上部可见多数嗜碱性上皮细胞聚集成小团块，最具特征性的表现是一端呈导管状，而另一端为实体条束，形如逗号或蝌蚪状。

2. 扁平苔藓 丘疹呈红色或紫红色，不透明，疹内无胶样物质。组织病理为基底细胞液化变性，真皮浅层淋巴细胞呈带状浸润，无大片的胶样物质。

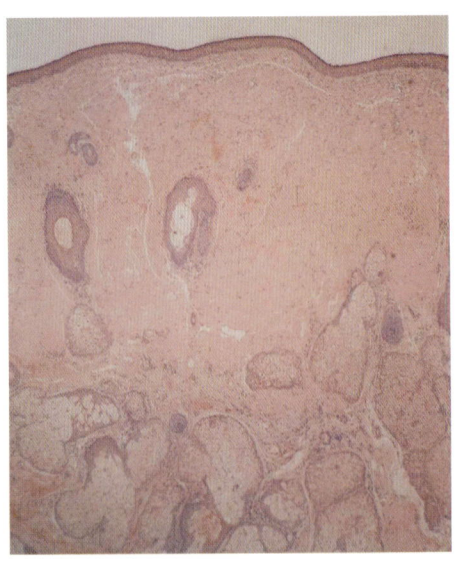

真皮内大片嗜酸性团块状均质胶样物质沉积（HE×100）

（汪 盛 王 琳）

病例88 大疱性表皮松解症（痒疹样营养不良型）

临床照片

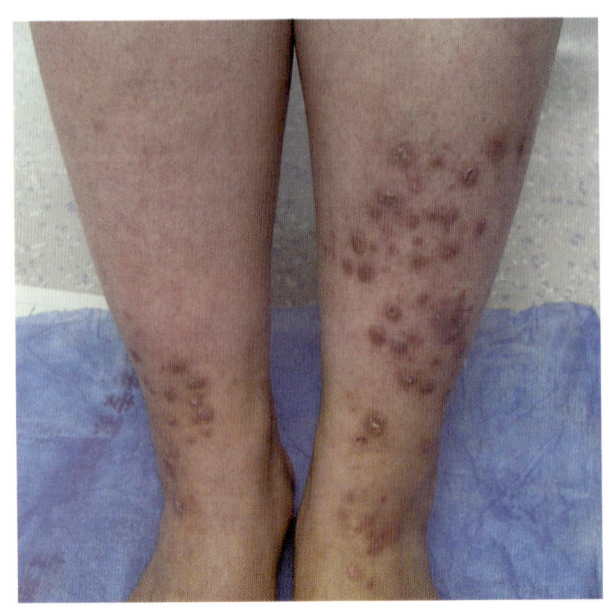

双胫前暗红色丘疹、结节，部分皮疹表面结痂

一般情况 患者 女，18岁，学生。

主诉 反复双下肢水疱、丘疹、结节17年

现病史 患者17年前（1岁左右时），无明显诱因踝部出现数个水疱，为针尖至花生米大小。之后足、小腿皮肤受摩擦或轻微外伤后形成暗红色的丘疹伴瘙痒，无明显水疱形成，并随年龄增长皮损渐增多。13年前，双脚拇趾趾甲受轻微外伤后逐渐变薄、向上卷曲、脱失。曾在院外多次外用药物（具体不详）治疗，效果不明显，遂来我科就诊。患者自起病以来，饮食、睡眠、二便正常，精神好。

既往史及家族史 家族成员中有类似病史。

体格检查 生命体征平稳，系统检查未见异常。

皮肤科检查 左小腿胫前下3/5、右小腿胫前下1/5、双足背、双踝有较多米粒至花生米大小的暗红色丘疹、结节，质硬，部分皮疹表面有痂壳，右肘部有一个、左肘部有两个米粒至黄豆大小的红色扁平丘疹，未见水疱，Nikolsky征阴性。双脚拇趾趾甲缺失，甲床表面呈白色瓦片状脱屑，双脚第三、五趾甲均有不同程度的变形、增厚。

实验室检查 血、尿、大便常规正常，肝、肾功能检查正常。乙型肝炎病毒表面抗原阳性。

思考

1. 您的初步诊断是什么？
2. 为明确诊断，您认为还需做什么关键检查？

提示 可能的诊断

1. 寻常型银屑病（psoriasis vulgaris）？
2. 扁平苔藓（lichen planus）？
3. 大疱性表皮松解症（epidermolysis bullosa）？
4. 结节性痒疹（prurigo nodularis）？

关键的辅助检查

组织病理：表皮角化过度，部分颗粒层和棘层肥厚，多处表皮下裂隙，真皮内散在较多小的表皮样囊肿，并有少量淋巴细胞浸润。

最终诊断 大疱性表皮松解症（痒疹样营养不良型）

诊断依据

1. 病史及病程 患者发病年龄为1岁左右，无明显诱因踝部曾经出现针尖至花生米大小水疱。

2. 皮损特点 皮损分布于四肢伸侧，为暗红色丘疹、结节，质硬，未见水疱，有趾甲损害。

3. 家族遗传史 5代共36名家族成员中15名有类似病史，包括患者的爷爷、父亲和妹妹。所有患者均在1岁左右发病，临床表现与患者类似。

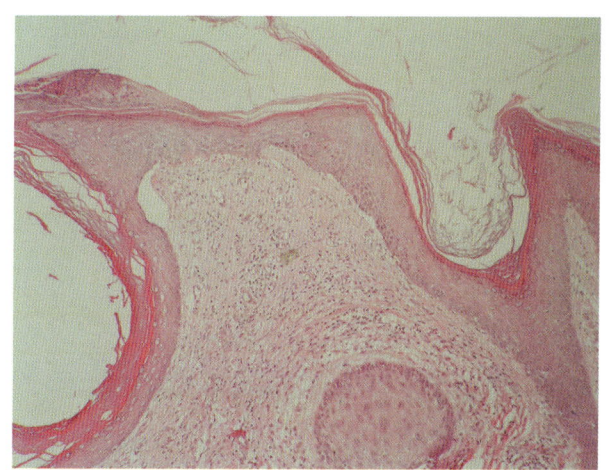

表皮下裂隙，真皮内表皮样囊肿（HE×100）

4. 遗传方式和患者家系基因型分析 本家系连续5代都有患者。患者双亲中至少有1个患者，呈垂直连续遗传。男性患者或女性患者的儿子和女儿均可患病。因此，该病遗传方式为常染色体显性遗传。

5. 组织病理 为多处表皮下裂隙形成，真皮内散在小的表皮样囊肿。

治疗方法 冰黄肤乐外用可缓解瘙痒，卤米松、糠酸莫米松及0.1%维A酸霜外用3个月无效。

易误诊原因分析及鉴别诊断 大疱性表皮松解症常分为单纯型、显性遗传营养不良型和隐性遗传营养不良型。痒疹样营养不良型大疱性表皮松解症是近年来认识到的营养不良型大疱性表皮松解症的一种罕见临床亚型，属于常染色体显性遗传，于1994年由Grath等提出，本病的特点为：①患者出生时或出生后出现中等程度的四肢伸侧大疱或糜烂，以胫前为主，瘙痒重；②成年后主要体征为痒疹样丘疹、结节、抓痕、斑块，极难发现水疱；③大多数患者伴有甲萎缩及甲板不规则增厚。其病理改变和其他类型的显性营养不良型大疱性表皮松解症相同，即表皮下水疱，水疱上方的表皮大致正常，真皮内炎性细胞很少或无，常见小的表皮样囊肿。

该患者患病17年一直未能得到正确诊断，其误诊原因较多：该病较少见，分类复杂，临床表现多样，医师对该类疾病不熟悉，加之患者对幼年时曾经短时间内出现过水疱并不知晓，也不清楚家族中有患者，从而加大了诊断的难度。后来在医师的反复追问下，才向其父母求证曾经有过水疱的病史，并且询问到家族中有类似的患者。本病需要与下列疾病鉴别：

1. 寻常型银屑病 为红色丘疹、斑块，表面覆盖多层干燥的银白色鳞屑，无水疱，皮损除好发于膝前肘后外，也常累及头皮，疾病常冬重夏轻。组织病理上无水疱或裂隙。

2. 扁平苔藓 皮疹为紫红色的多角形扁平丘疹或紫红色、褐色斑块，可见Wickham纹，瘙痒明显，皮损好发于四肢屈侧。组织病理特征为界面皮炎，表皮基底层锯齿状液化变性，真皮上部以淋巴细胞为主的炎性细胞呈带状浸润。

3. 结节性痒疹 为剧烈瘙痒的结节，表面角化，无水疱，不累及趾甲，组织病理特点为表皮明显增生，真皮内非特异性炎症，无表皮下裂隙和小的表皮样囊肿。

（闫 薇 王 琳）

病例 89 皮肤淋巴细胞浸润症

临床照片

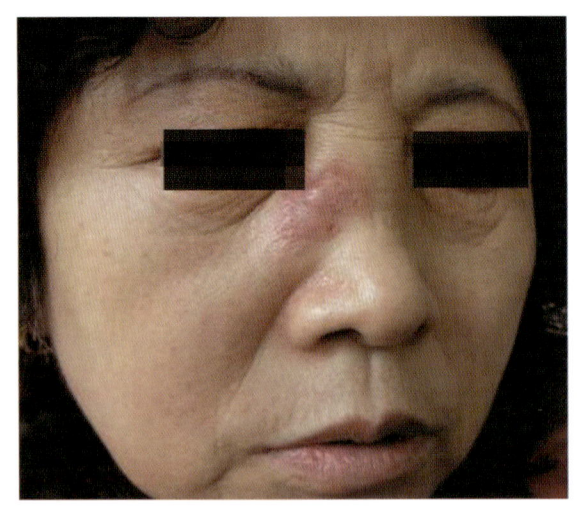

右鼻根处淡红色肿块

一般情况 患者 女，57岁，职员。

主诉 右鼻背处淡红色肿块2年余。

现病史 2003年4月患者于右鼻背处出现一肿物，约甲大，自觉瘙痒，曾于多家医院诊疗无明显好转。2004年4月于某医院眼科住院治疗，给予甲基强的松龙500mg冲击治疗3天，皮疹较前明显变小，但仍有少许皮疹未愈，出院后泼尼松每日6片口服并逐渐减量约半年停用，停用药物后皮损再发增大。患者饮食、睡眠、二便正常，精神尚可。

既往史及家族史 家族中无类似病史，父母体健。

体格检查 生命体征平稳，心、肺无异常。

皮肤科检查 右鼻根处见一2cm×3cm大小的淡红色肿块，形状不规则，表面光滑但凹凸不平，界限清楚，其上见两处黍米大小的糜烂面，触之中等硬，活动欠佳。四肢伸侧散在米粒至黄豆大小的丘疹，可见抓痕及结痂。

相关的检查 B超（肝、胆、脾、胰）未见异常，胸片检查未见异常，血常规未见异常，肝、肾功正常，ENA系列未见异常。

思考

1. 您的初步诊断是什么？
2. 为明确诊断，您认为还需做什么关键检查？

提示 可能的诊断

1. 盘状红斑狼疮（discoid lupus erythematosus）？
2. 多形日光疹（polymorphous light eruption）？
3. 皮肤淋巴瘤（cutaneous lymphoma）？
4. 皮肤淋巴细胞浸润症（lymphocytic infiltration of skin disease）？

关键的辅助检查

1. 组织病理 真皮多灶性淋巴细胞浸润，以血管及附属器周围浸润为主，深达皮下组织，未见淋巴滤泡样结构。全层淋巴细胞增多，无异型性，无界面改变，无基底膜液化变性。病理诊断：符合淋巴细胞浸润症。

2. 免疫组化 CD3（-），CD20（-），CD45（-），CD79（-）。

最终诊断 皮肤淋巴细胞浸润症

诊断依据

1. 病史及病程 右鼻背处皮疹2年余，给予糖皮质激素药后病情好转，停药后皮损再现。

2. 皮损特点 表现为右鼻根处见一2cm×1cm大小的淡红色

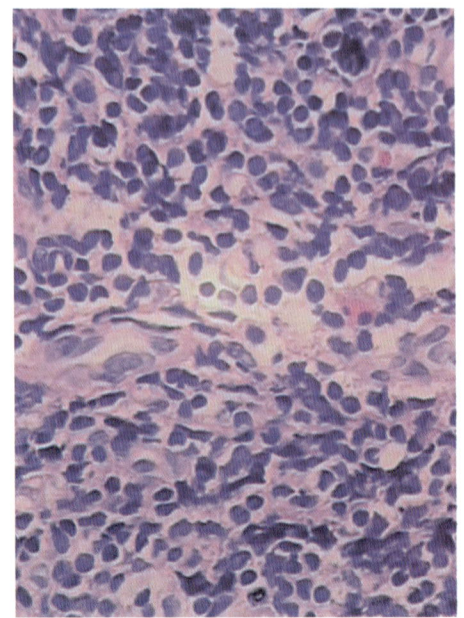

血管及附属器周围以淋巴细胞浸润为主，无淋巴滤泡样结构（HE×40）

肿块，形状不规则，表面凹凸不平，界限清楚，其上见两处黍米大小的糜烂面，触之中等硬，活动欠佳。

3. 组织病理　符合淋巴细胞浸润症。

4. 免疫组化　CD3（－），CD20（－），CD45（－），CD79（－）。

治疗方法　给予激素联合羟基氯喹、雷公藤多苷片、氨苯砜口服治疗取得满意疗效，糖皮质激素以小剂量口服，症状缓解后，药物逐渐减量。

易误诊原因分析及鉴别诊断　皮肤淋巴细胞浸润症为紫红色或黄红色浸润性斑块，好发于面部和后背下部；多见于45岁以下的成年男性。病理上以真皮部位淋巴细胞浸润、不形成淋巴样滤泡为特征。病程经过良性，常伴有自发性缓解和复发。由于本病在临床表现和病理改变方面与盘状红斑狼疮、多形性日光疹、皮肤淋巴瘤有许多共同的特点，因此易误诊为上述疾病，为此应做相应鉴别。

1. 盘状红斑狼疮　呈蝶形分布，有毛细血管扩张、粘着性鳞屑和萎缩，基底膜部分增厚，部分区域液化变性，免疫病理可有 IgG、C3、IgM。基底膜带线状沉积。

2. 多形日光疹　皮疹呈多形态，有红斑、丘疹、水疱等，少有结节皮疹。以皮肤暴露部位为主，有光敏感，常有季节性。病理变异较大，真皮浅层、深层血管周围淋巴细胞浸润，真皮乳头层明显水肿。

3. 皮肤淋巴瘤　皮疹相对固定，无好转及反复交替进行的特点，病理上淋巴细胞异型性明显，可形成淋巴滤泡样结构，而本例无上述特征，故可与之鉴别。

（史月君　宋顺鹏）

病例90　系统性红斑狼疮并组织细胞坏死性淋巴结炎

临床照片

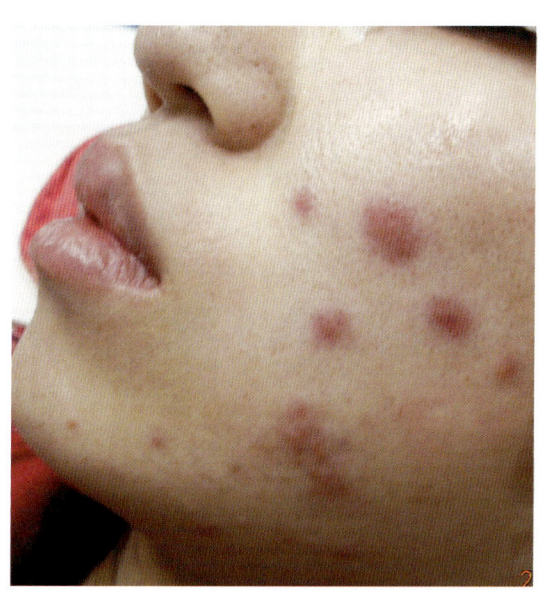

面部浸润性红斑、丘疹和结节，表面光滑无鳞屑

一般情况　患者　女，25岁，银行职员。

主诉　面部皮疹1个月伴颈部淋巴结肿大、疼痛半个月。

现病史　1个月前无明显诱因鼻梁右侧出现花生米大小水肿性红斑，无明显自觉症状。半个月前鼻梁右侧红斑面积扩大，变暗红色，双颊出现数个水肿性红斑、红丘疹、结节，同时颈部出现多个肿大淋巴结，疼痛。10天前在我院血液科及肿瘤科就诊，疑诊"淋巴瘤"，骨穿示骨髓增生活跃，淋巴细胞52%。淋巴结穿刺活检示反应性增生。1周前皮疹蔓延至颏下。起病以来无畏寒、发热、关节疼痛、口腔溃疡及光敏现象等。

既往史及家族史　无特殊。

体格检查　一般情况可，双侧颈部扪及多个枣子及蚕豆大小淋巴结，质中，活动度可，有触痛，脾肋下一指，质中等，其余系统体查无异常。

皮肤科检查　鼻梁右侧约4～5cm大小浸润性红斑，界清，双颊及颏下散在绿豆到花生米大小的水肿性红色丘疹、结节，表面光滑无鳞屑。

实验室检查　血常规：WBC $1.6×10^9$/L，Hb 86g/L，PLT $83×10^9$/L，ESR 62mm/h，C3：0.45g/L。尿常规及肾功能正常。

思考

1. 您的初步诊断是什么？
2. 为明确诊断，您认为还需做什么关键检查？

提示 可能的诊断

1. 系统性红斑狼疮（systemic lupus erythematosus）？
2. 恶性淋巴瘤（malignant lymphoma）？
3. 结节病（sarcoidosis）？

关键的辅助检查

1. 面部皮损组织病理及免疫病理检查 毛囊角栓，表皮萎缩伴基底细胞液化变性，真皮乳头水肿及表皮下水疱，真皮血管周围及附件周围较致密的淋巴细胞为主的片状浸润；免疫病理显示基底膜带 IgG/IgM/C3 呈颗粒状或线状沉积，IgA 为阴性。病理诊断：符合红斑狼疮。

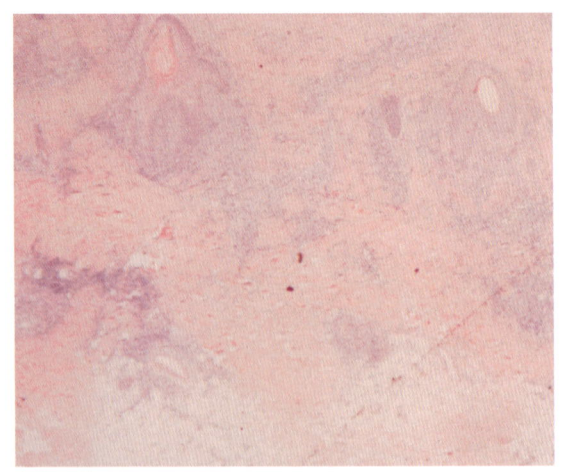

毛囊角栓，表皮萎缩伴基底细胞液化变性，真皮血管周围及附件周围片状炎性细胞浸润（HE×40）

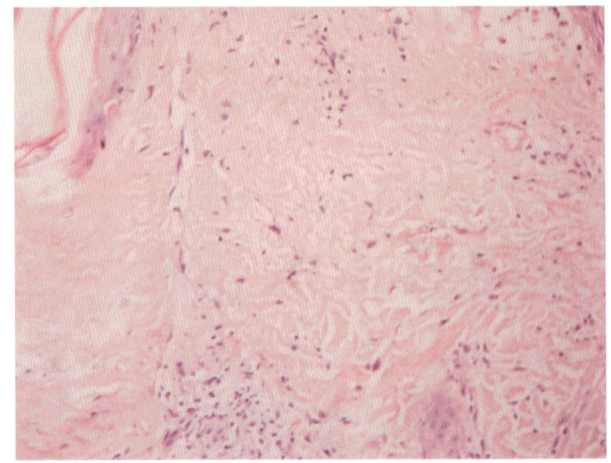

角化过度，基底细胞液化变性，表皮下微水疱形成（HE×100）

2. 颈部淋巴结活检 镜下可见片状坏死，坏死灶内有较多细胞碎屑，坏死灶大量组织细胞浸润，未见中性粒细胞；免疫组化：CD68、CD20、CD3 均为阳性，符合组织细胞性坏死性淋巴结炎。

3. 血尿常规 血常规 WBC $1.2×10^9$/L、Hb 82g/L、PLT $77×10^9$/L。尿常规无异常。

4. 狼疮全套及血清补体水平 ANA 1∶20 均质型，抗 Sm（+），抗 SSA（++），C3：0.45g/L。

5. 血清酶学检查 AST 65.9u/L、LDH-L 539.9u/L、HBDH 397.1u/L、CK 81.2u/L、CK-MB 30.4u/L。EB 病毒抗体 IgM（+）。

6. 病毒全套 EBV 抗体 IgM（+），余各项阴性。

7. 超声检查 腹部 B 超脾厚 56mm，肋下 15mm。心脏彩超示二、三尖瓣返流（轻度），左心功能测值在正常范围。

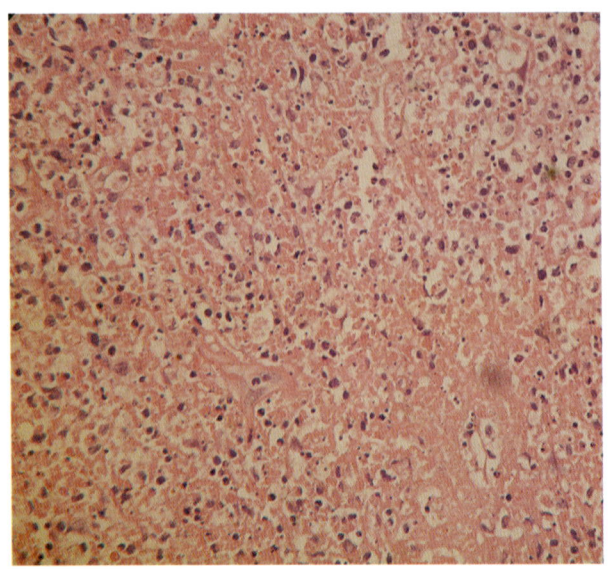

淋巴结内片状坏死区，坏死灶内较多细胞碎屑及大量组织细胞浸润（HE×200）

最终诊断 系统性红斑狼疮并组织细胞坏死性淋巴结炎（systemic lupus erythematosus with histocytic necrotizing lymphadenitis）

诊断依据

1. 年龄、性别 青年女性。

2. 皮损部位 鼻背、面颊及下颌。

3. 皮损特点 表现为浸润性红斑、红色丘疹及结节，界清，表面光滑。

4. 体格检查 双侧颈部扪及多个枣子及蚕豆大小淋巴结，质中，活动度可，有触痛，脾肋下一指，质中等。余系统检查无异常发现。

5. 皮损无自觉症状，淋巴结疼痛。

6. 狼疮全套 ANA 1∶20均质型，抗Sm（＋），抗SSA（＋＋）。

7. 外周血三系降低。

8. EBV抗体IgM（＋）。

9. 皮损组织病理 符合红斑狼疮组织学改变。

10. 颈部淋巴结组织病理及免疫组化 符合组织细胞性坏死性淋巴结炎。

治疗方法 患者入院后当晚出现发热，呈弛张热并持续数日，发热过程中伴四肢关节疼痛，多次复查血常规示WBC、PLT和Hb均明显降低。入院后给予头孢尼西、阿昔洛韦及瑞白（重组人集落细胞刺激因子）治疗数日后，病情未见明显好转，体温持续不降，确诊系统性红斑狼疮并发组织细胞坏死性淋巴结炎后，给予相当于60mg/d强的松治疗8天后，体温下降，皮疹明显消退，淋巴结明显缩小，白细胞及血小板恢复正常。

易误诊原因分析及鉴别诊断 系统性红斑狼疮早期表现多种多样，关节及皮肤表现为本病最常见的早期症状，其次出现发热、光敏感、雷诺现象、肾炎及浆膜炎、肝、脾及淋巴结肿大等。另外，SLE显著的特征就是实验室检查发现血液系统异常和多种自身抗体，血液系统异常主要表现为贫血、血小板和白细胞减少，95％以上SLE患者存在抗核抗体，抗dsDNA抗体和抗Smith（Sm）抗体具有特异性，可作为SLE的诊断标准。组织细胞坏死性淋巴结炎是一种良性自限性以淋巴结病变为主的疾病，由Kikuchi于1972年在日本最先报道，主要累及青壮年，女性略多于男性。本病病因不清，可能与病毒感染和自身免疫紊乱有关。组织细胞坏死性淋巴结炎起病多为急性或亚急性，临床表现以淋巴结肿大、疼痛、发热及粒细胞减少最为常见，淋巴结肿大以颈部最多见，其次为腋窝，发热多为不规则热，乏力、关节痛、肝脾大、皮疹等亦能见到。少数组织细胞坏死性淋巴结炎病例临床表现复杂，可以反复发作，出现多器官系统受累，酷似风湿性疾病。已有组织细胞坏死性淋巴结炎与SLE、嗜血细胞综合征及抗磷脂综合征等伴发的报道。另外，由于肿大的淋巴结多在颈部且病理组织检查在光镜下常表现为大片的组织细胞增生及散在大细胞或轻度异型的组织细胞等，故常易误诊为恶性淋巴瘤等疾病。本患者首先于面部发生红色肿胀性红斑、丘疹、结节，继而出现颈部多个疼痛性肿大淋巴结，脾大，发热，关节痛，WBC、PLT和Hb下降，转氨酶、肌酶升高，EB病毒IgM（＋），各种血液免疫学指标、面部皮损组织病理及免疫病理检查符合SLE改变，而淋巴结病理活检及组化支持组织细胞坏死性淋巴结炎，提示本病为SLE并发组织细胞坏死性淋巴结炎。

误诊原因分析 ①SLE由于体内大量致病性自身抗体和免疫复合物造成组织损伤，临床上可以出现各个系统和脏器损害的症状，其临床表现复杂、变化大，早期只侵犯1～2个器官，因而表现不典型，容易误诊、误治。②临床医生病史询问、体检欠详细，漏掉患者的部分临床症状和体征、缺乏相关的辅助检查如皮损淋巴结活检及血液免疫学检查。③SLE和组织细胞坏死性淋巴结炎是相对常见的疾病，但现阶段过分强调临床医师专科化，对非专科疾病缺乏认识，从而导致临床医师存在片面的分科思维，只用本科疾病解释患者的情况，人为地撇开他科病种。如本患者以面部浸润性丘疹。红斑为首发症状，继而颈部出现多个肿大疼痛淋巴结，因发病初无发热、关节疼痛、口腔溃疡、蝶形红斑、肢端血管炎、脱发、雷诺现象等对系统性红斑狼疮的诊断有价值的体征，以至于在血液科就诊时误诊为淋巴瘤。④医师缺乏随诊意识，SLE的某些常见表现单独出现，临床医师在患者就诊时即使想到了SLE的可能，但此时尚未能出现有诊断意义的免疫学指标或达不到SLE诊断标准时，临床中就未考虑SLE的诊断。⑤本患者以面部浸润性红斑、丘疹、结节、颈部淋巴结肿大和疼痛就诊，缺乏典型SLE的蝶形红斑，而且处于疾病早期，其他SLE有诊断价值意义的体征尚未出现，加上皮肤科临床医生对组织细胞坏死性淋巴结炎认识不足是造成本病误诊的原因。

减少误诊的措施 ①临床医生不能孤立地看问题,诊断时应思路广阔,全面认识,以免延误病情。②临床上应注意详尽的病史采集、全面的体检以及周密的实验室检查,对早期不典型 SLE 的表现者,需要密切随访、动态监测,反复多次复查有关外周血细胞数及免疫学检查,及早行皮肤组织病理、免疫病理或淋巴结活检,有助于早期诊断。③临床医生应对 SLE 和组织细胞坏死性淋巴结炎的本质与特征有足够的认识,颈部淋巴结肿大和疼痛、发热及粒细胞减少是组织细胞坏死性淋巴结炎最为常见的症状,及时行淋巴结病理活检是组织细胞坏死性淋巴结炎正确诊断和治疗的关键。本病应与下列疾病鉴别:

1. 恶性淋巴瘤 临床以发热、无痛性淋巴肿大较为常见,不少患者出现面部、躯干、四肢部位皮肤浸润性红斑、丘疹、结节或皮肤坏死、溃疡等皮疹。病理示淋巴结结构消失,被膜破坏,细胞呈明显的异型性,可见病理性核分裂象,有多量淋巴瘤细胞浸润,多无坏死核碎片及吞噬碎片的组织细胞,而组织细胞坏死性淋巴结炎少数患者亦可见淋巴结结构轻度破坏,但大多数有淋巴结皮质区、副皮质区片状或灶性坏死,坏死区有成熟淋巴细胞,单核样组织细胞浸润,无中性粒细胞、嗜酸性粒细胞浸润;免疫组化可确定淋巴瘤瘤细胞来源,表现为吞噬细胞染色阴性,T 或 B 细胞标记的阳性细胞中的一种占绝对优势,而另一种仅少量散在分布,这与 HNL 的吞噬细胞染色阳性,T、B 细胞混合性增生,而非单一性或单克隆增生明显不同。淋巴瘤病情进行性恶化,预后不佳。

2. 结节病 是一种多系统多器官受累的肉芽肿性疾病。常侵犯肺、肺门淋巴结。皮肤、浅表淋巴结、肝、脾、肾、骨髓、神经系统、心脏等几乎均可受累。结节病皮肤表现多样,临床难诊断,易误诊。结节性红斑最为常见,多见于面颈部、肩部或四肢。实验室检查活动进展期可有白细胞减少、贫血、红细胞沉降率增快。血清血管紧张素转化酶(SACE)活性、血清中白介素-2 受体和可溶性白介素-2 受体升高对结节病的诊断有较为重要的意义。皮肤结节病在病理上有其特点,即主要由上皮样细胞肉芽肿(结核样结节)组成,结节界限清楚,结节中央无干酪样坏死。本病为一种自限性疾病,大多预后良好,有自然缓解的趋势。

(张桂英 肖 嵘 陆前进)

病例 91 多发性肌炎并皮下脂膜炎样 T 细胞淋巴瘤

临床照片

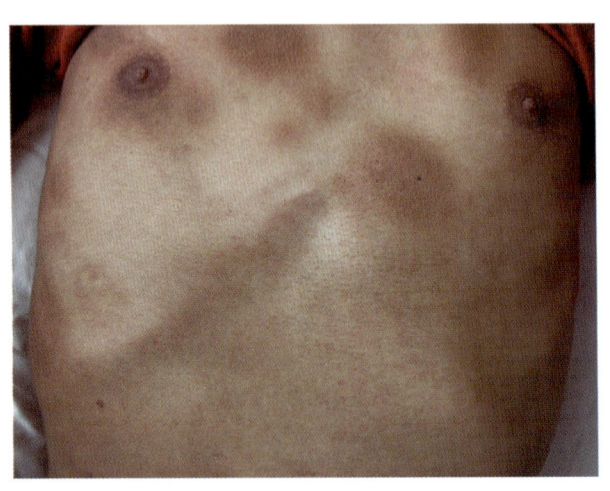

胸、腹及躯干呈淡红色或褐色大小不一皮下结节

一般情况 患者 男,26 岁,无业。

主诉 四肢肌肉、关节疼痛 1 年余,皮下结节伴不规则发热 1 个月。

现病史 患者于 1 年前无明显诱因出现四肢肌肉、关节疼痛,伴发热,体温波动在 38~39℃,曾在当地医院诊断为旋毛虫感染,予以阿苯达唑治疗 7 天上述症状消失。但 1 周后上述症状再度出现,且伴肌无力,无皮肤红斑及关节红肿,因实验室检查发现肌酶增高,诊断为多发性肌炎,予以泼尼松 60mg/d,病情一度好转遂减量。1 个月前泼尼松减量至 20mg/d 时,患者再度出现四肢肌肉、关节疼痛,且全身逐渐出现大小不等的皮下结节,伴不规则发热,体温最高达 39.5℃,为进一步诊治转住我科,发病以来体重减轻 5 公斤。

既往史及家族史 无特殊。

体格检查 T 37.5℃，P 88 次/分，R 20 次/分，BP 140/90 mmHg，一般情况可，满月脸，浅表淋巴结不大，心、肺及腹部无异常，四肢肌力、肌张力正常，四肢近端肌轻压痛，四肢关节无红肿及畸变。

皮肤科检查 颜面及颈部可见弥漫性痤疮样皮疹；四肢及躯干部可见呈淡红色或黄褐色散在分布、约蚕豆至硬币大小的皮下结节，质中，固定，边界尚清，无破溃，有轻压痛。

实验室检查 血常规 WBC $2.44×10^9$/L，Hb 128g/L，PLT $62×10^{12}$/L，肌酶谱 CK 547U/L（正常值 25～200U/L），CK-MB 63U/L（正常值 0～24U/L），LDH 553U/L（正常值 114～240U/L），ALT 74U/L，AST 135U/L，抗核抗体谱（－），胸部 CT 及骨髓穿刺未发现异常。

思考

1. 您的初步诊断是什么？
2. 为明确诊断，您认为还需要做什么关键检查？

提示 可能的诊断

1. 皮肌炎（primary dermatomyositis）？
2. 结节性脂膜炎（nodular panniculitis）？
3. 结节性多动脉炎（polyarteritis nodosa）？
4. 多发性肌炎并皮下脂膜炎样 T 细胞淋巴瘤（polymyositis associated with subcutaneous panniculitis-like T-cell lymphoma）？

关键的辅助检查

1. 组织病理 附属器周围及脂肪组织中见弥漫淋巴细胞，细胞轻度异型，核大、深染。免疫组化/组织化学 CD45RO（++），CD3（+），CD20（－），CD45RA（－），CD68（++），T 细胞阳性表达。病理诊断：符合皮下脂膜炎样 T 细胞淋巴瘤。

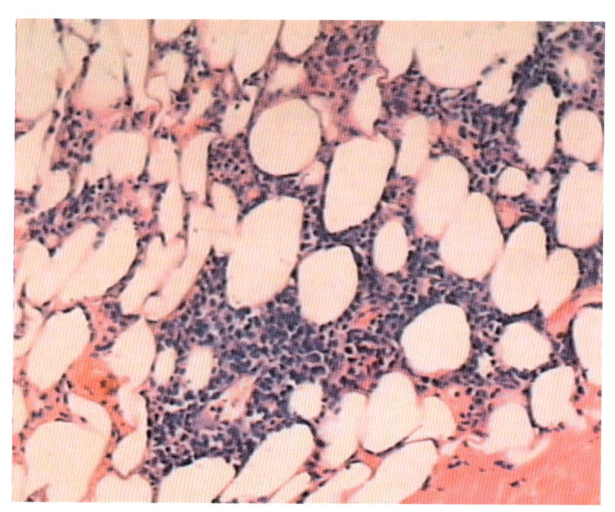
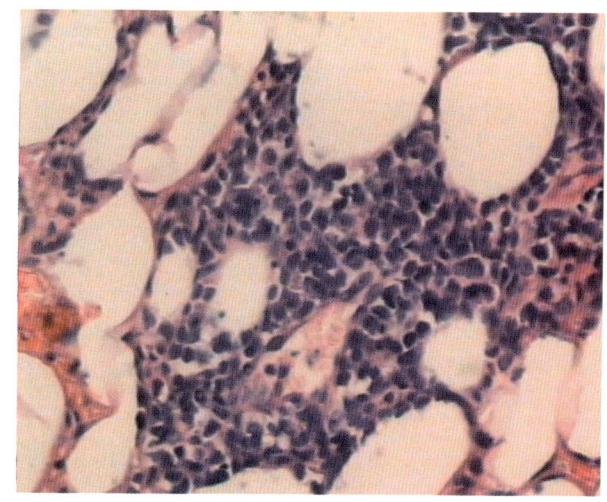

脂肪组织中可见弥漫淋巴细胞，细胞轻度异型，核大、深染（HE×100）

2. 肌电图 肌源性损害（活动期）。

最终诊断 多发性肌炎并皮下脂膜炎样 T 细胞淋巴瘤

诊断依据

1. 病史及病程 四肢肌肉、关节疼痛 1 年余，皮下结节伴不规则发热 1 个月。

2. 皮损特点　四肢、胸、腹及躯干部可见呈淡红色或黄褐色散在分布、大小不一的皮下结节，质中，固定，边界尚清，无破溃，有轻压痛。

3. 血常规　WBC 2.44×10^9/L，Hb 128g/L，PLT 62×10^{12}/L。

4. 肌酶谱　CK 547U/L，CK-MB 63U/L，ALT 74U/L，AST 135U/L，LDH 553U/L。

5. 肌电图　肌源性损害（活动期）。

6. 组织病理和免疫组化　符合皮下脂膜炎样T细胞淋巴瘤。

治疗方法　转血液科化疗，具体方案（VALD+CSA）如下：

长春新碱（VCR）2mg×1d，阿霉素（ADM）60 mg×1d，左旋门冬酰胺酶（L-ASP）1万U×7d，地塞米松（DEX）30mg×5d，环孢素A（CSA）250mg×5d。患者以该方案化疗一个疗程后体温正常，肌肉及关节疼痛症状改善，皮下结节有消退；实验室检查示肌酶谱下降，白细胞、血小板仍低。因患者家庭经济条件差，要求出院，即建议回当地医院血液科继续治疗。

易误诊原因及鉴别诊断　该患者病初以肌肉-骨骼综合征为表现，肌酶谱升高，肌电图为肌源性损害，糖皮质激素治疗有效，诊断符合多发性肌炎；随病情进展出现恶性侵袭性经过，高热、血象低、皮下结节，结节活检肿瘤细胞表达T细胞相关抗原，诊断符合皮下脂膜炎样T细胞淋巴瘤。

多发性肌炎是横纹肌非化脓性炎症性肌病，其临床特点是肢体近端肌、颈肌及咽肌等肌肉组织出现炎症、变性改变，导致对称性肌无力和一定程度的肌萎缩，并可累及多个系统和器官。皮下脂膜炎样T细胞淋巴瘤是一种原发于皮肤的外周T细胞淋巴瘤，肿瘤细胞表达T细胞相关抗原，如CD45、CD45RO、CD3、CD4、CD8和T细胞受体，表现为多发性皮下结节，约1/3病例伴有噬血细胞综合征。而多发性肌炎合并皮下脂膜炎样T细胞淋巴瘤较为罕见，诊断困难，极易误诊。炎性肌病中约有1/4的患者，特别是>50岁以上者，可发生恶性肿瘤。肌炎可先于恶性肿瘤2年左右，或同时或后于肿瘤出现。而与炎性肌病相关的肿瘤类型也多种多样，包括乳癌、胃癌、卵巢癌、前列腺癌、肺癌、鼻咽癌及淋巴瘤等，故患者一旦被诊为炎性肌病，特别是当临床上患者的自身免疫性疾病用原有治疗方案疗效不佳或出现用原发病难以解释的新发皮疹时要高度警惕肿瘤，应做相关检查以排查肿瘤。本病还需与以皮肤结节为主要表现的疾病相鉴别。

1. 皮肌炎　除有炎性肌病，尚有典型性皮疹，包括向阳征（眼睑淡紫色，眶周水肿）、Gottron征（掌指关节及近指关节伸面的红斑性鳞屑疹）、面颈部及上胸部红斑性皮疹，还可出现肌肉硬结、皮下小结、皮下钙化（见于较重的儿童患者），病理检查非肿瘤性质。

2. 结节性脂膜炎　是一种原发于脂肪小叶的非化脓性炎症，又名复发性发热性结节性非化脓性脂膜炎（Weber-Christian综合征），临床以反复发热、皮下结节为特点，有自愈性。组织学上是非化脓性脂膜炎组织象，而非肿瘤性增生。

3. 结节性多动脉炎　是一种累及中、小动脉的坏死性血管炎性疾病。可有多发于足、小腿及前臂的较小结节，质硬，单个或成群，沿血管发生，并出现局部组织缺血。因可累及人体任何器官，故临床表现多种多样，可有发热、肌痛，但广泛的肌病和肌酶谱升高并不多见，而以皮肤、关节、外周神经、胃肠道和肾受累为常见。病理表现为中、小动脉局灶性的血管全层的坏死性炎性损伤。血管造影发现微小动脉瘤形成和节段性狭窄。

（梅　坚　陈庆宁　李　芹　郑红梅）

病例 92　增殖型天疱疮

临床照片

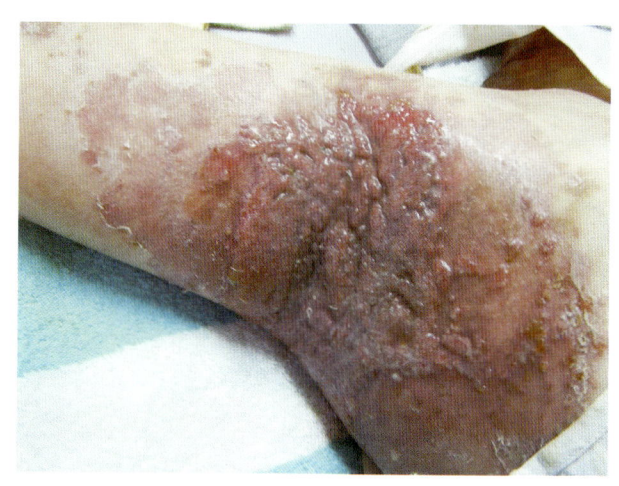

右腋下原糜烂面乳头状增殖，表面浆液渗出

一般情况　患者　女，29岁。

主诉　因全身散在水肿性红斑、水疱、脓疱9天入院。

现病史　患者9天前左手掌出现数个簇集水疱，绿豆大小，伴瘙痒及疼痛，外院诊断为"单纯疱疹"，予以阿昔洛韦0.25g 口服，3次/日，同时因左拇趾甲下及甲旁积脓2个月余行拔甲术，术后未予抗生素等任何治疗，2天后掌跖、腋下、腹股沟、口腔内出现张力性水疱，散在分布，外院腋下疱样外观皮损组织病理示：表皮未见异常，真皮毛细血管扩张，周围散在淋巴组织及嗜酸性粒细胞。4天前口周出现密集丘疱疹，粟粒至绿豆大小，伴明显渗出，门诊以"传染性湿疹样皮炎"，予以静点强力宁60ml，VitC 3.0g，小壶硫代硫酸钠0.64g 及口服抗组胺药物抗过敏，利复星0.2g 2次/日静滴，口服阿昔洛韦0.2g 5次/日抗感染治疗，疗效不明显，逐渐出现红斑，水疱增多，遂收入院。入院第18天双侧腋下原皮损处开始出现暗红色增殖性斑块，表面大量浆液渗出，伴腥臭味，颈部、背部、腹股沟亦渐出现类似改变。

既往史及家族史　湿疹反复7年。3个月前怀孕40余天时行药物流产，已恢复。否认药物过敏史。家族中否认遗传病史及类似病史。

体格检查　系统检查无异常。

皮肤科检查　全身散在分布大小不等的水肿性红斑，直径1～6cm，界清，部分红斑基础上见密集分布的粟粒大小脓疱，部分融合，尼氏征（－）。右侧颊黏膜有4个黄豆至花生米大小水疱，疱壁紧张，疱液清亮。双侧腋下有暗红色增殖性斑块，表面大量浆液渗出，伴腥臭味。颈部、背部、腹股沟有类似皮疹。

实验室检查　血、尿、便常规正常，电解质正常，疱液涂片细菌（－），脓培养（－），血培养（－）。

思考

1. 您的初步诊断是什么？
2. 为明确诊断，您认为还需做什么关键检查？

提示　可能的诊断

1. 增殖性脓皮病（pyoderma vegetans）？
2. 增殖性天疱疮（pemphigus vegetans）？
3. 感染性肉芽肿（infectious granuloma）？
4. 家族性慢性良性天疱疮（Hailey-Hailey disease）？

关键的辅助检查

组织病理：入院5天病理：表皮内大疱，基底层上及颗粒层松解，腔内大量中性粒细胞及棘层松解细胞。入院18天腋下皮疹病理：表皮明显增生，棘层松解，表皮内嗜酸性、中性粒细胞脓疡，真皮浅层为主大量嗜酸性及中性粒细胞浸润。

最终诊断　增殖型天疱疮

诊断依据

1. 双侧腋下、腹股沟暗红色增殖性斑块，表面大量浆液渗出，伴腥臭味。
2. 组织病理　表皮明显增生，棘层松解，表皮内嗜酸性、中性粒细胞脓疡。

治疗方法　泼尼松龙60mg/d，用药第2日增殖表面渗出基本消失，红斑开始消退，增殖面积渐渐缩小。门诊随诊至今，泼尼松龙逐渐减量，皮疹消退，仅留色素沉着。

易误诊原因分析及鉴别诊断　增殖型天疱疮早期表现与寻常型天疱疮一致，出现松弛的水疱、大疱、糜烂，糜烂面愈合后表面出现疣状增殖。多发生在皮肤皱褶部位。组织病理示表皮乳头瘤样增生，表皮内嗜酸性粒细胞脓疡，棘层下棘细胞松解、裂隙形成。本病例需要与下列疾病鉴别：

1. 增殖性脓皮病　临床表现为疣状斑块，表面脓性分泌物，与本病类似。但组织学示非特异性炎性细胞浸润。没有典型棘刺松解现象。
2. 感染性肉芽肿　如增殖性皮肤结核或着色芽生菌病，主要特点是皮疹一般局限性，不对称分布。组织学中有结核性或弥漫性混合型炎性细胞浸润性肉芽肿表现，没有特异的棘刺松解现象。特殊染色或培养可发现病原体。
3. 家族性慢性良性天疱疮　与本病非常相似。但前者常隐匿起病，夏季加重，冬天缓解。疣状增生一般较轻。组织学示表皮内没有嗜酸性细胞脓疡，表皮内可有间断性不完全棘刺松解。

（倪春雅　陈喜雪　刘玲玲　李若瑜）

病例93　皮肤局灶性黏蛋白病

临床照片

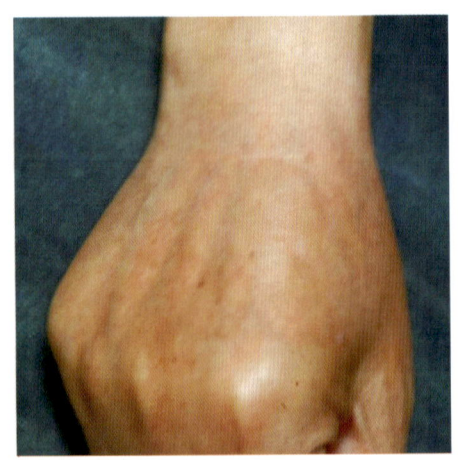

右手背一直径约2.5cm、肤色、境界清楚的斑块，表面光滑，略有透明感，无鳞屑

一般情况　患者　男，70岁。

主诉　右手背皮疹2年余，无自觉症状。

现病史　患者2年前无明显诱因于右手背出现一肤色皮疹，无瘙痒、疼痛；皮疹面积逐渐增大，于2008年9月来我科就诊。

既往史及家族史　患者及家族无甲状腺病史。

体格检查　甲状腺未触及肿大或硬结。其他系统检查无异常。

皮肤科检查　右手背单发、直径约2.5cm、肤色、境界清楚的斑块，表面光滑，略有透明感，无鳞屑，触之质中，无触痛。身体其余部位未见类似皮疹。

实验室检查　血、尿、大便常规正常，肝、肾功能检查正常。甲状腺功能检查未见异常。

思考

1. 您的初步诊断是什么？
2. 为明确诊断，您认为还需做什么关键检查？

提示　可能的诊断

1. 胶样粟丘疹（colloid millium）？
2. 结节病（scarcoidosis）？
3. 黏液水肿（cutaneous focal mucinosis）？
4. 结节性皮肤淀粉样变（nodular cutaneous amyloidosis）？

关键的辅助检查

组织病理：表皮大致正常，真皮全层疏松，胶原纤维间隔增宽，其内可见大量淡嗜碱样絮状物沉积物质。阿新蓝染色：真皮内大量黏蛋白物质沉积。

最终诊断 皮肤局灶性黏蛋白病（cutaneous focal mucinosis）

诊断依据

1. 手背单发、肤色、境界清楚的斑块。

2. 组织病理 真皮全层疏松，胶原纤维间隔增宽，其内可见大量淡嗜碱样絮状物沉积物质。阿新蓝染色阳性。

治疗方法 本病无有效治疗手段。

易误诊原因分析及鉴别诊断 Johnson等于1961年首先报道皮肤局灶性黏蛋白病。可出现在面、颈、躯干、四肢等不同部位，不伴自觉症状。皮疹好发于成人，多在60岁发病，无性别差异。皮疹临床多表现为丘疹或结节，皮肤组织病理表现为真皮尤其是浅中层胶原间隔增宽，其间可见大量黏蛋白物质。胶体铁、pH 2.5阿辛蓝染色后黏蛋白硫酸化呈酸性故显示红色，PAS染色则呈阴性。鉴别诊断包括：

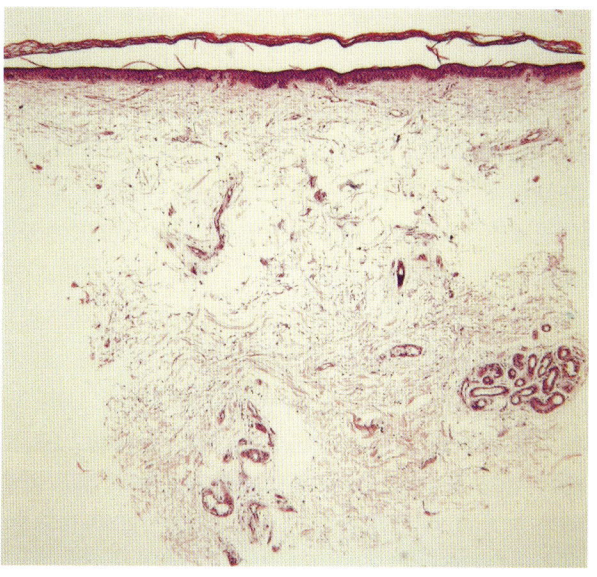

真皮全层疏松，胶原纤维间隔内可见大量淡嗜碱样絮状物质沉积（HE ×12）

1. 胶样粟丘疹 一般发生在面部，但也可发生在其他曝光部位。但皮疹质地柔软，组织学检查真皮中层有典型嗜伊红的团块状物质沉积。

2. 结节病 一般为多发性结节、斑块，质地硬，组织学为上皮样细胞肉芽肿。

3. 结节性皮肤淀粉样变 为限局性结节、斑块，质地硬韧，组织学检查真皮中层胶原束间或血管周围有典型嗜伊红的团块状物质沉积，刚果红、PAS染色阳性。

（张 凡 涂 平 武玲慎）

病例94　类风湿性嗜中性皮炎并发复发性多软骨炎

临床照片

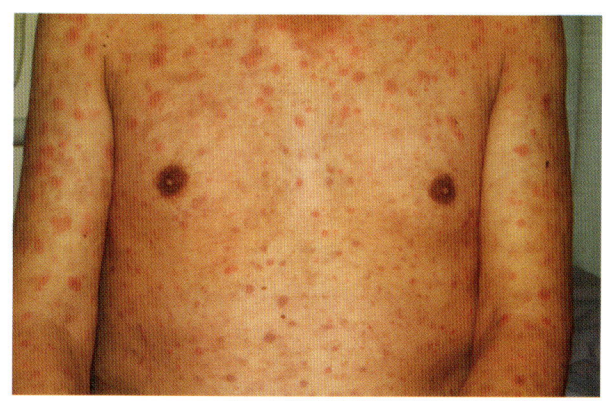

前胸、双上肢对称性泛发粟粒至黄豆大小红色水肿性斑丘疹、丘疹，部分呈浸润性结节

一般情况 患者 男，64岁。

主诉 躯干、四肢红色皮疹4年，加重6个月。

现病史 4年前患者无明显诱因双前臂伸侧出现数个粟粒大小红色皮疹，无自觉症状。随后胸部、背部及四肢出现类似皮疹。近2年来皮损加重。一般20天左右可自行消退，消退后局部遗留有暗褐色斑。皮损消退后仍会反复发生，迁延不愈。1年半前，外周血白细胞计数逐渐下降，最低至$1.9×10^9/L$。1年前在当地医院诊治，口服中药治疗7个月，期间皮损大部分消退。停药后皮损又增多，并出现发热，尤以午后及夜间为重，最高体温40℃。8个月前，自觉咽喉部疼痛，时轻时重，在当地医院就诊，曾诊断为咽炎，静脉给予地塞米松（剂量不详）后，咽喉部疼痛消失，全身皮损明显好转。3个月前，右耳皮肤反复出现红、肿、痛，右耳局部疼痛、咽喉痛及皮损进行性加重。1个月前左耳亦出现类似症状。发病以来，指、腕、膝及踝关节亦出现疼痛，体重下降约10kg。

既往史及家族史 类风湿性关节炎20余年；2型糖尿病11年，采用胰岛素治疗，但血糖控制不佳。家族中无类似病史。

体格检查 T 38.6℃，一般状况尚可，全身浅表淋巴结未触及肿大，双手掌指关节、近端指关节、双侧腕关节、膝关节及踝关节肿胀，触痛明显，活动受限。其他系统检查未见异常。

皮肤科检查 面颈部、躯干及四肢对称性泛发粟粒至黄豆大小红色水肿性斑丘疹、丘疹，部分为浸润性结节，边界欠清，不融合，压之褪色，表面无破溃及鳞屑。以颈周、四肢为著。皮疹退后局部遗留黄豆大边缘不规则的暗红色、褐色斑，无萎缩。双耳廓呈暗红色肿胀，质地硬，无波动感，触痛明显，以左耳为著。

实验室检查 外周血 WBC $3.34×10^9$/L，N 44.9%；C反应蛋白29mg/L；空腹血糖8.13mmol/L；红细胞沉降率125mm/h；免疫球蛋白IgG 23.5g/L升高；尿免疫球蛋白28.0μg/ml升高，尿白蛋白30.0μg/ml升高；肝、肾功能检查正常。

思考

1. 您的初步诊断是什么？
2. 为明确诊断，您认为还需做什么关键检查？

提示 可能的诊断

1. 淋巴瘤样丘疹病（lymphomatoid papulosis）？
2. 变应性血管炎（allergic vasculitis）？
3. Sweet病（Sweet's syndrome）？
4. 类风湿性嗜中性皮炎（rheumatoid neutrophilic dermatitis）？

关键的辅助检查

1. 组织病理 真皮全层小血管周围及脂肪间隔中度散在淋巴细胞、中性粒细胞为主浸润，伴明显核碎裂，未见典型白细胞碎裂性血管炎表现。
2. X线检查 双手正位X片示双手指骨间关节间隙略变窄，关节面下可见小囊状低密度区，符合类风湿性关节炎表现。
3. 类风湿因子31.9U/ml升高。

最终诊断 类风湿性嗜中性皮炎并发复发性多软骨炎（rheumatoid neutrophilic dermatitis with relapsing polychondritis）

诊断依据

1. 全身泛发红色丘疹、结节，无萎缩，慢性经过；双耳廓呈暗红色肿胀，质地硬，疼痛。
2. 组织病理示真皮中性粒细胞为主浸润，无血管炎。
3. 类风湿因子阳性。

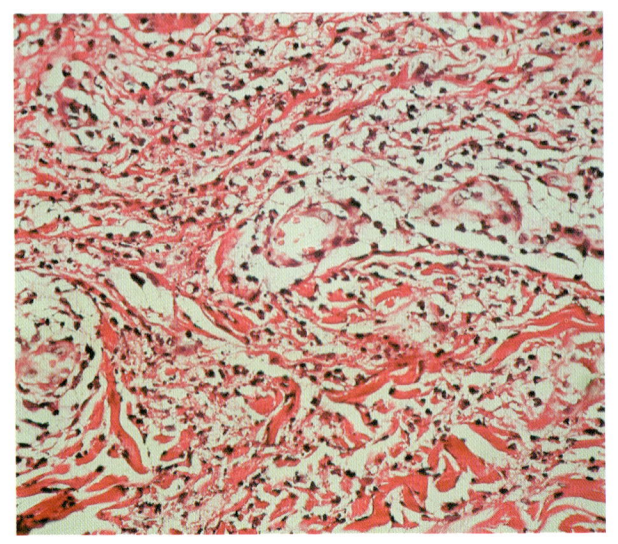

真皮全层小血管周围中度散在淋巴细胞、中性粒细胞为主的炎性细胞浸润，伴明显碎核（HE染色×400）

治疗方法 采用小量糖皮质激素和MTX治疗，皮疹短期内消退。

易误诊原因分析及鉴别诊断 类风湿性嗜中性皮炎1978年由Ackerman首先报告，它是一种严重的类风湿性关节炎，皮损以中性粒细胞浸润为特征的罕见的皮肤表现，类风湿因子常常阳性。皮损组织病理学主要为真皮及皮下组织密集的以中性粒细胞为主的炎性细胞浸润，无血管炎。复发性多软骨炎是结缔组织病的一种较少见表现，其特点是软骨组织出现复发性退行性炎症，累及耳、鼻、喉、气管等，可与类风湿性关节炎、系统性血管炎、系统性红斑狼疮以及其他结缔组织病并发。临床需要鉴别的有：

1. 变应性血管炎　一般皮疹为多形性，多有出血、坏死和萎缩。组织学有白细胞碎裂性血管炎表现。

2. 淋巴瘤样丘疹病　是一种慢性反复性丘疹、结节性皮肤病，常有坏死和萎缩。组织学类似虫咬皮炎或淋巴瘤。

3. Sweet病　较限局的水肿性丘疹或斑块，皮疹大小不一，广泛分布者少见。组织学为真皮弥漫中性粒细胞为主浸润，与本病类似。

（李妍　窦侠　李航　涂平）

病例95　复发二期梅毒疹

临床照片

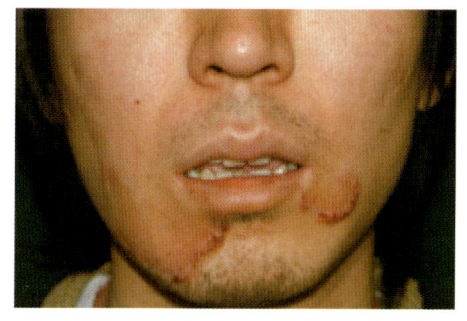

颏部红色环形损害，边缘稍隆起，质硬，其上有黄痂及血痂

一般情况　患者　男，27岁。

主诉　口周环形皮损1年。

现病史　1年前患者在鼻唇沟处出现一约2cm大小的条状皮损，隆起于皮肤表面，无自觉症状，自行外用碘酒治疗，皮疹逐渐消退。之后在口角两侧又出现类似皮损，呈隆起皮肤表面的弧形皮疹，渐向下颏部扩大，伴少量渗出。半年前曾到我科就诊，皮损鳞屑镜检真菌阴性，拟诊为"环状肉芽肿"，给予外用尤卓尔治疗，无明显效果，遂再次就诊我科。

既往史及家族史　无特殊。

体格检查　全身浅表淋巴结未触及肿大。其他系统检查无异常。

皮肤科检查　颏部可见两块大小不一的红色环形损害，直径分别为5cm和2cm。皮损中央色淡红，边缘暗红，为马蹄形隆起性损害，呈索条状，质硬，其上有黄痂及血痂。皮损处可见须毛及毳毛减少。躯干部、四肢、掌跖、外生殖器未见明显皮损。

实验室检查　血、尿、大便常规正常，肝、肾功能检查正常。

思考

1. 您的初步诊断是什么？
2. 为明确诊断，您认为还需做什么关键检查？

提示　可能的诊断

1. 体癣（tinea corporis）？
2. 环状肉芽肿（granuloma annulare）？
3. 梅毒疹（syphilis）？
4. 皮肤淋巴瘤（cutaneous T cell lymphoma）？

关键的辅助检查

1. 组织病理检查　表皮不完整，真皮全层可见大量淋巴细胞、浆细胞浸润。

2. 血清RPR（+），滴度1:2；TPHA（+）。

最终诊断　复发二期梅毒疹

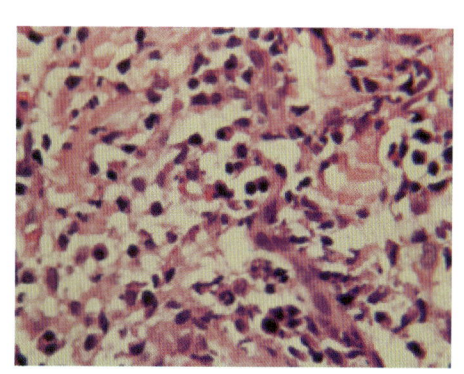

真皮全层可见大量淋巴细胞、浆细胞浸润（HE染色，×100）

诊断依据

1. 弧型肉芽肿样皮疹。

2. 分布不对称。

3. 可消退并复发。

4. 无不适。

5. 组织学示真皮全层大量淋巴细胞、浆细胞浸润。

6. 血清 RPR 滴度 1∶2；TPHA（＋）。

治疗方法 苄星青霉素 G 240 万 U，肌内注射，每周 1 次，共 3 次。1 周后开始脱痂，3 周后皮损完全消退。

易误诊原因分析及鉴别诊断 复发二期梅毒疹的疹型多变，病程越长，越表现为肉芽肿样损害。本病例与一些疾病相似。

1. 体癣　常排列呈环状或花边状，但基本损害为小丘疹、丘疱疹，融合成较细边缘，有鳞屑。

2. 环状肉芽肿　主要鉴别点是皮疹表面光滑，无痂屑。皮疹短期内不会消退、复发。组织学为真皮浅中层栅栏状肉芽肿。

3. 皮肤淋巴瘤　与二期梅毒疹有类似之处。但如果表现为结节、斑块等损害，一般需要几年以上病程，而且一般同时有红斑、鳞屑性损害。组织学主要为淋巴细胞亲表皮性，真皮浅层带状或全层结节状淋巴细胞浸润，有非典型性。

（岳学苹　王爱平　涂　平　朱学骏）

第四章 水疱、大疱性疾病

水疱（vesicle）是指高出皮肤表面、直径小于0.5cm、空腔含液体的损害，直径超过0.5cm者称为大疱（bulla）以水疱为原发性皮肤损害的一组皮肤病为水疱性疾病，以大水疱为原发性皮肤损害的一组皮肤病为大疱性疾病。

水疱性疾病常见的病因主要有：①变态反应：如湿疹、接触性皮炎、汗疱疹等；②病毒感染：如单纯疱疹、带状疱疹；③理化因素：如种痘样水疱病等。病理上水疱大多在表皮内，可表现为表皮细胞水肿即海绵水肿、细胞内水肿即气球变性或网状变性；④自身免疫：如大疱性疾病。

大疱性疾病主要由自身免疫性的获得性大疱病及遗传性疾病等所致。前者如天疱疮、大疱性类天疱疮、线状IgA大疱性皮病、获得性大疱性表皮松解症；后者如先天性大疱性表皮松解症、鱼鳞病样红皮病、家族性良巨漫性天疱疮、色素失禁症。病理上可表现为表皮内疱，也可表现为表皮下疱。大疱性皮肤病无论是先天性还是获得性，均属于重症疾病，可危及患者生命，应予重视。这组疾病病程大多慢性，早期正确诊治对其预后具有重要意义。

有些皮肤病轻症时为水疱，重症时则为大疱，如多形红斑、药疹、虫咬皮炎等。水疱大疱性疾病还可由代谢性如叶琳症、机械性如摩擦性大疱等引起。由于本类疾病临床表现以水疱、大疱为主，随病情的发展可出现糜烂、结痂等损害，不同疾病可呈现相似的临床表现。特别是大疱性皮肤病，容易相互混淆。这类疾病的主要特征表现在组织病理及免疫荧光方面。

因此，对这类疾病的诊断除了详细询问病史，对原发水疱作认真的观察与描述外，重点应结合组织病理以判定水疱所在位置、浸润的炎性细胞类型及直接或间接免疫荧光检查进行综合分析，才能正确诊断。

（万　屏　何　黎）

病例96　斑驳色素型单纯型大疱性表皮松解症

临床图片

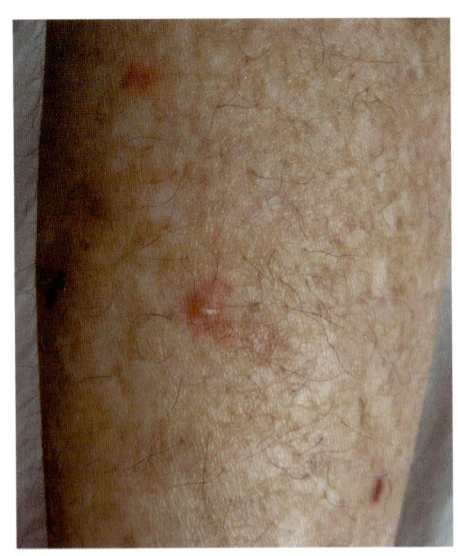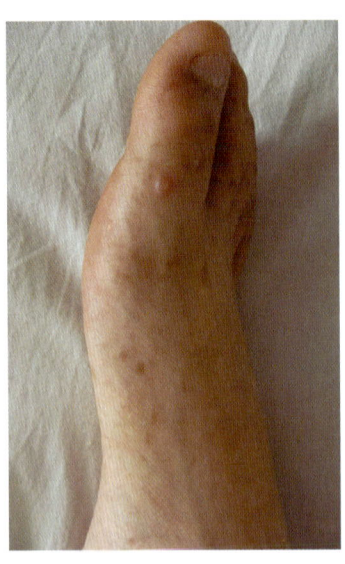

下肢点片状淡褐色色素沉着斑及色素减退斑，呈不规则网状或斑驳状，伴张力性水疱

一般情况　患者　男，15岁。

主诉　躯干、四肢反复发生水疱、大疱伴色素异常15年。

现病史　患儿于出生后9天即在小手指伸侧出现水疱，无自觉症状。当时未予治疗。以后逐渐在四肢、躯干反复发生水疱、大疱，疱壁紧张，内容澄清，伴有瘙痒。水疱主要发生在四肢，尤其在摩擦、受热后易发生，可自行缓慢吸收消退，愈后不留瘢痕。同时躯干、四肢皮肤逐渐出现点片状色素沉着及色素减退斑，色素异常与水疱无明显相关。皮损夏季加重，冬季略有好转，无光敏感，随年龄增长病情略减轻。曾在外院以"大疱性类天疱疮"诊治（具体不详），疗效不显著。

既往史及家族史　既往无特殊。患儿出生时系足月顺产，父母非近亲结婚。家族中无本病及其他遗传病史。

体格检查　生命体征平稳，各系统检查无异常。

皮肤科检查　躯干、四肢弥漫性点片状淡褐色色素沉着斑及色素减退斑，直径0.5～2cm，大小不等，形态不规则，部分融合成不规则网状或斑驳状，并见散在绿豆至指甲大小水疱，水疱数目较少，疱壁紧张，内容澄清或淡黄色，部分结痂。尼氏征阴性。水疱消退后不留瘢痕。无指、趾甲及黏膜受累，指、趾端无瘢痕及挛缩现象，牙齿、毛发及指、趾甲发育良好。

实验室检查　血、尿、大便常规检查正常，红细胞沉降率、肝、肾功能、血脂、离子7项、凝血4项、免疫球蛋白类和补体均正常；抗双链DNA抗体（dsDNA-Ab）、抗可提取性核抗原抗体（ENAs）、抗核抗体（ANAs）均阴性；天疱疮、类天疱疮抗体IgG均阴性；血卟啉、尿卟啉均阴性。最小红斑量测定：UVA、UVB无反应。胸部X线摄影、心电图及腹部B超（肝、胆、脾、胰、双肾和膀胱）均未见异常。

思考

1. 您的初步诊断是什么？
2. 为明确诊断，您认为还需做什么关键检查？

提示　可能的诊断：

1. 大疱性类天疱疮（bullous pemphigoid）？

2. 获得性大疱性表皮松解症（epidermolysis bullosa acquisita）？

3. 斑驳色素型单纯性大疱性表皮松解症（epidermolysis bullosa simplex with mottled pigmentation）？

关键的辅助检查

1. 组织病理 棘层下部可见裂隙和陈旧性表皮内水疱形成，疱腔内可见浆液，内有淋巴细胞和嗜酸性粒细胞，部分基底细胞空泡变性。真皮内毛细血管扩张充血，多数淋巴细胞和嗜酸性粒细胞浸润，并有少数噬色素细胞。

2. 直接免疫荧光 IgG、IgM、IgA 和 C3 均阴性。

3. 透射电镜 角质形成细胞间水肿，部分细胞内线粒体肿胀，空泡形成，并见大量张力微丝排列为均质化团块，部分呈漩涡状；基底细胞及细胞间可见黑色素小体，基底膜完整。真皮内小血管扩张充血，并有较多淋巴细胞和嗜酸性粒细胞浸润。

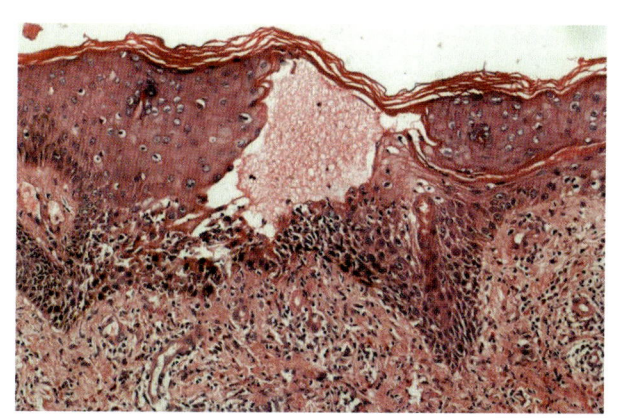

棘层下部裂隙和陈旧性表皮内水疱（HE×100）

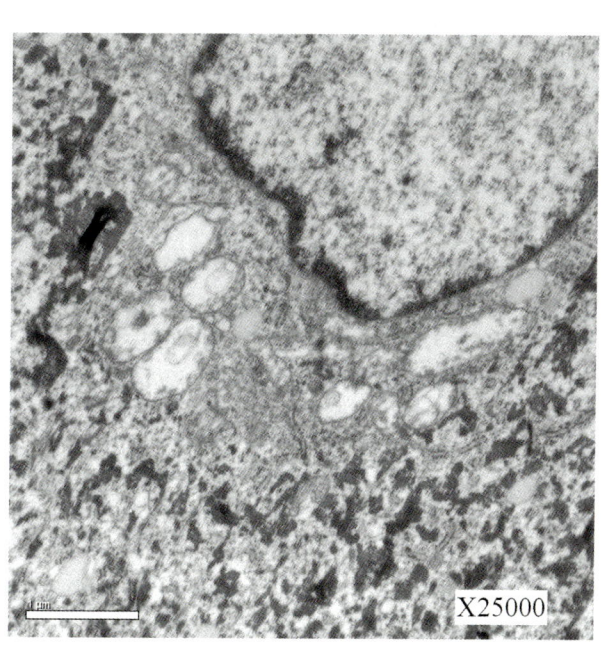

线粒体肿胀，空泡形成，大量张力微丝排列为均质化团块，部分呈漩涡状

最终诊断 斑驳色素型单纯型大疱性表皮松解症

诊断依据

1. 年龄、病程 自幼发病，慢性经过。

2. 皮损特点 躯干、四肢水疱、大疱及弥漫性点片状淡褐色色素沉着斑及色素减退斑，呈不规则网状或斑驳状，尤以摩擦部位为甚。黏膜及指、趾甲损害少，一般不留瘢痕。

3. 尼氏征 阴性。

4. 组织病理 表皮下部水疱、裂隙，疱腔及真皮内炎症细胞少。

5. 免疫病理检查 阴性。

6. 透射电镜下 部分细胞内线粒体肿胀，空泡形成，大量张力微丝排列为均质化团块，部分呈漩涡状，基底细胞及细胞间可见黑色素小体。

治疗方法 嘱患者保暖，穿软底鞋，避免摩擦、外伤；并口服泼尼松片 20mg/d，阿维 A 10mg/d；同时外用卤米松/三氯生乳膏，用药 6 日后病情控制，原有皮损干燥结痂，无新发水疱，8 日后泼尼松减量为 10mg/d，1 月后停用泼尼松。阿维 A 从 10mg/d，逐渐减量至停药，目前病情平稳，仍在随访中。

易误诊原因分析及鉴别诊断 EBS为遗传性大疱性表皮松解症中最常见、病情最轻的临床类型，是一组由角蛋白病变引起的遗传性大疱病。其中，斑驳色素型（伴发斑纹状色素沉着的）EBS（epidermolysis bullosa simplex with mottled pigmentation，EBS-MP）为伴有斑点状色素沉着的EBS（EBS-MP），是一罕见的亚型。EBS-MP为常染色体显性遗传，少数为散发病例。主要是由于角蛋白14（K14）或角蛋白5（K5）基因的分子缺陷引起。病变轻微，主要表现为泛发性花斑状或网状色素沉着，可随着年龄的增长而逐渐消退。可伴有掌跖角化和甲营养不良。治疗上主要为对症治疗，保护易碰撞部位，避免摩擦和外伤，有水疱与糜烂面可外用抗生素乳膏，包扎，避免继发感染，系统用药可口服维生素E，必要时可用小剂量糖皮质激素，近来有使用维甲酸类药物的报道。本病随年龄增长病情逐渐减轻，因此应避免过激治疗，以避免出现药物不良反应。

由于EBS少见，临床医师对此认识不足，加上EBS-MP临床极为罕见，因此基层医生甚至三甲医院的高年资住院医师或主治医师均有可能误诊。尽管EBS包括Weber-Cockayne型、Koebner型、Dowling-Meara型、斑驳色素型EBS、Kalin综合征、表浅性EBS、Ogna型、Mendes da Costa型等不同亚型，但不同亚型EBS均有以下共同特征：①多于2岁内发病；②手、足、肘、膝等易摩擦部位水疱、大疱；③尼氏征阴性，黏膜及指、趾甲损害少，一般不留瘢痕；④组织病理显示为表皮下水疱，疱腔内及真皮内炎症细胞少；⑤免疫病理检查阴性。无论本病是否少见，临床表现多么复杂，只要抓住疾病的主要特征，再结合不同疾病或亚型的不同特点，一般不难诊断。

注意EBS-MP需大疱性类天疱疮、获得性大疱性大疱性表皮松解症与其他亚型的EBS鉴别：

1. 大疱性类天疱疮 是好发于老年人的自身免疫性慢性大疱性皮肤病。儿童极少见。其特点张力性厚壁水疱、大疱，不易破裂，破裂后糜烂面易愈合，尼氏征阴性，组织病理为表皮下水疱，血清中和基底膜处存在IgG型的抗基底膜带抗体。

2. 获得性大疱性表皮松解症 本病成人多见，好发于肢端易受外伤和受压部位，如手足、肘膝关节伸侧面；皮肤脆性增加，轻微外伤可在无炎症的皮肤上引起水疱、大疱，疱壁紧张，继而可发生糜烂、结痂、脱屑，愈后留下萎缩性瘢痕及粟丘疹。尼氏征阴性，组织病理为表皮下水疱，免疫荧光显示基底膜带线状荧光。盐裂皮肤间接免疫荧光（IIF）显示IgG抗体沉积于真皮侧。

3. EBS-Weber-Cockayne型 又称为手足复发型，为EBS最常见的临床亚型，约占EBS的60%，常染色体显性遗传，水疱、大疱好发于掌跖部，病情较轻，通常外伤促发，有时伴有多汗症。

4. EBS-Koebner型 又称泛发型EBS，约占EBS的15%，呈常染色体显性遗传，表现为泛发性水疱、大疱和糜烂、粟丘疹、甲营养不良和掌跖角化常见，可出现萎缩性瘢痕以及炎症后色素改变，无皮肤外病变。

5. EBS-Dowling-Meara型 又称为疱疹样型EBS，约占EBS的25%，呈常染色体显性遗传，表现为躯干和四肢泛发性群集性水疱、大疱、粟丘疹、甲营养不良和掌跖角化常见，皮肤外病变少见，少数伴发口腔及食管黏膜糜烂，甚至喉、气管黏膜受累。通常婴儿发生死亡的危险性较高。与前两种临床类型不同，该亚型受热不会加重病情。

6. 表浅性EBS 呈常染色体显性遗传，水疱浅表，常见糜烂、结痂和炎症后色素沉着。

7. Kalin综合征 伴毛发、牙齿发育异常的局限性EBS，呈常染色体隐性遗传，除局限性水疱外，还伴有秃发和牙齿发育不全。

8. Mendes da Costa型EBS 是一种泛发性EBS，呈X连锁隐性遗传。

（刘彤云 杨汝斌 王红兵 万屏 何黎）

病例 97　儿童类天疱疮

临床图片

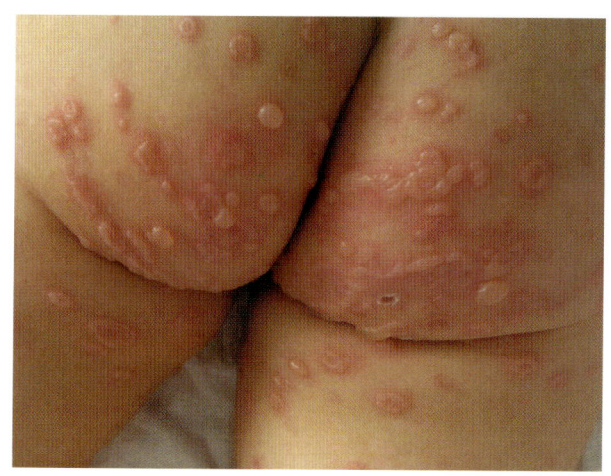

臀部红斑基础上张力性水疱、大疱

一般情况　患儿　女，1岁10个月。

主诉　全身泛发水疱、大疱伴瘙痒4个月。

现病史　患儿4个月前无明显诱因肩背部出现数个绿豆至蚕豆大小的饱满水疱，水疱周围绕以红斑，伴轻微瘙痒。水疱几日内可破裂，较易干燥、结痂，可迅速愈合，不留瘢痕。数日后躯干、四肢、口周等处又相继在正常皮肤或红斑基础上出现众多黄豆到蚕豆大小的水疱。在外院曾诊断为儿童线状IgA大疱皮病，具体治疗不详，效果欠佳，皮疹逐渐增多。为求进一步诊治来我院就诊。病程中无发热、口腔糜烂、溃疡。

既往史　既往健康，足月顺产，无药物过敏史，家族成员中无类似疾病史。

体格检查　发育正常，生命体征平稳，全身浅表淋巴结无肿大，各系统检查无异常。

皮肤科检查　颜面、躯干、四肢、臀部、会阴区见散在指头大小圆形或类圆形水肿性红斑，在红斑或正常皮肤上散在或串珠状、环状分布的黄豆至花生米大小紧张性水疱，内容清，尼氏征阴性，皮损边缘清楚，泛发分布。

实验室检查　血、尿、粪常规及肝、肾功能各项检查均正常。腹部B超、胸片检查无异常。

思考

1. 您的初步诊断是什么？
2. 为明确诊断，您认为还需做什么关键检查？

提示　可能的诊断：

1. 线状IgA型大疱性皮肤病（linear IgA bullous dermatosis）？
2. 儿童类天疱疮（pemphigoid of children）？
3. 疱疹样皮炎（dermatitis herpetiformis）？
4. 获得性大疱表皮松解症（epidermolysis bullosa acquisita）？

关键的辅助检查

1. 组织病理（臀部皮损）　表皮下大疱形成，疱内可见浆液及嗜酸性粒细胞为主的少量浸润。
2. 直接免疫荧光检查示IgG呈线状沉积在基底膜带

最终诊断　儿童类天疱疮

诊断依据

1. 年龄、病程　患者为儿童，慢性发病。
2. 皮损特点　红斑基础上或正常肤色紧张性水疱、大疱，内容清，疱壁不易破裂，破后易干燥、结痂。尼氏征阴性，皮损泛发全身。

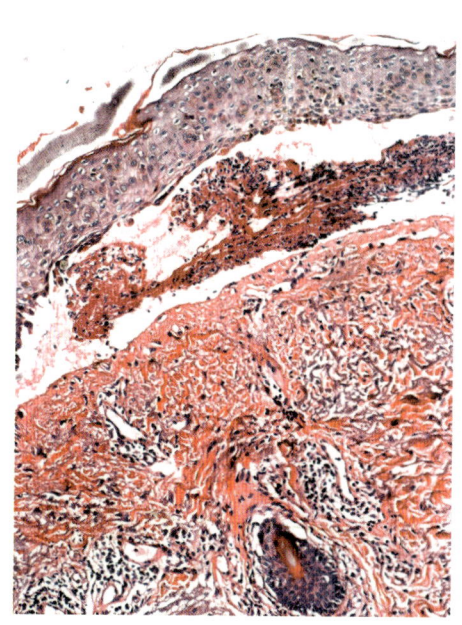

表皮下大疱，疱内见浆液及嗜酸性粒细胞为主的少量炎性细胞浸润（HE×100）

3. **组织病理** 表皮下大疱，疱内见嗜酸性粒细胞为主的少量浸润。

4. **直接免疫荧光检查** 基底膜带 IgG 呈线状沉积。

治疗方法 给予口服泼尼松 10mg，每日 1 次，局部外用丁酸氢化可的松乳膏等处理，病情逐渐好转，1 周后皮疹及瘙痒症状消失，带药出院。两周后随访。

易误诊原因分析及鉴别诊断 大疱性类天疱疮是以表皮下水疱形成为特征的一种自身免疫性疾病，1953 年由 Lever 首次描述。本病多见于老年人，儿童少见。诊断儿童大疱性类天疱疮最可靠的标准是 IgG 和（或）C3 在基底膜带呈线状沉积及循环 IgG 抗基底膜带自身抗体的存在。治疗以糖皮质激素为首选。儿

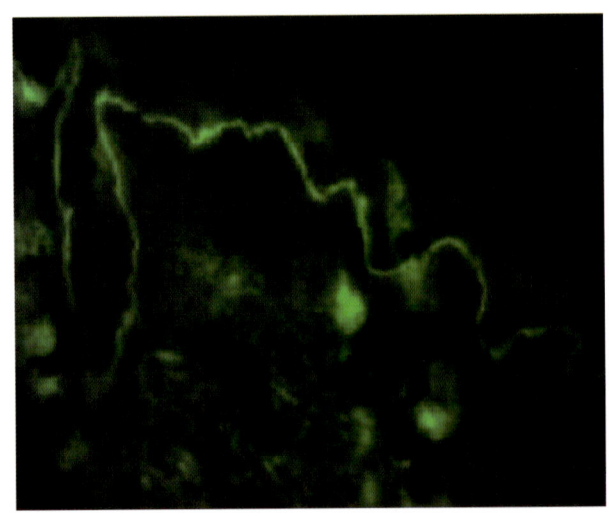

DIF：基底膜带 IgG 线状沉积（HE×100）

童大疱性类天疱疮治疗用糖皮质激素（或）砜类药物均能及时改善病情。该病病程慢，复发与缓解交替，预后良好，大多数患儿病变持续 3～4 年可自行缓解。

本患儿皮疹与儿童线性 IgA 大疱皮病酷似，在外院曾诊断为儿童线性 IgA 大疱皮病，但后者直接免疫荧光检查为基底膜带 IgA 呈线状沉积，而不是 IgG。患儿皮损广泛，为粟丘疹，愈合无瘢痕，与获得性大疱表皮松解症不符。故本病决定性诊断意义的是 DIF 在基底膜处见线状沉积的 IgG 和 C3，以及盐裂皮肤 IIF 显示 IgG 和 C3 线状沉积在基底膜表皮侧。临床上与线状 IgA 型大疱性皮肤病和疱疹样皮炎等鉴别。

1. **线状 IgA 型大疱性皮肤病** 好发儿童、成人。皮疹呈多形性，为环形或半环形排列的紧张性水疱、大疱最具特征性，尼氏征阴性。组织病理示表皮下水疱。免疫荧光 IgA 线状沉积于基底膜带最具诊断价值。

2. **疱疹样皮炎** 是一种自身免疫性慢性丘疹水疱性疾病。与谷胶敏感性肠病相关，多见于 HLA-B8、HLA-DR3、HLA-DQW2 阳性患者，80%～90% 患者真皮乳头 IgA 和 C3 呈颗粒状沉积，20% 患者腹泻，服无谷胶饮食后腹泻减轻。好发于青年人，皮损为多形性，如红斑、风团、丘疹、水疱、大疱等，以水疱为主，伴剧烈瘙痒。免疫荧光显示真皮乳头上部颗粒状 IgA 沉积。

3. **获得性大疱表皮松解症** 本病成人多见，好发于肢端易受外伤和受压部位，如手足、肘膝关节伸侧面；皮肤脆性增加，轻微外伤即可在无炎症的皮肤上引起水疱、大疱，疱壁紧张，继而可发生糜烂、结痂、脱屑，愈后留下萎缩性瘢痕及粟丘疹。尼氏征阴性，组织病理为表皮下水疱，免疫荧光亦显示基底膜带 IgG 呈线状沉积。但盐裂皮肤间接免疫荧光显示 IgG 抗体沉积于真皮侧。

（杨汝斌 刘彤云 李 谦 王红兵 何 黎）

病例 98　小疱性类天疱疮

临床照片

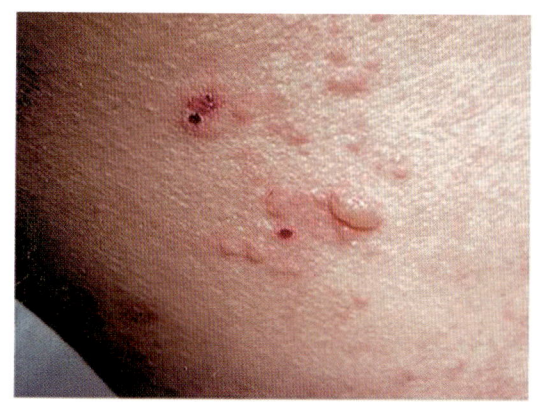

四肢粟粒至米粒大水疱、血痂及色素沉着

一般情况　患者　女，38 岁，农民。

主诉　全身皮肤发生丘疱疹、小水疱伴瘙痒 1 年。

现病史　患者于 1 年前颜面、胸背部出现粟粒至米粒大丘疱疹及小水疱，群集或散在分布。伴瘙痒，无风团。逐渐累及腹腰及臀部。多次在外院诊断为"湿疹"，服用抗组胺药及抗生素无效。

既往史　平素体健，无药物过敏史。

体格检查　生命体征平稳，各系统检查无异常。

皮肤科检查　全身群集或散在分布粟粒至米粒大丘疱疹及水疱，间有色素沉着，尼氏征（－）。口腔黏膜无损害。

实验室检查　血、尿常规及肝、肾功能正常。ANA（－）、抗双链-DNA 抗体（－）、ENA 多肽抗体谱均（－）。

思考

1. 您的初步诊断是什么？
2. 为明确诊断，您认为还需做什么特殊检查？

提示　可能的诊断：

1. 线状 IgA 皮病（linear IgA bullous dermatosis）？
2. 疱疹样皮炎（pemphigus dermatitis）？
3. 小疱性类天疱疮（vesicular pemphigoid）？
4. 湿疹（eczema）？

关键的辅助检查

1. 组织病理　表皮下水疱，疱内有嗜酸性粒细胞及中性粒细胞。真皮乳头水肿，血管周围炎性细胞浸润。
2. 直接免疫荧光检测　表皮基底膜带 IgG（＋＋）、C3（＋）呈线状沉积，IgA（－），IgM（－）。

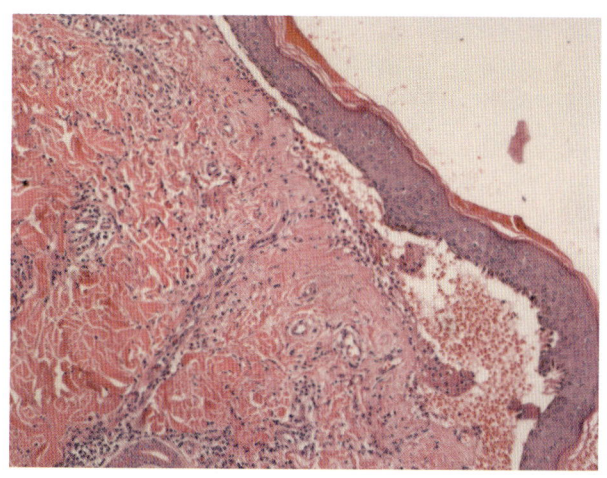

表皮下水疱，内含嗜酸性粒细胞、中性粒细胞及红细胞（HE×100）

表皮基底膜带 IgG 呈线状沉积（×100）

最终诊断　小疱性类天疱疮

诊断依据

1. 中年女性，病程呈慢性经过。
2. 皮损特点　丘疱疹及小水疱，疱壁紧张，破后易愈合。尼氏征（−）。
3. 组织病理　表皮下水疱，疱内有嗜酸性粒细胞及中性粒细胞。真皮乳头水肿，血管周围炎性细胞浸润。
4. 直接免疫荧　皮肤基底膜带IgG抗体（++），IgA抗体（−），IgM抗体（−），C3（+）。

治疗方法　泼尼松30mg/d口服，丙酸倍氯米松软膏外搽。2周后皮损基本消退，泼尼松逐渐减量并停用，随访2年，现病情无复发。

易误诊原因分析及鉴别诊断　小疱性类天疱疮为类天疱疮的一种亚型。目前认为类天疱疮是自身免疫性疾病，该类患者血清中存在抗基底膜带的自身抗体，主要是IgG4。该抗体与透明板上部的大疱性类天疱疮抗原结合，继而引起抗原-抗体反应，激活补体级联，产生炎性介质，趋化、激活白细胞释放溶酶体性蛋白水解酶等，导致表皮下水疱形成。近来有人认为严重的类天疱与IgE也有关系。

小疱性类天疱疮临床表现为全身丘疱疹、小水疱伴瘙痒，易误诊为湿疹，因此对于治疗无效的"湿疹"应及时做病理及直接、间接免疫荧光检查。此外，小疱性类天疱疮尚需与线状IgA皮病、疱疹样皮炎等疾病相鉴别。

1. **线状IgA皮病**　临床表现为环状红斑、紧张性水疱、风团；尼氏征（−）；组织病理改变为水疱位于表皮下；直接免疫荧光检查示基底膜带IgA呈线状沉积。治疗：首选氨苯砜，疗效不佳可加用糖皮质激素，雷公藤对某些患者有效，可试用。
2. **疱疹样皮炎**　好发于中青年，瘙痒常为初发表现，且较剧烈，皮损为多形性，以水疱为主，对称分布，常见于腋后、肩胛、肘、膝、臀等部位，口腔黏膜很少受累。患者多伴有谷胶敏感性肠病。组织病理示水疱位于表皮下，直接免疫荧光检查示皮损周围皮肤和正常皮肤的真皮乳头有颗粒状IgA沉积。患者应忌食含谷胶如麦类制成的食物和含碘的食物，避免使用含碘、溴的药物，药物治疗可选用氨苯砜、糖皮质激素或抗组胺药。
3. **湿疹**　急性湿疹表现为群集的粟粒大小丘疹、丘疱疹及小水疱，伴痒。慢性者有浸润肥厚。根据其多形性、弥漫性及分布对称可与之鉴别。治疗：脱离致敏源，予以抗组胺药，外用激素类软膏。

（万　屏　谢　璟　胡永清　王红兵　何　黎）

病例99　寻常性银屑病合并大疱性类天疱疮

临床照片

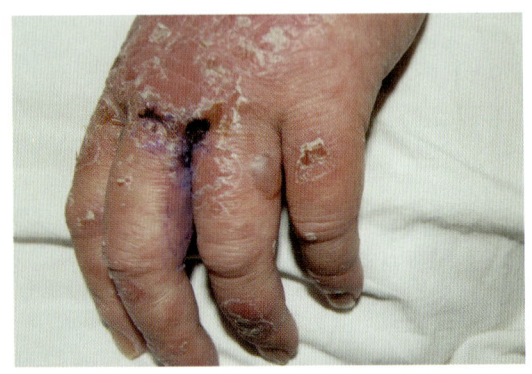

手红斑、丘疹，上覆银白色鳞屑，斑块边缘张力性水疱、大疱

一般情况　患者　男，63岁，退休干部。

主诉　全身丘疹、斑块、鳞屑伴痒12年，四肢出现水疱1周。

现病史　患者于12年前无明显诱因于四肢伸侧出现散在分布的丘疹、红色斑块，上覆银白色鳞屑。后皮损泛发于全身。皮损反复发作，时重时轻。半个月前患者进食海鲜后症状加重。全身出现大片斑块，鳞屑多而厚，伴下肢肿胀。1周前四肢出现多个绿豆至玉米粒大小的张力性水疱，散在分布于原发斑块、丘疹间，部分破溃、糜烂、结痂而入院。

既往史及家族史 有十余年的高血压病史。家族中无类似病史。

体格检查 一般情况良好，生命体征平稳，系统检查无异常。

皮肤科检查 头皮、四肢可见丘疹及红色斑块，上覆银白色鳞屑，薄膜现象和点状出血征阳性。双手前臂肿胀，四肢见多个绿豆至玉米粒大小的张力性水疱，疱液清亮，尼氏征阴性，部分水疱破溃、结痂。

实验室检查 血、尿常规正常，肾功能正常，肝功能示白蛋白 30.6g/L。胸片发现右肺门下部稍浓密，主动脉迂曲，左心室增大。腹部 B 超提示肝脂肪性变，胆囊壁毛糙声像，前列腺钙化斑。

思考

1. 您的初步诊断是什么？
2. 为明确诊断，您认为还需做什么关键检查？

提示 可能的诊断：

1. 银屑病合并大疱性类天疱疮（psoriasis with bullous pemphigoid）？
2. 银屑病合并天疱疮（psoriasis with pemphigus）？

关键的辅助检查

1. 组织病理（斑块、鳞屑性皮损） 表皮轻度角化过度伴角化不全，棘层不规则肥厚，表皮突规则向下延伸，真皮浅中层毛细血管扩张，管周见淋巴组织细胞浸润，并见少量嗜酸性粒细胞分布。

2. 组织病理（水疱皮损） 棘层轻度肥厚，表皮下水疱形成，疱液中见纤维素、嗜酸性粒细胞、淋巴细胞。真皮浅层水肿，小血管周围淋巴细胞、中性粒细胞片状浸润。

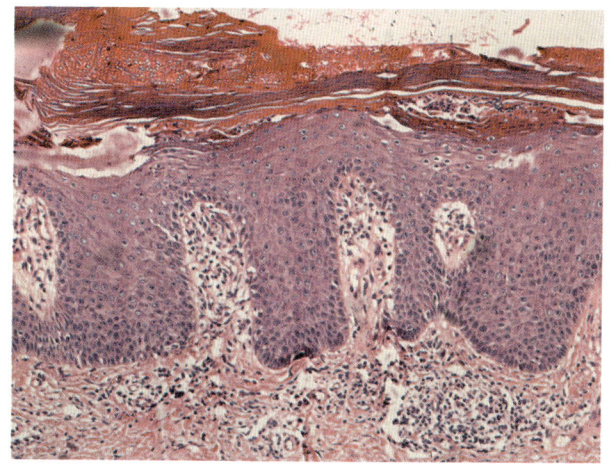

表皮角化不全，局部 Munro 微脓疡，棘层增厚，表皮突规则向下延伸，真皮乳头层向上突出，真皮浅层毛细血管扩张，管周淋巴细胞浸润（HE×40）

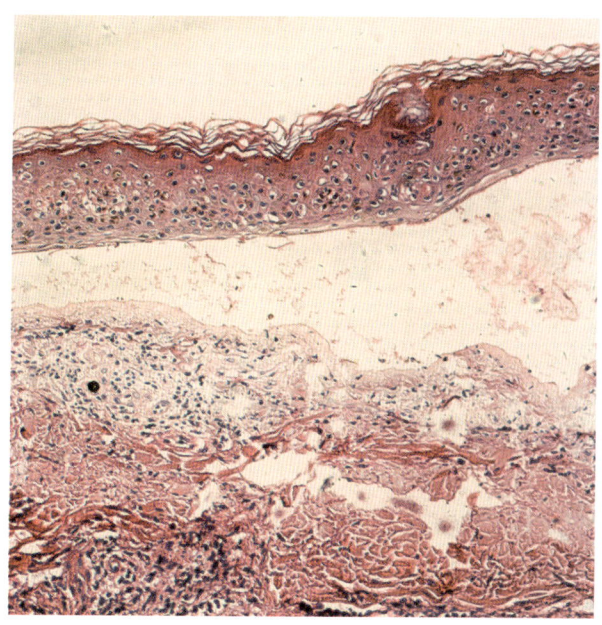

表皮下水疱形成，疱液中见纤维素、嗜酸性粒细胞、淋巴细胞（HE×40）

3. **直接免疫荧光检查** 基底膜带可见 IgG、C3 呈线状沉积。

最终诊断 寻常性银屑病合并大疱性类天疱疮

诊断依据

1. **病史及病程** 患者有 12 年红斑、鳞屑皮损病史，慢性经过且反复发作，时重时轻，四肢出现张力性水疱 1 周。

2. **皮损特点** 头皮、四肢可见丘疹及红色斑块，上覆银白色鳞屑，薄膜现象和点状出血征阳性。四肢可见多个绿豆至玉米粒大小的张力性水疱，疱液清亮，尼氏征阴性。

3. **组织病理** 符合银屑病及大疱性类天疱疮病理改变。

4. **直接免疫荧光** 符合大疱性类天疱疮。

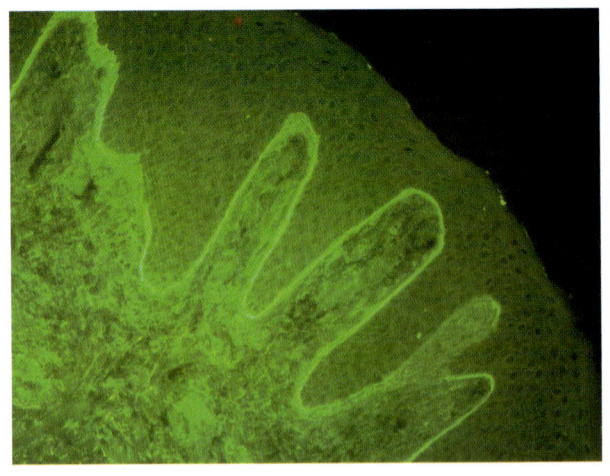

基底膜带 IgG 呈线状沉积（HE×100）

治疗方法 根据患者情况给予雷公藤多苷片 20mg tid，四环素片 0.25g qd，氨苯砜片 25mg bid，并给予补充人体白蛋白等支持治疗后患者病情好转，原发红斑、丘疹、炎症减轻，水疱干涸，无新发水疱。目前患者病情稳定。

易误诊原因分析及鉴别诊断 银屑病是一种常见的慢性复发性炎症性的皮肤病。其病因至今不明，目前认为与遗传因素及环境因素等多种因素有关，是一种免疫介导的多基因遗传病。大疱性类天疱疮是自身免疫性大疱病。银屑病可伴发其他疾病如乙型肝炎、慢性支气管炎、高血压、风湿性关节炎等。但银屑病伴发大疱性类天疱疮少见，在临床工作中易被忽略。对大疱性类天疱疮进行治疗的糖皮质激素和免疫抑制剂的应用都会影响银屑病的治疗。因此两种疾病并存时要尽早确诊，以免影响治疗。银屑病不易误诊，但在其合并大疱性皮肤病时应鉴别大疱性皮肤病的性质：

1. **寻常型天疱疮** 在外观正常的皮肤上，少数在红斑基础上发生自豌豆到蚕豆大水疱。水疱圆形或不规则形，疱壁多薄而松弛。直接免疫荧光检查表皮细胞间有 IgG 和 C3 沉积。

2. **疱疹样天疱疮** 好发于中老年人，皮损好发于胸、腹、背部及四肢近端，为环形或多环形红斑，有针头至绿豆大水疱，疱壁紧张，直接免疫荧光检测表皮细胞间有 IgG 和 C3 沉积。

3. **线状 IgA 大疱性皮病** 常见于青壮年，皮损好发于皱褶部位。为红斑或正常皮肤上出现水疱、大疱伴瘙痒，水疱为张力性，疱壁厚，尼氏征阴性，疱出现在红斑边缘，使皮损呈现环形或匐形外观为本病的特点。直接免疫荧光检查表皮基底膜带有 IgA 沉积。

（刘静媛　王红兵　李红宾　何　黎）

病例 100　疱疹样天疱疮

临床照片

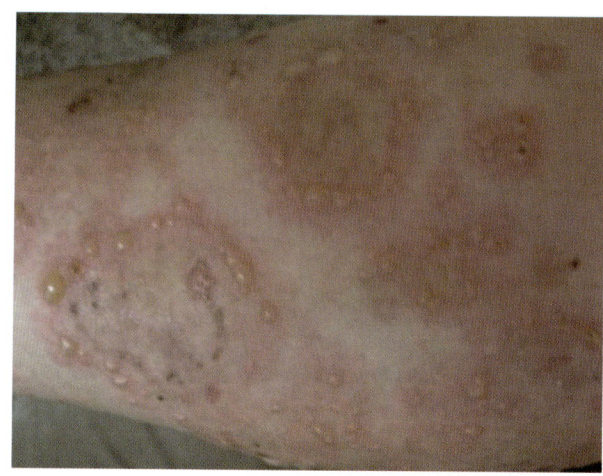

四肢红斑，红斑边缘张力性水疱，疱壁紧张，疱液清亮，部分疱壁破溃后局部糜烂和结痂

一般情况　患者　男，47岁，工人。

主诉　全身皮肤环状红斑、水疱伴痒3年。

现病史　患者于3年前无明显诱因头皮、四肢出现多个大小不等的红斑，红斑边缘可见绿豆至黄豆大小的水疱，疱壁紧张，疱液清亮，部分破溃后可见局部糜烂、结痂，伴瘙痒，无风团及大疱。皮损逐渐增多，累及全身，即到我科就诊，行病理切片及免疫病理检查，诊断为"疱疹样天疱疮"，给予"雷公藤多苷片"、"氨苯砜片"等药物治疗，皮损完全消退。半年后皮损又复出现，症状时轻时重，瘙痒剧烈。发病以来，口腔黏膜无皮疹发生。饮食、睡眠、精神可，二便正常。

既往史及家族史　平素体健，1996年行"阑尾切除术"，否认药物过敏史及输血史。家族中无类似病史。

体格检查　生命体征平稳，系统检查无异常。

皮肤科检查　四肢及躯干皮肤可见大小不等的红斑，红斑边缘可见环状排列绿豆至黄豆大小的张力性水疱，疱壁紧张，疱液清亮。部分疱壁破溃后局部可见糜烂和结痂，尼氏征阴性，部分环状红斑中央可见色素沉着，口腔黏膜未见皮疹。

实验室检查　血、尿、大便常规正常；肝、肾功能检查正常；大便、尿及口腔黏膜真菌镜检阴性，真菌培养示无真菌生长；ENA多肽谱及抗dsDNA抗体均阴性。胸片、腹部B超及前列腺B超均正常。

思考

1. 您的初步诊断是什么？
2. 为明确诊断，您认为还需要做什么关键检查？

提示　可能的诊断：

1. 疱疹样皮炎（pemphigus dermatitis）？
2. 疱疹样天疱疮（pemphigus herpetiformis）？
3. 类天疱疮（pemphigoid）？

关键的辅助检查

1. 组织病理　角质层大致正常，棘层轻度增厚，局部棘细胞松解，表皮内水疱形成，内有浆液、棘松解细胞及少量淋巴细胞、嗜酸性粒细胞，部分棘细胞间轻度水肿，海绵形成，真皮血管周围见淋巴细胞及少数中性粒细胞、嗜酸性粒细胞浸润。

2. 免疫病理　表皮细胞间有IgG沉积。

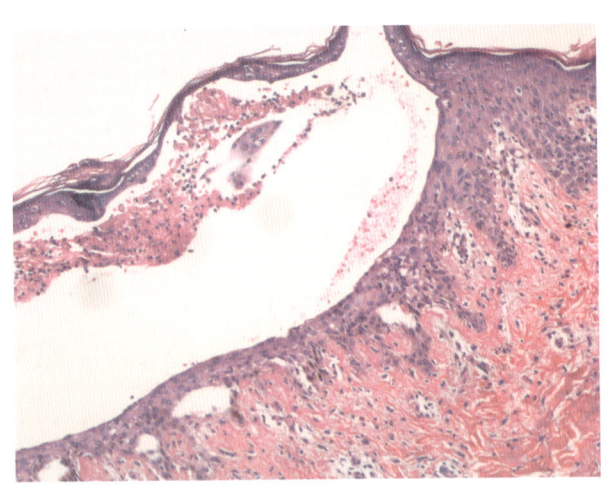

表皮内水疱，棘松解细胞、少量淋巴细胞、嗜酸性粒细胞浸润（HE×100）

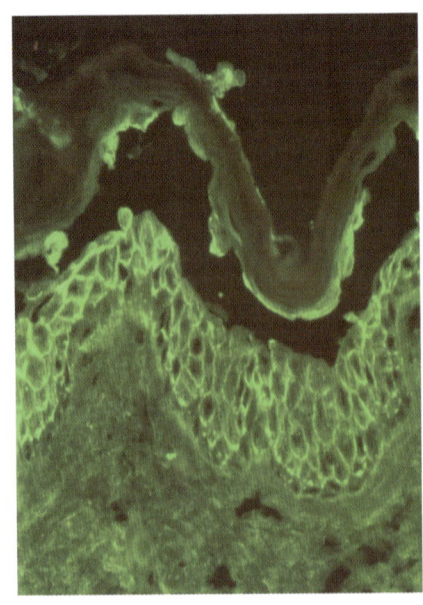

DIF：表皮细胞间 IgG 沉积（×200）

最终诊断　疱疹样天疱疮

诊断依据

1. 年龄、病程　中年发病，病程慢性。
2. 皮损部位　皮损发生于四肢及躯干。
3. 皮损特点　红斑边缘环状排列水疱，疱壁紧张，尼氏征阴性。
4. 自觉症状　瘙痒剧烈。
5. 组织病理　表皮内水疱形成、海绵形成和少量嗜酸性粒细胞浸润。
6. 免疫病理　表皮细胞间 IgG 沉积。

治疗方法　雷公藤多苷片，20mg，tid。氨苯砜片，50mg，bid。服用14天，皮损完全消退。

易误诊原因分析及鉴别诊断　疱疹样天疱疮好发于中老年人，男女发病率相等，好发于躯干及四肢近端，临床上容易与疱疹样皮炎相混淆，但根据组织病理和免疫病理容易诊断。

疱疹样天疱疮在1955年由Floden首次报告，于1975年由Jablonska命名，它是一种较少见的皮肤病。有学者认为，它是天疱疮的一个亚型，其组织病理特征为嗜酸性粒细胞海绵形成，免疫病理特征为天疱疮样改变。另外国外文献报道，疱疹样天疱疮的主要靶向自身抗原可能是桥粒核心糖蛋白1，极少数病例的靶向自身抗原可能是桥粒糖蛋白3。本病预后较其他类型的天疱疮好，多数病例能够长期控制，少数病例可以转化成寻常型、落叶型及红斑型天疱疮。本病的临床特征为：①好发于躯干，渐波及全身；②早期为单发或多发的红斑，其边缘略隆起，皮损区边缘可见疱壁紧张的水疱或丘疱疹；③尼氏征阴性；④口腔黏膜很少受累；⑤剧烈瘙痒；⑥反复发作，呈慢性经过；⑦特征性的组织病理检查及免疫病理检查。基层医院医生对疱疹样天疱疮的警惕性及诊疗经验也相对较少，缺乏相对应的实验室检查条件，容易被误诊。因此我们应加强对本病的认识，凡是中老年人四肢及躯干出现孤立或多发的环形红斑，其边缘有绿豆至黄豆大小的水疱，疱壁紧张，疱液清亮，破溃后留有糜烂及结痂，尼氏征阴性，应及时行病理组织学检查及相应的免疫组化检查，做到早期诊断、早期治疗。本病皮损表现为多发的环形红斑，其边缘有绿豆至黄豆大小的水疱，似疱疹样皮炎改变，要与以下疾病鉴别：

1. **疱疹样皮炎**　好发于肩胛、骶骨部及四肢伸侧皮肤，皮损为多形性，成群的绿豆至樱桃大小的张力性厚壁水疱，有剧痒，尼氏征阴性，可缓解，常复发，组织病理检查水疱位于表皮下。直接免疫荧光检查 IgA 在真皮乳头层呈颗粒状沉积。

2. 类天疱疮　老年人发病，皮损为水肿性的红色斑块或正常皮肤上出现散在分布疱壁紧张的水疱或大疱，尼氏征阴性，口腔黏膜较少受累，组织病理特征是表皮下水疱形成，不伴棘层细胞松解，免疫病理特征为 C3 或 lgG 呈线状沉积于表皮基底膜带，对糖皮质激素和免疫抑制药物反应敏感。

（万　屏　李坤杰　王红兵　何　黎）

病例 101　大疱性皮肌炎

临床照片

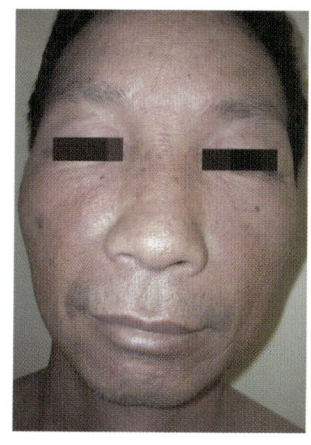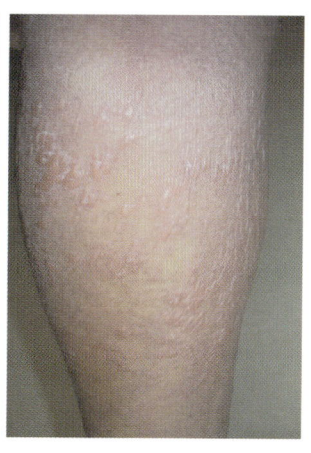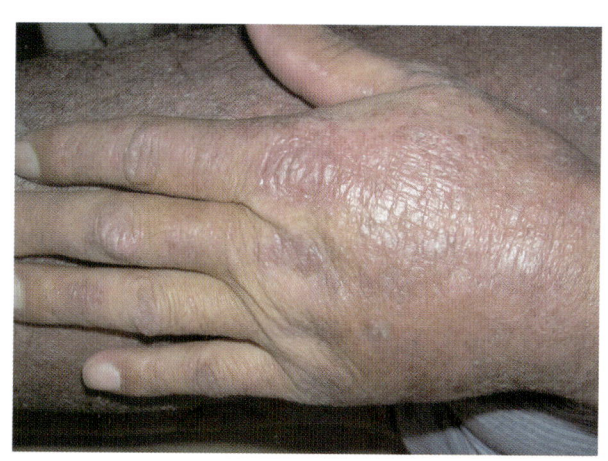

全身红斑、脱屑，伴有萎缩，双上眼睑水肿性紫红色斑，双手关节伸侧 Gottron 氏征

一般情况　患者　男，50 岁，农民。

主诉　全身红斑、萎缩、脱屑 3 个月，吞咽困难，四肢无力 2 个月。

现病史　患者 3 个月前无明显诱因出现全身红斑、丘疹，伴有脱屑，未就诊治疗。2 个月前出现进行性吞咽困难、四肢无力，同时自觉皮损加重，且于双上肢前臂出现米粒至钱币大小的水疱。曾于当地医院就诊，并按"湿疹？药疹？"给予抗过敏、止痒等对症治疗，未见好转，遂来我院就诊。

既往史及家族史　既往体健。曾于当地医院行"左上臂脂肪瘤切除术"，无外伤及输血史，无食物、药物过敏史，家族中无类似病史。

体格检查　各系统检查未见明显异常。

皮肤科检查　全身皮肤广泛大片红斑、脱屑，伴有萎缩及毛细血管扩张，有色素沉着、色减，呈异色样改变，基本形成红皮病。双上眼睑有水肿性紫红色斑，呈酒醉貌，面、颈、上胸部有弥漫性水肿性红斑；双前臂见米粒至钱币大小的水疱，疱壁厚，疱液清；双手指及掌指关节伸侧可见 Gottron 征；双下肢踝部有指凹性水肿；四肢近端肌肉有压痛，肌力 Ⅴ 级。

实验室检查　血、尿常规大致正常，乳酸脱氢酶 406U/L，α-羟丁酸脱氢酶 271 U/L；肌酸激酶正常，血钾 3.49mmol/L；ANA（＋）1∶100 颗，抗 dsDNA（－），补体 C3 0.68g/L，CA19-9 73.82 U/ml，TSGF：55.05 U/ml。

思考

1. 您的初步诊断是什么？
2. 为明确诊断，您认为还需做什么关键检查？

提示　可能的诊断：

1. 皮肌炎（dermatomyositis）？

2. 类天疱疮（bullous pemphigoid）？
3. 皮肌炎合并类天疱疮（dermatomyositis with bullous pemphigoid）？
4. 副肿瘤性类天疱疮（paraneoplastic pemphigus）？
5. 药疹（drug eruption）？

关键的辅助检查

1. X 线　右下肺小片状密度增高影。
2. CT　双肺下叶纤维化灶；左侧胸腔少量积液，双侧胸膜增厚、粘连；双肺间质性改变。
3. 肌电图　肌源性损伤；右尺神经稍受损；受检感觉神经除左尺神经外其余均有不同程度受损。
4. 组织病理（水疱处皮损）　灶状基底细胞液化变性，表皮下大疱形成，真皮浅层中等量淋巴组织细胞浸润，见较多色素颗粒及噬色素细胞。

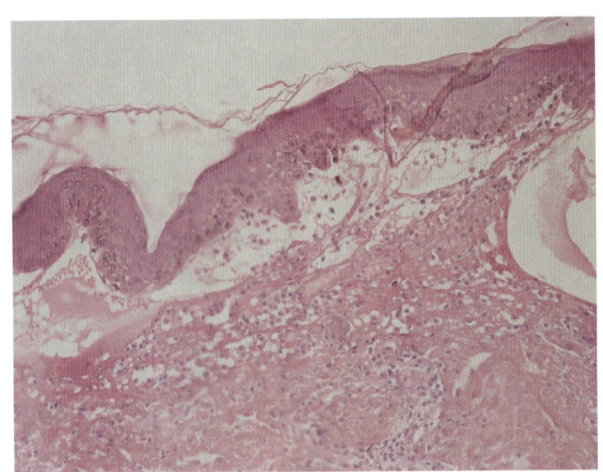 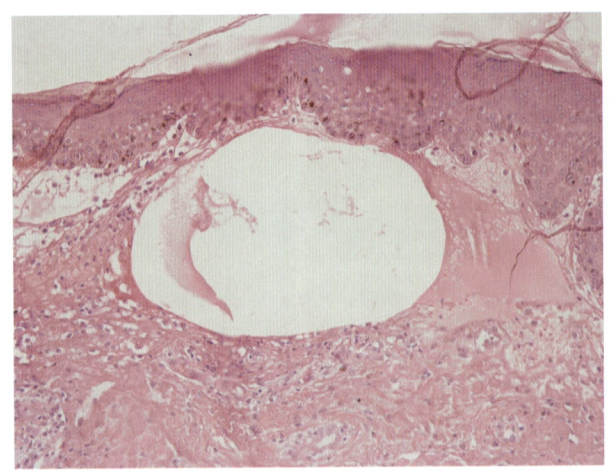

灶状基底细胞液化变性，表皮下大疱形成，真皮浅层中等量淋巴组织细胞浸润，较多色素颗粒及噬色素细胞

5. 组织病理（无水疱处皮损）　表皮轻度角化过度，广泛基底细胞液化变性，可见表皮下微小水疱形成，真皮浅层见较多色素颗粒及噬色素细胞。见少许单核细胞浸润及核碎裂。

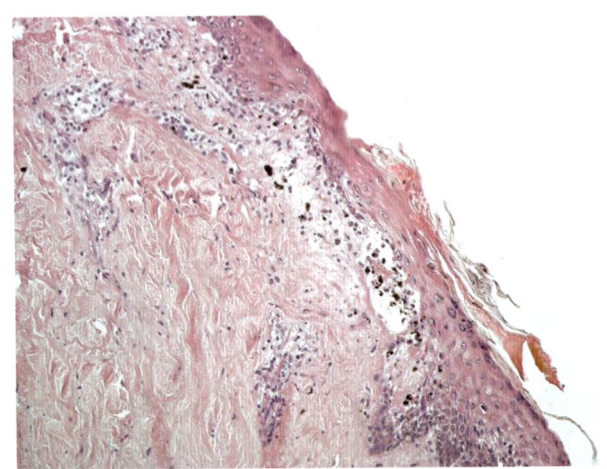 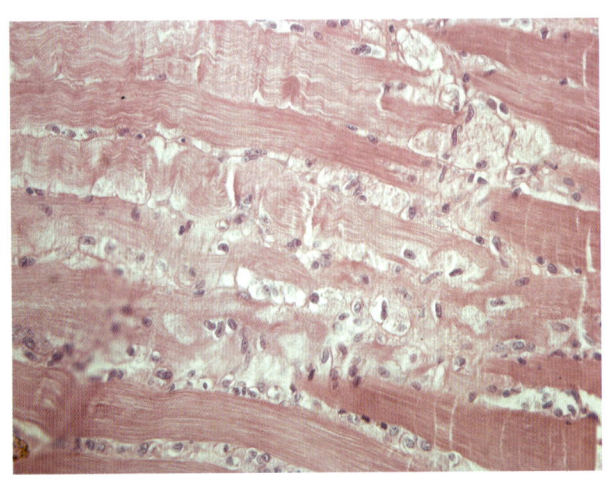

表皮轻度角化过度，广泛基底细胞液化变性，表皮下微小水疱形成，真皮浅层见较多色素颗粒及噬色素细胞，少许单核细胞浸润及核碎裂

部分横纹肌肌纤维肿胀，横纹消失，肌纤维灶状空泡变性，部分肌纤维有断裂，内膜核灶状增生内移

病例 104 Kaposi 水痘样疹

临床照片

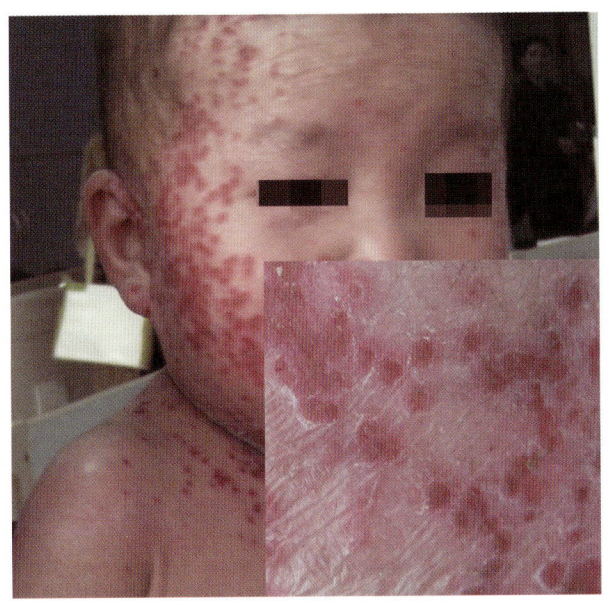

患儿面颈部大量红色丘疱疹、水疱，疱中央有脐窝

一般情况 患儿 男，1 岁 1 个月。

主诉 发热 3 天，面颈部红斑、水疱 2 天。

现病史 3 天前患儿突然出现体温升高，最高达 39℃ 以上，无流涕、咳嗽、腹泻等症状，精神、食欲尚可。2 天前，面颈部长红斑、丘疹、水疱伴渗出，于 2008 年 11 月 5 日入住我科。患病以来，摄食减少、睡眠欠佳、二便正常，精神尚可。

既往史及家族史 1 年前，患儿头面部开始长红斑、丘疹，摩擦及搔抓明显，皮损逐渐增多并出现糜烂、渗出；4 个月前皮损泛发全身，并于 2 个月前于我院查 IgE 204.35IU/mL（参考值 0.1～150IU/ml），嗜酸性粒细胞 14.9%（参考值 0.5%～5.0%），诊断为特应性皮炎。患儿父亲 1 周前右上唇处出现群集小水疱。

体格检查 T 38.4℃，P 118 次/分，R 30 次/分。发育正常，咽后壁轻度充血，扁桃体不大，心、肺、腹未见异常。

皮肤科检查 面颈部大量密集粟粒至黄豆大小红色丘疱疹、水疱，疱中央有脐窝，疱周有红晕，部分已结痂，颈部渗出明显；四肢红斑、丘疹和斑块，少许渗出；躯干部皮肤有干燥、粗糙、鳞屑、色素沉着。

实验室检查 血常规：WBC 7.21×10^9/L，N 42.9%，L 48.3%，E 0；大、小便常规未见异常；血生化：AST 63IU/L（正常值 <46 IU/L），CK 283IU/L（正常值 19～226IU/mL），LDH 564IU/L（正常值 150～370IU/L），HBDH 440IU/L（正常值 72～182IU/mL），TP 48g/L（正常值 60～83g/L），ALB 26.9g/L（正常值 35～55g/L），CA 1.93mmol/L（正常值 2.1～2.7mmol/L）。

思考

1. 您的初步诊断是什么？
2. 为明确诊断，您认为还需做什么关键检查？

提示 可能的诊断：

1. 湿疹（eczema）？
2. 水痘（varicella）？
3. Kaposi 水痘样疹（Kaposi's varicelliform eruption）？

关键的辅助检查

病毒检测：分别取患儿疱液及其父唇部皮损处痂皮用实时荧光定量 PCR 法行疱疹病毒 I 型和 II 型 DNA 荧光检测，结果示疱疹病毒 I 型均为阳性，且患儿系强阳性。

最终诊断 Kaposi 水痘样疹

诊断依据

1. **病史及病程** 患儿有特应性皮炎病史，起病急，病程短。
2. **皮损特点** 表现为面颈部大量密集粟粒至黄豆大小红色丘疱疹、水疱，疱中央有脐窝，疱周有

诊断依据

1. 病史及病程　患者发疹前有用药史，所用药物为β-内酰胺抗生素，病情好转迅速，并且愈合无复发。

2. 皮损特点　大片弥漫性水肿性红斑基础上出现粟粒至米粒大小的非毛囊性小脓疱，部分脓疱互相融合成片状"脓湖"。

3. 家族史　无银屑病病史。

4. 组织病理　角层下脓疱。

5. 相关检查　脓疱的脓液细菌培养阴性，白细胞尤其是中性粒细胞明显增高。

治疗方法　阿奇霉素0.5g静滴1次/日，两天后，患者头面部及双上肢脓疱逐渐干涸，下肢皮肤部分红斑表面脱屑。6天后，红斑消退，脓疱已全部干涸；10天后，皮疹完全消退，复查血常规正常，患者痊愈出院。

易误诊原因分析及鉴别诊断　急性泛发性发疹性脓疱病是一种少见的全身无菌性脓疱病。其特点为：①大多数患者发疹前有用药史，少数有病毒、细菌感染史；药物过敏占85%，且主要为抗生素。17%病例有银屑病史，并且部分病例被误诊为药物诱发的急性银屑病。②皮疹大多为弥漫性水肿性红斑基础上的非毛囊性小脓疱、脓湖，部分有水疱、紫癜、多形红斑样的靶状损害及表皮坏死松解的皮疹。③常伴有高热、白细胞尤其是中性粒细胞增高（$>7.0\times10^9$/L）、红细胞沉降率增快，脓疱一般无菌。④具有自限性，去除诱因后症状迅速缓解，病期大多不超过15天。致敏药物常见的有β-内酰胺类抗生素、大环内酯类抗生素、卡马西平、钙通道阻滞剂、氧氟沙星、灰黄霉素、万古霉素、多西环素等。本例的皮疹特点、好发部位、实验室检查、病理改变、发疹前有β-内酰胺类抗生素使用史等均符合急性泛发性发疹性脓疱病，在使用大剂量糖皮质激素治疗后，皮损逐渐痊愈，因此诊断明确。值得注意的是急性泛发性发疹性脓疱病患者的白细胞及中性粒细胞升高为反应性的，不要误认为是感染所致，从而不敢使用大剂量激素，甚至错误地使用大剂量抗生素抗感染，最终导致病情恶化。

本病临床上应与其他泛发性脓疱病相鉴别。

1. 疱疹性脓疱病　分布对称，主要发生在妊娠或分娩期的妇女。

2. 角层下脓疱性皮病　一般为慢性良性经过，没有明显的全身症状，主要侵犯腋下、腹股沟等皱褶部位，但不侵犯面部，脓疱周围有红晕，疱内脓液有明显的上清下浊现象。

3. 泛发性脓疱型银屑病　患者多有银屑病史，有时在他处可找到银屑病的基本损害，常有沟状舌、地图舌，全身症状一般较重，在激素减量过程中易反跳，病程可达数月或更久，大多数呈周期性反复发作，维甲酸、甲砜霉素、甲氨蝶呤及其他免疫抑制剂治疗有效。

（韦应波　叶庆俏　宋志强）

一般情况 患者 女，75岁，退休工人。

主诉 躯干、四肢红斑、脓疱伴痛痒5天。

现病史 患者5天前因咳嗽、咳痰在当地卫生所就诊，给予"青霉素800万U、氨苄西林4.0g"静滴等治疗。2小时后，患者发现双下肢发红伴痛痒，并逐渐扩展到躯干和上肢，部分融合成大片，红色斑片上出现密集的粟粒大小的小脓疱。又在该卫生所就诊，给予"先锋6号针4.0g、地塞米松10mg"静滴治疗两天后，皮疹仍继续新发，又给予"地塞米松注射液15mg、维生素C注射液2g"静滴等治疗两天后，情况无明显好转，脓疱仍不断增多，右下肢部分片状脱屑，痛痒无明显缓解。患者自起病以来，有咳嗽、咳白色痰史，有时头昏，无明显发热、畏寒等症状。精神、饮食、二便正常，睡眠尚可。

既往史及家族史 平素体健，否认食物及药物过敏史，否认家族类似疾病史及银屑病史。

体格检查 T 37.4℃，P 95次/分，R 20次/分，BP 96/60mmHg。双侧腹股沟可扪及数枚黄豆至蚕豆大小淋巴结，可推动，互不融合，无压痛，其他系统检查无异常。

皮肤科检查 面部、躯干、四肢见红色或暗红色水肿性红斑，部分融合成大片，红斑边界清楚，分布对称，部分压之不褪色，其上密集分布粟粒至米粒大小的脓疱，部分脓疱互相融合成片状"脓湖"，右下肢部分片状脱屑。

实验室检查 血常规：白细胞总数 48.6×10^9/L，中性粒细胞比例94.7%；胸部X线片示：肺间质改变，尿、大便常规及肝、肾功能检查正常。

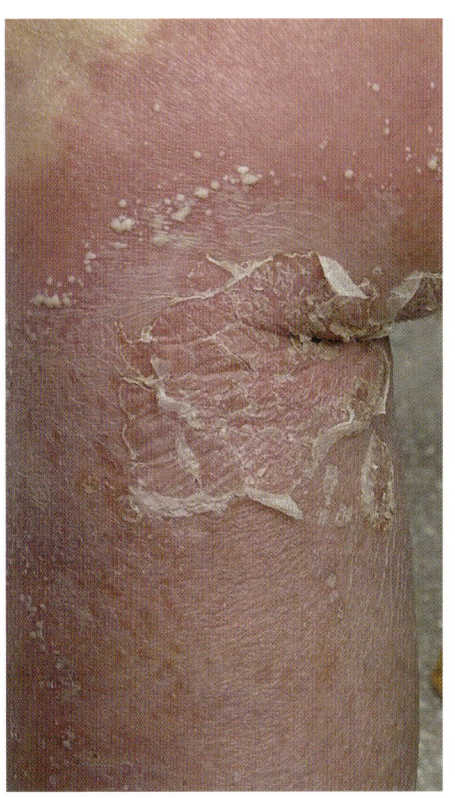

左前臂屈侧弥漫性鲜红色斑片，其上右膝关节屈侧弥漫性鲜红色斑片，大部分脓疱密集分布粟粒至米粒大小脓疱，部分干涸，片状脱屑

思考

1. 您的初步诊断是什么？
2. 为明确诊断，您认为还需做什么关键检查？

提示 可能的诊断：

1. 疱疹性脓疱病（impetigo herpetiformis）？
2. 角层下脓疱性皮病（subcorneal pustular dermatosis）？
3. 泛发性脓疱型银屑病（generalized pustular psoriasis）？
4. 急性泛发性发疹性脓疱病（acute generalized exanthematous pustulosis）？

关键的辅助检查

1. 组织病理 表皮内可见角层下大量中性粒细胞聚集成小脓肿，真皮全层血管扩张、充血，并有较多中性粒细胞，血管周围可见散在中性粒细胞、淋巴细胞和组织细胞。病理诊断：角层下脓疱。
2. 脓疱的脓液细菌培养 阴性。

最终诊断 急性泛发性发疹性脓疱病

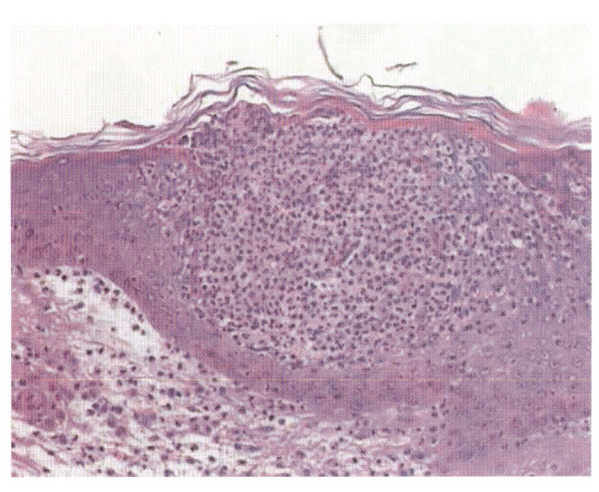

角层下中性粒细胞性脓疡（HE×200）

浸润。

2. 免疫病理　直接免疫荧光检查示基底膜带线状 IgA 沉积。

最终诊断　儿童线状 IgA 大疱性皮病

诊断依据

1. 病史及病程　患者 4 岁发病，病程慢性，皮疹反复发作，瘙痒明显，但无黏膜损害，愈后无瘢痕。
2. 皮疹特点　泛发红斑、丘疹、水疱或大疱，疱壁紧张，Nikolsky 征阴性。
3. 组织病理　表皮下见水疱、中性粒细胞浸润。
4. 免疫病理　基底膜带线状 IgA 沉积。

治疗方法　氨苯砜 25mg，2 次/日，皮疹控制后减为 25mg/d，维持治疗数周或数月。

易误诊原因分析及鉴别诊断　儿童线状 IgA 大疱性皮病多在 10 岁前发病。病程慢性，皮疹反复发作，无特异性，持续 2~3 年可自行缓解，但瘙痒明显。皮疹以水疱、大疱为主，可伴红斑、丘疹，疱壁紧张，Nikolsky 征阴性，无黏膜损害，愈后遗留色素沉着。临床上需要与下列疾病鉴别。

1. 幼年型疱疹样皮炎　多在 7 岁以下发病。皮疹多形性，为红斑、丘疹、荨麻疹样风团、水疱，疱壁紧张，Nikolsky 征阴性，呈弧形、环形、地图形分布。皮疹反复发作，消退后遗留色素沉着。无黏膜损害。病程慢性，可持续至青春发育期后。直接免疫病理：真皮乳头顶端 IgA 或 IgA+C3 颗粒状沉积。
2. 幼年类天疱疮　多为 5 岁前发病，男孩多见。起病急，皮疹反复发作，为正常皮肤或红斑基础上大小不等的水疱，疱壁紧张，Nikolsky 征阴性，愈后遗留色素沉着。可有黏膜损害。病程慢性，持续 3~4 年可自行缓解。直接免疫病理：基底膜带 IgG+C3 线状沉积。
3. 湿疹　发生于过敏体质的婴幼儿、儿童。皮疹多形性，对称分布，为红斑、丘疹、水疱，重时有糜烂、渗出，慢性期皮肤增厚、脱屑。皮疹反复发作，愈后遗留色素沉着。发病多与腥味饮食及接触致敏物质有关。组织病理：急性或慢性皮炎湿疹的病理改变。

（曹　萍　刘　敬）

病例 103　急性泛发性发疹性脓疱病

临床照片

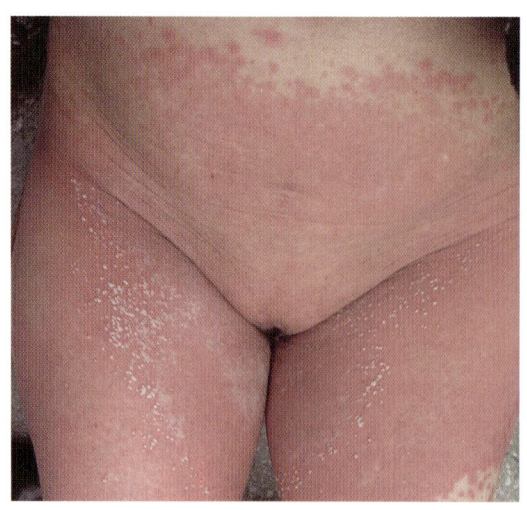

下腹部、上股部弥漫性鲜红色斑片

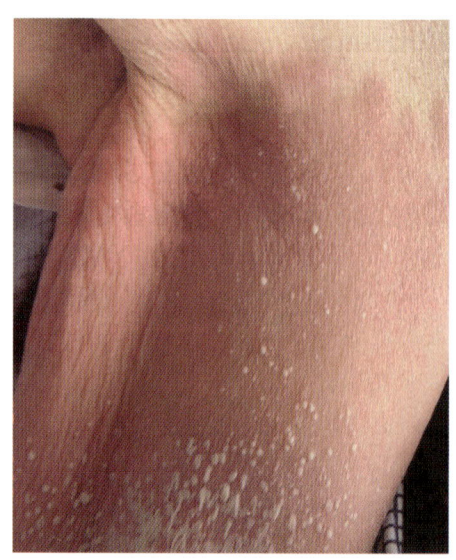

左上臂屈侧弥漫性鲜红色斑片，其上可见粟粒大小脓疱，部分脓疱融合成脓湖

红晕。

3. 接触史　其父1周前有唇部单纯疱疹史。
4. 症状　有高热等全身症状。
5. 病原学检查　疱液内查见疱疹病毒Ⅰ型。

治疗方法　给予阿昔洛韦0.1g静脉滴注，每8小时1次；予1∶9聚维酮碘溶液湿敷皮损。入院第4天体温恢复正常，无新发皮损，原水疱逐渐干涸，颈部仍有渗出，外用0.1%利凡诺溶液湿敷面颈部皮损；第6天皮损渗出明显减少，部分皮疹干燥、结痂脱落；治疗8天后出院。

易误诊原因分析及鉴别诊断　Kaposi水痘样疹是由Kaposi于1854年首先描述，其特点为在特应性皮炎或某种皮肤病损害的基础上突然发生脐窝状水疱性皮疹，多由单纯疱疹病毒、牛痘病毒及柯萨奇A16病毒感染引起。该患儿在其特应性皮炎的基础上突然发生多数脐窝状水疱，有单纯疱疹患者接触史，并伴有高热等全身症状，实验室检测到疱液中有单纯疱疹病毒Ⅰ型，应用抗病毒药物迅速起效，故为一例典型的Kaposi水痘样疹。临床上的误诊往往是临床医师对该病不了解，通过仔细收集病史并结合病毒学等检查可明确诊断。本病需要与面部水疱为其主要症状的疾病鉴别。

1. 婴儿湿疹　头面部为好发部位，但皮损同时有丘疹、水疱、糜烂等多形性损害，病程长，反复发生，结合病毒学检查易于鉴别。
2. 水痘　患儿可有高热等全身症状，同样可出现中央带脐窝、边缘绕以红晕的水疱，但呈向心性全身泛发，口腔黏膜易受累及，水疱间常见正常皮肤，实验室病毒学检查结合病史不难鉴别。

（李薇　阎薇　王琳　朱晓燕）

病例105　大疱性肥大细胞增生症

临床照片

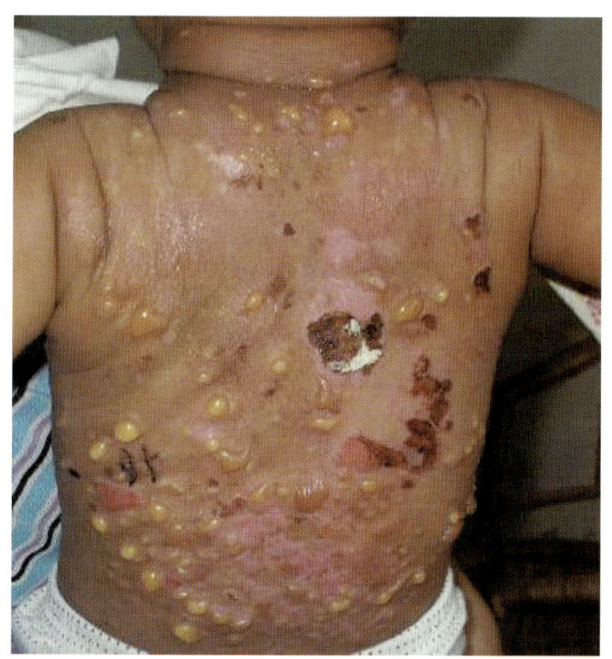

头皮枕部、背部大小不等的水疱和红斑、糜烂、血痂

一般情况　患儿　女，1岁6个月。

主诉　反复头皮、躯干水疱伴瘙痒14个月。

现病史　患儿14个月前（即4个月大时）不明原因头皮、躯干反复长水疱。初期水疱主要发生在腰背部，后逐渐累及头皮、胸腹部，水疱位置固定，发生数小时或数天后可自行消退，伴剧烈瘙痒。水疱破后能自愈结痂或留下红斑。有时发水疱时伴有38.5℃左右的发热。曾在当地医院不规律用药（具体诊断、治疗不详），效果不明显。患者自起病以来，时有低热哭闹，夜间休息差，二便正常。

个人史、家族史　患儿足月顺产，母乳喂养，无其他疾病史。家族中无类似病史，父母非近亲结婚，身材偏矮小。

体格检查　生命体征平稳，发育正常，营养中等，全身浅表淋巴结无肿大，其他系统检查未见异常

皮肤科检查　头皮、躯干大量绿豆至蚕豆大水疱，疱壁紧张，疱液清亮，其间散在淡红斑、糜烂、血痂、轻度苔藓样变的斑块，皮肤划痕征阳性，尼氏征阴性。皮损以躯干为重。

实验室检查　血、尿、粪常规及肝、肾功能检查正常。胸部X线片、腹部B超检查未见异常。头发

微量元素砷 102.4mg/g（正常 110～340mg/g）。

思考

1. 您的初步诊断是什么？
2. 为明确诊断，您认为还需做什么关键检查？

提示　可能的诊断

1. 儿童型线状 IgA 大疱性皮病（linear IgA bullous dermatosis of childhood）？
2. 大疱性类天疱疮（bullous pemphigoid）？
3. 大疱性肥大细胞增生症（bullous mastocytosis）？
4. 营养不良性大疱性表皮松解症（dystrophic epidermolysis bullosa）？
5. 丘疹性荨麻疹（papular urticaria）？

关键的辅助检查

1. 组织病理　背部皮损组织病理检查示：表皮下水疱，疱内有红染浆液样物质，真皮浅中层大量形态、大小较一致的单一核细胞弥漫性浸润，其胞核圆形或卵圆形，胞质较丰富、淡染。皮肤附属器、小血管周围、胶原间可见该类细胞呈小片状浸润。

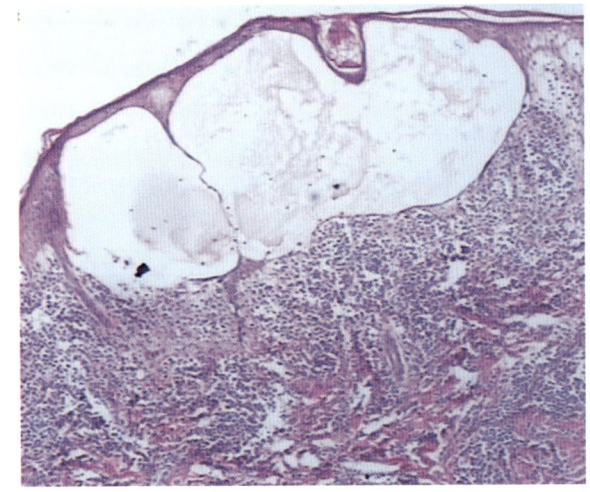

表皮下水疱，真皮浅中层密集单一核细胞浸润（HE ×100）

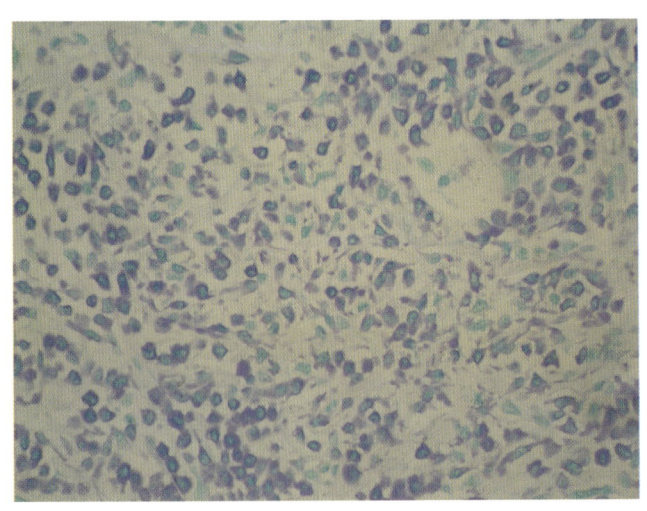

浸润的单一核细胞浆内紫蓝色异染颗粒（甲苯胺蓝染色×400）

2. 甲苯胺蓝染色　浸润的单一核细胞浆内有紫蓝色异染颗粒。
3. 直接免疫荧光检查　表皮角朊细胞间、表皮基膜带均未见 IgG、IgA、IgM、C3 沉积。

最终诊断　大疱性肥大细胞增生症

诊断依据

1. 病史及病程　患者 4 个月大发病，病程 1 年多，反复发作的水疱伴瘙痒。
2. 皮损特点　头皮、躯干大小不等的水疱，皮肤划痕征阳性，尼氏征阴性。水疱发生数小时至数天后可自行消退。
3. 组织病理　表皮下水疱，真皮内密集肥大细胞浸润，甲苯胺蓝染色可见细胞浆内有异染颗粒。

治疗方法　口服赛庚啶、肌注胎盘脂多糖针、外搽炉甘石洗剂，曾一度好转，后又复发。加用复方甘草酸苷片及窄谱中波紫外线治疗，半年后（即患儿 2 岁时）患儿胸背散在淡褐色斑，家长述近 2 个多月来无新发皮损。

易误诊原因分析及鉴别诊断　大疱性肥大细胞增生症是皮肤型肥大细胞增生症的一个少见类型，系指无斑疹、丘疹、结节或色素损害而只有水疱、大疱的肥大细胞增生症。皮损特点为在正常皮肤或原有水疱的皮肤上出现水疱，皮肤划痕征阳性，尼氏征阴性，水疱可在数小时或者稍长的时间内自行消退，部分患者发生水疱前出现面部潮红、风团样皮损，瘙痒明显，这说明患儿的皮肤在轻微的刺激下真皮中即有大量组胺释放，导致真皮血管扩张，组织间隙水肿。患儿一般情况好，无全身症状，可在几岁或年龄更大时自愈，组织学特点为表皮下水疱，真皮中上部可见多数形态、大小较一致的肥大细胞呈弥漫性浸润，Giemsa 染色或甲苯胺蓝染色可见肥大细胞胞浆内异染颗粒。在婴幼儿，除丘疹性荨麻疹外，慢性复发性水疱性疾病少见，种类较多，如果医师对于这些疾病的临床特点不熟悉，也未做组织病理学、免疫荧光等检查，即很容易误诊。本病应注意与其他儿童大疱性皮肤病鉴别：

1. 儿童型线状 IgA 大疱性皮病　皮损泛发，表现为发生于红斑或在正常皮肤上的环形排列或群集的紧张性水疱、大疱，瘙痒明显，尼氏征和皮肤划痕征阴性。组织病理示表皮下水疱，直接免疫荧光检查在基底膜带有 IgA 的线状沉积。

2. 大疱性类天疱疮　也可见于儿童，皮损泛发，特征为大小不等的张力性水疱，尼氏征阴性，常同时合并丘疹、红斑，瘙痒明显。组织病理示表皮下水疱，直接免疫荧光检查在基底膜带有 IgG、C3 的线状沉积。

3. 营养不良性大疱性表皮松解症　皮疹好发于四肢伸侧和肢端，特别是关节部位，在受到轻微摩擦或碰撞后皮肤即出现水疱及血疱，皮损愈合后可形成瘢痕或粟丘疹，伴有指/趾甲病变，有家族遗传史。组织病理特点为表皮下水疱或裂隙，炎性细胞很少。

4. 丘疹性荨麻疹　皮疹好发于四肢和躯干，有明显季节性，春、夏、秋季多见，一般为红色梭形水肿性丘疹，中央可有小水疱，有时形成大疱，成批出现，反复发生，伴剧烈瘙痒。

（罗模桂　王　琳）

病例 106　家族性慢性良性天疱疮

临床照片

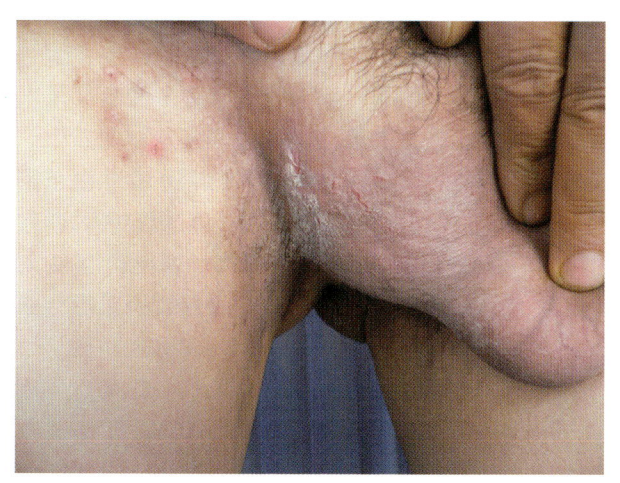

腹股沟红斑、浸渍、皲裂

一般情况　患者　男，50 岁。

主诉　双侧腹股沟、阴囊反复红斑、水疱、糜烂、结痂 6 年。

现病史　患者于 6 年前无明显诱因于双侧腹股沟、阴囊出现红斑及小水疱，轻微瘙痒，外擦"派瑞松"数月后，原皮损有所好转，但不久又复发。其后数年间皮损反复发作，并逐渐累及肛门周围。皮损夏重冬轻。于当地医院行活检术，病理诊断为"Bowen 病"，上级医院病理科会诊诊断为"大疱性表皮松解症"。

既往史及家族史　家族中无类似疾病患者。
体格检查　各系统检查未见异常。
皮肤科检查　双侧腹股沟和阴囊红斑、浸渍，有皲裂，双侧腹股沟区域皮损轻度疣状增生。

实验室检查　血、尿、粪常规、空腹血糖及肝、肾功能检查均正常。

思考
1. 您的初步诊断是什么？
2. 为明确诊断，您认为还需做什么关键检查？

提示 可能的诊断

1. 大疱性表皮松解症（epidermolysis bullosa）？
2. Bowen 病（Bowen's disease）？
3. 家族性慢性良性天疱疮（familial chronic benign pemphigus）？
4. 慢性湿疹（chronic eczema）？
5. 毛囊角化病（darier disease）？
6. 增殖性天疱疮（pemphigus vegenate）？
7. 乳房外 Paget 病（extramammary Paget's disease）

关键的辅助检查

1. 组织病理　表皮角化过度，棘细胞层增生，表皮内裂隙形成，裂隙内松解的棘细胞呈倒塌的砖墙样，真皮浅层及小血管周围少量淋巴细胞浸润。

2. 免疫病理检查　直接免疫荧光检查未见免疫复合物沉积在表皮和基底膜带。

最终诊断　家族性慢性良性天疱疮

诊断依据

1. 年龄、病程　中年男性，双侧腹股沟、阴囊反复红斑、水疱、结痂 6 年，夏重冬轻。

2. 皮损部位、形态　阴囊两侧及腹股沟区红斑、浸渍，有皲裂，双侧腹股沟区域皮损轻度疣状增生。

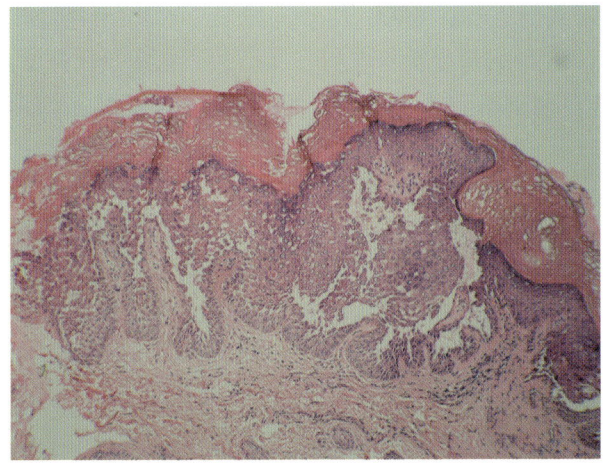

表皮内裂隙，松解棘层倒塌的砖墙样改变（HE×100）

3. 组织病理　表皮内裂隙形成，棘层松解呈倒塌的砖墙样改变。

4. 直接免疫荧光检查无异常发现。

治疗方法　外用曲安奈德益康唑乳膏（派瑞松）每日 2 次，2 周后症状明显改善。

易误诊原因分析及鉴别诊断　家族性慢性良性天疱疮是一种常染色体显性遗传性皮肤病，多数患者有阳性家族史，青春期发病较多，外界刺激（如热、摩擦及感染等）可诱发或加重本病。根据患者褶皱部位红斑基础上出现的水疱、糜烂、结痂，夏重冬轻的特点，阳性家族史，结合组织病理学改变可明确诊断。

本例患者在当地医院怀疑为 Bowen 病，分析其误诊原因为临床和病理医师对该病的临床表现和病理改变不熟悉，加之该患者无阳性家族史。在上级医院病理科误诊为"大疱性表皮松解症"，系病理科医师对水疱性疾病的病理改变和临床表现不熟悉，未能将临床和病理表现相结合所致。因此，在做皮肤病理诊断时，特别对于非肿瘤性疾病的诊断，临床病理的紧密结合至关重要。本病需要与下列疾病鉴别。

1. 大疱性表皮松解症　分为遗传性和获得性两种，遗传性临床发病年龄早，幼儿期即易发病，各型遗传性大疱性表皮松解症的共同特点是皮肤在受到轻微摩擦或碰撞后出现水疱及血疱，肢端及四肢关节伸侧好发。各型病理改变略有差异，如单纯型早期损害的基底层细胞可有空泡形成及变性，其原始裂隙在基底细胞层或表皮下，较陈旧损害的裂隙可在角质层下。

2. Bowen 病　临床好发于躯干和四肢，少见于腋窝、腹股沟等肢体皱褶处，一般为单侧发病，皮损为暗红色斑块，表面轻度凹凸不平，可有少量痂壳，偶有溃疡形成，组织病理示表皮全层细胞排列紊乱，呈现重度非典型性，核分裂象易见，无水疱、裂隙。

3. 慢性湿疹　可发生于体表的任何部位，皮疹形态为多形性，常多发，对称分布，当其发生于褶皱部位时易与家族性慢性良性天疱疮相混淆，组织病理上易于鉴别两者。

4. **毛囊角化病** 肤色毛囊丘疹表面覆以油腻性痂,可融合成片,尤以皮肤皱褶部位更显著,常伴恶臭,组织病理示角化过度伴角化不良,表皮层谷粒形成。

5. **增殖性天疱疮** 好发于腋窝、乳房下、腹股沟、外阴等皱褶部位,最初为薄壁的水疱,破溃后在糜烂面上渐渐出现乳头状的肉芽增殖,边缘常有新生水疱,皱褶部位温暖潮湿,易继发细菌及假丝酵母菌感染,且有一股臭味。组织病理为表皮内疱,免疫荧光可资鉴别。

6. **乳房外Paget病** 多见于老年人,早期多为生殖器部位的湿疹样皮损,组织病理见表皮或附属器有多少不等的Paget细胞,胞浆丰富,染色淡灰蓝色,胞核大。

(穆 溱　王婷婷　王 琳)

病例107　大疱性表皮松解症(单纯型)

临床照片

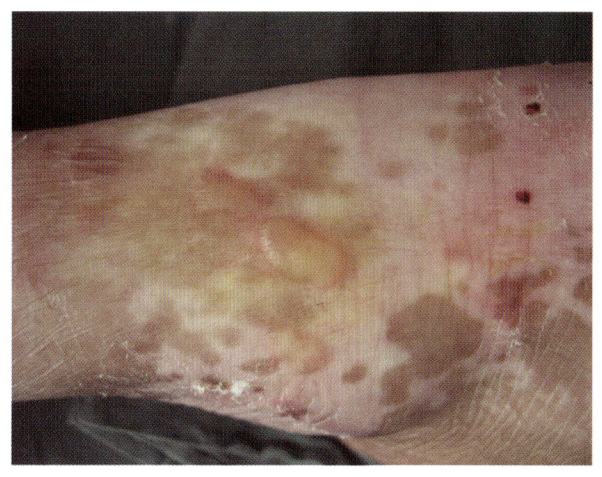

右上肢散在黄豆、鸽蛋大水疱,疱壁较松弛,尼氏征阴性,伴淡红色萎缩性瘢痕和色素脱失斑

一般情况 患者 女,26岁,农民。

主诉 反复躯干、四肢水疱伴痒26年。

现病史 于生后数天上胸起水疱,下肢皮肤脱落,数天后痊愈,愈后留瘢痕和色素改变,此后躯干、四肢、面部均出现类似皮疹,摩擦后加重,水疱容易愈合。无指甲脱落、牙齿改变、肢端畸形。患者自起病以来,饮食、睡眠、二便正常,精神尚可。

既往史及家族史 家中无类似患者。父母体健。

体格检查 一般情况可,生命体征平稳,其他系统检查无异常。

皮肤科检查 躯干、四肢散在黄豆、鸽蛋大水疱,疱壁较松弛,尼氏征阴性,伴大片红色萎缩性瘢痕和色素脱失斑,未见粟丘疹。

实验室检查 血、尿、大便常规正常,肝、肾功能检查正常。

思考

1. 您的初步诊断是什么?
2. 为明确诊断,您认为还需做什么关键检查?

提示 可能的诊断

1. 天疱疮(pemphigus)?
2. 大疱性类天疱疮(bullous pemphigoid)?
3. 获得性大疱性表皮松解症(epidermolysis bullosa acquisita)?
4. 大疱性表皮松解症(epidermolysis bullosa)?

关键的辅助检查

1. **组织病理** 表皮下裂隙,上方表皮无变性、坏死,裂隙内可见嗜酸性粒细胞及淋巴细胞,真皮浅层血管扩张,可见散在淋巴细胞及嗜酸性粒细胞浸润,以血管周围显著。

2. **皮肤直接免疫荧光检查** IgG、IgA、IgM及C3均阴性。

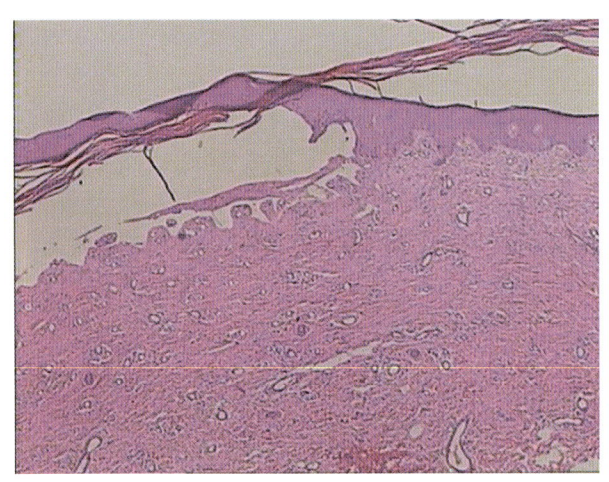
表皮下裂隙，上方表皮无变性、坏死（HE×40）

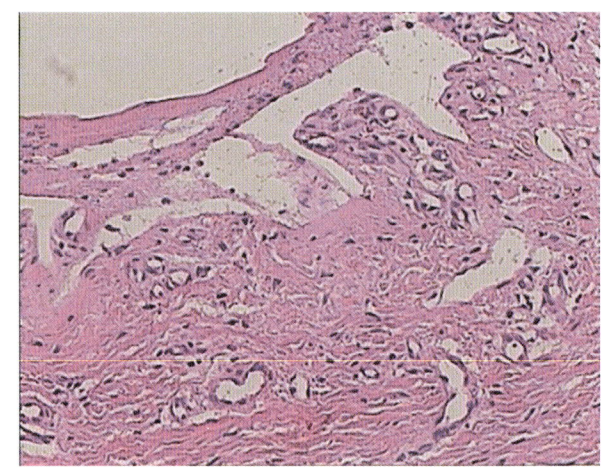
裂隙内见嗜酸性粒细胞及淋巴细胞，真皮浅层血管扩张，散在淋巴细胞及嗜酸性粒细胞浸润，以血管周围显著（HE×100）

最终诊断 大疱性表皮松解症（单纯型）

诊断依据

1. 病史及病程 患者出生后发病。
2. 皮损特点 表现为躯干、四肢散在黄豆、鸽蛋大水疱，疱壁较松弛，尼氏征阴性，伴大片红色萎缩性瘢痕和色素脱失斑，未见粟丘疹，无指甲脱落、口腔糜烂、牙齿改变，无头颅、肢端畸形。
3. 组织病理 表皮下裂隙。
4. 免疫荧光检查 阴性。

治疗方法 口服维生素 E 0.1g tid，外用 2％莫匹罗星软膏，bid，并给予其他对症处理。

易误诊原因分析及鉴别诊断 大疱性表皮松解症是一组遗传性疾病，以皮肤、黏膜大疱为特点，皮损病理表现为表皮下裂隙，免疫病理为阴性。Lowe 等将本病分为单纯型、显性遗传营养不良型、隐形遗传营养不良型。根据临床特点，结合组织病理及免疫病理检查明确诊断。

大疱性表皮松解症临床较少见。本病属于单纯型，由于其损害较少，无指甲脱落、口腔糜烂、牙齿改变及系统累及，无家族史。因此会误诊为其他以皮肤水疱为主要表现的疾病。需要与下列疾病鉴别。

1. 寻常型天疱疮 中老年发病，皮肤上松弛大疱，尼氏征阳性，常伴黏膜损害，不形成瘢痕。组织病理为表皮棘层松解，直接免疫荧光表皮细胞间有 IgG 呈线状沉积。
2. 大疱性类天疱疮 好发于老年人，为表皮下大疱，皮疹泛发，尼氏征阴性，一般不形成瘢痕。组织病理为表皮下大疱，直接免疫荧光基底膜带见 IgG、C3 呈线状沉积。
3. 获得性大疱性表皮松解症 多于成人发病，皮疹位于易受外伤处，如手足、肘、膝，尼氏征阴性，可有瘢痕形成。组织病理为表皮下大疱，直接免疫荧光基底膜带有 IgG 呈线状沉积。

（王 莉 叶庆俏 杨希川）

病例 108　大疱性类天疱疮

临床照片

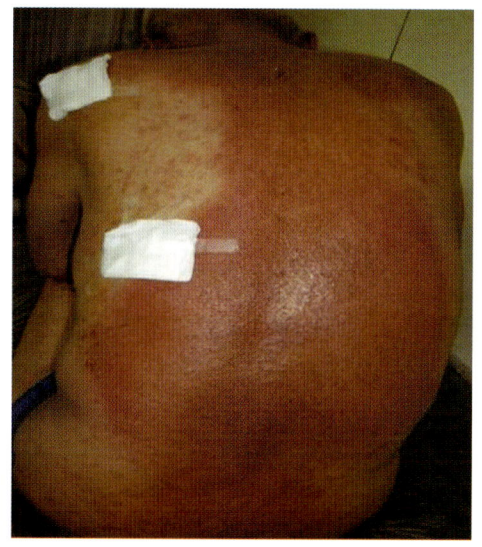

腰、背和四肢弥漫性红斑及丘疹、水疱

一般情况　患者　男，81岁，无业。

主诉　躯干、四肢红斑、丘疹、水疱伴痒3天。

现病史　患者3天前，因全身红斑、丘疹自行搽擦甲硝唑注射液，随后于躯干、四肢出现片状红斑、丘疹、水疱、大疱，伴瘙痒，治疗后皮损未见完全消退。患者自起病以来，无发热、咳嗽，饮食、睡眠、二便正常，精神尚可。

既往史及家族史　8个月前患湿疹，家族中无类似病史。

体格检查　生命体征平稳，心、肺检查无异常。

皮肤科检查　腰、背和四肢弥漫性红斑，浸润明显，境界不清，红斑基础上见绿豆至豌豆大的丘疹、水疱、大疱。疱壁紧张，疱液清亮，尼氏征阴性。皮疹广泛，分布对称，指甲、黏膜未受累。

实验室检查　血、尿及大便常规正常，肝、肾功能检查正常。

思考

1. 您的初步诊断是什么？
2. 为明确诊断，您认为还需做什么关键检查？

提示　可能的诊断

1. 寻常性天疱疮（pemphigus vulgaris）？
2. 疱疹样皮炎（dermatitis herpetiformis）？
3. 大疱性多形红斑（bullous erythema multiforme）？
4. 大疱性类天疱疮（bullous pemphigoid）？
5. 湿疹（eczema）？

关键的辅助检查

1. 组织病理　表皮下大疱形成，疱内及真皮内有大量炎性细胞浸润，主要为嗜酸性粒细胞。符合大疱性类天疱疮。
2. 免疫病理　基底膜带可见 IgG、C3 呈线状沉积。

最终诊断　大疱性类天疱疮

诊断依据

1. 病史及病程　既往有8个月湿疹病史，再发3天。
2. 皮损部位　发生于躯干、四肢。

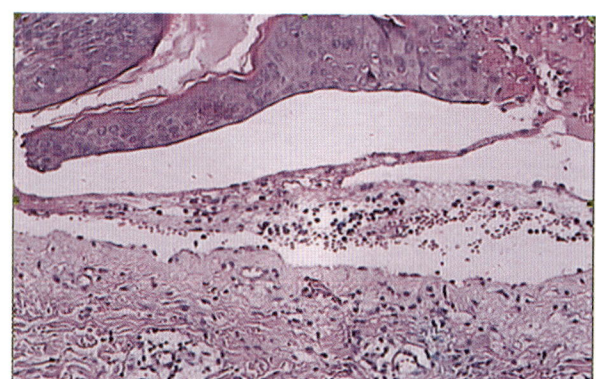

表皮下大疱，真皮内大量嗜酸性粒细胞浸润（HE×10）

3. 皮损特点　腰、背、四肢弥漫性红斑，浸润明显，境界清楚，红斑基础上见绿豆至豌豆大的丘疹、水疱、大疱。疱壁紧张，疱液清亮，尼氏征阴性。皮疹广泛，分布对称，指甲、黏膜未受累。
4. 组织病理　表皮下大疱形成，疱内及真皮内有大量炎性细胞浸润，主要为嗜酸性粒细胞。

5. **免疫病理** 基底膜带可见 IgG、C3 呈线状沉积。

治疗方法 地塞米松 10mg/d，静滴，qd，第 3 天，加得宝松 2ml，im 甘草酸二铵 150mg，静滴，qd；氨苯砜片 25mg，tid，酮替芬 1 片一日 2 次口服，卤米松一日 2 次外用。

易误诊原因分析及鉴别诊断 大疱性类天疱疮是一种获得性自身免疫性大疱性皮肤病，多见于 60 岁以上老人，儿童也可以发病。性别上无明显差异。多数患者皮损泛发，好发于胸、腹、腋下、腹股沟和四肢屈侧。典型损害为正常外观皮肤上或红斑基础上发生紧张性水疱或大疱，基膜带有免疫球蛋白和补体沉积，多数患者血清中有抗表皮基膜带自身抗体。尼氏征通常为阴性，约 10%～35% 病例可出现口腔黏膜受累。大疱性类天疱疮早期无大疱时易误诊为急性湿疹，本病患者瘙痒症状并不显著，这一点明显有别于湿疹。出现水疱后误诊为寻常性天疱疮。为此本病需与寻常型天疱疮、疱疹样皮炎、湿疹类疾病鉴别。

1. 寻常性天疱疮　多见于壮年，好发于头部、躯干，皮疹为松弛性大疱，疱壁薄，多伴黏膜症状。尼氏征阳性。组织病理示表皮内水疱，可见棘刺松解细胞，基底层细胞呈墓碑状改变。直接免疫荧光示表皮细胞间 IgG 和 C3 网状沉积。间接免疫荧光：血清中抗表皮细胞间物质 IgG 抗体。糖皮质激素有效，病程较长，预后不良。

2. 疱疹样皮炎　多见于青壮年，好发于躯干、腰背部，皮疹为多发小水疱，排列呈环状，疱液清。有谷胶敏感性肠病表现。组织病理：表皮下疱形成，疱内及真皮中可见炎性细胞浸润，多为中性粒细胞。直接免疫荧光示真皮乳头 IgA 呈颗粒状沉积。间接免疫荧光：血清中多种自身抗体，滴度低。病程较长，预后良好。

3. 湿疹　皮疹由泛发性、多形性，常有红斑、丘疹、丘疱疹及疱疹，而无大疱，继而常有糜烂、渗出，边缘弥散不清，常伴剧痒，病情易反复，有慢性倾向。组织病理示：表皮增生，细胞内外水肿，基底层可液化变性，真皮浅层血管周围中等量炎性细胞浸润。

（史月君）

病例 109　副肿瘤性天疱疮、中毒性表皮坏死松解症

临床照片

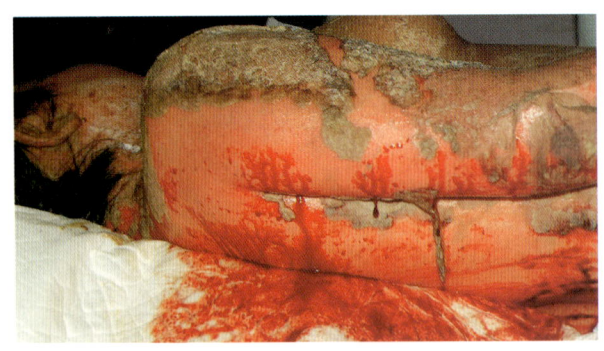

全身可见大面积表皮剥脱，呈现大片红色糜烂面。背部有血性渗出物

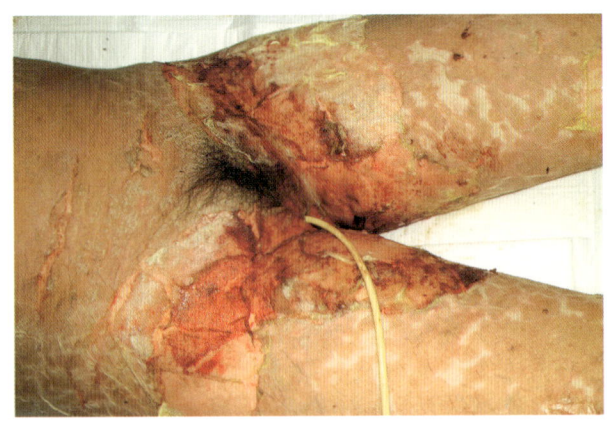

外阴黏膜溃疡、糜烂。双下肢可见广泛分布的暗红色斑丘疹

一般情况 患者 女，16岁，学生。

主诉 口腔溃疡3个月余，外阴溃疡2个月余，全身皮疹2个月，加重10天。

现病史 患者3个月前无明显诱因发现双足出现数个米粒大的红色皮疹，伴轻痒，随即口腔出现溃疡，治疗后未见好转。2个月前外阴出现溃疡，眼结膜充血，同时口腔溃疡加重，不能进食。外院诊断为"白塞病"，给予静点甲基强的松龙40mg/d及胸腺肽、益赛普等治疗，效果不显。皮疹逐渐泛发全身，外院皮科诊断为"过敏性皮炎"，给予静脉点滴甲基强的松龙80mg/d，共3天，口腔及外阴皮疹愈合。出院后给予口服泼尼松30mg/d治疗。1个月前口腔及外阴再次出现皮疹，半个月前外院给予静脉点滴环丙沙星抗感染及口服泼尼松30mg/d治疗，患者随即出现发热，最高39.4℃，1、2天后全身皮疹颜色变暗，但面积扩大。10天前患者臀部出现少量脱皮，1周前停用环丙沙星，4、5天前全身表皮松弛，有大片脱皮并起水疱。患者近2周来持续高热，曾多次给予静脉丙种球蛋白，疗效不显，为进一步诊治收入我科。患者自发病以来精神、睡眠差，不能进普食，小便正常，大便少，体重无明显变化。

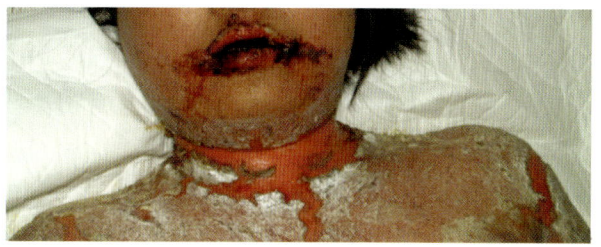

口唇特征性糜烂和黑色血痂

既往史及家族史 既往史无特殊，家族中无类似病症者。

体格检查 T 39.6℃，浅表淋巴结无肿大，其他系统检查无异常。

皮肤科检查 全身大面积表皮剥脱，呈现大片红色糜烂面，背部有血性渗出物，口腔黏膜糜烂，双眼睑糜烂，眼结膜充血，外阴黏膜糜烂、溃疡。双下肢可见广泛分布的暗红色斑丘疹。手、足皮疹呈套样剥脱。掌跖角化不明显。

实验室检查 入院后血常规 WBC 10.07×10^9/L，NE 82.3%，红细胞沉降率92mm/h。肝、肾功能检查正常。

思考

1. 您的初步诊断是什么？
2. 为明确诊断，您认为还需做什么关键检查？

提示 可能的诊断

1. 重症多形红斑（Stevens-Johnson syndrome）？
2. 中毒性表皮松解坏死症（toxic epidermalysis necrosis）？
3. 天疱疮（pemphigus）？

关键的辅助检查

1. 组织病理 院外组织病理结果为表皮棘层松解。
2. 间接免疫荧光 棘细胞间IgG阳性，1：640；鼠膀胱为底物间接免疫荧光棘细胞间IgG 1：160阳性。
3. CT 腹膜后增强示L2~L4椎体右前方团状软组织密度影，十二指肠间质瘤或腹膜后占位性病变，腹膜后淋巴结肿大。

最终诊断

1. 副肿瘤性天疱疮。
2. 中毒性表皮坏死松解症。

诊断依据

1. 下唇长时间糜烂、血痂，皮肤广泛表皮剥脱，尼氏征阳性。
2. 鼠膀胱为底物间接免疫荧光棘细胞间IgG 1：160阳性。
3. CT检查腹膜后占位性病变，腹膜后淋巴结肿大。

治疗方法 渗出液培养为大肠埃希菌、金黄色葡萄球菌。血培养示鲍曼/醋酸钙不动杆菌。静脉点滴甲泼松龙80mg/d、头孢曲松1g bid、白蛋白12.5g qd，补充能量及纠正电解质紊乱，加用万古霉素0.4g，q12h静脉点滴，美平0.5g q8h，并于第5、6天两次行血浆置换。入院后第9天下午出现体温不升，血压逐渐下降，经积极抢救无效死亡。

易误诊原因分析及鉴别诊断 本例患者先后在口腔、外阴出现溃疡，全身出现米粒大的红色皮疹，病理示棘层松解，腹膜后增强CT示占位性病变；鼠膀胱为底物间接免疫荧光棘细胞间IgG 1∶160。符合副肿瘤性天疱疮的诊断。患者在外院治疗中应用环丙沙星，随即全身出现红斑、水疱、表皮剥脱，考虑为由于环丙沙星引起的中毒性表皮坏死松解症。本病临床复杂，需要鉴别的有：

1. 重症多形红斑 以黏膜糜烂和皮肤红斑、大疱为主要特征，与中毒性表皮松解坏死症表现有交叉，但一般前者损害不超过体表面积的30%，而且没有大片的表皮剥脱。

2. 寻常性天疱疮 一般没有口唇黏膜长期糜烂和厚血痂；不会出现扁平苔藓样或多形性红斑样损害；没有红细胞沉降率增快；鼠膀胱为底物间接免疫荧光检查阴性。

（弓 月 余 进 刘玲玲 朱学骏）

第五章 溃疡性皮肤病

溃疡性皮肤病是一类病因复杂而临床表现常常缺乏特征性的疾病，由于有的皮肤科医师对于其病因、发病机制、临床表现及组织病理认识不足，临床上常常容易出现误诊。许多误诊病例在确诊前反复使用过多种抗生素，这种不恰当的治疗不仅会延误病情，同时可能会造成一些疾病如真菌感染性疾病的扩散。因此，必须对该类疾病有全面、深入的认识。

溃疡（ulcer）为皮肤或黏膜深达真皮甚至皮下组织的局限性缺损。常由于组织的坏死或创伤所致。其发生原因较复杂，总体上分为感染性和非感染性两大类。

感染性皮肤溃疡通常由于细菌、真菌、病毒等病原体感染所致。过去，细菌感染（如链球菌感染）是感染性溃疡最常见的原因，在临床上有一定的特点：起病急，病程短，溃疡周围有明显的红、肿、疼痛，伴有发热，白细胞升高。因此，临床医师容易诊断。然而，近年来，随着广谱抗生素的应用，由常见细菌引起的溃疡性疾病逐渐减少，而由结核杆菌、真菌、梅毒螺旋体、人类免疫缺陷病毒等其他病原体引起的感染性皮肤溃疡正在不断增多，这类疾病临床上常常缺乏特征性，临床上很难立即做出正确诊断，且这些疾病具有传染性，容易引起全身系统感染，因此，对该类疾病的正确诊治不容忽视。

非感染性皮肤溃疡的发生主要见于血管炎及皮肤肿瘤。血管炎有坏疽性脓皮病和糖尿病性类脂质渐进性坏死，皮肤肿瘤可以由皮肤肿瘤的破溃、侵袭性生长引起，如皮肤鳞癌等。非感染性溃疡的临床表现往往亦无特异性，其病程长，仅从溃疡外观很难确定诊断。

然而，不同原因引起的溃疡只要详细询问病史，认真进行体检，进行相关的实验室检查仍可发现一些特点或鉴别点。由结核杆菌、真菌、梅毒螺旋体、人类免疫缺陷病毒等病原体引起的感染性皮肤溃疡和非感染性皮肤溃疡首先必须进行相应的结核、真菌、梅毒、HIV等相关检查，再结合组织病理和其他一些必要的实验室检查仍可做出正确的诊断。本章节将以这样的诊断思路，对近年来碰到的一部分易误诊的溃疡性皮肤病进行分析，期望读者能从中获得一定的受益。

（李红宾　何　黎　王正文）

病例 110　白色萎缩

临床照片

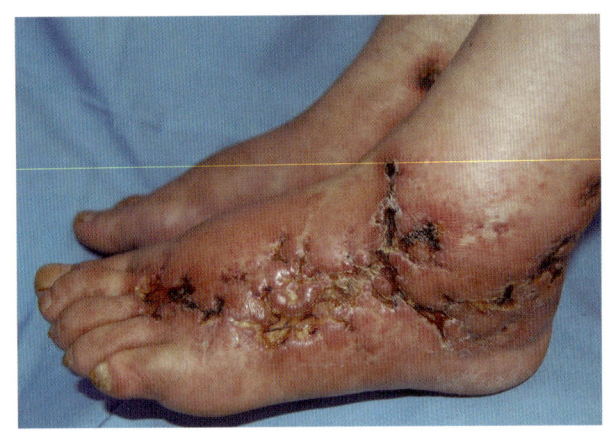

足背、踝关节皮肤溃疡、结痂、瘢痕

一般情况　患者　女，42 岁，农民。

主诉　双足背、踝关节红斑、瘀斑、溃疡、瘢痕伴疼痛 3 年。

现病史　患者 3 年前无明显诱因双侧踝关节出现散在紫癜性斑疹、丘疹、皮疹并逐渐增多，发展成浅表溃疡、结痂，部分表面感染有脓性渗出，自觉疼痛，伴有踝关节疼痛，皮疹反复发作，愈后留有萎缩性瘢痕及色素沉着斑，曾多次就诊于县级医院按"皮肤感染"给予多种抗生素治疗无效。

既往史　平素健康，无系统性病史，家族中无类似病史。

体格检查　一般情况良好，发育正常，营养中等，系统检查无特殊。

皮肤科检查　双足背、踝关节周围皮肤见散在大小不等、形态不规则溃疡面，部分表面有少许脓性分泌物附着及结痂，其间散在萎缩性瘢痕及瘀斑、瘀点、色素沉着及毛细血管扩张，皮疹边缘不清，对称分布。

实验室检查　血常规示 WBC $11.3×10^9/L$，中性粒细胞百分数 83.4%，余正常。尿常规、肝、肾功能、血脂、血糖正常，血清补体、免疫球蛋白正常、ENA 多肽抗体谱、抗核抗体，抗双链-DNA 抗体阴性，抗心磷脂抗体弱阳性。HIV、TPPA、RPR 阴性。分泌物细菌培养阴性。

思考

1. 您的初步诊断是什么？
2. 为明确诊断，您认为还需做什么关键检查？

提示　可能的诊断

1. 白色萎缩（atrophie blanche）？
2. 变应性皮肤血管炎（allergic cutaneous vasculitis）？
3. 浅表性血栓性静脉炎（thrombophlebitis）？
4. 皮肤型结节性多动脉炎（cutaneous polyarteritis nodosa）？

关键的辅助检查

组织病理：表皮大致正常，真皮浅层小血管增生、扩张，血管壁纤维蛋白样物质沉积，管腔内血栓形成，血管周围有红细胞外漏，管周有少量淋巴细胞、组织细胞浸润。

最终诊断　白色萎缩

诊断依据

1. 皮损部位　位于双踝关节周围、足背等处。
2. 皮损特点　初发为紫癜性斑疹或丘疹，逐渐发展为浅表性坏死和溃疡，后期出现萎缩性瘢痕及毛细

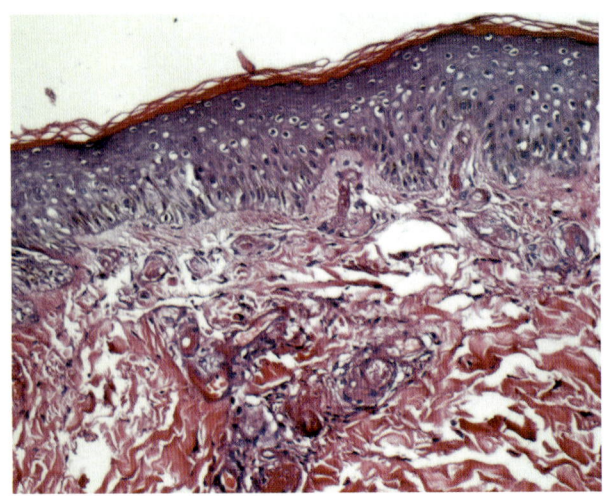

真皮浅层血管增生伴管壁纤维蛋白样物质沉积，腔内血栓形成（HE×200）

血管扩张。

3. 自觉症状 疼痛。

4. 组织病理 真皮浅层小血管血栓形成、管腔闭塞。

治疗方法 静脉滴注低分子右旋糖酐、丹参针及阿奇霉素针，口服双嘧达莫、雷公藤多苷片。配合小剂量泼尼松30mg/d，溃疡处用1/8000高锰酸钾溶液湿敷，外用肝素软膏和莫匹罗星软膏，外照紫外线每周2次，治疗1个月疼痛明显缓解，皮损消退，局部遗留色素沉着及浅瘢痕。

易误诊原因分析及鉴别诊断 白色萎缩又称节段性透明性血管炎，是以小腿和踝部紫癜坏死，象牙白色萎缩斑，上有毛细血管扩张和周围伴色素沉着为特征的局限性皮肤血管病。该病例早期皮疹表现为紫癜性斑疹、丘疹，以后发展成为小的疼痛性溃疡，溃疡愈合后，留有萎缩性瓷白色瘢痕，周围有色素沉着，倾向于复发。白色萎缩的诊断标准：①初发皮损为复发性疼痛性紫癜性斑疹或丘疹，可发展为浅表性坏死和溃疡；②白色萎缩斑是溃疡愈合后的继发性改变，表现为周围有毛细血管扩张和色素沉着的象牙白色萎缩性瘢痕；③皮损多限于下肢，尤以踝部明显；④早期组织病理改变示浅表血管内有纤维蛋白样物质沉积，无炎性细胞浸润或核碎裂；⑤无基础疾病。从疾病的发展过程来看无特异性，极易与一般血管炎混淆，要加以鉴别。且白色萎缩可以为全身疾病的表现之一，它可发生在系统性红斑狼疮、硬皮病、抗磷脂抗体综合征、青斑样血管炎和皮肤型结节性多动脉炎，也可发生于静脉淤滞区和静脉曲张区，故临床上看到血管炎样改变的皮损需做组织病理检查以进一步缩小鉴别诊断的范围，同时做免疫血清检测，排除自身免疫性疾病。本病应与以下疾病鉴别。

1. 变应性皮肤血管炎 皮损表现为多形性，包括红斑、丘疹、风团、紫癜、血疱、浅表小结节、溃疡等损害，可分为皮肤型和系统型，系统型除皮损以外，也可有肝、肾、肺、关节等损害，病理主要为小血管的坏死性血管炎改变。

2. 浅表性血栓性静脉炎 是各种原因引起的静脉壁炎症及坏死的一种皮肤脉管性疾病。皮损多发生于下肢的大隐静脉及其分支和上肢静脉，表现为沿浅表静脉走向的红肿、结节、压痛，可触及条索状物，可发生静脉周围炎致皮肤红肿，皮温高，可有不同程度的合并症，轻者为慢性静脉机能不全和静脉曲张，重者肺栓塞，组织病理为静脉内血栓形成，管腔阻塞。

3. 皮肤型结节性多动脉炎 皮损表现为双腿踝部有疼痛性结节伴网状青斑和溃疡，后者愈合时会形成白色萎缩样皮损，但组织病理表现为局限于皮肤的中型血管的血管炎。

（王红兵 何 黎 付 兰）

病例111 瘰疬性皮肤结核

临床照片

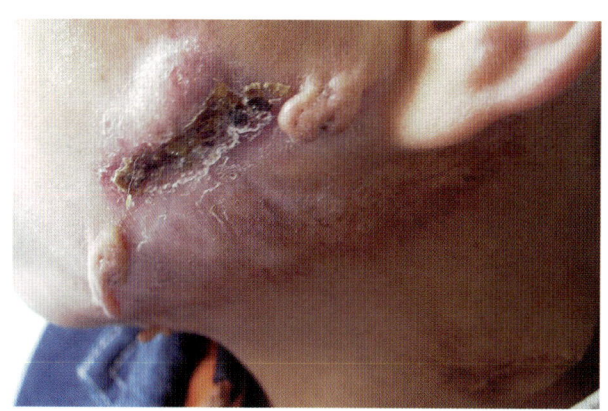

面部下颌区、颈部结节、脓肿、溃疡、瘘管及瘢痕，带状分布

一般情况 患者 男，14岁，学生。

主诉 双侧下颌区、颈部结节、溃疡、结痂、瘢痕10年。

现病史 患者于4岁时无明显诱因双侧颈部、下颌区出现皮下结节，质硬，无疼痛，数月后，结节增多、软化、溃破，并有脓性分泌物流出。不久溃疡自愈，形成瘢痕，但损害不断发生，部分损害愈合，又有新的发生，排列成带状。如此反复逐渐形成结节、脓肿、溃疡、瘘管及瘢痕等呈带状分布的多形性损害。曾在当地医院不规律用药（具体诊断、治疗不详），效果不明显。患者自起病以来，时有低热，无咳嗽，饮食、睡眠、二便正常，精神尚可。

既往史及家族史　家族中无类似病史，患者叔叔、奶奶有肺结核病史，父母体健。

体格检查　T 36.6℃，P 90次/分，R 22次/分，BP 80/55mmHg。双侧颈部、下颌区可触及数个蚕豆大肿大的淋巴结，其他系统检查无异常。

皮肤科检查　双侧面部下颌区、颈部绿豆至拇指大小的结节、脓肿、溃疡、瘘管及瘢痕。脓肿质地中等，溃疡呈狭长形，基底不平呈苍白色，微坚实，其上结痂，按压有黄红色浆液溢出。皮疹边缘不清，呈带状分布。

实验室检查　血、尿、大便常规正常，肝、肾功能检查正常。

思考

1. 您的初步诊断是什么？
2. 为明确诊断，您认为还需做什么关键检查？

提示　可能的诊断

1. 孢子丝菌病（sporotrichosis）？
2. 梅毒性树胶肿（syphilitic gumma）？
3. 放线菌病（actinomycosis）？
4. 瘰疬性皮肤结核（scrofuloderma tuberculosis colliquativa）？

关键的辅助检查

1. 组织病理　表皮轻度角化过度，真皮层内皮肤附属器及小血管周围大量上皮样细胞、组织细胞、多核巨细胞及淋巴细胞、浆细胞浸润，呈结核性肉芽肿改变。
2. 皮损查抗酸杆菌　阳性。
3. 胸部及骨关节摄片检查　正常。
4. 结核菌素试验　阳性。

最终诊断　瘰疬性皮肤结核

诊断依据

1. 病史及病程　患者自幼发病，病程10年，反复迁延不愈，皮损自愈与新发交替出现。
2. 皮损部位　位于双侧面部下颌区、颈部。
3. 皮损特点　表现为结节、脓肿、溃疡、瘘管及瘢痕等，呈带状分布。
4. 家族史　有肺结核病史。
5. 病原学检查　发现抗酸杆菌。
6. 组织病理　符合结核肉芽肿改变。
7. 结核菌素试验　阳性。

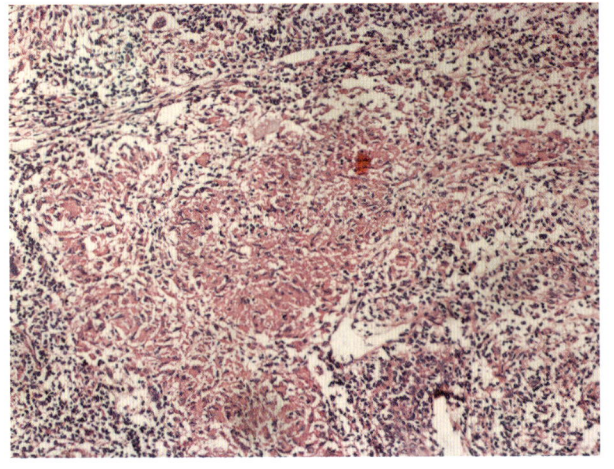

真皮内结核性肉芽肿（HE×100）

治疗方法　异烟肼片0.1g，2次/日；利福平0.15g，1次/12小时，3次/周；甘露聚糖肽胶囊5mg，3次/日。经住院治疗近1个月后，患者结节大部分消失，溃疡、瘘管愈合，局部留有质地中等的纤维囊肿，无分泌物。予出院并嘱出院后继续到当地疾控部门服药治疗。

易误诊原因分析及鉴别诊断　瘰疬性皮肤结核好发于儿童及青少年，系由骨关节、淋巴结结核直接扩散或经淋巴道蔓延皮肤所致。根据患者先发生颌部淋巴结肿大、后增多并向皮肤穿破而形成溃疡及瘘管、慢性经过等临床特点，结合组织病理及病原学检查诊断明确。

20世纪70年代后随着人们生活水平的提高和结核病的有效控制，皮肤结核越来越少，医生对皮肤结核的警惕性和诊疗经验也逐渐减少，尤其在基层医院，缺少相应的实验室检查条件，常易误诊。然而近年来肺结核的发病率明显上升，皮肤结核也相应增多。患者大都无全身症状，部分患者否认既往结核病史和与结核病患者密切接触史，皮损也常不典型，仅在继发感染时伴局部疼痛，故常未引起患者和临床医师的重视。因此我们应加强对本病的认识，凡出现皮肤反复迁延不愈的结节、溃疡、瘘管、瘢痕，应及时行病理组织学检查及相关病原学检查，做到早期诊断、早期治疗。本病还需要与以皮肤溃疡为其主要症状的疾病鉴别。

1. 放线菌病　患部坚硬，为一片大而深的浸润块，破溃后流出带有"硫黄色颗粒"的脓液，真菌培养阳性。病理改变为化脓性肉芽肿，可找到菌丝。

2. 梅毒性树胶肿　病程发展相对较快，质硬如软骨，常破溃形成梅毒性溃疡，边缘清楚呈马蹄状，分泌物呈黄褐色透明胶样物，但不形成瘘管，梅毒血清反应阳性。病理改变为梅毒性肉芽肿伴闭塞性血管内膜炎。

3. 孢子丝菌病　发病前往往有外伤史，皮损为孤立的结节或溃疡沿淋巴管成串状排列，脓液培养为孢子丝菌。

（郑博文　王红兵　何　黎）

病例 112　泛发性下疳样脓皮病、非淋菌性尿道炎、尖锐湿疣

临床照片

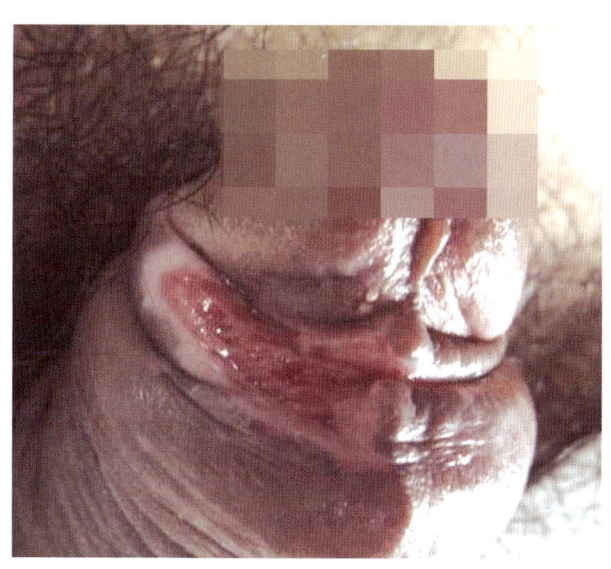

阴茎系带处溃疡，边缘隆起，大量淡黄色脓性渗液

一般情况　患者　男，27 岁，教师。

主诉　尿频、尿急、尿痛 3 天，阴茎冠状沟溃疡伴疼痛 1 天。

现病史　患者于 2003 年 9 月 2 日不洁性交后感包皮系带处轻微疼痛，包皮有小裂口，未重视。3 天后疼痛加重，并出现尿频、尿急、尿痛，尿道口发红，并有少量淡黄色黏液脓性分泌物，未予治疗。起病第 7 天阴茎系带冠状沟出现溃疡，局部有大量脓性分泌物，系带处包皮肿胀、疼痛明显，但能外翻。包皮背侧有数个绿豆大小的脓疱。患者入院前 5 个月发现阴茎背侧有粟粒大小的赘生物，缓慢增大，有痒感，未予诊治。患者自起病以来，无畏寒、发热，饮食、睡眠、大便正常，精神尚可。

既往史及家族史　青霉素过敏。既往有多次冶游史。1995 年在我院呼吸科诊断"支气管扩张"。家族中无类似疾病患者。父母体健。

体格检查　一般情况尚可，系统检查未见明显异常。

皮肤科检查　阴茎冠状沟系带处见一 4cm×1.5cm 大小的红色溃疡，边缘隆起，软骨样硬度，溃疡底部高低不平，附有大量淡黄色脓性渗液，触痛明显，阴茎背侧见 4 个绿豆大小的脓疱，呈线状排列，不融合，系带处包皮水肿明显，阴茎背侧见 1 个米粒大小的赘生物。双侧腹股沟淋巴结增大，蚕豆大小，质中，压痛明显。

实验室检查　尿道分泌物衣原体（+）、支原体（−）；血 HSV-ⅡIgM（+）；梅毒甲苯胺红不加热血清试验（−）；酶联 HIV 试验（−）；暗视野梅毒螺旋体（−）；查气球样细胞（−）；溃疡脓液涂片革兰染色见较多杂菌，未见革兰阴性双球菌及杜克雷嗜血杆菌；溃疡分泌物培养见白色假丝酵母菌；阴茎背侧赘生物醋酸白试验（+）；出院前复查 TRUST（−）、衣原体（−）。

思考

1. 您的初步诊断是什么？
2. 为明确诊断，您认为还需做什么关键检查？

提示 可能的诊断

1. 梅毒（syphilis）？
2. 软下疳（chancroid）？
3. 泛发性下疳样脓皮病（generalized chancriform pyoderma）？
4. 非淋菌性尿道炎（non-gonococcal urethritis）？
5. 尖锐湿疣（condyloma acuminatum）？

关键的辅助检查

1. 尿道分泌物快测衣原体（＋）、支原体（－）。
2. 阴茎背侧赘生物醋酸白试验（＋）。
3. 查血 HSV-Ⅱ IgM（＋）。
4. 梅毒甲苯胺红不加热血清试验（－）。
5. 酶联 HIV 试验（－）。
6. 暗视野梅毒螺旋体（－）。
7. 查气球样细胞（－）。
8. 溃疡脓液涂片革兰染色见较多杂菌，未见革兰阴性双球菌及杜克雷嗜血杆菌；溃疡分泌物培养为白色假丝酵母菌。
9. 出院前复查 TRUST（－）、衣原体（－）。

最终诊断

1. 泛发性下疳样脓皮病
2. 非淋菌性尿道炎
3. 尖锐湿疣

诊断依据

一、泛发性下疳样脓皮病

1. **病史及病程** 急性起病，起病第 7 天阴茎系带冠状沟出现溃疡，局部有大量脓性分泌物，系带处包皮肿胀、疼痛明显，但能外翻。包皮背侧有数个绿豆大小的脓疱。入院后第三天开始发热，为稽留热，体温波动在 38.6～39.8℃。入院第 5 天后患者口腔颊黏膜、舌苔、舌背出现白色膜状物，刮出膜状物后可见浅在的溃疡，面部、躯干、四肢以及龟头、包皮、冠状沟出现散在的新发丘疱疹，破溃后形成黄豆大小的浅表溃疡，表面有白色脓苔附着，下腹部散在两个新发的蚕豆大小的浅表溃疡，边缘隆起，有大量浆液性分泌物及脓痂覆盖。

2. **皮损特点** 面部、躯干、四肢以及龟头、包皮、冠状沟散在黄豆至蚕豆大小的梅毒下疳样溃疡。阴茎冠状沟系带处见一 4cm×1.5cm 大小的红色溃疡，边缘隆起，软骨样硬度，溃疡底部高低不平，附有大量淡黄色脓性渗液，触痛明显，阴茎背侧有 4 个绿豆大小的脓疱，呈线状排列，互不融合，系带处包皮水肿明显。

3. **家族史** 无类似疾病史。

4. **病原学检查** 血 HSV-Ⅱ IgM（＋）；梅毒甲苯胺红不加热血清试验（－）；酶联 HIV 试验（－）；暗视野梅毒螺旋体（－）；查气球样细胞（－）；溃疡脓液涂片革兰染色见较多杂菌，未见革兰阴性双球菌及杜克雷嗜血杆菌；溃疡分泌物培养为白色假丝酵母菌。

二、非淋菌性尿道炎

1. 病史及病程　急性起病。

2. 尿频、尿急、尿痛3天。

3. 尿道分泌物快测衣原体（＋）、支原体（－）。

三、尖锐湿疣

1. 阴茎背侧有粟粒大小的赘生物5个月，缓慢增大，有痒感。

2. 醋酸白试验（＋）。

治疗方法　入院后给予口服米诺环素0.1g 2次/日、左氧氟沙星0.2g 2次/日，总共半个月，尿道炎症症状消失，停药后一周复查：衣原体阴性。患者入院后第三天开始发热，为稽留热，体温波动在38.6～39.8℃。给予双黄莲3g及鱼腥草16mg静滴、柴胡2ml肌注、安乃静滴鼻以及物理降温等治疗，体温未降。5天后患者口腔颊黏膜、舌苔、舌背出现白色膜状物，刮出膜状物后可见浅在的溃疡，面部、躯干、四肢以及龟头、包皮、冠状沟出现散在的新发丘疱疹，破溃后形成黄豆大小的浅表溃疡，表面有白色脓苔附着，下腹部散在两个新发的蚕豆大小的浅表溃疡，边缘隆起，有大量浆液性分泌物及脓痂覆盖。入院后第7天开始给予"盐酸万乃洛韦片0.3g口服，2次/日"，抗病毒治疗一周，同时全身用甘露聚糖肽片（多抗甲素）10mg口服3次/日、注射用重组人干扰素α-2b（万复因）300万IU肌注1次/日等调节免疫。体温逐渐降至正常，新发的皮疹消退。对尖锐湿疣行局部电凝治疗后疣体脱落。阴茎溃疡局部先后外用1∶5000呋喃西林液、1∶5000高锰酸钾溶液、3%硼酸溶液、50%硫酸镁溶液湿敷；阿米卡星及康复新液外喷；红外线频谱治疗仪（TDP）照射。3周后阴茎系带处水肿消退、溃疡愈合，留浅表瘢痕出院。

易误诊原因分析及鉴别诊断　下疳样脓皮病是一种临床少见的溃疡性脓皮病，多见于中青年，好发于生殖器和面部，为硬下疳样溃疡，多为单发，梅毒血清试验阴性。泛发性比较罕见。临床特点主要有：①多见于青年和中年人。②目前认为是由细菌感染所引起，主要是金黄色葡萄球菌，发病是由于个体对金黄色葡萄球菌存在异常的免疫反应。而本病例阴茎冠状沟系带部位溃疡分泌物培养细菌为"白色假丝酵母菌"，与下疳样脓皮病的发病有无关系目前还未见报道。结合患者有不洁性交史以及取材部位的特殊性，推测"白色假丝酵母菌"可能不是引起下疳样脓皮病的致病菌。另外，文献已有报道在下疳样脓皮病患者分泌物里培养出了单纯疱疹病毒。本例患者有持续高热，局部外伤史，血象不高，查HSV-Ⅱ IgM（＋），抗病毒治疗有效，提示本病例可能是疱疹病毒感染所引起。③下疳样脓皮病好发于面部和生殖器，多为单发。曹元华等报告一例泛发性下疳样脓皮病，躯干、四肢均被累及，但外阴生殖器无皮疹。本病例皮疹泛发全身，面部、口腔、舌、躯干、四肢、下腹部以及生殖器均被累及，实属罕见。④下疳样脓皮病的皮疹初起为丘疹、脓疱，破溃后形成梅毒下疳样皮损，无痛感，自觉症状不重，同时伴有双侧腹股沟淋巴结肿大、疼痛，多数无冶游史。而本病例与不洁性交有明显的相关性，与以往的报道是不一致的。另外，阴茎系带冠状沟的溃疡疼痛明显，其余部位的皮疹均无痛感，疼痛考虑是由外伤所引起。⑤下疳样脓皮病的治疗目前意见还不一致，一般认为系统及局部应用抗生素有效。但有报道即使应用针对病原菌的抗生素，对下疳样脓皮病的自然病程没有影响，而且溃疡的愈合与抗生素的应用无明显的相关性。本病例局部和全身应用抗生素均无效，口服盐酸万乃洛韦片0.3g 2/日，连服7d，患者高热消退，皮疹逐渐愈合。本病例患者有多次冶游史，损害的发生与不洁性交以及外伤史有明显的相关性。推测可能是由于HSV经伤口处入血，随病毒血症播散全身。另外，本病例同时患有非淋球菌性尿道炎和尖锐湿疣，实属少见。本病还需要与以下的疾病鉴别。

1. **梅毒**　生殖器部位无痛性溃疡，暗视野显微镜梅毒螺旋体检查对早期梅毒诊断价值突出，非梅毒螺旋体抗原血清试验阳性，螺旋体抗原血清试验阳性。

2. **软下疳**　疼痛性生殖器溃疡合并痛性腹股沟淋巴结肿大，提示软下疳诊断，培养和PCR示杜克雷嗜血杆菌可诊断。

（彭少文　孙仁美　郝　飞）

病例 113　外阴－阴道－牙龈综合征型扁平苔藓

临床照片

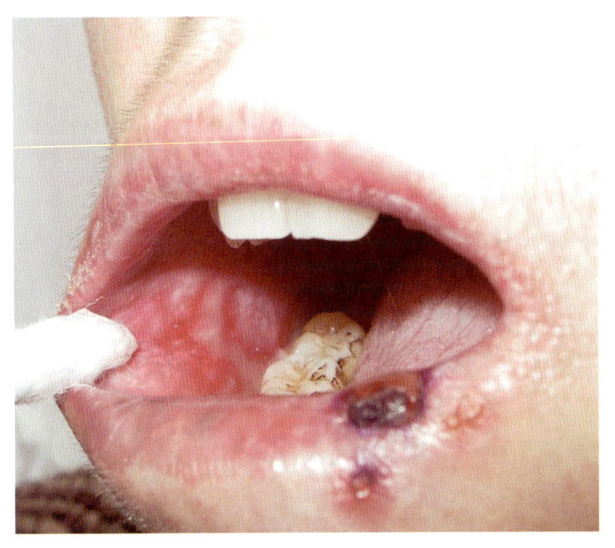

右颊黏膜浅表溃疡，表面少许白色假膜

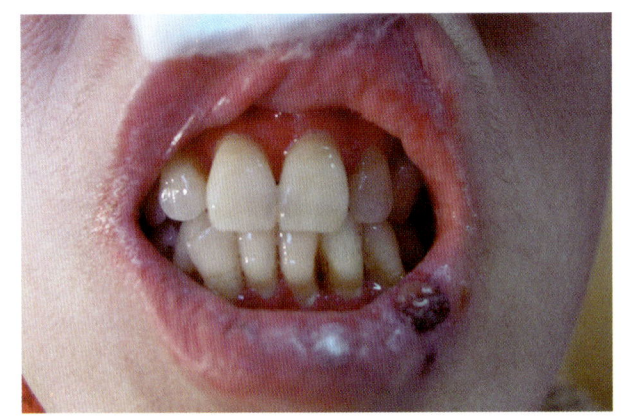

上下牙龈糜烂

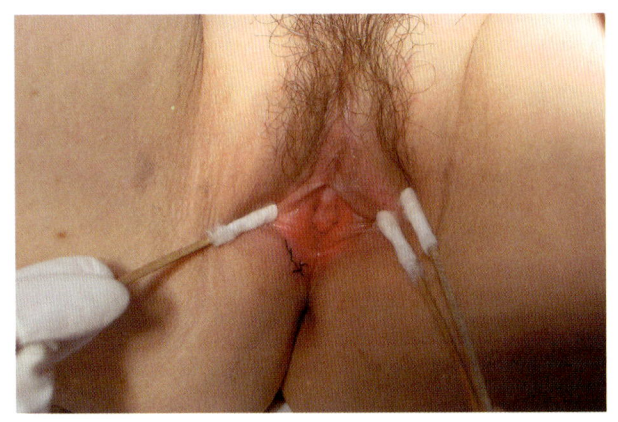

阴道口及小阴唇下方糜烂面

一般情况　患者　女，50岁，教师。

主诉　口腔溃疡伴疼痛5年，会阴部糜烂伴疼痛2年。

现病史　患者于1999年5月口腔出现溃疡，伴有明显疼痛，多次在外院就诊，均诊断为"口腔扁平苔藓"并给予相应治疗，无明显疗效，溃疡从未痊愈。2000年无明显诱因会阴部出现糜烂并伴有明显的疼痛，曾拟诊为"口腔扁平苔藓"，给予相应治疗无效。于2004年11月7日在某院住院期间检查：抗"O"、类风湿因子、红细胞沉降率、血清蛋白电泳、肝功能、肾功能、心电图、尿、便常规均正常，血常规示白细胞 WBC 3.76×10^9/L，血红蛋白 100g/L，其余项目正常，口腔溃疡病理检查结果诊断为：口腔扁平苔藓，并给予激素等治疗无明显疗效。患者自起病以来，无发热、咳嗽，饮食、睡眠、二便正常，精神好。

既往史及家族史　家族中无类似病史，患者绝经2年，无药物过敏史，无"病毒性肝炎"等传染病史。

体格检查　一般情况好，系统检查未见异常。

皮肤科检查　右颊黏膜可见 2cm×1.5cm 大小浅表溃疡，表面少许白色假膜，上下牙龈均见糜烂，阴道口及小阴唇下方可见 1cm×2cm 糜烂面。

实验室检查　血常规示 WBC 3.62×10^9/L，淋巴细胞比例 LCR 45.9%，Hb 100g/L，尿、粪常规正常，抗天疱疮抗体（－）。

思考

1. 您的初步诊断是什么？
2. 为明确诊断，您认为还需做什么关键检查？

提示 可能的诊断

1. 白塞病（Behcet's disease）？
2. ？
3. 天疱疮（pemphigus）？

关键的辅助检查

1. 组织病理 表皮基底层可见灶性液化变性，表皮内少量炎性细胞浸润，真皮浅层可见片状淋巴细胞、组织细胞呈带状浸润，血管扩张。

最终诊断 外阴－阴道－牙龈综合征型扁平苔藓

诊断依据

1. 病史及病程 患者慢性发病，病程2年，反复迁延不愈。
2. 皮损特点 表现为右颊黏膜2cm×1.5cm大小浅表溃疡，表面少许白色假膜，上下牙龈均见糜烂，阴道口及小阴唇下方可见1cm×2cm糜烂面。
3. 组织病理 符合扁平苔藓。

治疗方法 氨苯砜50mg 2次/日，雷公藤多苷20mg 3次/日，硫酸羟氯喹200mg 2次/日，治疗3天后患者要求出院。出院1个月后随访病情有明显好转。

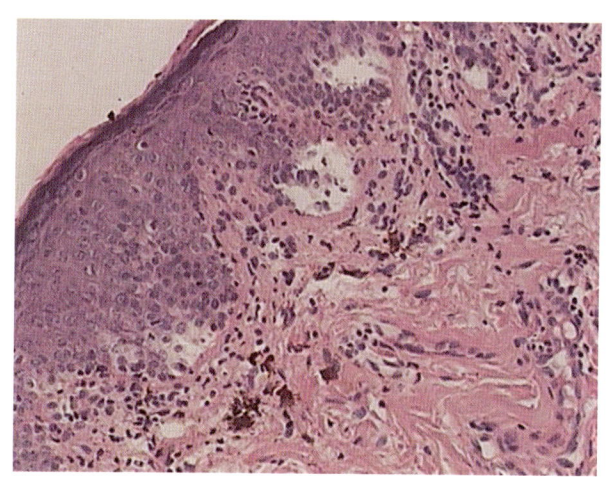

表皮基底层灶性液化变性，真皮浅层淋巴细胞、组织细胞带状浸润（HE ×100）

易误诊原因分析及鉴别诊断 扁平苔藓是一种原因不明的慢性或亚急性炎症性皮肤病，其临床症状表现不一，临床上可分为多种亚型，其中一型为外阴－阴道－牙龈综合征。临床表现为糜烂性的外阴炎、阴道炎、牙龈炎。三者症状不一定平行而且并不一定同时存在。在某一时期可仅1～2个部位发病，牙龈炎可先于或后于外阴炎和阴道炎，间隔2～9年不等，有些病例可伴有其他部位的扁平苔藓。本例患者口腔损害发生3年后才发生外阴损害，经多种治疗效果不明显，临床曾疑为白塞病及天疱疮，入我院经外阴部损害病理检查后，才诊断为本病。

本型临床上不多见。国外的学者Eisen D报道的22例全部都表现有牙龈扁平苔藓，其中有16例患者以牙龈糜烂和红斑为主要表现，其余6位表现为网状损害，绝大多数的患者都有外阴阴道的扁平苔藓。病理表现为：外阴糜烂的边缘白色网状带处活检支持扁平苔藓的诊断，而皮肤糜烂面中心活检则提示非特异性炎症，有时组织学是不典型的。外阴、阴道可形成瘢痕，并有粘连，出现小阴唇或阴蒂萎缩，使其形态类似女阴硬化性苔藓。绝大多数的患者经三四种药物联用能达到良好的疗效。

外阴－阴道－牙龈综合征型扁平苔藓主要与口腔黏膜伴外阴黏膜糜烂的疾病相鉴别。

1. 寻常型天疱疮 黏膜损害明显，常出现皮肤松弛性大疱，尼氏征阳性，组织病理改变有特征性，表皮内有棘层松解，间接免疫荧光检查血清中有天疱疮抗体，直接免疫荧光检查表皮细胞间有IgG和C3。
2. 白塞病 主要表现为口、外生殖器溃疡及虹膜炎，也可出现多系统病变，其病理表现主要为白细胞碎裂性和淋巴性血管炎。

（王惠琳 阎衡 向明明）

病例114　闭塞性血栓性脉管炎

临床照片

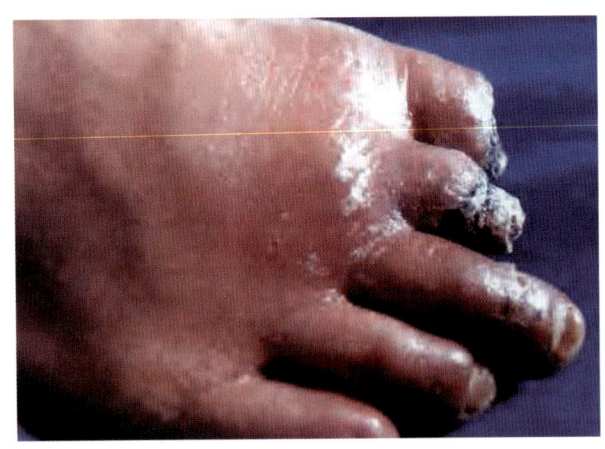

右足第1、2趾末节缺失，红肿，骨外露，溃疡，边缘干燥变黑，中央脓性分泌物

一般情况　患者　男，28岁，农民。

主诉　右足趾红肿、溃疡、发绀，伴阵发性发紫、疼痛3年。

现病史　3年前，患者右足第二趾节末端出现红肿、化脓，形成溃疡伴痒痛，以夜间疼痛剧烈。在当地医院按"甲沟炎"诊治，无明显好转。损害逐渐波及右第一趾末端，遂到当地医院就诊，诊断为"黑色素瘤"，行右足第一二趾末节截趾术。术后15天切口拆线后，有脓液流出，创口未愈合，其近端趾节仍有红肿、疼痛，第三趾亦出现类似表现，伴右足发绀，阵发性发紫，曾外敷及口服中药（具体不详）症状改善不大。

既往史及家族史　平素健康，家族中无类似病史及特殊病史。患者吸烟14年，平均每日20～40支。

体格检查　一般情况好，系统检查未见明显异常。

皮肤科检查　右足第1、2趾末节缺失，红肿，骨外露，溃疡，边缘干燥变黑，中央见少量脓性分泌物，第三趾红肿，右足皮温较左足低，足背皮肤呈紫红色，足背动脉搏动较左足弱。

实验室检查　血常规及肝、肾功正常。血管多普勒超声检查示双下肢闭塞性血栓性脉管炎（右侧重于左侧）右足X线正侧位提示右足第1、2趾末节趾骨基底部残存，周围软组织肿胀，余未见明显异常。凝血4项中：纤维蛋白原1.77g/L（正常值2～4g/L），余正常。病检提示：真皮深层及皮下组织等大血管管壁增厚，呈纤维蛋白样变性，管腔闭塞，腔内可见血栓形成，血管壁及周围可见中性粒细胞浸润。

思考

1. 您的初步诊断是什么？
2. 为明确诊断，您认为还需做什么关键检查？

提示　可能的诊断

1. 闭塞性动脉硬化症（arteriosclerosis obliterans）？
2. 血栓性静脉炎（thrombophlebitis）？
3. 雷诺病（Raynaud disease）？
4. 坏疽性脓皮病（gangrenous pyoderma）？

关键的辅助检查

1. 组织病检　真皮深层及皮下组织小动脉管壁增厚，纤维蛋白样变性，管腔闭塞，腔内血栓形成，血管壁及周围可见淋巴细胞、中性粒细胞浸润。
2. 血管多普勒超声示　右下肢闭塞性血栓性脉管炎。

最终诊断　闭塞性血栓性脉管炎

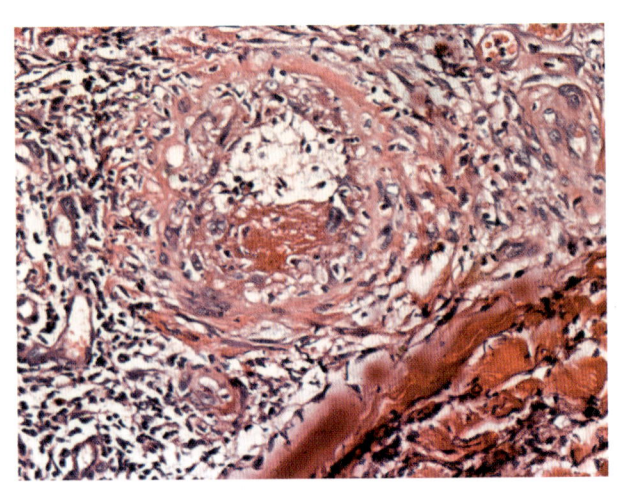

真皮深层血管管壁增厚，纤维蛋白样变性，管腔闭塞，腔内血栓形成，管壁及周围淋巴细胞、中性粒细胞浸润（HE×100）

诊断依据

1. 年龄及病程　患者 28 岁，病程 4 个月，反复迁延不愈。

2. 皮损部位　位于足趾末节。

3. 皮损特点　表现为足趾缺失，红肿，骨外露，溃疡，边缘干燥变黑，中央见少量脓性分泌物，足背动脉搏动较弱。

4. 个人史　吸烟 14 年，平均每日 20～40 支。

5. 组织病理　符合闭塞性血栓性脉管炎。

6. 血管多普勒超声示右下肢闭塞性血栓性脉管炎。

治疗方法　嘱患者卧床休息，保暖，禁烟酒，避免外伤。给予活血化瘀，减少血小板聚集，防止血栓形成，促进侧支动、静脉循环，增加双足血供及局部对症治疗。患者因经济原因放弃治疗。

易误诊原因分析及鉴别诊断　闭塞性血栓性脉管炎是一种慢性、复发性中小动脉及静脉的节段性非感染性炎症和管腔内血栓形成、进行性管腔狭窄或闭塞的疾病。发病机制尚未完全清楚。目前认为它是以某种遗传素质为基础的自身免疫性疾病，烟草中的尼古丁可致小血管痉挛，而感染、血管活性物质、激素神经调节障碍又相互关联，加速了疾病的发生

闭塞性血栓性脉管炎的诊断标准尚未统一。本例患者符合 Shinonya 提出的临床诊断标准：①有吸烟史；②50 岁前发病；③腘动脉以下血管多受累，上肢少累及；④常有表浅性游走性静脉炎；⑤缺乏动脉粥样硬化的危险因素（吸烟除外）。只有当以上标准均具备才能确诊。动脉造影和组织病理是最终确诊手段。本病还需要与以下疾病鉴别。

1. 闭塞性动脉硬化症　60 岁以上男性多见，主要累及弹力型及肌型血管，如主动脉、髂动脉、股动脉等。患者常有动脉粥样硬化的其他临床表现。实验室检查血脂、血糖常有阳性发现。

2. 血栓性静脉炎　是一种以静脉壁急性非感染性炎症和管腔内血栓形成为特征的静脉性疾病，良性浅表性血栓性静脉炎是由外伤、化学因素、局部组织感染引起的局限性静脉炎。深静脉血栓性静脉炎可表现为小腿深静脉血栓形成，表现为活动后腓部肌肉沉重、疼痛，整个下肢弥漫性水肿，皮肤苍白、紧张，白细胞增多。

3. 雷诺病　以对称或双侧肢端小动脉痉挛为基础的血管性疾病，发作时肢端皮肤变色，间歇性发作，呈白色为初期小动脉痉挛，缺血皮肤苍白，继而因扩张的毛细血管和静脉内血液淤滞而呈蓝色，遇温暖因反应性充血而呈红色。

4. 坏疽性脓皮病　皮损为炎症性丘疹、脓疱、潜行性边缘的痛性溃疡，好发于小腿、臀部、股部或躯干。以 30～50 岁女性多见。

（何　黎　庞　勤　涂　颖　王红兵）

病例 115　溃疡型孢子丝菌病合并细菌感染

临床照片

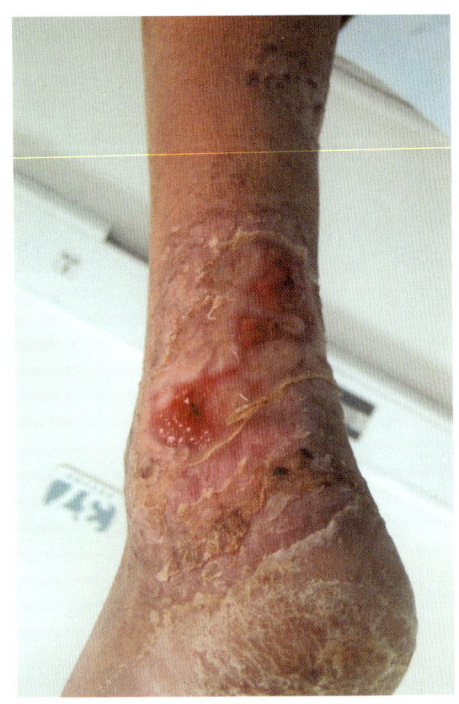

左足外踝浅溃疡

一般情况　患者　男，43 岁，农民。

主诉　左下肢溃疡 3 个月余。

现病史　患者 3 个月前于左足外踝处出现一个核桃大小的红斑，无自觉症状，后破溃伴脓性渗出，2 个月前，左下肢屈侧出现溃疡，并逐渐增多、扩大、融合，伴局部红肿、疼痛。曾在当地医院不规律用药（具体诊断、治疗不详），效果不明显。1 个月前，于我院门诊就诊，分泌物真菌涂片及培养均为阴性，以 10% 聚维酮碘溶液湿敷，红肿消退，溃疡无扩大，仍觉疼痛。患病以来，饮食、睡眠、二便正常，精神好。

既往史及家族史　既往体健，4 个月前左足踝部于劳动时被锄头砸伤，后伤口自行愈合。家族中无类似病史，父母、配偶及子女体健。

体格检查　生命体征平稳，各系统检查未见异常。

皮肤科检查　左小腿屈侧有两个分别为 7cm×5cm 和 9cm×6cm 的溃疡，左足外踝处有一个约 6cm×5cm 的溃疡，溃疡表浅，基底红、平坦，上附少量浅黄色脓性分泌物，触痛明显。

实验室检查　血、尿、大便常规及肝、肾功能检查正常。

思考

1. 您的初步诊断是什么？
2. 为明确诊断，还需做什么关键检查？

提示　可能的诊断

1. 孢子丝菌病（sporotrichosis）？
2. 坏疽性脓皮病（pyoderma gangrenosum）？
3. 臁疮（ecthyma）？
4. 鳞状细胞癌（squamous cell carcinoma）？

关键的辅助检查

1. 组织病理（溃疡边缘组织）　表皮呈假上皮瘤样增生，真皮内上皮样肉芽肿形成，可见较多多核巨细胞，部分肉芽肿中央有中性粒细胞聚集成小脓疡，大量淋巴细胞、浆细胞、中性粒细胞浸润。氯胺银及 PAS 染色在真皮内可见散在圆形真菌孢子。
2. 溃疡底部组织真菌培养　申克孢子丝菌生长。
3. 溃疡表面分泌物培养　铜绿假单胞菌生长。
4. 双侧下肢动、静脉彩超　未见异常。

最终诊断　溃疡型孢子丝菌病合并细菌感染

诊断依据

1. 病史及病程　病程 3 个月，皮损迁延不愈，起病前 1 个月局部有外伤史。

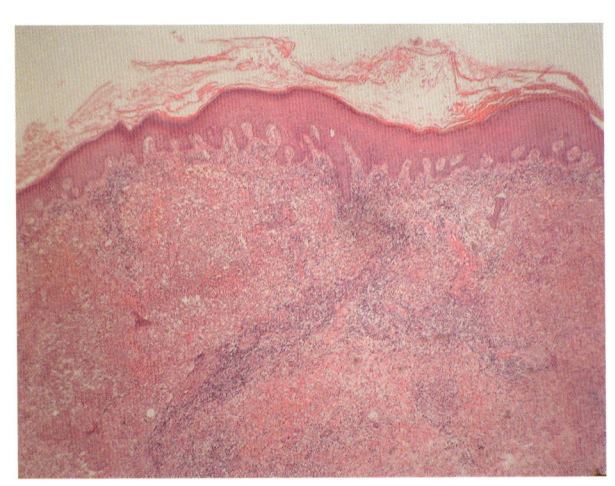

表皮假上皮瘤样增生，真皮内肉芽肿形成伴较多炎性细胞浸润（HE ×100）

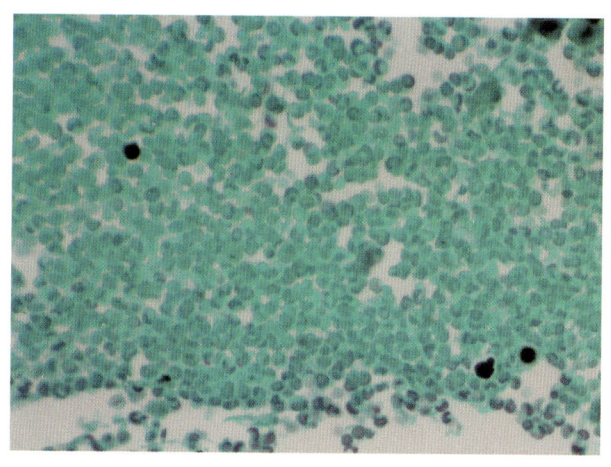
真皮内散在黑色圆形孢子（氯胺银×1000）

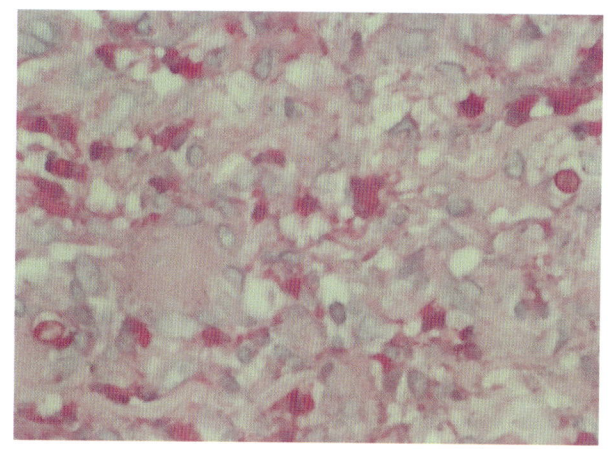
真皮中散在紫红色圆形孢子（PAS×1000）

2. 皮损特点　左下肢屈侧、左足外踝3个浅溃疡，基底有少许黄色脓性分泌物，触痛明显。

3. 病原学检查　皮损组织培养出申克孢子丝菌。

4. 组织病理　肉芽肿性炎症，混合性炎细胞浸润。氯胺银和PAS染色皮损内均查见真菌孢子。

治疗方法　10%碘化钾溶液10ml，3次/日；生理盐水500ml加庆大霉素40万单位局部湿敷，2次/日；表皮生长因子（金因肽）外喷患处，1次/日。治疗2周后，溃疡大部分愈合，6周后皮损痊愈，留下浅瘢痕。

易误诊原因分析及鉴别诊断　孢子丝菌病是由申克孢子丝菌引起的皮肤、皮下组织及其附近淋巴管的慢性感染，通过损伤的皮肤、黏膜、上呼吸道或消化道而感染。可分为皮肤淋巴管型、固定型、皮肤黏膜型、皮外型、播散型及肺孢子丝菌病等类型，结合组织病理及病原学检查可明确诊断。本病易误诊的原因较多：首先，本病皮损多种多样，皮肤淋巴管型为最常见的类型，初发多为暗红色结节，后中央坏死形成溃疡，边缘稍红并隆起，沿淋巴管走向先后出现成串结节，可结痂，经久不愈。固定型近年来成为较常见的一型，可表现为浸润性红斑、丘疹、疣状增殖、溃疡等而常被误诊为结节性痒疹、皮肤结核、化脓性肉芽肿、疖、皮肤鳞状细胞癌等。其中可引起皮肤溃疡的系固定型和淋巴管型，且孢子丝菌病的皮肤溃疡无特异性，常易误诊为其他溃疡。其次，孢子丝菌病的皮损易破溃流脓性分泌物、结痂，且可继发细菌感染，在没有条件做组织活检和真菌培养时易误诊为细菌感染性皮肤病。再者，本病病理表现常缺乏特征性，新生的原发性溃疡中仅观察到中性粒细胞、浆细胞及组织细胞构成的非特异性浸润，在较久的原发损害中有表皮的疣状增生，外有多数上皮样细胞集聚。因此我们应加强对本病的认识，凡出现皮肤反复迁延不愈的结节、溃疡、浸润性红斑、疣状增殖等，特别是有可疑外伤史者，应及时行组织病理学检查及相关病原学检查以明确诊断。本例病变还需要与皮肤溃疡为其主要症状的其他疾病鉴别。

1. 坏疽性脓皮病　为皮肤复发性疼痛性溃疡。溃疡边缘呈暗紫红色隆起，边缘下方组织有潜行性破坏（即潜行性溃疡），溃疡周围可出现卫星状排列的紫红色丘疹，破溃后也可形成潜行性溃疡，可伴有关节疼痛。组织病理学特点为小血管坏死性血管炎伴肉芽肿性炎症。

2. 臁疮　又名深脓疱疮，主要由B型溶血性链球菌或金黄色葡萄球菌引起的皮肤感染，好发于机体抵抗力低下的人群或婴儿的下肢，为边界清楚、边缘陡峭的溃疡，中央为黑褐色污秽的痂壳，组织病理改变为非特异性炎症，可发现细菌团，抗生素治疗有效。

3. 鳞状细胞癌　有时发生于小腿，常单发，初起为红色结节或斑块，生长迅速，并易在皮损中央破溃，形成火山口样溃疡，一般无自觉症状，合并细菌感染时有恶臭。组织病理改变为真皮内有鳞状上皮样癌巢和角化珠。

（徐　晨　汪　盛　王　琳）

病例 116 老年人头面部血管肉瘤

临床照片

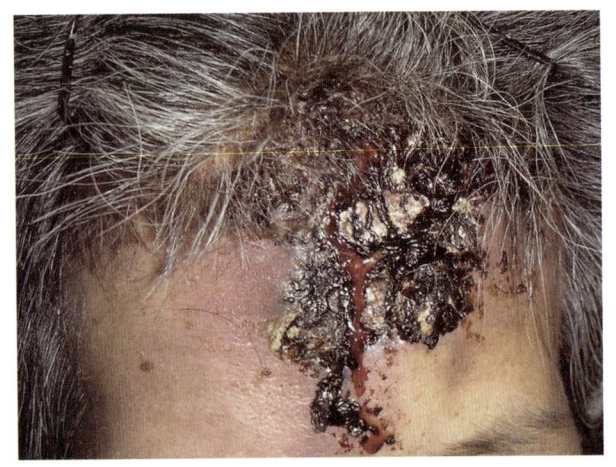

额部中央浸润性斑块，中央破溃、渗血、黑色结痂

一般情况 患者 女，54 岁。

主诉 面部褐色丘疹、斑块，结节 8 个月，加重伴溃疡、出血 2 个月。

现病史 患者于 2005 年 11 月右侧面颊部及右眼内眦处出现一丘疹，逐渐增大，颜色由肤色变为紫黑色，并自觉痒痛，在当地医院行手术切除并行病理检查，报告为"面部皮肤非典型性黑色素细胞痣，切缘未见累及"。手术后 2 个月在切除部位右眼内眦处再次出现一黄豆大小褐色丘疹，并逐渐长大，自觉瘙痒、疼痛。2 个月前额中部出现一褐色丘疹，伴瘙痒，搔抓后局部皮损增大形成斑块，中央破溃出血，其上有黑色结痂。

既往史及家族史 既往体健，否认家族遗传史。

体格检查 一般情况可，全身浅表淋巴结未及。

皮肤科检查 额部中央见一约 5cm×3cm 大小暗红浸润性斑块，中央破溃、渗血、黑色结痂，边界不清，质地中等，有压痛，右眼内眦处见一约花生米大小紫蓝色结节。

实验室检查 尿及大便常规正常，血常规 WBC $3.3×10^9$/L，余正常，红细胞沉降率 28mm/h，肝和肾功能、血脂、血糖及血电解质正常。腹部 B 超示：①胆囊小息肉样病变；②肝、胰、脾、双肾无明显异常。胸片正常。TPPA 试验（－），HIV-Ab（－）。

思考

1. 您的初步诊断是什么？
2. 为明确诊断，您认为还需做什么关键检查？

提示 可能的诊断

1. Kaposi 肉瘤（Kaposi's sarcoma）？
2. 血管肉瘤（angiosarcoma）？
3. 基底细胞癌（basal cell carcinoma）？
4. 鳞状细胞癌（squamous cell carcinoma）？

关键的辅助检查

1. 组织病理 表皮轻度角化过度，棘层轻度不规则肥厚与萎缩，真皮层内见大量不典型立方形内皮细胞散在或密集分布，部分细胞核大深染，有异型性改变，并见多数血管腔分布。

2. 免疫组织化 CD31（+++）；CD34（++）；第Ⅷ因子（－）；CKpan（－）、S_{100}（－）、HMB_{45}（－），Vimentin（+++）。

最终诊断 老年人头面部血管肉瘤

诊断依据

1. 年龄及病史 老年患者，病程 8 个月，肿物生

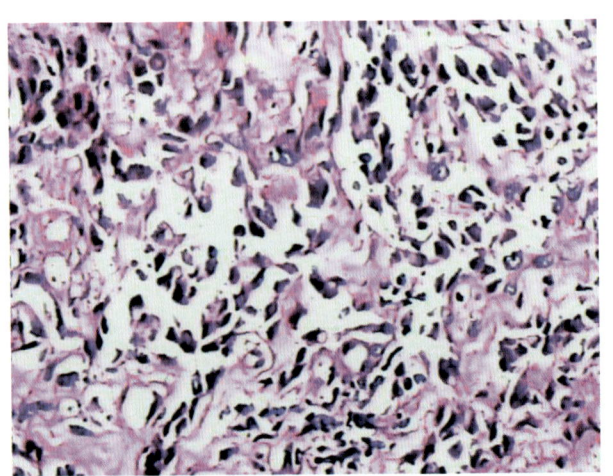

真皮内较多增生的内皮细胞、裂隙和管腔，胞核大深染，有异型性（HE×100）

长快。

2. 皮损特点 额部暗红浸润性斑块，中央破溃，有结痂，边界不清，质地中等；右眼内眦处见一约花生米大小紫蓝色结节。

3. 组织病理 符合血管肉瘤病理改变。

4. 免疫组化示 间叶组织抗原 Vimentin（+++），内皮细胞抗原 CD_{31}（+++），CD_{34}（++）。

治疗 宜行外科广泛切除。患者确诊本病后，建议患者到相关肿瘤专科进行治疗。

易误诊原因分析及鉴别诊断 血管肉瘤也称恶性血管内皮细胞瘤、内皮细胞瘤，是起源于血管或淋巴管内皮细胞的一种恶性程度较高的肿瘤，是一种少见的致死性皮肤软组织肉瘤。该病多发生于老年人，肿瘤发于头面部的占所有血管肉瘤的50%，血管肉瘤的临床可分为结节型、弥漫型和溃疡型。若为血管肉瘤，则病变部位呈紫蓝色，若以淋巴肉瘤为主，则主要表现为轻度红斑性皮肤增厚。肿瘤可经淋巴或血行转移至全身其他部位。本病的确诊主要依靠组织病理学检查，由于该病早期血管性肿瘤的临床特点并不明显，极易误诊或忽略，故临床上应与基底细胞癌、鳞状细胞癌、Kaposi 肉瘤等鉴别。

1. 鳞状细胞癌 最早表现是浸润斑块，以后可为结节或疣状损害，表面可形成溃疡，或呈菜花状增生。触之有坚实感，基底部有浸润，边界不清。肿瘤周围组织往往充血，边缘污秽呈黄红色。结合病理容易鉴别。

2. 基底细胞癌 早期为一表面光亮的具有珍珠样隆起边缘的圆形红斑、斑块。发育成熟后可出现结节、溃疡等损害，有时可有黑色素沉着。结合病理鉴别不难。

3. Kaposi 肉瘤 分经典型与艾滋病型。经典型患者多发生于50～70岁，早期损害最常见于下肢远端及手与前臂等处。艾滋病型多见于25～50岁，进展快，死亡率高，可发生任何部位，但以颈、躯干、上肢多见，下肢较少。Kaposi 肉瘤早期表现为红、蓝或棕色斑疹、丘疹、斑块，以后形成结节或肿块。目前多认为来源于血管内皮，CD31、CD34 可阳性。但患者检查 HIV 多呈阳性，免疫功能检查可有不同程度受损，再结合病史及发病部位可以鉴别。

（邹勇莉 王红兵 郑博文 何 黎）

病例 117 鼻部 NK/T 细胞淋巴瘤伴镰刀串珠菌感染

临床照片

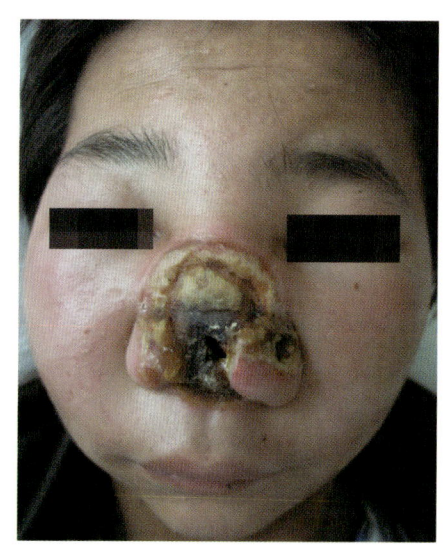

双侧面颊部非凹陷性水肿、鼻部干性坏死及凹陷，沿中线呈对称性分布，约 3cm×6cm

一般情况 患者 男，16岁，学生。

主诉 因鼻腔糜烂、出血6个月，鼻尖溃疡、穿孔，伴发热3个月。

现病史 患者6个月前无明显诱因左侧鼻腔流血，量不多；在当地医院诊治时发现左下鼻甲前端糜烂，组织病理检查示：左侧下鼻甲组织炎性坏死。予抗炎及对症等治疗2个月好转。3个月前患者鼻尖部出现红肿，无疼痛，并逐渐出现外鼻部糜烂、溃疡、穿孔，局部换药和全身抗生素治疗无效；后发热持续在38.6～40℃。本院门诊以"鼻部新生物，恶性肉芽肿"收入头颈颌面外科，2周后转入皮肤科。

患者自起病以来，无咳嗽，饮食、睡眠、大小便正常，精神尚可。

既往史及家族史 患者平素体健，个人史及家族史无特殊，家族中无类似病史，患者父母体健。

体格检查 T 38.8℃，P 110次/分，一般情况尚可。颌下及锁骨上淋巴结增大，直径约1.5cm，质地尚软，有触压痛，余浅表淋巴结无增大。脾肋下约 2.5 cm，质中，无触痛。系统检查余未见异常。

皮肤科检查 双侧面颊部非凹陷性水肿，双眼睑肿胀。外鼻部塌陷，鼻尖至鼻梁部、鼻背部表面皮肤干性坏死及凹陷，沿中线呈对称性分布，面积约 3cm×6cm，覆盖干性黑痂，边缘红肿；双侧鼻腔内见陈旧性血痂覆盖，轻触痂下组织易出血，鼻腔狭窄；鼻尖部穿孔与左侧鼻腔相通，双鼻下甲前端、鼻中隔前段糜烂；各鼻窦体表投影区无压痛。

实验室检查 血常规 WBC $1.72×10^9$/L，N 0.29，L 0.54，M 0.15，Hb 108g/L。丙氨酸转氨酶 374 IU/L，天冬氨酸转氨酶 366 IU/L，碱性磷酸酶 41 IU/L，γ-谷酰基转移酶 63 IU/L，总蛋白 56 g/L，白蛋白 32 g/L，余常规及免疫学检查未见异常。胸部正侧位 X 线片正常。

鼻部 CT：鼻腔与鼻咽部软组织影呈慢性炎症或肉芽肿样改变，鼻窦未见骨质破坏。

骨髓象：粒系增生活跃，核左移，部分细胞胞质颗粒增粗，易见中毒颗粒，成熟程度＞1（提示感染骨髓象），成熟巨核细胞产血小板欠佳，未见异常细胞。

思考

1. 您的初步诊断是什么？
2. 为明确诊断，您认为还需做什么关键检查？

提示 可能的诊断

1. Wegener 肉芽肿（Wagener's granulomatosis，WG）？
2. 丹毒（erysipelas）？
3. 鼻部 NK/T 细胞淋巴瘤（nasal type NK/T-cell lymphoma）？

关键的辅助检查

1. 组织病理 表皮变薄，真皮浅层片状坏死；真皮中下部密集的呈结节状分布的淋巴细胞及组织细胞浸润，有较多核尘，部分细胞核大深染，形状不规则。
2. 免疫组化染色 LCA（＋），CD3（＋），CD45RO（＋），CD56（＋），CD20（－）、CD57（－）。PAS 染色：在浅表结痂中可见分支分隔真菌菌丝。

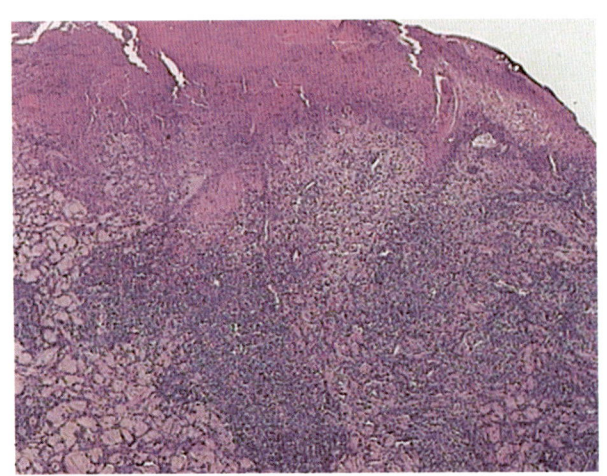

真皮浅层片状坏死，坏死性血管炎（HE×100）

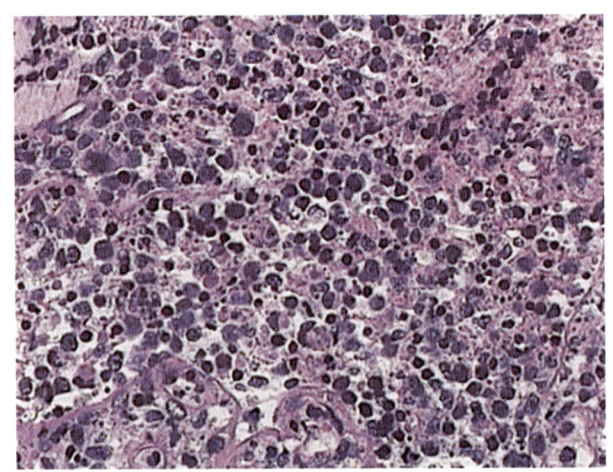

密集的淋巴细胞及组织细胞浸润，核尘较多，细胞异型，核大深染（HE×200）

3. 细菌检查 多次病变组织检查均未找到鼻硬结杆菌，涂片与培养可见真菌（镰刀串珠菌）。

最终诊断 鼻部 NK/T 细胞淋巴瘤伴镰刀串珠菌感染

诊断依据

1. 病史及病程 鼻腔糜烂、出血 6 个月，反复迁延不愈，鼻尖溃疡、穿孔、伴发热 3 个月。

2. 皮损特点 外鼻部塌陷,鼻尖至鼻梁部、鼻背部表面皮肤干性坏死及凹陷,沿中线呈对称性分布,干性黑痂覆盖,边缘红肿;双侧面颊部非凹陷性水肿,双眼睑肿胀。

3. 组织病理 表现为皮肤表皮变薄,真皮浅层片状坏死,坏死性血管炎;真皮中下部可见密集的呈结节状分布的淋巴细胞及组织细胞浸润,有较多核尘,部分细胞核大深染,形状不规则。

4. 免疫组化染色 LCA(+),CD3(+),CD45RO(+),CD56(+),CD20(-),CD57(-),符合NK/T细胞淋巴瘤。

5. 病原学检查 多次病变组织检查均未找到鼻硬结杆菌,涂片与培养可见真菌(镰刀串珠菌)。

治疗方法 本例诊断为鼻部NK/T细胞淋巴瘤,伴表浅真菌感染。进行抗真菌、对症等治疗后,转肿瘤科进一步治疗。本病Ⅰ、Ⅱ期患者对放疗敏感,累积量为50 Gy以上。5年存活率分别为66%、33%。Ⅲ、Ⅳ期患者多给予联合化疗,辅以局部放疗,5年存活率不到10%。嗜血细胞综合征(又名嗜血细胞性网状细胞增生症,是一组以发热、肝脾大、全血细胞减少、凝血功能障碍以及组织细胞吞噬形态完整的红细胞、白细胞和血小板为主要特征的临床征候群)可发生于病程中任何时期,病情迅速加剧,可在数周内致患者死亡。

易误诊原因分析及鉴别诊断 鼻部NK/T细胞淋巴瘤来源于NK/T细胞,以面部中线部位的破坏为特征,并与EB病毒密切相关的一类淋巴瘤。曾被冠以不同的名称,如中线致死性肉芽肿、中线恶性网织细胞增多症、鼻T细胞性淋巴瘤等。1995年在香港召开的鼻及淋巴结外血管中心性淋巴瘤国际学术会议正式提出了鼻部NK/T细胞淋巴瘤的名称,并被WHO淋巴造血组织分类草案所认可。

本病多见于亚洲及拉丁美洲,好发于中青年,男性多于女性(男:女 3:1)。该病起始于鼻咽部,尤其是鼻前庭和鼻中隔。临床经过分为三期:①前驱期常表现为鼻塞、流涕等慢性鼻炎症状,经久不愈,进行性发展;②活动期出现鼻腔肿物、溃疡、出血;③终末期面部肿胀、糜烂、组织坏死,伴持续高热,可转移至皮肤、肝、脾、胃肠道、睾丸等处。患者往往死于大出血、继发感染、全身转移衰竭等。

部分病例皮损不典型,常继发感染使诊断困难。应及时行病理组织学检查及相关病原学检查,①组织病理学特征:为真皮和皮下被大小、形态各异的瘤细胞弥漫浸润,瘤细胞胞质淡染,核深染,扭曲不规则,并有血管浸润,管壁增厚或坏死,管腔狭窄,易并发感染。②免疫组化:免疫表型为瘤细胞同时表达T细胞标志(CD2、CD3、CD45RO)和NK细胞标志(CD56、TIA-1);而表达B淋巴细胞的CD20阴性;表达淋巴细胞标志的LCA阳性也能提示淋巴组织的来源。③病原学检查:涂片与培养可见致病菌。

本例患者临床表现、组织病理、免疫表型等结果均与本病符合,故鼻部NK/T细胞淋巴瘤诊断明确。创面培养出镰刀菌,组织病理片PAS染色查见真菌菌丝,考虑系浅层继发的真菌感染,并加速病情进展。

本病还需要与皮肤溃疡为其主要症状的疾病鉴别,如与Wegener肉芽肿、丹毒、蕈样肉芽肿等相鉴别。依据临床经过、组织病理和免疫组化检查多能区分开来。

1. Wegener肉芽肿 是一种复杂的累及多系统的致死性疾病。中小血管,偶见大动脉坏死性肉芽肿性血管炎为其病理特征。临床表现多样,典型性表现为上、下呼吸道和肾受累;全身不适、发热、乏力、消瘦等常是典型性Wegener肉芽肿发病和活动时的症状。有典型临床表现的Wegener肉芽肿,c-ANCA的特异性很高,阳性预告值可达98%。病理表现为坏死性肉芽肿性炎、炎性细胞浸润的血管炎。

2. 丹毒 是溶血性链球菌引起的皮肤和黏膜网状淋巴管炎,多发于面部、下肢腿胫部、踝部、足背部。本病初期往往有怕冷、发热、关节酸痛、头痛、纳呆等症状,随后出现小片水肿性红斑,边缘明显,后迅速蔓延成鲜红一片,稍高出皮肤,与正常皮肤有明显界限。

(张晓菲 叶庆俏 杨希川)

病例 118　界线类偏结核型麻风

临床照片

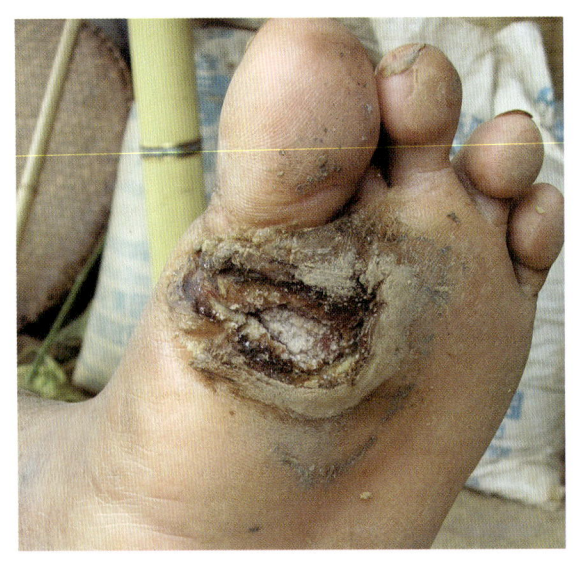

左足跖溃烂

一般情况　患者　男，26岁，农民，云南砚山县人。

主诉　双足麻木4年，左足底溃烂3年。

现病史　患者4年前无明显诱因自觉双足麻木，未予重视，次年双足麻木感加重，并且左足跖发生外伤后形成一深在性溃疡，在当地给予抗感染治疗（具体不详），疗效不佳，足跖溃疡一直未愈。溃疡区麻木，无疼痛等自觉症状。患者自起病以来，精神、饮食、睡眠尚可，二便正常。

既往史及家族史　否认手术、外伤、输血史，配偶及子女体健，否认家族中有类似病史。

体格检查　生命体征平稳，各个系统检查无异常。

皮肤科检查　足跖见有一1cm×1.5cm大，深0.5cm溃疡，双足跖干燥闭汗，温、痛、触觉均丧失。左腓总神经粗大，质硬，无压痛。右大腿外侧、左大腿后侧及左膝下分别有灰白色斑，皮损边界清楚，形态不规则，表面干燥，温、痛、触觉减退。

实验室检查　血及大、小便常规正常，肝、肾功能等检查均正常。

思考

1. 您的初步诊断是什么？
2. 为明确诊断，您认为还需做什么关键检查？

提示　可能的诊断

1. 基底细胞癌（basal cell carcinoma）？
2. 鳞状细胞癌（squamous cell carcinoma）？
3. 麻风（leprosy）？

关键的辅助检查

1. 组织病理　真皮全层可见沿血管、神经和汗腺分布的上皮样细胞肉芽肿，浸润细胞中杂有组织细胞和少量淋巴细胞。抗酸染色（＋）。
2. 皮肤组织液涂片查抗酸菌　阴性。

最终诊断　界线类偏结核型麻风（borderline tuberculous leprosy）

诊断依据

1. 患者来源　来自于云南麻风高发区。
2. 皮损部位　足跖底。
3. 皮损特点　表现为深溃疡，足跖干燥闭汗，温、痛、触觉均丧失。
4. 左腓总神经粗大。
5. 组织病理可见上皮样细胞肉芽肿及其浸润的少

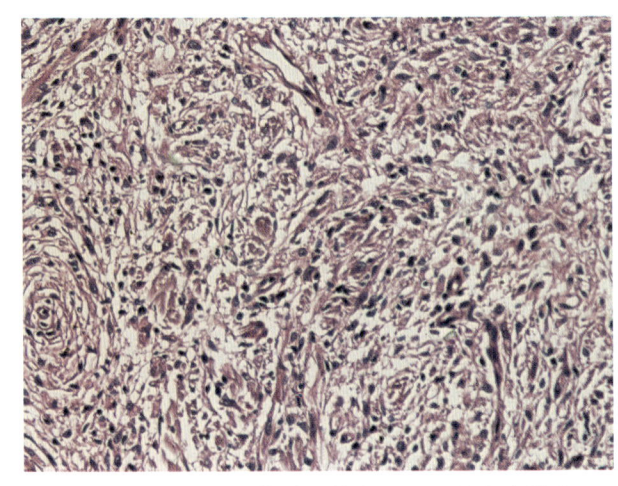

真皮内上皮样细胞肉芽肿，并有组织细胞和少量淋巴细胞（HE×200）

量淋巴细胞。抗酸染色（＋）。

治疗方法 利福平 600mg 每月 1 次，氨苯砜 100mg/d，疗程 6 个月。局部使用高锰酸钾溶液清洗，无菌纱布换药。

易误诊原因分析及鉴别诊断 麻风是由麻风杆菌引起的一种慢性传染病，主要侵犯皮肤和周围神经，导致皮肤及神经损害，由于患者神经受累，支配血管舒缩的自主神经受损，导致患者感觉障碍，并出现皮肤干燥、萎缩，容易由于外伤等原因出现继发溃疡。本病患者仅从临床表现来考虑易诊断为瘤型麻风的晚期或其他原因所致溃疡，但结合患者病史、组织病理和抗酸染色结果，易于作出正确诊断。

本病需与以溃疡为主要表现的相关疾病鉴别。

1. 鳞状细胞癌　好发于老年人的曝光部位皮肤，皮损初为结节，逐渐变为疣状或乳头瘤状，中央易发生溃疡，溃疡表面呈颗粒状，易出血，边缘隆起。组织病理可见组织病理为鳞状细胞瘤块，由表皮不规则向真皮内增生。细胞有异型性改变，核分裂活跃。

2. 基底细胞癌　好发于老年人的曝光部位，皮损初为小结节，缓慢增大并出现溃疡，绕以珍珠状向内卷曲的隆起边缘。组织病理可见肿瘤细胞呈基底细胞样，呈大小不等的索状或块状分布，细胞形态大小较为一致，肿瘤细胞排列成栅栏状。

（李玉叶　陈文颖　李素芬　王红兵　何　黎）

病例 119　青斑样血管炎

临床照片

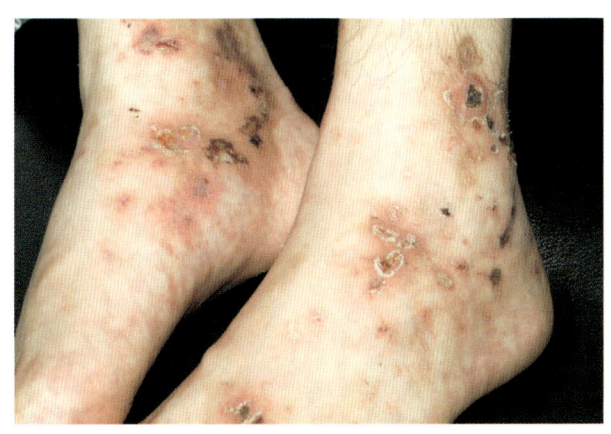

双足踝、足背 3～5cm 溃疡、结痂、血疱、脓疱，个别伴白色萎缩

一般情况 患者　男，37 岁。

主诉 双下肢、足背、足踝皮疹 23 年，加重 4 个月就诊于我科。

现病史 患者 23 年前的夏季，外伤后于左踝出现数个 0.1～0.3cm 大小水肿性红斑、皮下结节，后中央破溃，皮疹渐多至对侧足踝、足背、双下肢，疼痛明显，活动可加重。3～4 个月溃疡结痂，愈合。以后每年夏季皮疹复发，冬季逐渐愈合。4 个月前双下肢、足踝出现 3～5cm 溃疡、脓疱、血疱，疼痛明显，不能行走。

既往史及家族史 家族中无类似病史。

体格检查 患者一般情况好，全身浅表淋巴结无增大，心、肺、腹未见异常。

皮肤科检查 双下肢、足背、足踝多数 3～5cm 溃疡、结痂、血疱、脓疱，个别伴白色萎缩。

实验室检查 血常规检查及多项血液检查（包括 ANA、ENA、ANCA、APL、ASO、RF、CRP 及补体）正常，吸入及食入过敏原皮内试验阴性。

思考

1. 您的初步诊断是什么？
2. 为明确诊断，您认为还需做什么关键检查？

提示 可能的诊断

1. 变应性血管炎（allergic vasculitis）？
2. 青斑样血管炎（livedo vasculitis）？
3. 坏疽性脓皮病（pyoderma gangrenosum）？

关键的辅助检查

组织病理：真皮浅层部分血管壁纤维素样变性，一些血管腔内可见纤维素样物质和血栓。

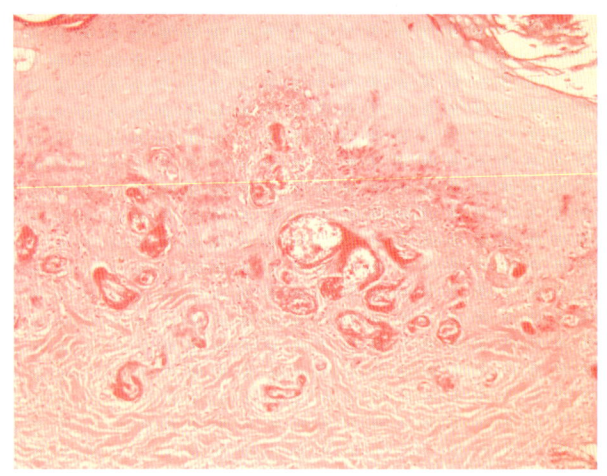

真皮浅层小血管扩张，血管壁增厚、水肿，红细胞外溢（HE×100倍）

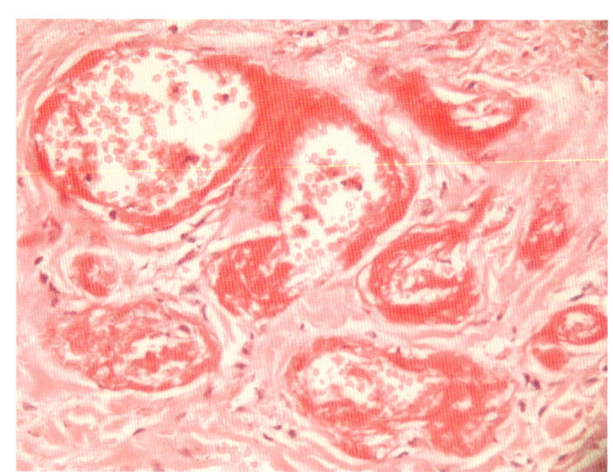

血管壁纤维素样变性，个别血管内可见血栓形成（HE×400倍）

最终诊断 青斑样血管炎

诊断依据

1. 足、踝慢性溃疡、萎缩。
2. 双下肢、足背血疱、脓疱、结痂，一些小溃疡，个别白色萎缩。
3. 组织病理 真皮浅层血管壁纤维素样变性和血栓。

治疗方法 己酮可可碱 0.4g bid，柳氮磺胺吡啶 1g tid 治疗。治疗 3 周溃疡愈合结痂，患者自觉疼痛减轻。随访半年无复发。

易误诊原因分析及鉴别诊断 本病的典型损害发生在足背外侧和外踝，早期为出血性斑丘疹，与变应性血管炎类似。但本病特征损害为长期不愈的不规则溃疡，表面有黑痂。疼痛明显，尤以夏天为著。愈后留有网状白色萎缩性瘢痕。组织学特征是有血栓形成，血管壁有纤维素样变性。本病需要鉴别的疾病有：

1. 变应性血管炎 与本病类似，临床上本病多数被诊断成变应性血管炎。一般变应性血管炎皮疹分布以小腿为主，足背处少见，一般少有长期不愈的溃疡，而且没有白色萎缩。组织学表现为血管壁及其周围碎核明显。

2. 坏疽性脓皮病 早期可有小脓疱或血疱，但很快出现溃疡，并不断扩大、加深，中央有肉芽样基底，周边为紫红色水肿的边缘环绕。常伴有慢性炎性肠病。组织学表现为嗜中性皮病，非特异性。

（张 凡 武玲慎 涂 平 朱学骏）

病例 120　坏疽性脓皮病伴发多发性骨髓瘤 IgA λ 型

临床照片

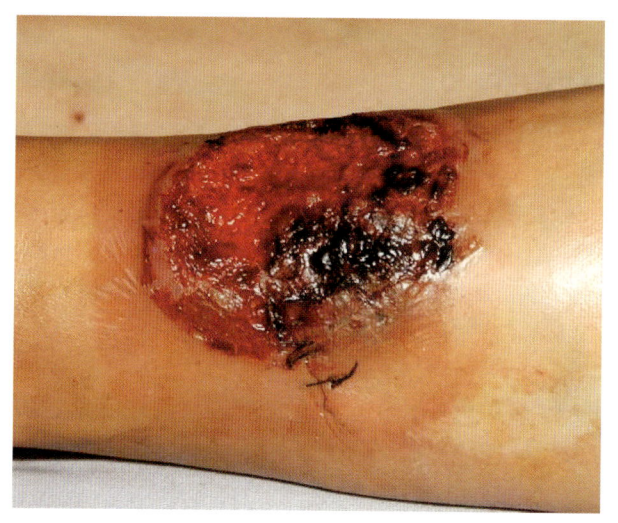

左胫前皮损：约 5cm×3cm 大小的不规则形溃疡，边缘隆起，呈暗红色。溃疡表面肉芽组织渗血伴血痂

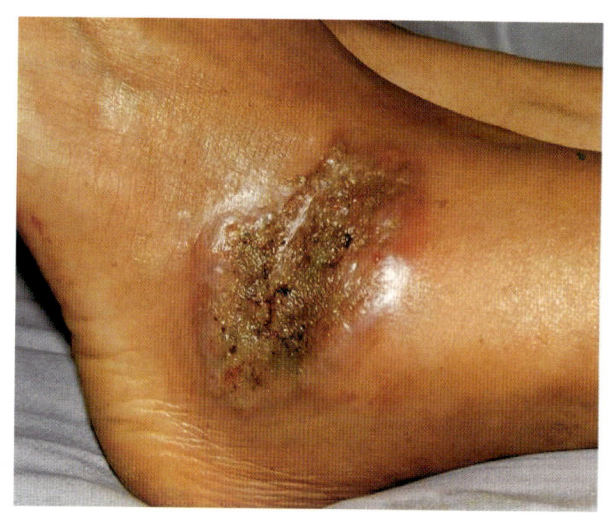

左外踝皮损：约 5cm×4cm 的暗红色边缘不规则的斑块，中央黄色陈旧结痂，糜烂及溃疡不明显

一般情况　患者　女，58 岁。

主诉　左小腿皮疹伴痛痒 4 个月。

现病史　患者于 4 个月前无明显诱因于左胫前、左踝皮肤上先后出现米粒大小的红色丘疹，伴痒。抓破后皮疹逐渐扩大成斑块，表面呈灰黑色，中心破溃，溢出红色脓血，伴疼痛及瘙痒，曾于当地医院行皮肤病理检查示"化脓性肉芽肿改变"。予多种抗生素治疗效果不明显。自发病以来，患者精神、饮食好，二便正常，不伴发热、关节痛、骨痛、腹痛、腹泻等全身症状。

既往史及家族史　无特殊。

体格检查　全身浅表淋巴结未及肿大，其他系统检查无异常。

皮肤科检查　左胫前下方约 5cm×3cm 的不规则形溃疡，边缘隆起呈暗红色。溃疡表面肉芽组织渗血伴血痂。左外踝约 5cm×4cm 的暗红色边缘不规则的斑块，中央结痂，糜烂及溃疡不明显。

实验室检查　血、尿、大便常规正常，红细胞沉降率 122mm/h，肝、肾功能检查正常。

思考

1. 您的初步诊断是什么？
2. 为明确诊断，您认为还需做什么关键检查？

提示　可能的诊断

1. 感染性肉芽肿（infectious granuloma）？
2. 坏疽性脓皮病（pyoderma gangrenosum）？
3. 皮肤淋巴瘤（cutaneous lymphoma）？

关键的辅助检查

1. 组织病理　真皮全层部分小血管壁纤维素样变性，有中性粒细胞、嗜酸性粒细胞、淋巴细胞浸润，炎症累及脂肪小叶间隔。

2. IgA 明显升高至 36.6g/L（正常值 0.69～3.82g/L）；血清蛋白电泳示可疑 M 蛋白占 31.7%；免

疫固定电泳显示单克隆 IgA λ 链免疫球蛋白区带。

3. **骨髓穿刺** 骨髓增生活跃，浆细胞占 9.0%（其中幼稚浆细胞占 6.5%），易见双核浆细胞。

最终诊断 坏疽性脓皮病伴发多发性骨髓瘤 IgA λ 型

诊断依据

1. 小腿慢性不愈合的溃疡。
2. IgA 明显升高至 36.6g/L。
3. 免疫固定电泳示单克隆的 IgA λ 链免疫球蛋白区带。
4. 骨髓穿刺浆细胞占 9.0%（其中幼稚浆细胞占 6.5%），易见双核浆细胞。

治疗方法 转血液科治疗。

易误诊原因分析及鉴别诊断 坏疽性脓皮病典型

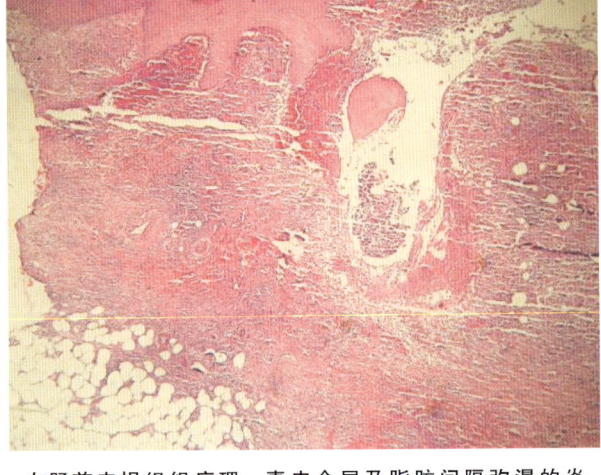

左胫前皮损组织病理：真皮全层及脂肪间隔弥漫的炎性细胞浸润（HE×40）

皮损初起为无菌性丘疹、脓疱或结节，很快中心发生坏死，迅速扩大，形成疼痛性溃疡，长期不愈合，活动期有紫色边缘。本病原因不明，可与一些系统性疾病有关，如慢性炎症性肠病、高丙种球蛋白血症、血液系统恶性疾病等。本病例需要鉴别的疾病有：

1. **感染性肉芽肿** 临床主要包括非结核分支杆菌或真菌等感染。组织学主要表现为有组织细胞的混合性炎性细胞浸润。特殊染色和组织培养可发现病原体。
2. **皮肤淋巴瘤** 在肿块基础上以溃疡为特征的皮肤淋巴瘤主要有脂膜炎样 T 细胞淋巴瘤及 NK 淋巴瘤等。组织学特点为皮下脂肪小叶弥漫淋巴细胞浸润，有非典型细胞。有特异性免疫组化染色结果。

（汪 旸 李薇薇 杨 勇 武玲慎 涂 平）

病例 121　非特殊类型原发性皮肤外周 T 细胞淋巴瘤

临床照片

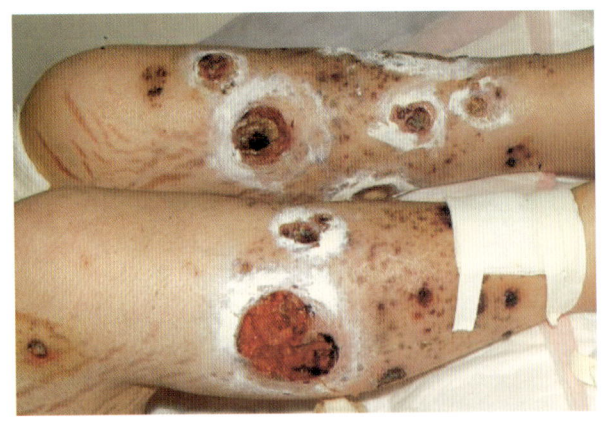

双下肢散在数个直径 2～5cm 大小溃疡，部分深达筋膜，压痛明显，部分底部有肉芽组织

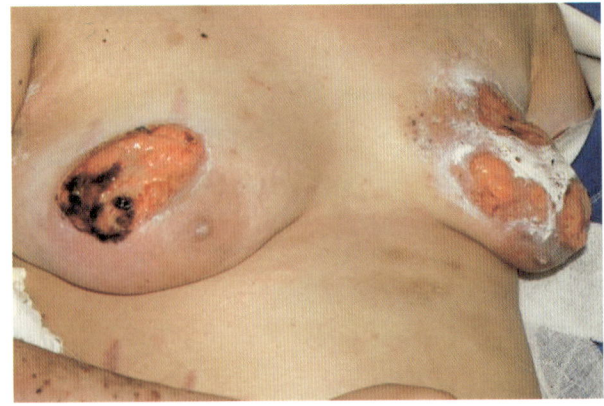

双乳房上象限可见 2 片 5cm×4cm 大小溃疡面，表面覆坏死上皮

一般情况 患者　女，19 岁。

主诉 全身反复溃疡伴发热 1 年。

第五章 溃疡性皮肤病

现病史 1年前，患者无明显诱因自肩背部、面部起紫红色皮疹伴疼痛。继而皮疹中央开始出现溃烂，逐渐扩大，部分愈合后结黑色痂皮。在当地医院就诊，以"变应性血管炎"予泼尼松50mg/d口服，皮损仍继续增多，渐发展至躯干、四肢。部分有皮下结节，不久即自动破溃，形成较深溃疡，但同时有部分皮损渐愈合，形成萎缩性瘢痕。同时伴间歇性高热，最高达40℃。此后多次于外院就诊，诊断不明确，先后予秋水仙碱、雷公藤、中药等口服，并静脉点滴CTX两次，剂量不详，皮损未控制。患者自行将泼尼松减量为25mg/后，出现皮疹增多，溃疡加重。于2006年9月入我院。

既往史及家族史 既往体健，否认慢性病史。家族中无类似病史。

体格检查 体温38.6℃，其他系统检查无异常。

皮肤科检查 四肢、躯干散在数个直径2～5cm大小溃疡，表面无明显脓苔，轻度渗出，溃疡周缘红肿，压痛明显。部分溃疡表面有黑色痂皮，底部有红色肉芽组织，双下肢部分溃疡边缘散在紫红色斑丘疹，无明显皮下结节。面部、肩背部、四肢可见数片萎缩性瘢痕。

实验室检查 血、尿、便常规基本正常。C反应蛋白76mg/L，红细胞沉降率16mm/h，白蛋白27.9g/L，余生化各项基本正常。补体、ANA谱、ANCA等无异常。

思考
1. 您的初步诊断是什么？
2. 为明确诊断，您认为还需做什么关键检查？

提示 可能的诊断
1. 感染性肉芽肿（infectious granuloma）？
2. 坏疽性脓皮病（pyoderma gangrenosum）？
3. 皮肤淋巴瘤（cutaneous lymphoma）？

关键的辅助检查

1. 组织病理 表皮部分坏死，局灶亲表皮性。真皮全层及皮下脂肪层有结节状淋巴细胞、组织细胞样细胞浸润，部分细胞有非典型性。

2. 免疫组织化学：免疫标记CD20（－），CD79a（－），CD3（－），CD4（－），CD8（－），CD5（－），CD56（－），CD30（－），TIA-1（－），Granzyme B（－），CD45RO（－），CD68（－），CD43（＋＋＋），TCR-β（＋）。

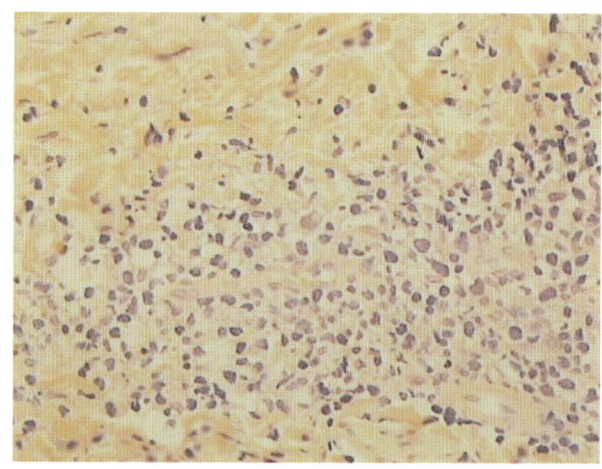

真皮中结节状浸润的淋巴细胞核高度扭曲，部分核大、深染（HE×400）

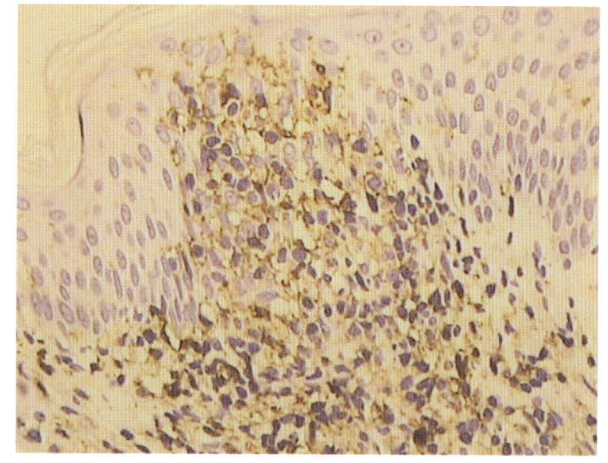

免疫组织化学染色：肿瘤性T细胞胞膜表达CD43（＋＋＋）（×400）

最终诊断 非特殊类型原发性皮肤外周 T 细胞淋巴瘤

诊断依据

1. 四肢、躯干慢性溃疡。
2. 组织学符合淋巴瘤。
3. 免疫组织化学染色符合非特殊类型原发性皮肤外周 T 细胞淋巴瘤。

治疗方法 入院后予博来霉素、长春新碱、环磷酰氨及泼尼松方案化疗 4 个疗程，皮损略有好转，后因内脏转移并发呼吸衰竭于 2007 年 7 月死亡。

易误诊原因分析及鉴别诊断 非特殊类型原发性皮肤外周 T 细胞淋巴瘤为皮肤 T 细胞淋巴瘤中一个独立类型；近年来研究将其暂时划分出三个亚型，分别是：① 原发性皮肤侵袭型亲表皮的 CD8（＋）T 细胞淋巴瘤；② 皮肤 γ/δT 细胞淋巴瘤；③ 原发性皮肤 CD4（＋）多形性小至中 T 细胞淋巴瘤。另外对于一些不符合以上（三种亚型）标准的病例，但通过临床、病理形态以及免疫表型除外其他各型皮肤 T 和 NK 细胞淋巴瘤。本病好发于成年人，表现为单发、局限，更多的情况下为泛发的结节或者肿瘤。皮损可以出现在任何部位。病理表现为结节状或弥漫的中至大多形性或免疫母细胞样 T 细胞浸润。向表皮性较少见。大的新生细胞至少占到肿瘤细胞总数的 30% 以上。细胞表达 CD4 比较混乱，并伴有多数全 T 细胞抗原的丢失。CD30 表达阴性或仅局限于散在的肿瘤细胞中。个别病例可以共表达 CD56。细胞毒蛋白的表达并不常见。该疾病预后较差，5 年生存率小于 20%。单发/局限和泛发皮损病例的预后没有统计学差异。治疗应选用联合化疗。一般需要与其他疾病鉴别：

1. 坏疽性脓皮病 本病例主要为经久不合的溃疡，疼痛明显，组织学表现为中性粒细胞为主的炎性细胞浸润，为非特异性表现。

2. 感染性肉芽肿 当机体免疫力低下时，可发生慢性、多发性肉芽肿样损害。主要有结核菌、非结核分枝杆菌、真菌和寄生虫等。组织学为含有组织细胞的混合性炎性细胞浸润。特殊染色和培养可发现病原体。

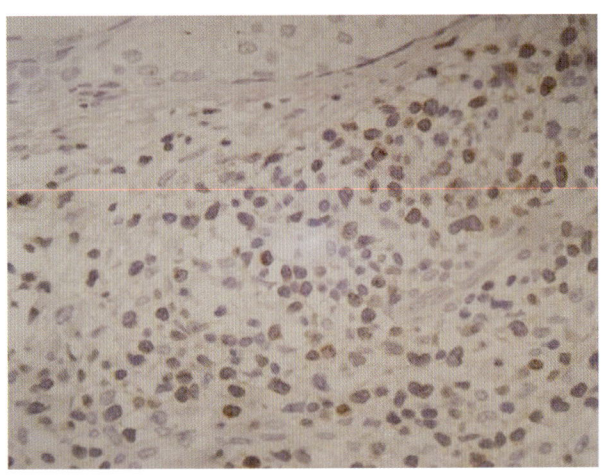

免疫组织化学染色：肿瘤性 T 细胞胞膜表达 TCR-β（＋）（×400）

（汪旸 李挺 涂平 武铃慎 朱学骏）

第六章 萎缩性皮肤病

萎缩（atrophy）是指发育正常的组织部分或全部减少或缩小。皮肤萎缩包括表皮、真皮或皮下组织萎缩：①表皮萎缩：临床上表现为局部皮肤变薄，呈半透明，微凹陷，正常皮肤的纹理可保持。病理上表现为表皮细胞层数减少、变薄，表皮突变平，甚至消失，皮肤萎缩或消失。②真皮萎缩：临床上常表现为皮肤的凹陷，如妊娠、Gushing综合征中的萎缩纹，是由于乳头层或网状层真皮结缔组织减少所致，病理上表现为真皮变薄，胶原纤维呈纯一变性，弹力纤维碎裂、稀少；真皮萎缩而表皮不萎缩时，仅由真皮组织减少所致，故皮肤的颜色及纹理均正常；真皮与表皮同时发生萎缩时，皮纹消失，皮肤变薄、透明，可见到皮下血管。③皮下组织萎缩：临床表现为皮肤明显凹陷，如局部全层萎缩。病理改变为皮下脂肪减少或消失，表皮、真皮及皮下组织均发生萎缩者称为全萎缩，凹陷非常明显。皮肤萎缩常伴皮肤附属器（如毛囊、皮脂腺、汗腺等）萎缩，可表现为毛发变细或消失、皮肤干燥等。少数情况下可累及肌肉和骨骼。

多数皮肤萎缩性皮肤病发病机制目前尚不清楚，其致病原因复杂，常见有以下几类：①基础原发病：如盘状红斑狼疮、皮肌炎晚期、硬皮病后期、萎缩性扁平苔藓、硬化萎缩性苔藓、假阿洪病、结节性梅毒疹、寻常狼疮、麻风、黄瘤病、卟啉症、萎缩性慢性肢端皮炎等；②物理因素：如X线照射及放射性同位素照射之后引起的放射线皮炎；③化学因素：如临床上广泛使用的糖皮质激素及胰岛素局部注射引起的继发性局限性脂肪萎缩等；④先天性及遗传性因素：早老综合征、成人早老症、毛囊性皮肤萎缩、Marian综合征、皮肤弹性过度等；⑤病因不明：原发性斑状萎缩、面部偏侧萎缩、进行性特发性皮肤萎缩、阿洪病、局部全层萎缩等。

因此，对临床上见到"萎缩"的改变，临床医生可从以下思路进行诊断。首先通过萎缩的程度及皮纹是否存在来大致判断萎缩所涉及的深度，再通过询问病史及体格检查来了解是否存在基础原发病、局部理化因素、接触史、相关家族遗传史，最后再结合各个疾病的临床个性特征、组织病理及一些必要的实验检查即可做出正确诊断。

（李玉叶　何　黎）

病例 122　萎缩性扁平苔藓

临床照片

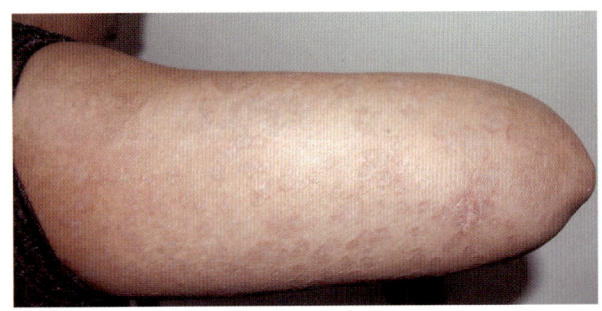

患者右上臂暗红色环状斑丘疹，中央略萎缩

一般情况　患者　女，43岁，农民。

主诉　四肢泛发环状斑丘疹伴瘙痒半年。

现病史　半年前患者无明显诱因双上肢散发少数鲜红色环状斑丘疹，约粟米大，伴瘙痒，皮疹逐渐增多，累及双下肢，背部也出现少数皮疹。在当地医院就诊，诊断不详，予"地塞米松针"静滴后病情好转，部分消退，遗留色素沉着，但停药一段时间后病情又复发，仍以四肢为重。患者多次就医，被诊为"多形红斑型药疹"，经治疗（具体不详）有所好转，但停药后病情复发。

既往史及家族史　平素体健，否认药物过敏史。家族中无类似病史。

体格检查　一般情况良好，生命体征平稳，各系统检查未见明显异常。

皮肤科检查　四肢皮肤散在或密集分布暗紫蓝色斑丘疹，多呈环状、多角形，约粟米大至橄榄大，边缘可见淡红色围堤状红晕，触之有高出皮面感，中央略有萎缩，表面发亮有光泽，可见Wickham纹。皮疹分布于四肢，周围可见斑片状色素沉着斑。

实验室检查　血、尿常规及肝、肾功能检查均正常。

思考

1. 您的初步诊断是什么？
2. 为明确诊断，您认为还需做什么关键检查？

提示　可能的诊断：

1. 萎缩性扁平苔藓（atrophic lichen planus）？
2. 点滴状银屑病（psoriasis punctata）？
3. 浅表播散型汗孔角化症（disseminated superficial porokeratosis）？

关键的辅助检查

组织病理：表皮角化过度伴散在角化不全，棘层变薄，表皮突变平、消失，基底层细胞液化变性。真皮浅层轻度水肿，可见嗜黑色素细胞及淋巴细胞带状浸润。

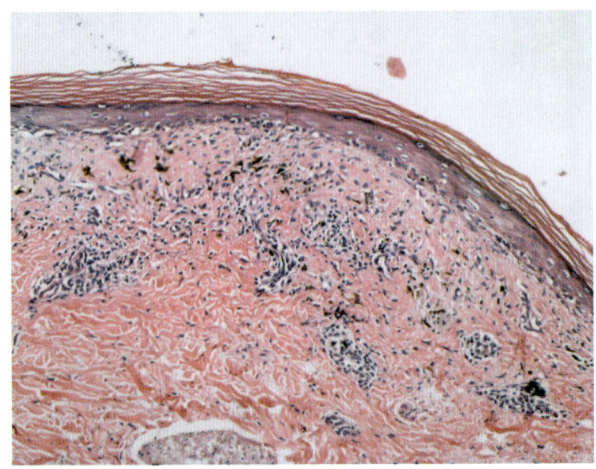

基底层液化变性，真皮浅层淋巴细胞带状浸润，见嗜黑色素细胞（HE×100）

最终诊断　萎缩性扁平苔藓

诊断依据

1. 皮损部位　皮损多发于四肢伸侧。
2. 皮损特点　四肢皮肤散在或密集分布暗紫蓝色斑丘疹，多呈环状、多角形，约粟粒大至橄榄大，边缘可见淡红色围堤状红晕，触之有高出皮面感，中央略有萎缩，表面发亮有光泽，可见Wickham纹。
3. 自觉症状　瘙痒。
4. 组织病理　符合扁平苔藓的组织学改变。

治疗方法　皮质类固醇激素通常仅用于急性泛发

性的病例，症状消失或缓解后，可逐渐减量直至停药。有瘙痒者可应用抗组胺药。维A酸类可以使皮损消退或改善，如服用3周无效则停用。局部可外用激素药膏。也有报道使用异烟肼、青霉素、灰黄霉素、甲硝唑、砷剂及铋剂等有效的。本例患者给予泼尼松片30mg/d，口服依巴斯汀片10mg/d，羟基氯喹20mg/d，局部外用丙酸倍氯米松膏。住院近20天后，皮损显著消退。

易误诊原因分析及鉴别诊断 扁平苔藓病因不明，有感染、自身免疫、精神和遗传等学说。曾有兄妹及母亲同患本病的报道。皮疹通常为多角形扁平丘疹，呈紫色，常有痛痒，皮损消退后留有色素沉着。扁平苔藓有很多类型，其中萎缩性扁平苔藓是一种很特殊的类型，它是由活动性病变在消退过程中形成的，皮损形态特征为边缘微高起而中央凹陷的多角形小丘疹，有时覆有细薄鳞屑。丘疹中央有时有毛囊性小角栓，损害多为紫色或黄褐色，萎缩明显的丘疹常呈淡白色。组织病理有特征性。典型的扁平苔藓的组织学改变为表皮角化过度，颗粒层增厚呈楔形（临床上表现为Wickham纹），棘层不规则性增殖，棘层肥厚，表现为锯齿形。表皮、真皮交界处基底层液化变性具有特征性，并常形成表皮下裂隙（Max Joseph间隙），色素失禁很常见。真皮上部淋巴细胞与组织细胞带状浸润使表皮、真皮界面模糊。萎缩性扁平苔藓仍可看到角化过度，但是棘层肥厚往往有逆行性变，导致表皮变平，可有局灶性瘢痕形成，炎性浸润也不再明显。由于本病较少见，临床有时容易误诊为点滴状银屑病、浅表播散型汗孔角化症等，鉴别除根据病史外，有时还需依据病理组织学检查方可确诊。但近年来时有药物引起扁平苔藓的报道，值得引起临床医生的注意。临床上常需与以下疾病鉴别：

1. 点滴状银屑病 临床上虽有丘疹、鳞屑损害，但丘疹为点滴状散布全身，边界清楚，表面覆盖银白色鳞屑，轻刮表面鳞屑可有薄膜现象和点状出血现象。组织病理示表皮角化过度伴角化不全，在角化不全区域可见特征性的Munro微脓疡，棘层增厚，表皮突向下规则延伸，可相鉴别。

2. 浅表播散型汗孔角化症 多见于面、颈、前臂、躯干及掌跖，边缘纤细如一圈黑线，中央有色素沉着，类似萎缩性扁平苔藓。但该病无Wickham纹，病理上可见皮损角化过度嵴处有充满角蛋白的凹陷，其中央有一角化不全柱，即圆柱形板层，为此病最有特征的组织象。

（郑博文 王红兵 何 黎）

病例123 20甲扁平苔藓伴发肺结核

临床照片

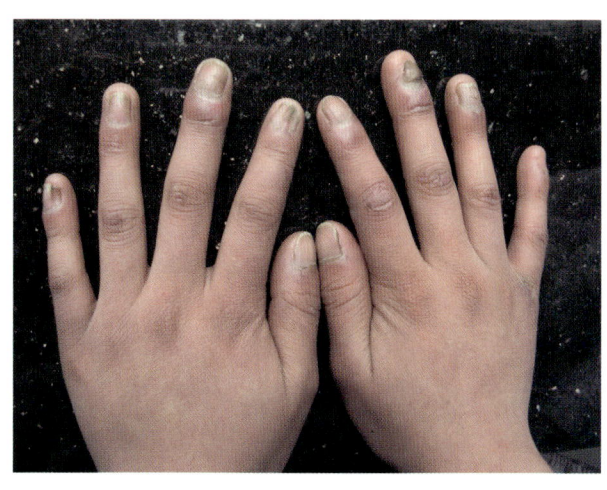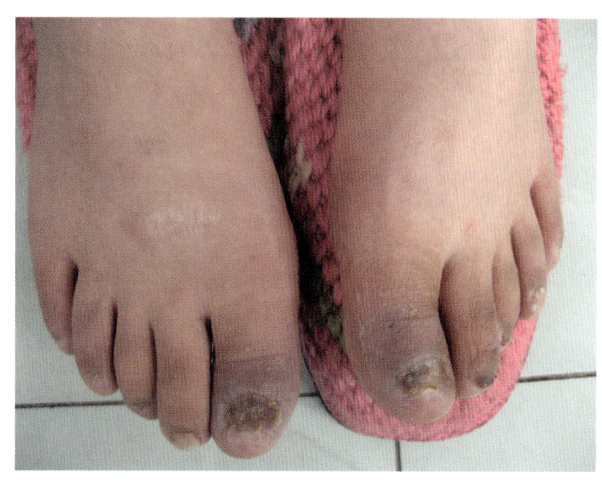

指（趾）甲、甲床紫红色斑，多数甲脱失，残留甲变形、变色

一般情况 患者 女，16岁，学生。

主诉 指（趾）甲皮损5年，加重2个月。

现病史 患者5年前无明显诱因个别指（趾）甲甲周出现紫红斑、甲变形及缺失，偶可长出新甲，无不适。逐渐累及全部指（趾）甲，同时双侧小腿胫部前出现紫红色斑块，时轻时重。当地中草药治疗（具体不详），未见好转，病情缓慢发展，未予治疗。近2个月来出现咳嗽、咳痰，以少量黄色脓痰为主，无发热、盗汗、体重下降等，但双侧指（趾）甲甲周紫红斑增多，伴明显肿胀，伴疼痛，无溃烂。

既往史及家族史 既往体健，家族中无类似病史。

体格检查 一般情况好，无发热，双侧颈部淋巴结黄豆大小，心、肺、腹检查（－）。

皮肤科检查 双侧指（趾）甲甲周、甲床均出现紫红色斑，以双侧拇趾甲周肿胀明显，多数甲已脱失，残留甲变形、变色，无增厚、变脆和破溃。双指第一、二关节伸侧可见淡紫红色斑块，双小腿胫前部可见暗褐色斑块，表面脱屑，斑块周边开始消退。

实验室检查 血、尿、便常规正常；血TP 82g/L，球蛋白46g/L，ESR 16mm/h，C反应蛋白25.80mg/L。

思考
1. 您的初步诊断是什么？
2. 为明确诊断，您认为还需做什么关键检查？

提示 可能的诊断：
1. 20甲营养不良继发肺结核（twenty-nail dystrophy secondary to pulmonary tuberculosis）？
2. 甲真菌病伴发肺结核（onychomycosis secondary to pulmonary tuberculosis）？
3. 20甲扁平苔藓继发肺结核（twenty-nail of lichen planus secondary to pulmonary tuberculosis）？
4. 银屑病甲改变继发肺结核（psoriatic nail change in secondary pulmonary tuberculosis）？

关键的辅助检查

1. 组织病理 表皮角化过度，颗粒层增厚，棘层增厚，基底层局部液化变性，表皮下见带状炎性浸润，以淋巴细胞为主。

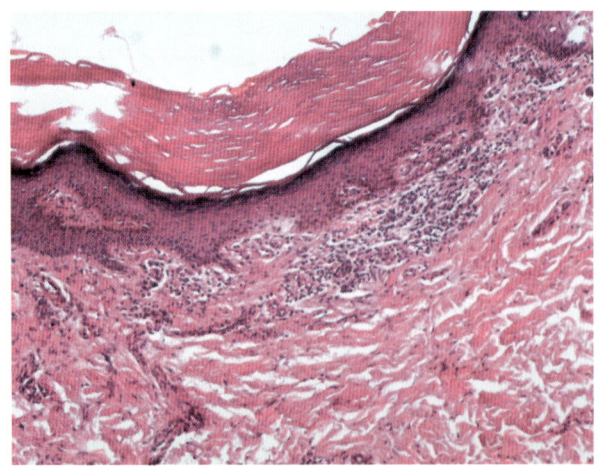

基底层局部液化变性，真皮浅层淋巴细胞为主的带状炎性浸润（HE×100）

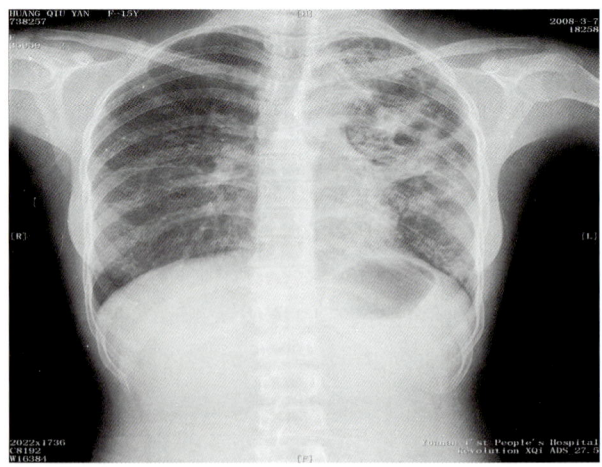

右肺中下野及左肺斑片状密度增高影

2. 胸片 右肺中下野及左肺有斑片状密度增高影，尤以左肺明显，其间有高密度影。
3. PPD试验呈强阳性（＋＋＋）。
4. 甲屑真菌直接镜检和培养均阴性。

最终诊断　20甲扁平苔藓伴发肺结核

诊断依据

1. 逐渐累及全部指（趾）甲甲周出现紫红斑、甲变形及缺失。
2. 近2个月来出现咳嗽、咳痰，以少量黄色脓痰为主。
3. 胸片示右肺中下野及左肺有斑片状密度增高影，尤以左肺明显，其间有高密度影。
4. PPD试验呈强阳性（＋＋＋）。
5. 组织病理示表皮角化过度，颗粒层增厚，棘层增厚，基底层局部液化变性，表皮下见带状炎性浸润，以淋巴细胞为主。

治疗方法　转当地抗结核治疗，局部给激素类药膏外用。

易误诊原因分析及鉴别诊断　本病又名扁平红苔藓，属于丘疹、鳞屑性疾病。典型皮损为多角形紫色扁平丘疹，好发于中年人的四肢，可累及口腔、生殖器黏膜及甲，指（趾）甲扁平苔藓少见，发生率约1%～16%，一般仅累及少数指（趾）甲。多甲受累较罕见，龙福泉等报告20甲扁平苔藓1例。病程数月至数年，一般有自限性，组织病理学有特征性改变。本病的病因和发病机制不明确，可能与精神、内分泌、免疫、感染因素等有关。本病累及20个甲，有甲变形、甲缺失，很容易就想到20甲营养不良及甲癣，近2个月有咳嗽、咳痰，没有更多的体征，很容易忽略肺结核的相关检查而误诊。应和其他甲病鉴别。

1. 甲癣　是皮肤癣菌侵犯甲板所致的病变，最常见的致病菌为红色毛癣菌，甲可出现多种改变，甲屑直接镜检可见菌丝，真菌培养阳性。
2. 20甲营养不良　常累及所有指、趾甲。患者指（趾）甲变薄，浑浊，变形，易碎。甲表面失去光泽，粗糙。常有纵嵴及甲剥离。真菌镜检阴性。无有效治疗方法。部分患者病情随年龄增长逐渐缓解。但没有其他皮损。
3. 银屑病甲改变　指（趾）甲表面可出现像"顶针箍"一样的点状凹窝，或变得高低不平及肥厚，严重时可以变色，同时身体其他部位可见银屑病皮损。

（王支琼　陈庆宁　曹　萍）

病例124　斑状萎缩

临床照片

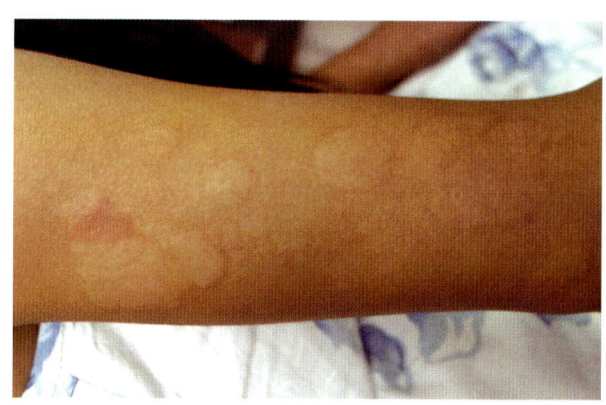

左上臂伸侧淡白萎缩性柔软瘢痕，圆形、椭圆形或不规则形，界清

一般情况　患者　女，13岁，学生。

主诉　全身散发大小不等的萎缩性斑12年，渐增多增大，无痒痛。

现病史　患者于一岁左右即于双侧上臂伸侧出现大小不等、界限清楚的皮色或色素减退斑，不伴有红肿、疼痛等症状。皮损不能自行消退，随年龄增长，皮损逐渐增多，并逐渐发展成为柔软凹陷性瘢痕。未进行诊治。自发病以来，无发热、头晕、心悸，无关节活动障碍，无皮肤发硬等。

既往史　患者既往体健，父母非近亲结婚，家族中无相同疾病史。

系统检查　一般情况良好，全身浅表淋巴结不肿大，各系统检查无异常。

皮肤科检查　全身可见散在分布0.5cm×0.5cm至3.0cm×4.0cm大小不等的淡白色萎缩性瘢痕，呈圆形、椭圆形或不规则形，边界清楚，皮纹较深，表面无鳞屑，触之柔软易起皱。双侧肩部、背部可见多处大小不等界限清楚的色素减退斑。

实验室检查 血、尿常规正常。

思考

1. 您的初步诊断是什么？
2. 为明确诊断，您认为还需做什么关键检查？

提示 可能的诊断

1. 斑状萎缩（macular atrophy）？
2. 进行性特发性皮肤萎缩（atrophia cutis idiopathica progressive）？
3. 神经纤维瘤病（neurofibromatosis von Recklinghausen's disease）？

关键的辅助检查

组织病理（上臂皮损）：表皮大致正常或轻度肥厚。真皮乳头及真皮浅层血管增生扩张，有散在及小片状的淋巴细胞及组织细胞浸润，以血管周围显著；真皮中上部胶原纤维排列紊乱，有部分断裂及嗜伊红染色，胶原间隙增宽。弹力纤维染色：可见弹力纤维减少、断裂。

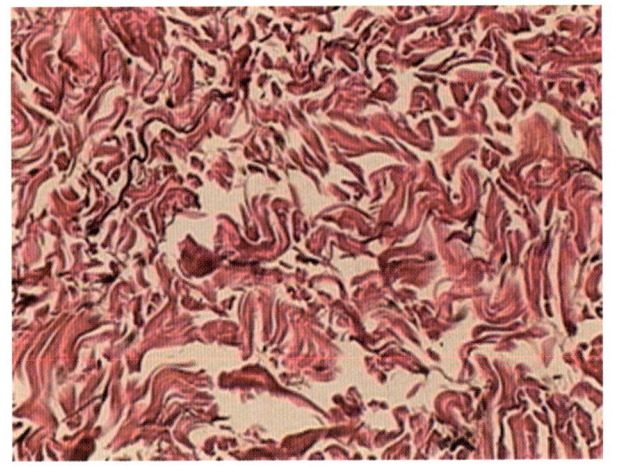
弹力纤维断裂、减少（弹力纤维染色×100）

最终诊断 斑状萎缩

诊断依据

1. 年龄、性别、病史及病程 青少年女性，病程长达12年，皮损不能自行消退。
2. 皮损分布 全身泛发。
3. 皮损特点 ① 在正常皮肤基础上发生圆形或者椭圆形萎缩松弛的疝样斑，而皮肤不伴有其他明显变化。② 皮损渐发展成为柔软萎缩性瘢痕，可伴有色素减退。③ 皮损部位多无原发疾病。
4. 自觉症状 无痒痛。
5. 组织病理 真皮正常的弹力纤维断裂、破坏或消失。

治疗方法 未给予特殊处理，长期随访；必要时可以采取外科手术的方法切除影响美观的皮损。

易误诊原因分析及鉴别诊断 斑状萎缩又称皮肤松弛症，是由于正常弹力纤维的丧失，在正常皮肤基础上发生圆形或者椭圆形萎缩松弛的疝样斑，而皮肤不伴有其他明显变化，是一种临床上较少见的疾病。一般分为原发性和继发性两类。原发性斑状萎缩包括：Jadassohn-Pellizari型皮肤松弛症、Schweninger-Buzzi型皮肤松弛症、皮肤痘疮形斑状萎缩三型。较常见的为Jadassohn-Pellizari型，其特点为在皮肤发生萎缩之前局部先有炎症改变，如红斑或荨麻疹性损害，Schweninger-Buzzi型皮肤松弛症临床变化始终缺乏炎症反应。因本病患者临床表现为在正常皮肤基础上发生圆形或者椭圆形萎缩松弛的疝样斑或柔软萎缩性瘢痕，而皮肤不伴有其他明显变化，临床上易与其他萎缩性皮肤病相混淆，需要鉴别的疾病主要有：

1. 进行性特发性皮肤萎缩 常见于轻中年女性，好发于躯干，尤其是背部。皮损为钱币至掌心或更大的青紫色或深棕色萎缩斑，通常不对称，表面光滑，轻微凹陷，境界清楚，可见浅表毛细血管。少数萎缩斑区可出现部分硬化。组织病理早期示表皮突变平，轻度管周浸润，胶原束略水肿；后期表、真皮变薄，硬化区胶原均质化。

2. 继发性斑状萎缩 多继发于某些特异性炎症之后，如寻常狼疮、麻风、梅毒瘤、红斑狼疮、扁平苔藓等，也有继发于放射治疗或糖皮质激素局部运用之后，表现为大小、形状不一的萎缩斑，与原发疾病的病变部位一致。

3. 神经纤维瘤病　幼年发病，男性多见，约25%～50%有家族史。皮疹多发，不萎缩，常表现为隆起、悬垂或形成大的赘瘤，患者常伴有特征性的咖啡斑，部分患者腋窝及会阴部可见雀斑样色素斑。组织病理可见肿瘤无包膜，由表现为未成熟胶原纤维束的神经衣细胞及呈细长梭形或略弯曲成波形、胞核深染的神经鞘细胞组成。

（翟志芳　杨希川　郝　飞）

病例125　致残性全硬化性硬斑病

临床照片

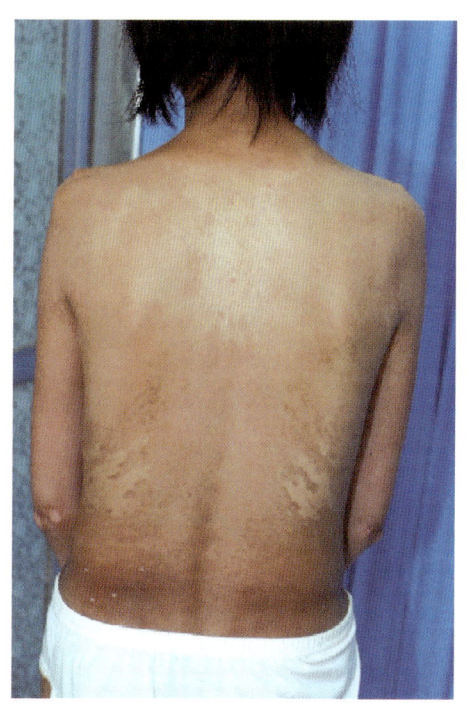
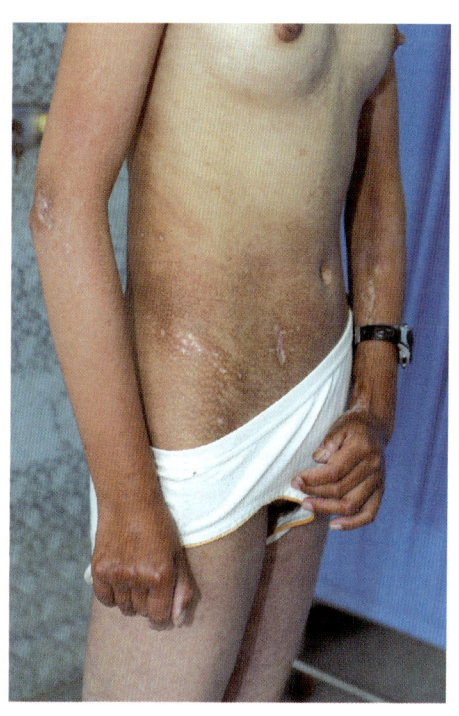

全身皮肤散在褐色及瓷白色、大小不等的斑点及斑片，质硬，局限性凹陷

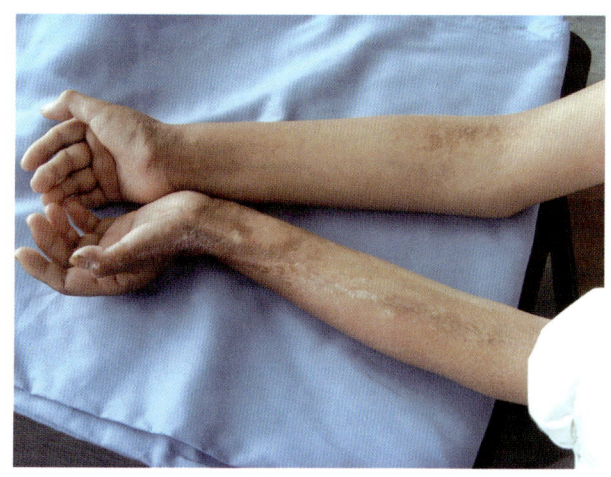

双腕、指关节屈曲、挛缩，手指爪状，双手掌大鱼际肌明显萎缩

一般情况　患者　女，19岁，学生。

主诉　全身皮肤斑片11年，双手畸形、活动受限6年。

现病史　患者8岁时不明原因发病，开始在背部及左前臂处发生色素沉着斑，自觉瘙痒，曾在当地多家医院诊治（具体不详），疗效不佳。以后逐渐在色素沉着处发生皮肤变硬，皮损逐渐向右上肢、颈、腹部蔓延，部分皮损逐渐凹陷。近6年皮疹进一步扩大加重，发展至双下肢及踝部，并使双手腕关节、多个手指弯曲变形，活动受限。2006年曾在外院诊断为硬皮病，经治疗（不详）无缓解。病程中无雷诺现象，无呼吸困难、吞咽困难及心悸，无发热、关节痛。

既往史 既往体健，否认有传染病史及食物、药物过敏史。

家族史 父母身体健康，否认家族有遗传性疾病及类似疾病史。

体格检查 一般情况可，系统检查无异常。

皮肤科检查 颜面外观无特殊，口腔黏膜无异常。全身皮肤散在褐色及瓷白色大小不等的斑点及斑片，圆形或类圆形，质硬，局灶性萎缩、凹陷。双腕关节、指关节屈曲、挛缩，活动受限，僵硬变形呈畸形；手指变细，呈爪状手。双侧手掌大鱼际肌明显萎缩；双踝关节皮肤对称性变硬、挛缩，淡黄褐色、发亮，少许鳞屑。

实验室检查 血、尿常规，心电图、胸部X线片均正常。抗核抗体全套检查均为阴性。免疫球蛋白IgA 0.244 g/L↓，补体C3 0.17g/L↓。

思考

1. 您的初步诊断是什么？
2. 为明确诊断，您认为还需要做什么特殊检查？

提示 可能的诊断

1. 进行性特发性皮肤萎缩（atrophia cutis idiopathica progressive）？
2. 致残性全硬化性硬斑病（disabling pansclerotic morphea）？
3. 慢性萎缩性肢端皮炎（acrodermatitis chronica atrophicans）？
4. 硬化性萎缩性苔藓（lichen sclerosus et atrophicus）？

关键的辅助检查

1. 组织病理（背部皮损） 基底层色素轻度增多，真皮乳头层胶原纤维肿胀，轻度均质化及嗜碱性变性，真皮浅层血管周围个别单－核细胞及嗜色素细胞浸润，真皮中下层大致正常，弹力纤维染色未见异常，阿新蓝染色（－）。

2. 组织病理（上肢皮损） 基底层色素增多，真皮中上层血管周围少许单－核细胞及个别嗜色素细胞浸润，真皮全层胶原明显增生，胶原囊增宽，与表皮平行排列，中下部胶原明显均质化及玻璃样变。

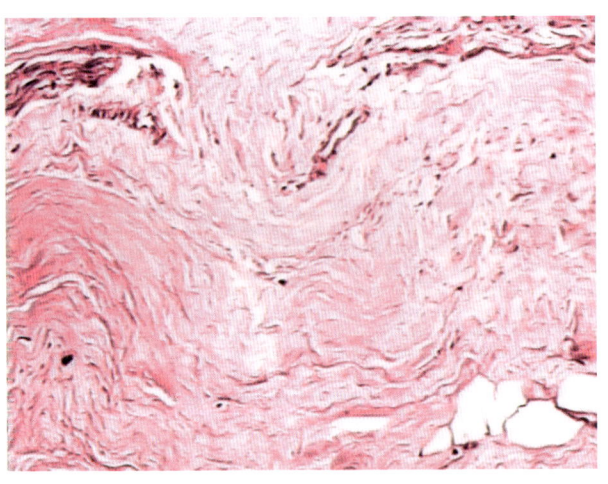

（上肢）真皮全层胶原明显增生，胶原束增宽，中下部胶原明显均质化、玻璃样变（HE×40）

最终诊断 致残性全硬化性硬斑病

诊断依据

1. 年龄、病史 19岁女孩，全身皮肤斑片11年，双手畸形活动受限6年。

2. 皮损特点 全身皮肤多处褐色及瓷白色硬化性斑片或斑点，双腕、指、踝关节变硬、挛缩，双手掌大鱼际肌明显萎缩。

3. 实验室检查 抗核抗体全套检查均为阴性。免疫球蛋白IgA 0.244 g/L↓，补体C3 0.17g/L↓。

4. 组织病理 符合硬皮病的病理表现。

治疗方法 给予秋水仙碱片0.5mg，3次/日抗纤维化；复方丹参片2片，3次/日活血化瘀治疗，皮疹有所改善。

易误诊原因分析及鉴别诊断 致残性全硬化性硬斑病是局限性硬皮病的一个特殊类型，儿童发病，具有进行性、致残性的特点。好发于四肢伸侧，除真皮和皮下组织外，筋膜、肌肉及骨骼均可发生炎症和硬化，从而造成关节僵硬、屈曲挛缩。无雷诺现象，很少侵犯内脏。本病以上的临床特点很显著，病理上也支持硬皮病的表现，但因其很少见，且近年来文献报道的也不是很多，若临床医师没见过该病或阅读过相关的文献，可造成误诊。本例患者有多年全身皮肤多处硬化、萎缩，继而出现腕、指、踝关节及大鱼际肌萎缩，病理检查符合硬皮病表现，故诊断明确。另外，本病尚需与其他一些引起皮肤萎缩的疾病相鉴别。

1. 进行性特发性皮肤萎缩　女性多于男性，通常在20～30岁发病。开始为水肿性红斑，背部多见，也可见于肢体等部位，以后转为棕褐色或灰色，皮肤逐渐萎缩，部分病例在皮肤萎缩斑的中央有小的硬化斑片，与硬斑病皮肤先硬化、后萎缩不同，组织病理无真皮基质硬化。

2. 慢性萎缩性肢端皮炎　本病多发生在中年以上的妇女，以四肢伸侧为主。初起为蓝红色水肿性斑，逐渐呈深的大片萎缩，皮肤弹性消失，有薄纸样皱纹、松弛，有特征性的"尺骨、胫骨带"，近关节纤维结节。实验室检查红细胞沉降率增快，有高球蛋白、冷球蛋白血症，骨髓穿刺淋巴网状细胞成分增加。

3. 硬化性萎缩性苔藓　是一种病因未明的炎症性疾病。生殖器部位外的皮损好发于颈侧、锁骨上窝、胸、背上部、腹部、腋窝以及手腕屈侧。初起时为淡红色扁平丘疹，后变为象牙色或珍珠母色，质地坚实，丘疹表面可见轻度硬化的斑片，疾病后期，丘疹和斑片变平，甚至下凹，皮损可呈羊皮纸样外观。

（付香莲　曹　兰　邹宏超）

病例126　硬皮病样慢性移植物抗宿主病

临床照片

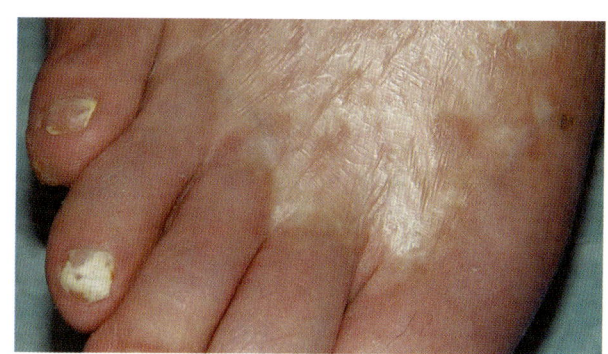

足背白色硬化性斑片，表面轻度萎缩

一般情况　患者　男，40岁，工人。

主诉　慢性粒细胞白血病、异基因外周造血干细胞移植术后11年，上臂、下肢踝部、足背皮肤变硬10年。

现病史　患者11年前无明显诱因出现进行性消瘦、脾大，经血象、骨髓象确诊为慢性粒细胞白血病，于1998年11月18在我院行异基因外周造血干细胞移植。供体为胞妹，HLA完全相合，移植过程顺利。移植后30天染色体检查46，XX，Ph（-），移植成功。术后无急性移植物抗宿主病表现，1999年2月出现发热、咳嗽，诊断为间质性肺炎，治疗后明显好转。1999年6月发生水痘，治愈后出院。1999年8月出现踝关节皮肤肿胀、发硬感觉，考虑慢性移植物抗宿主病（GVHD），予骁悉、强的松口服1个月稍好转。2000年5月患者踝部出现鸡蛋大小淡红色硬斑，向足背进展，继之双下肢陆续出现类似损害。前臂由腕部至肘部也出现弥漫大片硬斑，边界不清。给予丹参、维生素E等治疗，好转不显著，随病情进展，近年踝部损害有破溃、渗出、结痂。患者近来无咳嗽，饮食、睡眠、二便正常，精神尚可。

既往史及家族史　家族中无类似病史。

体格检查　T 36.6℃，P 80次/分，R 22次/分，BP 136/70mmHg。浅表淋巴结不大。

皮肤科检查　上臂、下肢皮肤触之发硬，表面色素不均。两踝部皮肤弥漫性硬化，轻度脱屑，有花生米大破溃、结痂。足背呈现白色硬化性斑片，边界清，表面轻度皱缩。

实验室检查　血、尿、大便常规基本正常，肝功能：丙氨酸氨基转移酶157U/L（正常值<40U/L），天冬氨酸氨基转移酶70U/L（正常值<40U/L）。γ-谷氨酰转肽酶248U/L（正常值<45U/L），总胆汁酸20.5μmol/L（正常值<12μmol/L）；表面抗原、E抗原、核心抗体阳性。肾功能和其他免疫学检查正常。心电图、腹部B超基本正常。

思考

1. 您的初步诊断是什么？
2. 为明确诊断，您认为还需做什么关键检查？

提示 可能的诊断

1. 硬皮病（scleroderma）？
2. 白色萎缩（atrophie blanche）？
3. 硬化性萎缩性苔藓（lichen sclerosus et atrophicus）？
4. 硬皮病样慢性移植物抗宿主病（scleroderma-like chronic GVHD）？

关键的辅助检查

组织病理：表皮角化过度，轻度萎缩，基底层色素增加。真皮浅层少量单个核细胞浸润，真皮胶原纤维明显增生、排列致密、均质化。附属器减少；血管改变不明显。

最终诊断 硬皮病样慢性移植物抗宿主病

诊断依据

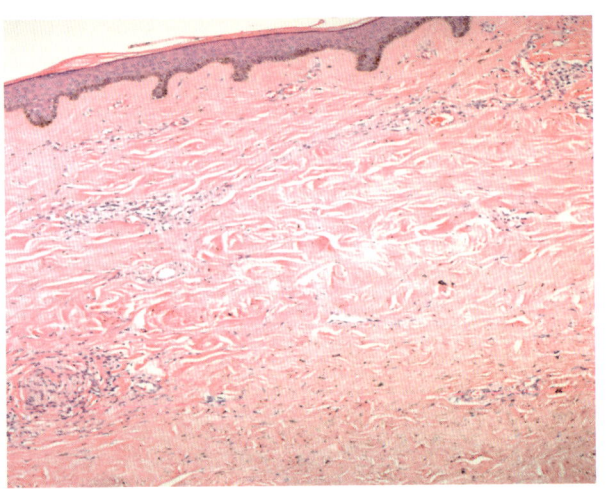

表皮轻度萎缩，真皮胶原纤维明显增生，排列致密、均质化，未见附属器（HE ×100）

1. 病史及病程 11年前患者确诊慢性粒细胞白血病行异基因外周造血干细胞移植术，1年后四肢皮肤发硬，呈现硬皮病样损害。
2. 皮损特点 四肢皮肤肿胀发硬，踝部皮肤弥漫性硬化，轻度脱屑，有花生米大破溃、结痂。足背呈现白色硬化性斑片，边界清，表面轻度皱缩。
3. 组织病理 表皮角化过度，轻度萎缩。真皮浅层少量单个核细胞浸润，真皮胶原纤维明显增生、排列致密、均质化。附属器数目减少，明显萎缩。血管病变不明显。

治疗方法 经甲强龙、骁悉、丹参和维生素E等口服治疗，皮损有改善，目前仍在随访中。

易误诊原因分析及鉴别诊断 慢性移植物抗宿主病多发生在移植后3个月后，可累及皮肤、眼、口腔和肝等，几乎所有慢性GVHD患者均有皮肤表现，皮疹表现多样化，可表现为扁平苔藓样、硬皮病样、皮肤异色病样损害。其中慢性GVHD的早期典型皮疹为苔藓样，晚期为硬皮病样。

移植患者往往有免疫功能缺陷，常常伴发间质性肺炎，以及其他细菌和病毒的感染。对这些疾病的治疗往往用药比较复杂，皮疹发生后的病因分析比较困难，应详细采集病史，必要时行病理组织学检查及相关病原学检查，还需要与其他相关疾病鉴别。

1. 硬皮病 包括局限性和系统性，通常发展较慢，早期红斑、水肿，晚期表现为象牙白色的致密硬化。病理上表现为表皮萎缩，真皮胶原纤维增生、排列致密、均质化，附属器数目减少。硬皮病样慢性移植物抗宿主病往往有苔藓样皮炎改变，有角质形成细胞的坏死等。晚期两者难以鉴别，临床资料非常重要。

2. 白色萎缩 往往见于女性，表现为踝部多个不规则萎缩性斑块，伴大小不一的溃疡，愈后有明显的瘢痕形成和萎缩，呈现象牙白色。病理表现为真皮血管内有纤维素样血栓，管周不同程度淋巴细胞、组织细胞浸润。有些患者往往伴发红斑狼疮等结缔组织病。

3. 硬化性萎缩性苔藓 好发于两性的生殖器部位，典型损害为瓷白色丘疹或斑块，表面皱缩。病理上表皮萎缩、变薄，基底层细胞液化、变性，真皮浅层炎性细胞带状浸润，晚期和硬皮病难以鉴别。

（毕新岭 顾 军）

病例 127　硬化性萎缩性苔藓

临床照片

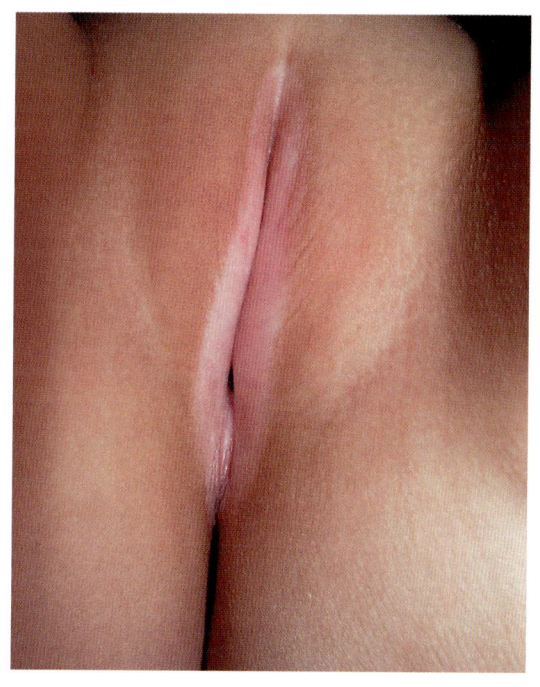

外阴部境界清楚的萎缩性白斑

一般情况　患者　女，8 岁，学生。

主诉　外阴部白色斑片伴剧痒 2 年。

现病史　患者于 2 年前无明显诱因出现外阴部瘙痒，开始为局部皮肤发红、微肿，曾在当地医院诊断为"外阴瘙痒症"，给予抗组胺药物、肤阴洁洗液坐浴等，但瘙痒症状无明显缓解，数月后外阴部逐渐出现境界清楚的白斑，周围仍有红肿，边缘有高出皮面的象牙白色损害，中央萎缩，逐渐蔓延至肛周，且瘙痒症状更加剧烈。后拟诊为白癜风，予局部应用激素霜治疗，但症状改善不明显，且皮损继续扩大而来院就诊。患者自发病以来，饮食、睡眠、二便正常，精神可。

既往史及家族史　家族中无类似病史，母亲无外阴白斑史。父母体健。

体格检查　T 36.8℃，P 85 次/分，R 24 次/分，BP 76/50mmHg。双侧腹股沟未触及淋巴结，其他系统检查无异常。

皮肤科检查　外阴部境界清楚的脱色性白色斑片，周围淡红色，轻度水肿并发亮，皮损边缘有象牙白色丘疹，部分融合。大、小阴唇及阴蒂萎缩但无粘连，局部干燥。损害仅累及外阴及肛周皮肤黏膜，触之质地微硬。

实验室检查　血、尿及粪常规正常，肝、肾功能检查正常。

思考

1. 您的初步诊断是什么？
2. 为明确诊断，您认为还需做什么关键检查？

提示　可能的诊断

1. 黏膜白斑（leukoplakia）？
2. 外阴白癜风（vitiligo of the vulva）？
3. 扁平苔藓（lichen planus）？
4. 硬化性萎缩性苔藓（lichen sclerosus et atrophicus）？

关键的辅助检查

组织病理：角化过度，表皮萎缩，表皮突消失，基底细胞液化变性。真皮浅层胶原纤维明显水肿和均质化变性，其下方有以淋巴细胞为主的炎性细胞浸润，其间有少量组织细胞。

最终诊断　硬化性萎缩性苔藓

诊断依据

1. 病史特点　患者 2 年前发病，外阴皮肤从轻度

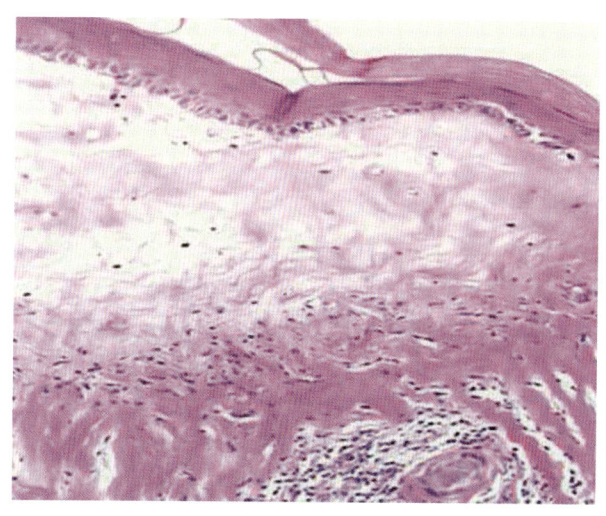

角化过度，表皮萎缩，基底细胞液化变性，真皮浅层胶原纤维均质化，真皮中下部有以淋巴细胞为主的炎性细胞浸润（HE×100）

水肿性红斑发展为境界清楚的白斑，略萎缩，皮损逐渐累及至肛周，瘙痒剧烈。

2. 皮损特点　外阴部境界清楚的白色斑片，周围淡红色，轻度水肿并发亮；边缘有象牙白色丘疹，部分融合。皮损仅累及外阴及肛周，触之质地微硬。

3. 组织病理　表皮萎缩，真皮胶原纤维均质化变性，下方有以淋巴细胞为主的炎性细胞浸润，符合硬化性萎缩性苔藓的病理改变。

治疗方法　本病可自行消退，尤其是儿童和年轻女性患者。主要是对症处理，特别是治疗外阴部及肛周的瘙痒。外用糠酸莫米松软膏（艾洛松软膏）治疗，每日1次，嘱其尽量避免搔抓，避免热水洗烫，睡前口服酮替芬 1mg，保证良好睡眠。治疗半个月后患儿皮损仍无明显改善，瘙痒略减轻，遂改用 0.03%他克莫司软膏外用，每日2次。治疗2个月时随访，症状继续减轻，皮损稳定，无明显进展，继续使用。有文献报道外用 0.025%维A酸软膏每日1次，每周5次治疗1年，在症状、皮损及组织病理学改进方面疗效显著，且无因不良反应而停药。最近，有外用他克莫司和吡美莫司治疗本病取得良好疗效的报告。其他治疗包括糖皮质激素损害内局部注射；外用2%丙酸睾酮软膏或己烯雌酚软膏；口服阿维A酸及对氨基苯甲酸钾，也有用大剂量维生素E、己烯雌酚、氯喹及维生素A、C、K等治疗本病，但多数疗效不肯定。

易误诊原因分析及鉴别诊断　硬化性萎缩性苔藓可发生于男、女任何年龄，发病年龄在41～60岁的较多，但儿童患者并不少见。女性生殖器是最易受累的部位，生殖器外皮损可与生殖器损害伴发，也可单独发生。外阴以外皮肤最常见的发病部位是躯干上部、前臂、颈和面。开始为红斑，有或无色素减退，典型皮损呈象牙白色或瓷白色丘疹，可融合成各种大小与形状的斑块，皮损境界清楚且有光泽，部分丘疹中央轻度凹陷，触诊时较硬。后期，皮损出现羊皮纸样萎缩，且可融合成界限清楚的白色硬化性斑块。女阴的硬化性萎缩性苔藓常称为女阴干枯症，外阴病变表现为白色、硬、干、粗糙，大、小阴唇和阴蒂萎缩或黏连，严重时造成阴道口和尿道口狭窄。有时肛门、女阴部位的白色萎缩区可形成特殊的哑铃形外观。损害常有剧痒。女阴硬化性萎缩性苔藓可继发癌变，女阴部位的鳞癌发生率为3%～6%。对本病患者，特别是中老年患者应进行长期追踪观察。在生殖器部位及皮肤有白色萎缩性斑片，特别在生殖器部位出现象牙色萎缩性丘疹或斑块时，应及时行组织病理学检查，做到早期诊断、早期治疗，并注意长期随访。本病还需要与其他以外阴白斑、丘疹和瘙痒为主要表现的疾病鉴别。组织学改变具有特征性，主要是基底细胞液化变性，真皮中上部的胶原纤维均质化变性。

1. 黏膜白斑　临床表现为中年或停经期后妇女在大阴唇内侧、小阴唇外侧出现灰白色斑块，表面角化、粗糙，伴有浸润肥厚，通常具有瘙痒感，稍隆起于皮肤表面，境界清楚。病理变化主要是一种黏膜上皮或表皮的增生性病变，出现颗粒层角化、增厚，棘细胞层常不规则增厚，同时可见早期间变，棘层部分细胞出现异型性、细胞极性紊乱以及角化不良。一般认为外阴黏膜白斑是一种癌前期病变，需长期随访。从文献资料看，临床上真正的外阴黏膜白斑非常少见，近来本病临床上已很少诊断。

2. 外阴白癜风　外阴部广泛缺乏色素，可累及躯干和四肢，面部特别是口腔部损害常见，皮损边界清楚或不清楚，周围色素可加深，主观症状不明显。

3. 扁平苔藓　皮损较硬化性萎缩性苔藓隆起，为多角形紫红色丘疹，无萎缩，无尿道硬化，若外阴黏膜及皮肤上均有皮损，则诊断不难。组织病理提示角化过度、颗粒层楔形增厚，基底细胞液化变性，真皮浅层淋巴细胞呈带状浸润，有较多色素细胞。

（史玉玲　顾　军）

病例 128　假性阿洪病

临床照片

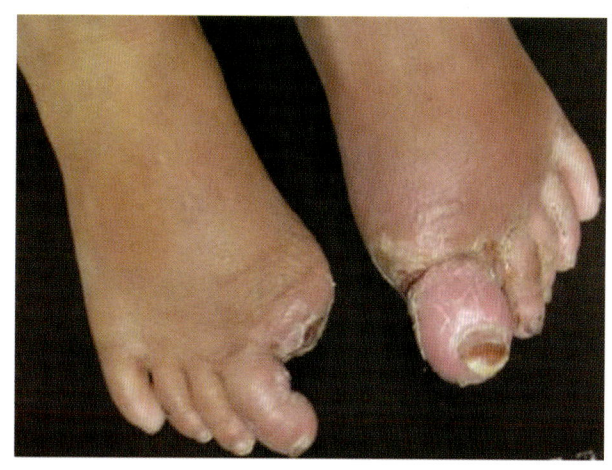

左拇趾近端关节环形深沟，深沟远端趾球状、脱屑，右拇趾脱落，遗留褐色残端

一般情况　患儿　男，4岁。

主诉　出生后无汗，手、足相继出现自发性指、趾脱落。

现病史　患儿出生后第二天发热，体温最高达40℃以上，无汗，此后反复发热，夏季严重，予以物理降温常可缓解。1岁余双掌跖部角质增厚发黄，粗糙。2岁时指/趾甲渐混浊、增厚，末端弯曲呈钩状，部分指/趾甲渐变为棕黄色；近端拇指关节部皮肤出现裂口，渐增大，后自愈。4岁时右拇趾近端屈侧关节处皲裂，进行性加深，向伸侧发展，最终形成角化性缩窄环，2个月后收缩环远端趾头完全脱离，同时左拇趾出现类似改变；双足跟部出现溃疡，伴脓性分泌物，却未诉有任何疼痛感。患儿自小性情烦躁易怒，好动，经常因玩耍导致外伤，但从未表现有疼痛。

家族史　父母体健，非近亲婚配，家族中无类似病史。足月顺产，母孕期体健。

体格检查　T 37.0℃，P 88次/分，R 22次/分，BP 110/80mmHg。发育基本正常，早老貌，智力正常。

皮肤科检查　头发稀疏，黑色，稍干枯，头皮见圆形、椭圆形秃发斑，口腔黏膜正常，牙釉质发育正常，牙列整齐，背部散在粟粒至绿豆大肤色丘疹，臀部、膝前、胫前、手背散在数个浸润性暗红色斑，双手掌、足跖角化增厚，表面干燥粗糙，呈棕黄色，以足跖明显，足跟部溃疡形成，覆褐色痂皮，指/趾头红肿，左侧拇趾近端关节部圈环形深沟，深沟远端趾头红肿呈球状，上有脱屑，右侧拇趾已完全脱落，遗留褐色残端。指/趾甲混浊、肥厚，末端弯曲呈钩状，部分指/趾甲呈棕黄色。

实验室检查　无。

思考

1. 你的初步诊断是什么？
2. 为明确诊断，你认为还需做什么特殊检查？

提示　可能的诊断

1. 阿洪病（ainhum）
2. 假性阿洪病（pseudoainhum）

关键的辅助检查

1. 组织病理　足部皮损处显示表皮角化过度，真皮增厚，在收缩带见密度增加的类似瘢痕组织的纤维结缔组织包绕血管。背部皮肤病理结果显示表皮萎缩，汗腺、毛囊和皮脂腺明显减少，未见神经分布。

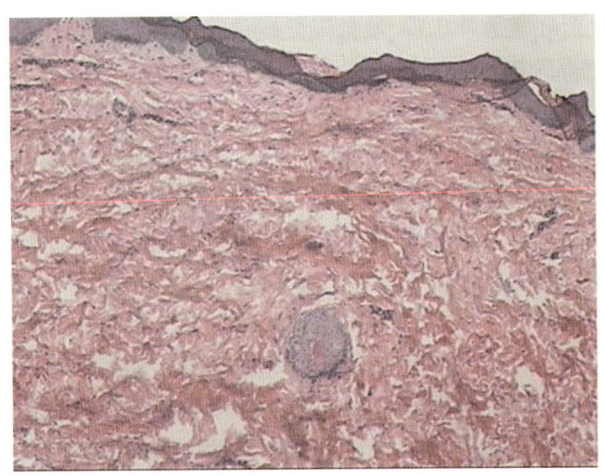

表皮萎缩，纤维结缔组织增生，汗腺、毛囊和皮脂腺减少明显（HE×40）

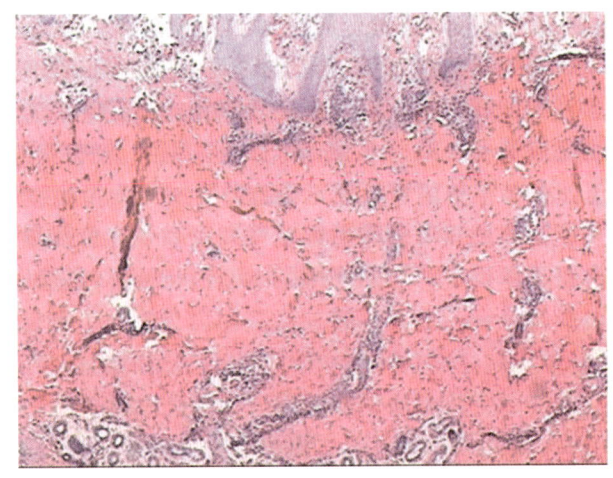

足部皮损：表皮角化过度，真皮增厚，收缩带类瘢痕组织的纤维结缔组织包绕血管（HE×40）

2. 电镜检查　背部皮肤电镜结果显示部分棘细胞排列紊乱，细胞表面突起减少，细胞间隙略增宽，桥粒连接略减少，出现异常的桥粒结构，其附着板结构不清，细胞膜结构消失。基底层细胞位于基底膜上，部分细胞向真皮层伸出较长的突起，使基底膜形成锯齿样结构。真皮细胞层有大量横纵交错的胶原纤维及纤维细胞结构，部分毛细血管内皮细胞肿胀、腔狭窄、闭锁，未找见神经及汗腺。

最终诊断　假性阿洪病

诊断依据

1. 年龄、诱因　患儿出生后无汗，手、足相继出现自发性指/趾脱落。

2. 皮损部位、特点　手、足相继出现自发性指/趾脱落。

3. 病程　自生后发病。

4. 组织病理　足部皮损类似瘢痕组织的纤维结缔组织包绕血管。背部皮肤病理结果显示表皮萎缩，汗腺、毛囊和皮脂腺明显减少。

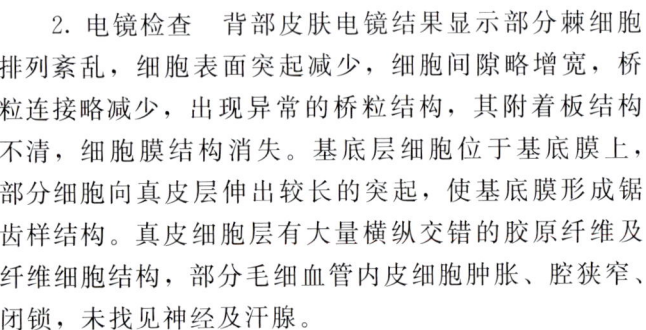

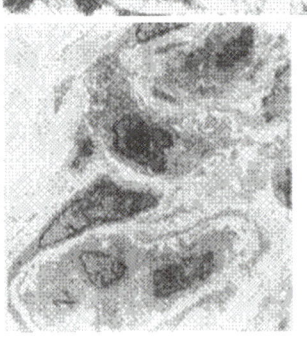

细胞间隙略宽，桥粒连接略少，桥粒结构异常

5. 电镜检查　部分棘细胞排列紊乱。

治疗方法　给予口服阿维A 10mg/d，维生素E 0.1g/d，维生素B_{12} 10mg/d。外用显克欣（复方酮康唑）软膏治疗。

易误诊原因分析及鉴别诊断　假性阿洪病是指继发于各种疾病或为一种先天性外胚层缺陷所致，表现与阿洪病相似。起病常在指/趾关节屈侧产生疼痛性横裂继以炎症和溃疡，渐加深和扩展，围绕指/趾部向两侧延伸至形成一个环状收缩带，环状端指/趾发生水肿、发绀，溃烂最终自然脱落。本例患儿表现出指/趾自发性脱落合并出生后无汗、毛发稀疏、指甲发育不良、掌跖角化、痛觉缺失、烦躁多动的神经系统发育不良等症状。查阅相关文献报道，尚未有与本例患儿所表现的症状相似的记录，这些症状的并发无法用所有已知的可继发假阿洪病的疾病所解释。推测其有可能为一特殊的尚未报道的新型综合征，并认为可能与角化障碍相关。本病需要与阿洪病鉴别。

1. 阿洪病　阿洪病又称箍指病，自发性指/趾脱落。临床表现为围绕指/趾部位尤其是第五趾出现线状沟槽，最终导致远端指/趾自然脱落，主要发生在非洲黑种人。

2. 残毁性掌跖角皮症　婴儿期发病，随着年龄增长病情日益加重，全身鱼鳞病样角化，双足红斑角化，双足跖显著角化增厚，逐渐显现足趾阿洪病样残毁及神经性耳聋等特征性症状和体征、加重，无家族史。

（吴佳纹　喻　标　肖生祥　李伯埙　王俊民　原　方）

病例 129　变形综合征

临床照片

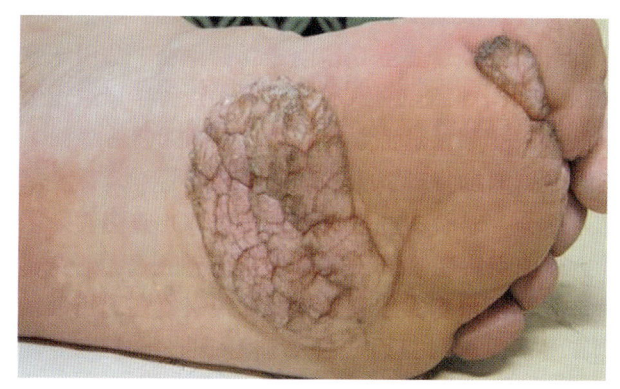

左足跖中央皮色脑回状团块

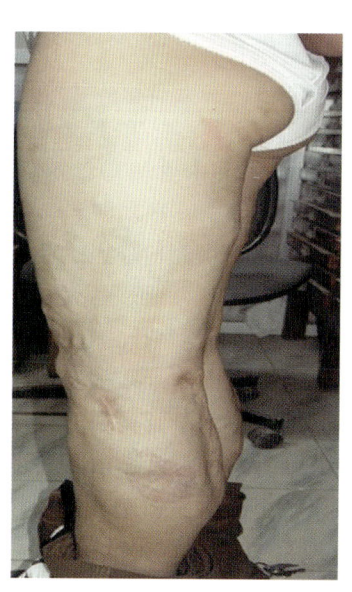

双下肢明显静脉曲张，左小腿外侧一萎缩斑

一般情况　患者　女，30岁。

主诉　双下肢静脉曲张、左足底增生团块十余年。

现病史　十多年前发现双下肢静脉曲张，渐加重，于十年前行双侧小隐静脉主干剥脱术，术后静脉曲张有所好转，但很快又复发。同时发现左足跖中央出现一皮色丘疹，质地中等，渐增大，表面渐呈脑回状。5年前趾蹼渐出现类似皮疹。左第二趾渐呈杵状。皮疹无瘙痒、压痛，无破溃、糜烂。

既往史家族史　1年前下腹出现疼痛，盆腔B超检查示左侧卵巢囊肿。无其他疾病史。现有1子，儿子及家族中无类似患者，父母非近亲婚配。

体格检查　生命体征平稳，系统检查无异常。

皮肤科检查　双下肢静脉曲张明显，双小腿屈侧可见两处 4cm×20cm 的手术瘢痕，左小腿外侧有一约 3cm×3cm 的萎缩斑。左下肢比对侧粗大，于膝关节上方10cm处测量，左侧周径比右侧长 6cm。左足跖中央可见一皮色脑回状团块，表面积约 4cm×6cm，质地中等，无压痛。趾蹼可见一类似皮损，表面积约 2cm×6cm。左第二趾呈杵状，质软。

实验室检查　血、尿、粪常规及肝、肾功能无明显异常。

思考

1. 你的初步诊断是什么？
2. 为明确诊断，你认为还需做什么特殊检查？

提示 可能的诊断

1. 表皮痣综合征（epidermal nevus syndrome）?
2. 变形综合征（proteus syndrome）?

关键的辅助检查

1. 组织病理 表皮明显角化过度，增厚的角质层压迫其下组织，形成凹陷，颗粒层、棘层增厚，表皮突延长、变细。真皮胶原纤维增粗、致密，排列不规则。

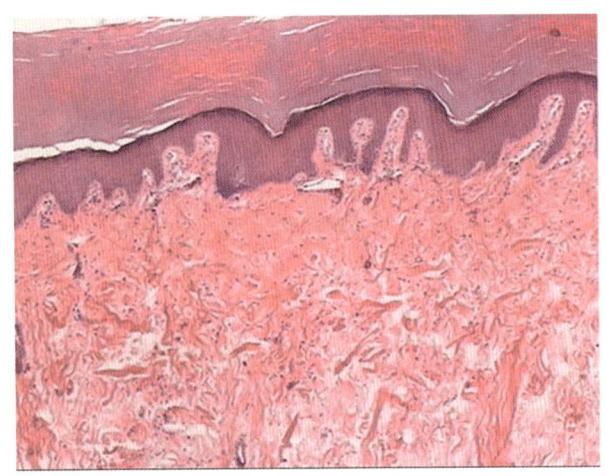

明显角化过度，颗粒层、棘层增厚，表皮突延长、变细，真皮胶原纤维增粗、致密，排列紊乱（HE ×40）

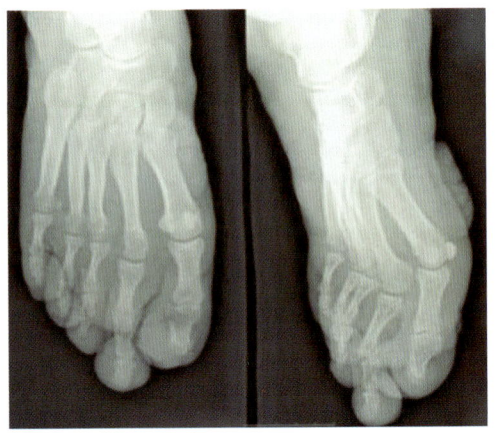

双足正斜位X片 双足周围软组织密度不均匀，成团块状，并有斑点状钙化

2. 双足正斜位X片检查 双足第二趾骨延长，左足趾末端软组织呈杆状增厚，足底部第一趾骨旁侧及第一、二趾骨之间可见不规则软组织团块。

最终诊断 变形综合征

诊断依据

1. 年龄 10余岁发病。
2. 皮损部位及特点 双下肢静脉曲张、左足跖脑回状增生物，非对称性、不成比例的部分组织过度生长。
3. 组织病理 脑回状损害组织病理示结缔组织高度胶原化。
4. 相关检查 X线检查示胫、腓骨骨膜增生。

治疗方法 对症治疗，预防性使用抗血栓形成药。

易误诊原因分析及鉴别诊断 变形综合征是一种罕见、散发而复杂的疾病，特征为非对称性、部分组织不成比例的过度生长，脑回状结缔组织痣、表皮痣、血管畸形及脂肪组织异常。脑回状组织痣为变形综合征的特征性表现，最常发生于足跖，也可发生于手掌、胸腹部、指背和鼻部，组织学特征：结缔组织高度胶原化。患者成年前的死亡率20%，多为深静脉栓塞所

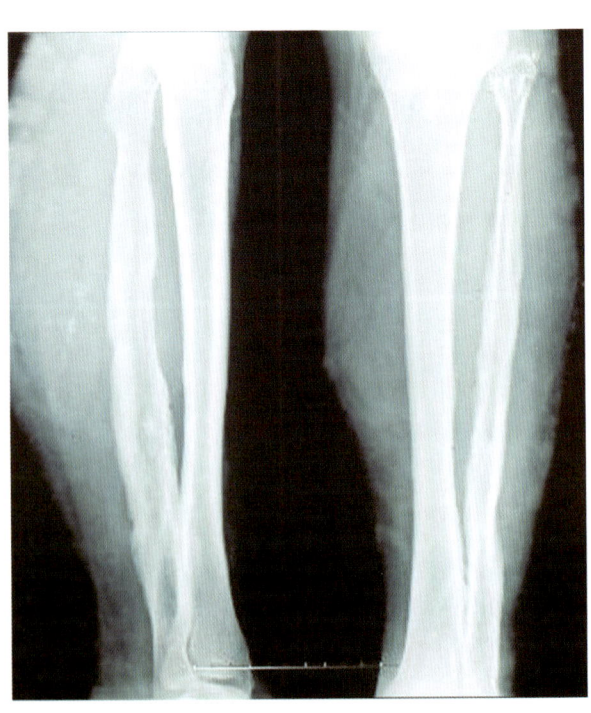

双小腿正侧位X片：双侧胫、腓骨骨膜增生呈花边状，腓骨为著

致的肺栓塞、术后并发、肺炎和各种肿瘤引起。本例患者双下肢静脉曲张、左足跖脑回状增生物，非对称性、不成比例的部分组织过度生长。组织病理示脑回状损害组织病理结缔组织高度胶原化。在临床上需要与以下疾病鉴别：

1. 表皮痣综合征　泛发性表皮痣，并发先天性畸形如骨骼畸形、中枢神经系统疾病以及眼、齿异常等。

2. Klippel-Trenaunay-Weber综合征　皮肤血管痣、静脉曲张和骨组织增长、增粗，呈单侧性。

（罗素菊　冯义国　彭振辉）

病例130　肉芽肿性皮肤松弛症

临床照片

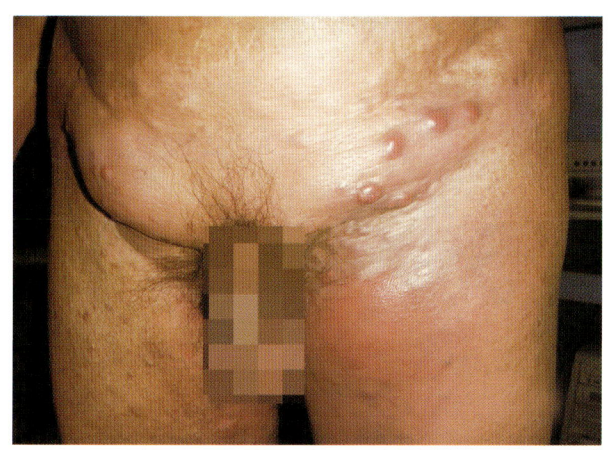

双侧腹股沟条索状肿物，质韧，左股侧一同性质直径5cm左右半球形肿物

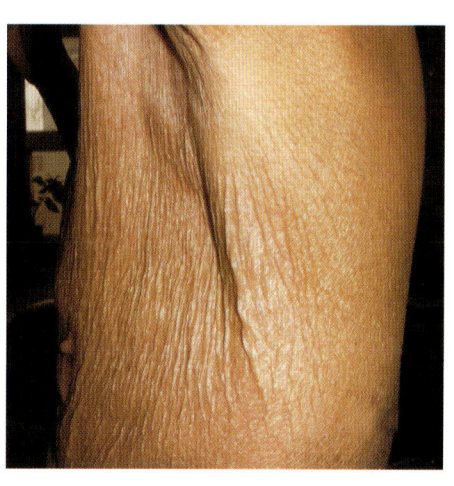

左侧躯干部皮肤明显松弛、萎缩，皱褶增多

一般情况　患者　男，58岁。

主诉　右胫前红斑3年、泛发加重1年。

现病史　患者3年前行右下肢曲张静脉行静脉剥脱术，术后右胫前逐渐出现弥漫性紫褐色斑疹，无自觉症状。1年前，后腰部出现碗口大紫红色斑，不痛不痒。其后全身皮肤逐渐松弛。4个月前右侧腹股沟处出现一红色条索状肿物，表面有数个蚕豆大红色皮疹。半个月前左侧腹股沟及左大腿伸侧各出现一条索状及一直径约鸡蛋大半球形红色肿物，无自觉症状。患者自发病以不发热，体重近4个月以来下降5kg左右。全身皮肤干燥，有紧绷感。于2006年2月收入院。

既往史及家族史　10年前患过肺结核，现已愈。家族史无特殊。

体格检查　系统查体无明显异常。

皮肤科检查　双侧腹股沟各有一5cm×10cm大小红色条索状肿物，质韧，界清，无压痛，周围有大片浸润性红色斑块；肿物表面有数个直径约1cm大红色质硬结节，界清，无破溃。左大腿伸侧有一直径约5cm的半球形肿物。腰部有一直径约15cm的紫褐色斑片，境界欠清，表面有少许细鳞屑。全身皮肤明显松弛、褶皱增多、萎缩，皮下血管明显。右胫前弥漫紫褐色浸润性斑块，面积6cm×15cm左右，呈网格状，境界清楚。双腋窝内侧可触及直径约1.5cm（右侧）和3cm（左侧）大的淋巴结，质韧、无压痛，左侧融合，固定于内侧胸壁，右侧活动好。

实验室检查　血常规中白细胞$14.67×10^9$/L，中性粒细胞0.83。外周血涂片未见异常细胞。胸部X

线片正常,腹部 B 超示肝偏大。骨髓检查:骨髓增生明显活跃,粒红细胞比例增高。

思考

1. 您的初步诊断是什么?
2. 为明确诊断,您认为还需做什么关键检查?

提示 可能的诊断

1. 肉芽肿(granuloma)?
2. 淋巴瘤(lymphoma)?
3. 肉芽肿性皮肤松弛症(granulomatous slack skin)?
4. 获得性皮肤松弛(acquired cutis laxa)

关键的辅助检查

组织病理:真皮全层弥漫淋巴细胞浸润,其间可见组织细胞、多核巨细胞及嗜酸性粒细胞。弹力纤维染色:真皮弹力纤维减少甚至消失。淋巴结免疫组化染色结果示:CD43(+++),CD3(++),CD20、CD79α、CD30、TIA1 均阴性。T 淋巴细胞受体(TCR)基因重排未见单克隆。

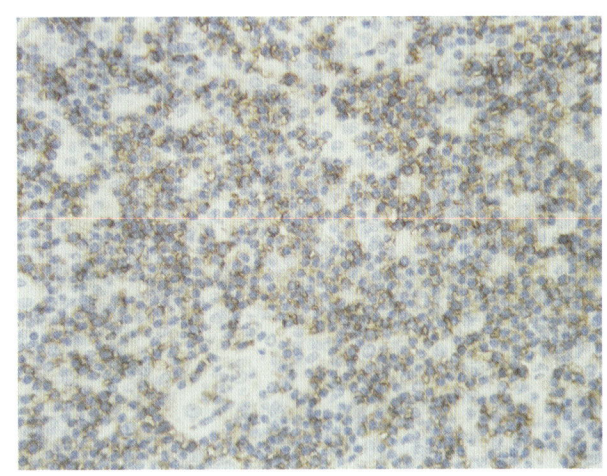

真皮中弥漫淋巴细胞浸润(免疫组化 CD43 阳性,×200)

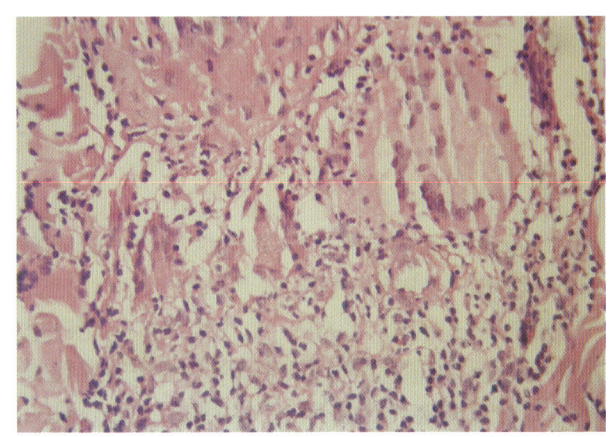

真皮层可见多核巨细胞,体积较大,核数目较多(HE×400)

最终诊断 肉芽肿性皮肤松弛症

诊断依据

1. 双侧腹股沟长期发展的肿块。
2. 腋下区域皮肤松弛。
3. 组织病理在肿块处符合淋巴瘤表现,在松弛区有多核巨细胞浸润,弹力纤维减少。

治疗方法 氨甲蝶呤每周 15 mg 顿服,连用 6~8 周后停 2 周;γ-干扰素 300 万 U 肌内注射,每周 2~3 次;③泼尼松 25~30 mg/d 口服。经上述治疗后 2 个月电话回访,患者一般情况好,腹股沟肿物明显缩小,但全身皮肤松弛未明显改善。患者现仍时有高热,伴明显消瘦及食欲下降,建议其至肿瘤医院进一步接受治疗。

易误诊原因分析及鉴别诊断 肉芽肿性皮肤松弛症是一种罕见的皮肤 T 细胞淋巴瘤。皮损好发于皮肤皱褶部位,如腋窝和腹股沟。最初为丘疹、结节、肿块。缓慢增大,后期形成松弛性皮肤肿块,可悬垂于体表。需要鉴别的疾病有:

1. 肉芽肿 临床为结节和肿块,组织学有组织细胞、巨细胞等浸润,与本病类似。但肉芽肿没有亲表皮等 T 细胞淋巴瘤的组织学和免疫组织化学证据。

2. **其他淋巴瘤** 虽然常表现为结节和肿块，也可有溃疡，但没有间擦部位松弛性表现。组织学中没有几十个核的多核巨细胞。没有弹力纤维减少。

3. **获得性皮肤松弛** 病史中先有炎症、外伤等，以后逐渐发生萎缩和皮肤松弛。但组织学没有淋巴瘤性浸润，也没有多核巨细胞浸润。

（韩蓓蓓　陈喜雪　武玲慎　涂　平）

病例 131　进行性特发性皮肤萎缩

临床照片

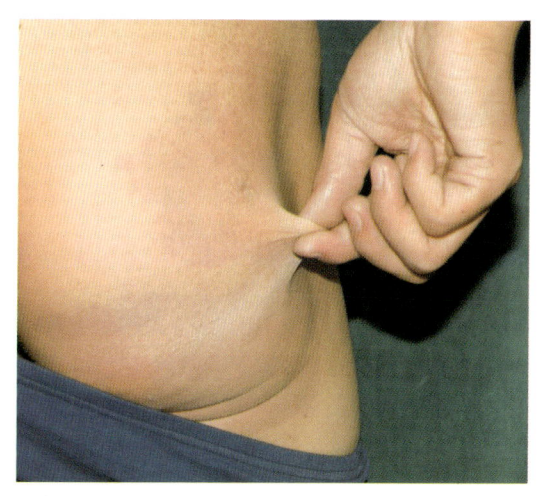

右臀部境界清楚的紫褐色斑片，略有凹陷，触之皮肤明显松弛

一般情况 患者　男，31 岁。

主诉 右臀部局部皮肤明显松弛、肤色加深 2 年。

现病史 患者 2 年前因"感冒"在双侧臀部肌内注射过药物（具体不详），肌注后局部疼痛，1 周后疼痛缓解。不久无意中发现右侧臀部外侧皮肤明显松弛，局部肤色变深，无不适感。发病 2 年来皮损未见扩大。患者既往体健，否认家族有类似患者。

既往史及家族史 既往体健，家族中无类似病史。

体格检查 一般情况好，心、肺、腹检查未见异常。

皮肤科检查 右侧臀部可见一 15 cm×10 cm 境界清楚的紫褐色斑片，表面略凹陷，触之皮肤明显松弛。右侧臀部未见异常。

实验室检查 血、尿、便常规正常，肝、肾功能无异常。

思考

1. 您的初步诊断是什么？
2. 为明确诊断，您认为还需做什么关键检查？

提示 可能的诊断

1. 斑状萎缩（macular atrophy）？
2. 进行性特发性皮肤萎缩（atrophia cutis idiopathica progressive）？
3. 限局性全层萎缩（local panatrophy）？
4. 硬斑病（morphea）？

关键的辅助检查

皮损组织病理学检查：表皮部分基底层黑色素增加，真皮浅中层部分小血管扩张，胶原纤维未见明显异常。弹力纤维染色：与同年龄同一部位的正常对照者的组织病理象相比，弹力纤维形态异常，多数断裂，呈扭曲状。

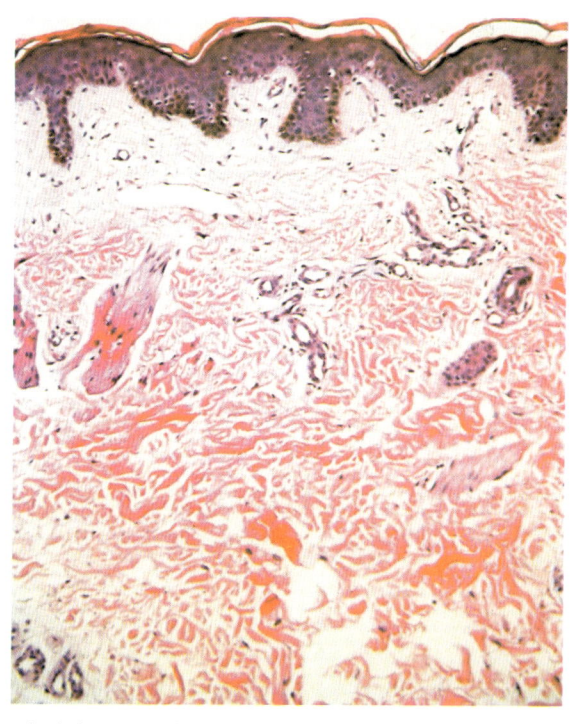

部分表皮突延伸，基底层黑色素增多，真皮浅中层部分小血管扩张（HE×100）

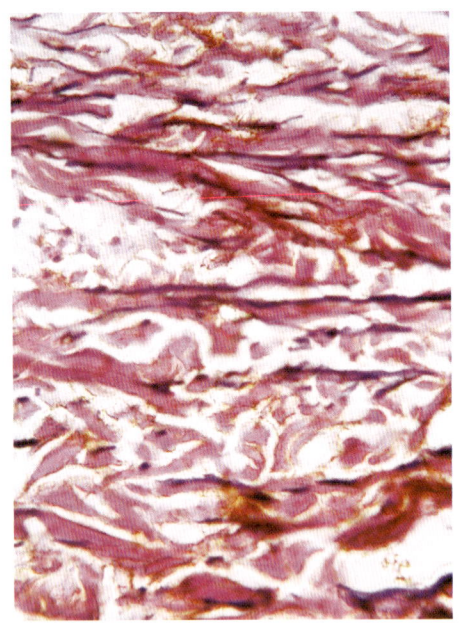

弹力纤维染色：正常对照（HE×400）

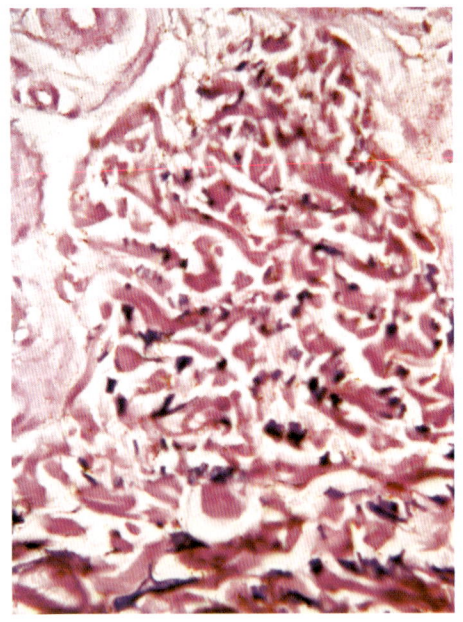

弹力纤维染色：患者皮损显示弹力纤维形态异常、断裂，呈扭曲状（HE×400）

最终诊断　进行性特发性皮肤萎缩

诊断依据

1. 红褐色大斑片。
2. 境界清楚。
3. 柔软，松弛。

治疗方法　诊断明确后建议患者行整形手术治疗。

易误诊原因分析及鉴别诊断　临床上萎缩性皮肤病较为复杂，本例患者皮疹表现为褐红色大斑片，因为病期不长，没有出现明显的凹陷，但局部柔软和松弛的特征足以提供诊断依据。本病需要与有关疾病鉴别。

1. 斑状萎缩　皮疹多为直径1cm以内的淡色丘疹，柔软，触之有疝囊样感觉。
2. 限局性全层萎缩　表现为皮肤、皮下脂肪和肌肉等多层组织的萎缩，凹陷明显，皮下血管明显，无硬化和松弛。
3. 硬斑病　部分皮疹早期外观与此病例类似，但一般浸润明显，质地硬韧。组织学可见灶状炎症和深层胶原束粗大、硬化。

（金星姬　王爱平　朱学骏　涂　平）

病例 132　先天性红细胞生成性卟啉病

临床照片

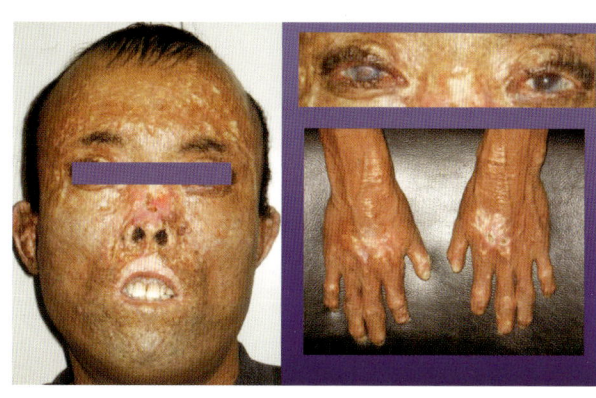

口裂变小，鼻翼萎缩，口周米粒大小肥厚瘢痕。双眼睑外翻，右眼豆粒大翳状胬肉，十指远端指节缩短、变形

一般情况　患者　男，43 岁。

主诉　反复皮疹伴瘢痕形成三十余年。

现病史　5 岁时日晒后 3～4 天，手部出现红斑，瘙痒，并发生水疱，疱液清，米粒至指甲大小，水疱破溃或自行吸收，约十余天创面结痂愈合，余留瘢痕。此后常于每年 6、7 月至 10 月发病，冬春好转，日晒后面部发生苍白、红肿、破溃，可于 1 日左右愈合，余留瘢痕、色素沉着及色素脱失，面部容貌逐渐毁坏。可外出活动。20 岁后手逐渐变形，指甲变形脱落，结膜红三十余年，1 个月来视物不清，在同仁医院诊断为角膜溶化坏死。发病前曾有感冒发热，发病后尿逐渐变红、粉红、鲜红，无膀胱刺激症状，喝啤酒后尿色有所变淡，曾行肾 B 超检查无异常。肝大 20 余年，脾大 4 年，侧卧时常感肝、脾区隐痛。

既往史及家族史　家族无类似病史，兄弟 4 人，其余均健，育一子，体健。

皮肤科检查　一般情况好。面、耳、颈前、手背大量萎缩性瘢痕，伴大面积色素沉着及点片状色素脱失。口周放射状萎缩瘢痕，口裂变小，闭口困难，鼻翼萎缩，鼻孔变小。鼻周、口周散在米粒至豆粒大小的结节状肥厚瘢痕。双眼睑外翻，不能完全闭合，手背、鼻背部有小片红斑及糜烂、溃疡结痂。十指远端指节缩短变形，活动受限。结膜红，结膜、角膜可见豆粒大小溃疡数个。前房有混浊液，右眼有豆粒大小翳状胬肉，牙龈萎缩。头顶发稀少，发际上移，睫毛、眉长而密，络腮胡。所有指甲变形脱落。

实验室检查　血、尿、大便常规正常，肝、肾功能检查正常。

思考

1. 您的初步诊断是什么？
2. 为明确诊断，您认为还需做什么关键检查？

提示　可能的诊断

1. 着色性干皮病（xeroderma pigmentosum）？
2. 卟啉病（porphyria）？
3. 种痘样水疱病（hydroa vacciniforme）？
4. 慢性光线性皮炎（chronic actinic dermatitis）？
5. 红细胞生成性卟啉病（erythropoietic porphyria）？

关键的辅助检查　Wood 灯下牙齿无异色。血涂片荧光检测可见散在荧光阳性红细胞，尿外观为葡萄酒样色，尿液荧光检测呈阳性。用连续分光光度计检测血清及尿吸光谱，发现尿在 380～420nm 有强吸收峰，血清在 390～430nm 有强吸收峰，符合卟啉物质吸收峰范围。

最终诊断　先天性红细胞生成性卟啉病

诊断依据

1. 幼年发病。
2. 光敏明显。

3. 皮疹发生在曝光部位，有水疱、糜烂、溃疡、结痂、萎缩性瘢痕。

4. 血涂片荧光阳性红细胞，血清在 390～430nm 有强吸收峰。

5. 尿为葡萄酒样色，尿液荧光检测呈阳性。在 380～420nm 有强吸收峰。

治疗方法 予大剂量胡萝卜素口服，随访中。

易误诊原因分析及鉴别诊断 红细胞生成性卟啉病是一种罕见的常染色体隐性遗传病，是卟啉病中最严重类型。患者血浆、红细胞、尿液及粪便中均有尿卟啉Ⅰ及粪卟啉Ⅰ。临床主要应与先天性红细胞性原卟啉病和迟发性皮肤卟啉病鉴别。其中主要鉴别点是红细胞生成性卟啉病有红色尿，在血、尿和粪便中均可发现卟啉；而先天性红细胞性原卟啉病中，主要为红细胞中卟啉阳性，尿卟啉阴性；在迟发性皮肤卟啉病中，尿卟啉阳性，血卟啉阴性。目前没有满意的治疗方法，应严格防晒，口服胡萝卜素，输血（2～4 周一次）减少卟啉产生。脾切除可以改善溶血性贫血。本病需要鉴别的疾病有：

1. 着色性干皮病　早期主要表现为曝光部位大量黑子样皮疹，以后不断出现基底细胞癌、日光角化病、鳞状细胞癌以及恶性黑色素瘤等各种皮肤恶性肿瘤。

2. 种痘样水疱病　主要表现为夏季曝光部位小水疱，愈后留有豆状凹陷。一般没有放射状萎缩性瘢痕等皮肤脆性增加的表现。血卟啉阴性。

3. 慢性光线性皮炎　一般成人发病，以曝光部位为主的丘疹、斑块、脱屑，因明显瘙痒可呈苔藓样损害。没有瘢痕样损害。

（赵　邑　杨　勇　涂　平）

第七章　色素障碍性皮肤病

　　色素障碍性皮肤病是指由于黑色素细胞功能及其数目改变而引起皮肤、黏膜颜色异常的一组疾患，包括色素沉着、色素脱失、色素减退。产生的原因较为复杂，多与遗传、内分泌、营养代谢障碍、化学物质、药物、炎症和感染有关。目前色素障碍性皮肤病有增多趋势，严重影响了人们的容貌和身心健康，故对色素障碍性皮肤病的正确诊断和治疗是皮肤科医师应关注和重视的问题。

　　色素障碍性皮肤病按病因分为：

　　一、色素加深性疾病：皮肤颜色可呈现黑色或褐色（黑色素沉着于表皮，如黄褐斑）；呈灰蓝色（黑色素细胞或黑色素沉积在真皮上层，如颧部褐青色痣、文身）；呈青色（黑色素细胞或黑色素沉积在真皮深层，如太田痣、文身）。可见于：

　　（一）黑色素细胞形成色素增多：酪氨酸酶活性及输送黑色素小体能力增强，使黑色素沉着于皮肤所致。

　　1. 遗传性如雀斑、种族性黑皮病、黑棘皮病、特发性多发性斑状色素沉着症。

　　2. 继发性

　　（1）紫外线、X线、温热：如脂溢性角化症、放射性皮炎等。

　　（2）内分泌改变：如妊娠性黄褐斑、阿狄森病、异位ACTH综合征等。

　　（3）炎症后色素沉着：炎症后皮肤中疏基减少，对酪氨酸酶的抑制降低，促进色素生成增加。如色素性玫瑰疹、色素性前麻疹、皮肤磨削术后的色素沉着斑等。

　　（4）接触重金属及化学制剂：如瑞尔黑变病、油彩皮炎等。

　　（5）药物：如药物所致甲黑色素沉着症。

　　（二）黑色素细胞数目增多：包括色素痣、咖啡斑、黑子、颧部褐青色痣、太田痣等。

　　二、色素减退性疾病：皮肤颜色可呈现淡白色（色素减少，如白色糠疹）；呈纯白色（色素脱失，如白癜风）。

　　1. 黑色素转移异常　黑色素小体转输障碍，如花斑癣的病原体马拉色菌可产生壬二酸，抑制酪氨酸酶，干扰黑色素形成；银屑病的角质形成细胞分裂及脱落加快，黑色素小体没有充分时间进入角质形成细胞；湿疹表皮细胞内水肿，以上均可使角质形成细胞吞噬黑色素颗粒减少，使损害局部色素减少。此外，还有麻风、外阴白色病变、白色糠疹、炎症后色素减退斑等。

　　2. 酪氨酸及酪氨酸酶的异常往往是遗传性疾病，如白化病、苯丙酮尿症等。

　　3. 黑色素细胞数目减少如白癜风、斑驳病。

　　对色素障碍性皮肤病，临床医生可从以下思路进行诊断：

　　临床上首先根据皮肤颜色变化，如呈褐色、黑色、灰蓝色或青色，考虑为色素沉着性皮肤病；

　　皮肤颜色较正常皮肤变浅，呈浅白色或纯白色为色素减退性疾病。再结合询问病史、病程长短、为先天或后天、有无家族遗传史、有无理化因素接触史，最后结合各个疾病个性、组织病理及必要的实验室检查即可做出正确诊断。

　　本章所涉及的由黑色素细胞功能及黑色素生成异常所造成的皮肤病除具有一定共性外，仍有不同个性及特征，将在各个病种中详述。

（邹勇莉　何　黎）

病例 133　双侧太田痣

临床照片

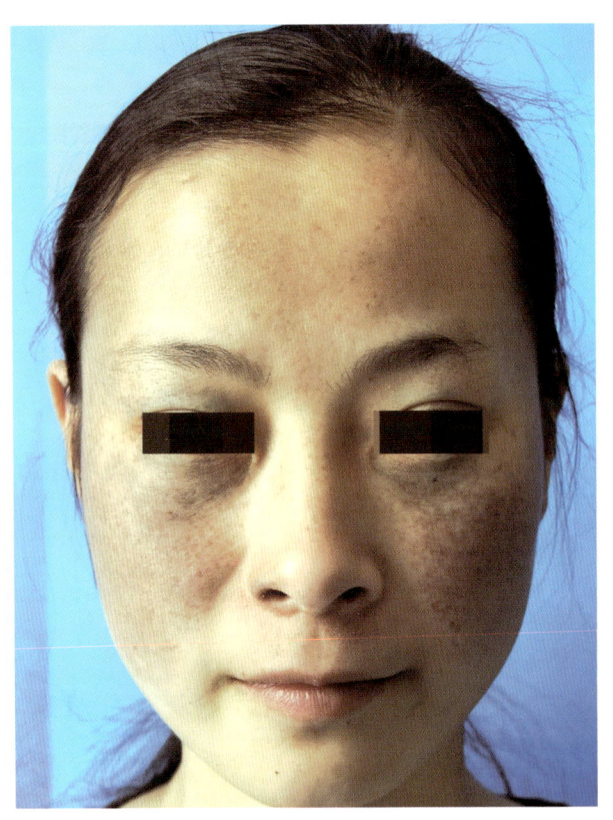

双侧颜面部褐青色斑

一般情况　患者　女，22 岁。

主诉　面部褐青色斑 22 年。

现病史　患者出生后双侧下眼睑见甲盖大小淡青色斑，家长以为瘀血所致，未诊治，2 岁后该处颜色明显加深，渐扩展至额、上眼睑、鼻部、面颊、鼻翼，巩膜处亦出现小片状蓝色斑片，患者无自觉症状。

既往史　既往体健，家族中无遗传病史及类似病史患者。

体格检查　生命体征平稳，系统检查无异常。

皮肤科检查　面部褐青色斑，界清，以鼻梁为中心对称分布于前额、面颊、鼻部，皮损以眶周颜色最深，双侧眼巩膜呈黑褐色。

实验室检查　血、尿常规及肝、肾功能正常。

思考
1. 您的初步诊断是什么？
2. 为明确诊断，您认为还需做什么关键检查？

提示　可能的诊断
1. 双侧太田痣（Naevus of ota）？
2. 颧部褐青色痣（zygomaticofacial naevus fusco-ceruleus）？
3. 黄褐斑（melasma）？

关键的辅助检查

组织病理：表皮大致正常，基底层黑色素增多，真皮中层胶原纤维束间菱形、树枝状和星状黑色素细胞。

最终诊断　双侧太田痣

诊断依据
1. 年龄、病史　自幼发病，皮损逐渐加深。
2. 皮损部位　病变位于颜面部。
3. 皮损特点　边界清楚的褐青色斑，双侧眼巩膜呈黑褐色。
4. 组织病理　符合太田痣改变。

治疗方法　Q 开关激光治疗。

易误诊原因分析及鉴别诊断　太田痣多发于单侧颜面的上下眼睑、颧部及颞部，偶发于两侧颜面，约 2/3 的患者同侧巩膜蓝染，上腭及颊黏膜也可受累，分布限于三叉神经第一、第二支所支配的区域，皮损通常为斑状，偶见结节，可为褐色、青灰、蓝、黑等色，褐色素沉着多为网状或地图状，而蓝色色素沉着较为弥漫。一般认为太田痣的发生是由于胚胎发育期黑色素细胞向表皮移动时，未能穿过真

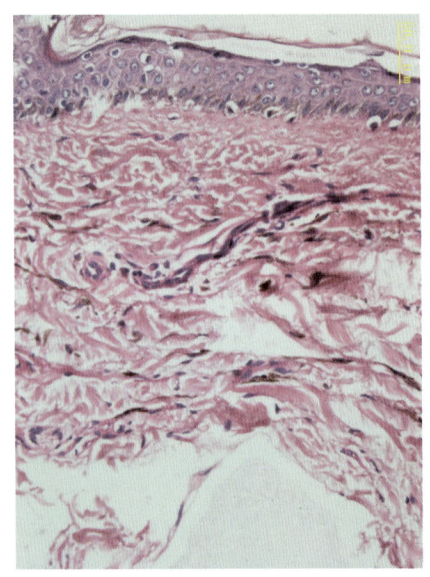

真皮中部胶原纤维束间菱形、树枝状和星状黑色素细胞（HE ×200）

皮与表皮之交界，停留于真皮延迟消失所致，属先天性皮肤病，组织病理主要表现为真皮中部黑色素细胞聚集，可累及真皮上部，偶及皮下，散布于胶原束间。

太田痣并不是临床上少见疾病，但双侧太田痣仅占10%，发病率较低，由于皮损为灰青色斑点发生于女性双侧颜面部，如对皮损表现以及病史了解不够，临床医生只注意到黄褐斑的诊断及治疗，缺乏对太田痣的全面认识，特别是没有细致观察皮损的形态、颜色及组织学的改变，容易将双侧太田痣误诊为黄褐斑，给患者外搽去斑药物，不仅不会收到好的治疗效果，同时还拖延了病程。另外1987年以前，学者们都认为颧部褐青色痣就是太田痣，实际上它们是不同的疾病，需加以鉴别。

1. 颧部褐青色痣　好发于16~40岁女性，临床上主要特点发生于颧及颞部对称分布的、直径5~7mm左右的黑灰色斑点，斑点之间可见正常皮肤，眼、口腔黏膜无损害，患者也没有任何自觉症状，部分患者有家族史。由于其是一种后天性疾病，皮疹为斑点，无眼、口腔黏膜损害，临床上易鉴别，病理可见噬黑色素细胞主要分布于真皮上部。

2. 黄褐斑　又名肝斑，女性多见，是一种常见的发生于面部的后天性色素沉着性皮肤病，发生于日晒部位，并于日晒后加重。临床表现为淡褐色斑片，对称分布于额、眉、颊、鼻及上唇等部位，皮损色素程度较为一致，是一种黄褐色斑片，中央无正常皮肤。由于其发病时间、皮疹的颜色与太田痣有明显差异，临床上易鉴别。

（杨　智　王红兵　何　黎）

病例 134　色素性扁平苔藓

临床照片

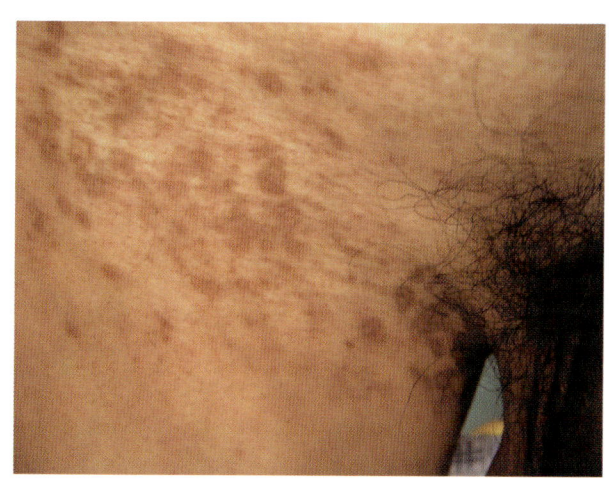

大腿根部暗褐色斑疹

一般情况　患者　男，42岁，农民。

主诉　双侧腋窝、腹股沟暗褐色斑疹伴瘙痒1年。

现病史　患者1年前无明显诱因双侧腋窝、腹股沟开始出现散在分布的少量暗红色斑疹，无疼痛，伴瘙痒。皮疹数量不断增多，部分红斑消退，渐形成大小、形状不一的暗褐色斑疹。曾于当地医院就诊（具体诊断及治疗不详），疗效不佳。自发病以来，患者精神、饮食、睡眠好，二便正常。

既往史　平素体健，否认药物过敏史。家族中无类似病史。

体格检查　一般情况良好，生命体征平稳，各系统检查未见明显异常。

皮肤科检查　双侧腋窝、大腿根部及腹股沟见散在分布米粒至甲壳大小暗褐色斑疹，形状、大小不一，散在、对称分布，上有鳞屑。

实验室检查　血、尿常规及肝、肾功能检查均正常。

思考

1. 您的初步诊断是什么？
2. 为明确诊断，您认为还需做什么关键检查？

提示　可能的诊断

1. 色素性玫瑰糠疹（pityriasis rosea pigmentosus）？
2. 色素性扁平苔藓（lichen planus pigmentosus）？

3. 黑变病（melanosis）？

4. 特发性多发性斑状色素沉着症（pigmentation maculosa multiplex idiopathica）？

关键的辅助检查

组织病理：表皮角化过度，颗粒层增厚，棘层不规则变薄，皮突消失，基底细胞明显液化变性，真皮浅层血管扩张，管周大量淋巴细胞呈带状浸润，散布色素颗粒及噬黑色素细胞。

最终诊断 色素性扁平苔藓

诊断依据

1. 皮损部位 皮损分布于躯干及四肢近端。

2. 皮损特点 散在分布米粒至甲壳大小暗褐色斑疹，形状、大小不一，孤立、对称分布，部分中央萎缩，边缘稍隆起。

3. 自觉症状 瘙痒。

4. 组织病理 符合扁平苔藓组织病理改变。

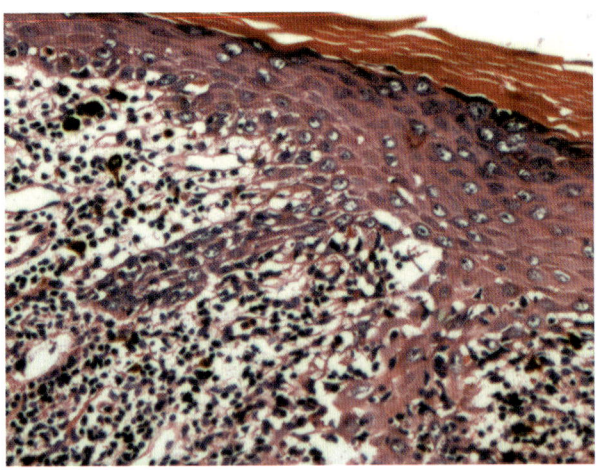

颗粒层增厚，基底细胞明显液化变性，真皮大量淋巴细胞带状浸润，伴色素失禁（HE×200）

治疗方法 口服泼尼松片 10mg，3 次/日；羟基氯喹 0.1g，2 次/日；氯雷他啶片 10mg/d；局部外用糠酸莫米松乳膏，2 次/日。两周后，患者皮损较前明显消退，瘙痒症状消失。目前此患者仍在随访中。

易误诊原因分析及鉴别诊断 色素性扁平苔藓为扁平苔藓的一个亚型，临床上表现为灰色边界不清的斑疹，对称分布于胸、背部以及四肢，可有或无典型的扁平苔藓皮损，可伴瘙痒。疾病初期因有短期的炎症反应，皮损发红，进入非炎症退化期，色素逐渐加深。色素性扁平苔藓的诊断主要根据皮疹特点、慢性经过及特征性的组织病理改变。本病需加以鉴别：

1. 色素性玫瑰糠疹 此病有与玫瑰糠疹皮损分布大致相同的棕灰或青灰色斑，表现为表皮下层尤其是基底层的色素增多，和真皮浅层轻度的单一核细胞浸润，而无基底细胞液化和 Civatte 小体。

2. 黑变病 大多数病例有接触煤焦油及其衍生物（如化妆品中的某些成分）和日晒史，皮损为褐色或蓝黑色斑，多见于日光暴露部位。组织病理：早期基底层点状液化变性，真皮血管周围少量炎性细胞浸润，并可见较多噬色素细胞。晚期表皮趋向正常，炎性浸润消失。

3. 特发性多发性斑状色素沉着症 好发于躯干和四肢非暴露部位，为多发性色素斑，界不清。色素斑为青灰色或棕灰色，一般无自觉症状。组织病理见表皮下层黑色素颗粒增加，真皮上部有嗜黑色素细胞及单一核细胞浸润。无基底细胞液化、变性等改变。

（王红兵 郑博文 何 黎）

病例 135 肥胖性黑棘皮病

临床照片

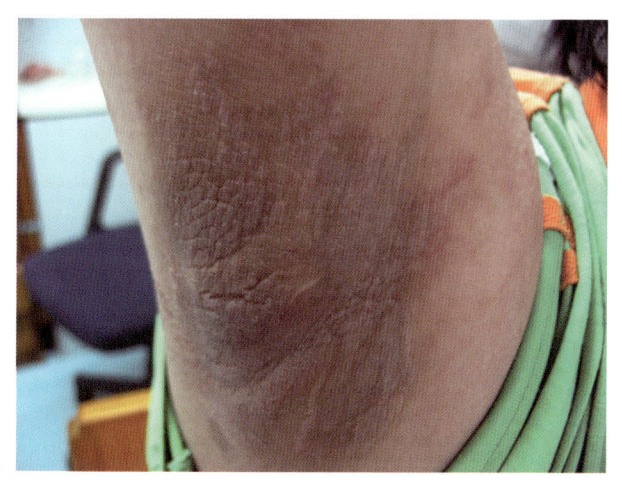

双侧腋窝黑褐色天鹅绒样疣状斑块

一般情况 患者 女，20岁，学生。

主诉 双侧腋窝黑褐色斑片伴皮肤增厚、痒3年。

现病史 患者自14岁起体重明显增加，每年增加约7公斤，体重明显较同龄人重。3年前，无明显诱因出现双侧腋窝部的黑褐色斑片，天热时稍有瘙痒。患处皮肤渐增厚，面积扩大，色素加深。自述气温升高时症状加重。初期未行诊治，后皮损渐缓慢增多。并出现增生性皮损，部分呈疣状，触之如天鹅绒样，伴有明显的色素加深。一年前在外院诊断为"黑棘皮病"，给予治疗（具体不详），疗效不佳，求诊治而入我院。

既往史及家族史 无特殊。

体格检查 身高156cm，体重82.5 kg，肥胖体型，系统体格检查无特殊。

皮肤科检查 双侧腋窝处见疣状增生性损害，呈天鹅绒样，触之柔软，颜色呈褐色或黑褐色。

实验室检查 三大常规无异常，胃镜、B超未见异常。

思考

1. 您的初步诊断是什么？
2. 为明确诊断，您认为还需做什么关键检查？

提示 可能的诊断

1. 恶性黑棘皮病（malignant acanthosis nigricans）？
2. 肥胖性黑棘皮病（acanthosis nigricans）？

关键的辅助检查

1. 组织病理 角化过度，乳头瘤样增生，棘层肥厚，基底层色素增加，真皮轻度炎性细胞浸润。
2. 血脂检查 甘油三酯 3.02 mmol/L，余正常。空腹血糖及餐后2小时血糖、女性激素6项及甲状腺功能均无异常。

最终诊断 肥胖性黑棘皮病

诊断依据

1. 年龄、性别、病程 年轻女性，病程3年。
2. 诱因 发病前体重明显增加，体型肥胖。
3. 皮损部位 发生于双侧腋窝。
4. 皮损特点 黑褐色天鹅绒样疣状增生性损害。
5. 组织病理 符合黑棘皮病。

角化过度，棘层肥厚，乳头瘤样增生，基底层色素增加（HE ×40）

治疗方法 减肥，控制饮食，加强体育锻炼，10%水杨酸软膏及维A酸软膏交替外用。

易误诊原因分析及鉴别诊断 黑棘皮病是一种少见的皮肤病，主要表现为皮肤色素增加，呈天鹅绒样增厚，有角化过度及疣状增殖。其病因不清，可能与遗传、肿瘤、内分泌有关。患者有胰岛素抵抗现象，肥胖常为胰岛素抵抗的重要因素。黑棘皮病皮损的出现可早于糖尿病，有人建议把黑棘皮病视为非胰岛素依赖性糖尿病的线索。此病分为八型：良性黑棘皮病、肥胖性黑棘皮病（又称假性黑棘皮病）、症状性黑棘皮病、恶性黑棘皮病、肢端黑棘皮病、单侧性黑棘皮病、药物性黑棘皮病、混合型黑棘皮病。

临床工作中除了由于对本病认识不足可造成误诊外，一般诊断不难。对于黑棘皮病，除了临床诊断及皮损的处理以外，我们应该注意其可能的伴发疾病或潜在疾病。不能只注重皮肤损害而忽视系统疾病。对于肥胖患者出现的黑棘皮病，我们应该注意其监测有无多毛症状、有无糖尿病及胰岛素抵抗、有无性激素的异常等实验室检查异常，以判断是否为单纯的肥胖性黑棘皮病（假性黑棘皮病），还是症状性黑棘皮病（A型或B型）。如为后者，应明确其潜在疾病，请相应专科进行治疗；如为单纯的肥胖性黑棘皮病，由于肥胖常为胰岛素抵抗的重要因素，应观察有无糖尿病及高胰岛素血症，以便及时治疗。而对于黑棘皮病本身，不需特别处理，只需进行积极的体育锻炼、减肥、控制饮食，随着体重下降，黑棘皮病也会随之而愈。如无糖尿病及胰岛素抵抗，则应对患者进行健康教育，改变其不健康的生活方式、限制过多热量的摄入、加强运动、控制体重，以防止2型糖尿病的发生。

同时假性黑棘皮病需与其他类型的黑棘皮病鉴别：

1. 良性黑棘皮病　见于婴儿及儿童，皮损轻，很少累及四肢及黏膜，青春期后缓解。
2. 肢端黑棘皮病　见于成人，皮损局限于手背及足背部。
3. 单侧性黑棘皮病　见于各个年龄段，皮损像斑痣样，单侧分布，且为常染色体遗传病。
4. 症状性黑棘皮病　见于各个年龄段，皮损轻，很少累及四肢及黏膜，而且常有伴发的其他综合征表现。
5. 药物性黑棘皮病　见于各个年龄段，皮损轻，停药后完全消失。
6. 恶性黑棘皮病　好发于中老年人，发展迅速，皮损严重，四肢、黏膜常受累，色素深，常有瘙痒。皮损常由肿瘤诱发。

（张　韡　刘彤云　王红兵　何　黎）

病例136　先天性巨型黑色素细胞痣

临床照片

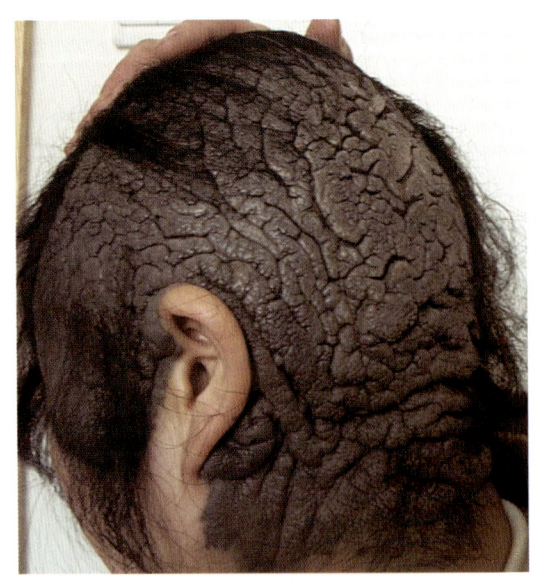

头皮黑色凹凸不平的脑回状斑块

一般情况　患者　女，39岁，无业。

主诉　左侧头皮黑色皮疹39年。

现病史　患者出生时即发现部分左侧头皮呈黑色，逐渐增大形成斑块，表面凹凸不平，约半个头皮大小，无自觉症状。2002年5月发现枕部结节，约1.5cm大小。我院病理活检提示痣细胞团。2003年10月枕部同一部位再次出现皮下结节，性质同前，渐增大。患者自起病以来，无畏寒、发热，饮食、睡眠、二便正常，精神尚可。

既往史及家族史　家族中无类似病史，父母体健。

体格检查　系统检查无异常。

皮肤科检查　头皮左侧呈黑色凹凸不平，似脑回状，约半个头皮大小。无头发，仅有少量的黑色短粗毛。枕部见一2cm大小的结节，质硬，界清，可推动，无压痛。

实验室检查　血、尿、大便常规正常，肝、肾功能检查正常。

思考

1. 您的初步诊断是什么？
2. 为明确诊断，您认为还需做什么关键检查？

提示　可能的诊断

1. 恶性黑色素瘤（malignant melanoma）？
2. 色素性基底细胞癌（pigmented basal cell carcinoma）？
3. 先天性巨型色素痣（congenital giant pigmented nevus）？

关键的辅助检查

组织病理：真皮内可见大小不等、形状不一的痣细胞巢，由上皮样细胞及基底样细胞组成，细胞分化良好，未见明显异型性，痣细胞巢内均有较多色素颗粒。

最终诊断　先天性巨型黑色素细胞痣

诊断依据

1. 发病年龄　自幼发病。
2. 皮损特点　头皮左侧呈黑色凹凸不平，似脑回状，约半个头皮大小，无头发，仅有少量的黑色粗毛。枕部见一2cm大小的结节，质硬，界清，可推动，无压痛。
3. 家族史　无类似疾病史。
4. 组织病理　符合先天性巨形色素痣改变。

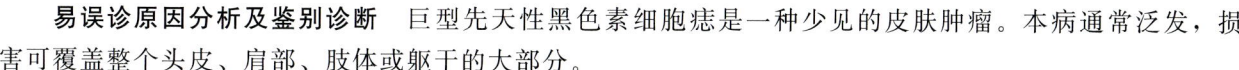

真皮内多数痣细胞巢，巢内较多色素颗粒（HE×40）

治疗方法　未治疗。

易误诊原因分析及鉴别诊断　巨型先天性黑色素细胞痣是一种少见的皮肤肿瘤。本病通常泛发，损害可覆盖整个头皮、肩部、肢体或躯干的大部分。

临床表现为深褐色斑块，稍隆起，表面不规则，有小乳头状突起，有黑色的粗毛，外形奇特，界限清楚，质地柔软，有浸润感，外周可见许多散在的卫星状损害。临床诊断不难。病理变化可表现为三种形态：混合痣或皮内痣、神经痣以及蓝痣。部分痣细胞团块向下伸展较深，有时可达皮下脂肪层。少数并发颅内黑色素细胞增多症。此种痣位于脊柱部位时，可合并有脊柱裂。位于肢体时，其深部组织可发生增生或萎缩。有的痣可合并血管痣、脂肪瘤或神经纤维瘤。本病恶变率较高（约10%），而且死亡率高，为了预防恶变，因此应尽可能完全切除巨大色素痣，并行自体皮移植，亦可先在损害旁植入扩张囊，定期注水，待适当时机切除巨大痣，利用扩张的皮片缝合创面。本例患者头部皮损手术切除困难，而且枕部反复发生结节状皮损，应定期随访，根据条件选择适当手术。本病还需要与以下疾病鉴别：

1. 恶性黑色素瘤　恶性黑色素瘤多起源于真皮和表皮交界处，瘤细胞增生可穿破基底膜侵入真皮，表皮突似被牵引而不规则伸长。瘤细胞巢具有结构及细胞异型性。
2. 色素性基底细胞癌　基底细胞癌系起源于表皮或皮肤附属器的基底样细胞，可向多方向分化，癌细胞似基底细胞，呈卵圆或梭形，胞核深染，胞浆少，胞界不清楚。色素性基底细胞癌黑色素丰富。

（彭少文）

病例 137　斑点状簇集性色素痣

临床照片

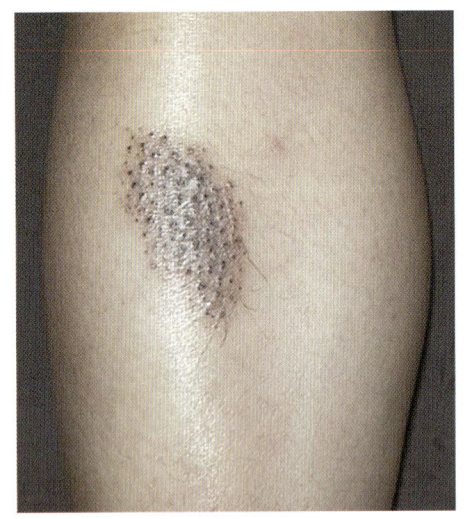

右胫前界限清楚的淡黑褐色斑、黑色毛囊性丘疹

一般情况　患者　女，25岁，公司职员。

主诉　右小腿伸侧黑褐色斑二十余年，渐增大。

现病史　患者出生后右小腿伸侧就有一蚕豆大小的黑斑，无痛痒，随年龄增长皮损渐增大，颜色变淡，并于表面长出毳毛。院外未进行治疗。

既往史　患者既往体健，父母非近亲结婚，家族中无相同疾病史。

系统检查　一般情况良好，全身浅表淋巴结不肿大，各系统检查无异常。

皮肤科检查　右侧胫前可见一约 3×6cm 大小、界限清楚的淡黑褐色斑，长轴与下肢平行，中央可见均匀分布粟粒大小的黑色毛囊性丘疹，丘疹不融合，触之坚实而粗糙，其上毛囊口扩大，可见毳毛穿过。皮损周边色素斑点颜色渐变淡，呈浅褐色毛囊一致性斑点，皮损间有正常皮肤，似金钱豹样外观。

实验室检查　血、尿、大便常规正常，肝、肾功能正常。

思考
1. 您的初步诊断是什么？
2. 为明确诊断，您认为还需做什么关键检查？

提示　可能的诊断
1. 斑痣（nevus spilus）？
2. 黑头粉刺痣（nevus comedonicus）？
3. 色素性毛表皮痣（nevus becker）？

关键的辅助检查

组织病理：表皮轻度角化过度，表皮突伸长，真皮中、上部可见较多大小不等的痣细胞团，主要分布于毛囊、皮脂腺周围。痣细胞分化良好，大部分呈上皮样，部分呈梭形改变；真皮浅层血管周围有较多的淋巴细胞、组织细胞和噬色素细胞浸润。

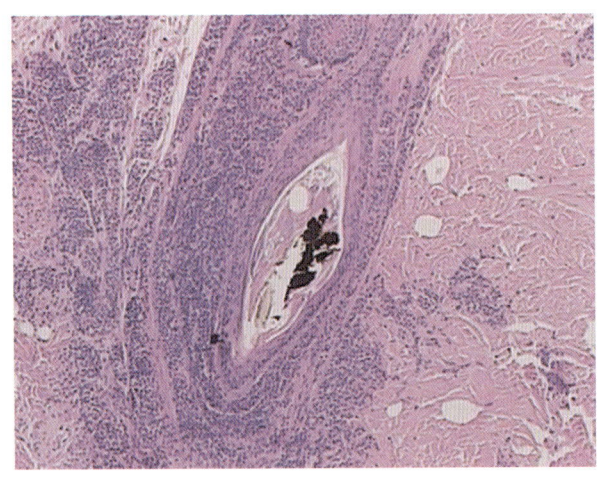

真皮中、上部毛囊周围痣细胞团（HE ×40）

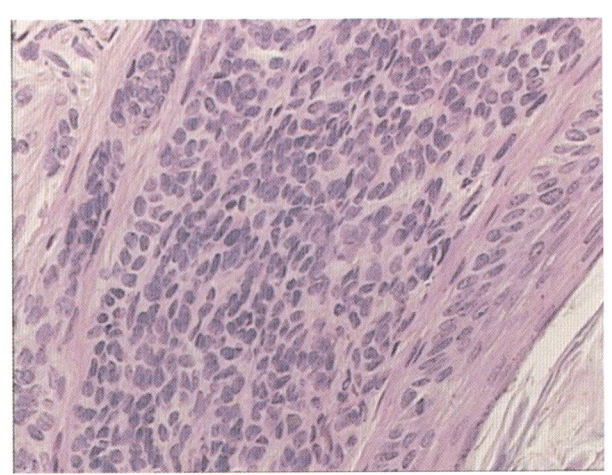

痣细胞团分化良好，呈上皮样或梭形（HE ×200）

最终诊断 斑点状簇集性色素痣

诊断依据

1. 病史及病程　出生即有，缓慢发展。
2. 皮损特点　表现为密集排列的褐色至黑色丘疹，无自觉症状。
3. 组织病理　表现为皮内痣，可以是以小汗腺为中心或是以毛囊为中心。

治疗方法 手术切除。

易误诊原因分析及鉴别诊断 斑点状簇集性色素痣为先天性色素痣的一种特殊类型。临床上较少见，主要表现为密集排列的褐色至黑色丘疹，组织病理学表现为皮内痣，可以是以小汗腺为中心或是以毛囊为中心。临床上该病应注意和斑痣、黑头粉刺痣及色素性毛表皮痣鉴别。

1. 斑痣　又称斑点状黑子样痣，通常为先天性，为直径 1~20cm 或更大的淡褐色或棕色斑片，其表面有多数 1~6mm 大小的深褐色或黑色斑疹或丘疹，淡褐色斑片处病理改变与单纯性黑子相似，黑色斑疹或丘疹处可见交界痣或复合痣改变。

2. 黑头粉刺痣　临床表现有明显特点，皮损常由单侧线状或带状排列的扩大毛孔组成，中央有黑色角栓，类似粉刺，损害持久；病理上表皮向下凹陷明显，其中充满角栓，毛囊漏斗呈壶样扩张。

3. 色素性毛表皮痣　也称 Becker 痣，较常见，表现为一不规则的斑状色素沉着，其中心部皮肤纹理稍粗厚，可有粗毛，病理上表皮增厚，轻微角化过度，基层和棘细胞层色素沉着增加，但黑素细胞数量正常。

（翟志芳　杨希川　叶庆佾）

病例 138　遗传性对称性色素异常症

临床照片

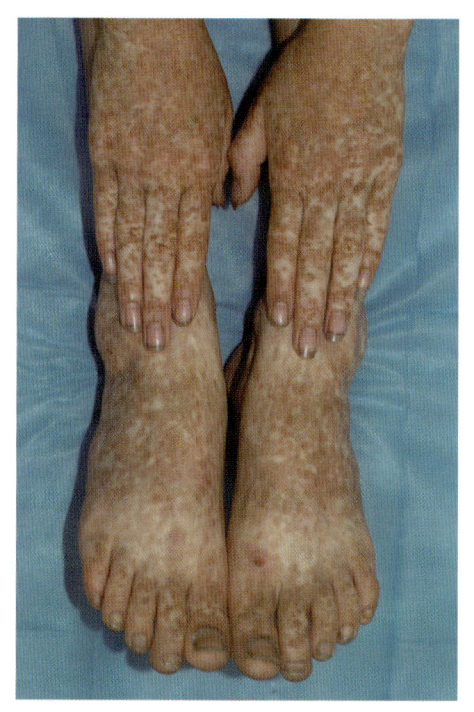

双手、足背网状黄褐色斑点，伴色素减退斑

一般情况　患者　女，22 岁，农民。

主诉　双手、足背皮肤色素异常 16 年。

现病史　患者无明显诱因 6 岁开始双手、足背出现散在针尖至黄豆大黄褐色斑点，逐渐扩大融合成网状，以后手、足背黄褐色斑点间间杂出现色素减退斑，无明显自觉症状。曾在当地医院诊断为"白癜风"。患者自起病以来，饮食、睡眠、二便、精神均正常。

既往史及家族史　既往体健，患者母亲有类似病史。

体格检查　一般情况好，各系统检查未见异常。

皮肤科检查　双手、足背对称性网状针尖至黄豆大黄褐色斑点，间杂色素减退斑。

实验室检查　血、尿、大便常规正常，肝、肾功能检查正常。

思考

1. 您的初步诊断是什么？
2. 为明确诊断，您认为还需做什么关键检查？

提示　可能的诊断

1. 遗传性对称性色素异常症（dyschromatosis symmetrica hereditaria）？
2. 网状肢端色素沉着症（reticulate acropigmentation of kitamura）？
3. 着色性干皮症（xeroderma pigmentosa）？
4. 网状色素性皮病（dermatopathia pigmentosa reticularis）？

关键的辅助检查

实验室检查：尿17-羟皮质类固醇、血浆皮质醇、ACTH兴奋试验、促甲状腺激素、T_3、T_4、FT_3、FT_4水平均无异常；血、尿砷及重金属量检测均正常。

最终诊断 遗传性对称性色素异常症

诊断依据

1. 病史及病程 自幼发病，病史16年。
2. 家族史 患者母亲有类似皮损。
3. 皮损特点 双手、足背网状针尖至黄豆大黄褐色斑点，间杂出现色素减退斑。
4. 尿17-羟皮质类固醇、血浆皮质醇、ACTH兴奋试验，TSH、T_3、T_4、FT_3、FT_4水平均无异常；血、尿砷及重金属量检测均正常。

治疗方法 无有效治疗方法。

易误诊原因分析及鉴别诊断诊断 遗传性对称性色素异常症亦称为土肥肢端色素沉着症，是一种罕见的常染色体显性遗传性皮肤病，该病可累及各个种族人群，在亚洲人中较为常见。临床主要特征是婴儿期或儿童期发病，四肢伸侧尤其是手、足背的对称性色素减退及色素沉着斑，少数可伴有面部雀斑样损害，严重者雀斑样损害可泛发至全身。遗传性对称性色素异常症临床上虽不常见，但表现具有特征性。由于对本病临床特点认识不足，询问病史不全面，当地医院医生诊断本例患者为"白癜风"。实际上，该患者临床表现典型：有明确的家族史，肢端既有色素减退斑又有色素沉着斑。本例提醒我们皮肤科医生应充分认识到询问病史及查体的重要性，切忌粗枝大叶。本病致病基因为ADAR基因，又称DSARD基因。本病需要与其他网状色素异常性皮肤病相鉴别。

1. 网状肢端色素沉着症 为四肢末端背侧的雀斑样色素沉着斑，在桡侧部位尤其明显且稠密。色素斑较正常皮肤稍凹陷，而与皮沟一致，无色素减退斑。分布常较广泛，可累及掌跖及躯干等处。
2. 网状色素性皮病 为常染色体显性遗传性皮肤病，表现为网状色素沉着斑、非瘢痕性脱发及甲营养不良三联征。色素斑常稍有凹陷，以躯干部最明显。

（汪 盛 王 琳）

病例139 疣状表皮发育不良（花斑癣型）

临床照片

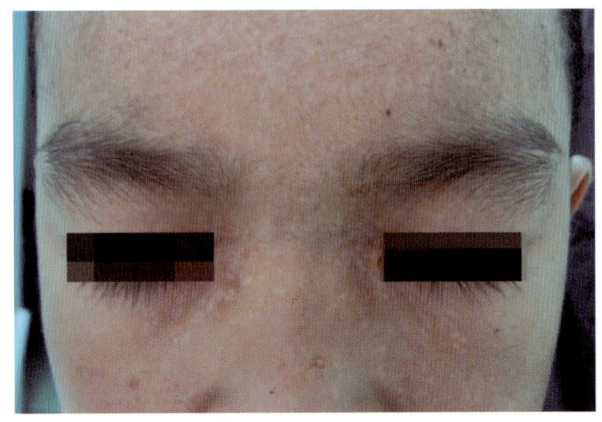 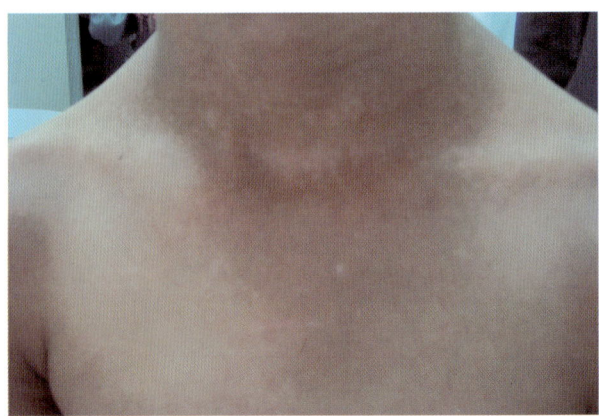

额面、颈项、前胸形态不规则的色素减退、色素沉着斑

一般情况 患者 男，11岁，学生。

主诉 额部、颈项、前胸色素异常9年。

现病史 患者9年前无明显诱因于前额部出现米粒至黄豆大小的类圆形扁平丘疹，大多数皮疹为色素减退，皮疹间出现不规则的色素沉着。无自觉症状，以后皮疹不断增多、扩展，于眼睑、鼻根周围、颈部、前胸均出现类似皮损，部分皮疹融合成片，曾在当地医院就诊（诊治情况不详），效果不明显。

既往史及家族史 家族中无类似病史，父母健在。

体格检查 一般情况好，智力正常，系统检查无异常发现。

皮肤科检查 前额、眼睑、鼻根周围、颈项、前胸可见米粒至黄豆大小的类圆形或不规则形的色素减退性斑丘疹，上覆有少许糠秕状细小鳞屑，皮损稍高出皮肤，间有不规则的色素沉着斑。掌、跖、指甲未见异常。

思考

1. 您的初步诊断是什么？
2. 为明确诊断，您认为还需做什么关键检查？

提示 可能的诊断

1. 花斑癣（pityriasis versicolor）？
2. 扁平苔藓（lichen planus）？
3. 疣状表皮发育不良（花斑癣型）（epidermodysplasia verruciformis）？

关键的辅助检查

1. 组织病理 表皮网篮状角化过度，颗粒层和棘层浅层有较多空泡状细胞，棘层中部部分细胞肿胀，胞质呈蓝灰色，真皮浅层小血管周围少许淋巴细胞浸润。

2. 真菌镜检 刮取前额部皮损鳞屑镜检示真菌阴性。

3. 其他 由于本患者为门诊患者，未复诊，未能做进一步的HPV感染检查。

最终诊断 疣状表皮发育不良（花斑癣型）

诊断依据

1. 病史及病程 患者自幼发病，病程9年，长期不消退。

2. 皮损特点 弥漫的不规则色素减退性斑丘疹，上覆少许细小的糠秕状鳞屑。

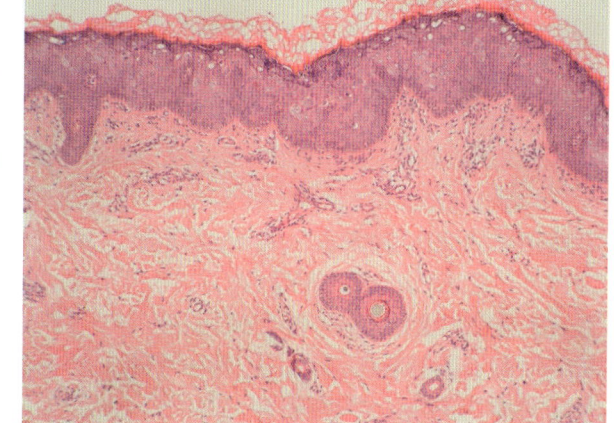

网篮状角化过度，表皮中上部有较多空泡状细胞，部分棘细胞肿胀，胞浆蓝灰色（HE ×100）

3. 病理组织 符合疣状表皮发育不良改变。

治疗方法 本病目前尚无满意的治疗方法。可用聚肌胞注射液肌内注射，每次4ml，每周两次，据报道异维A酸联合他扎罗汀凝胶治疗本病有一定疗效。本患者未及时复诊，自动放弃治疗。

易误诊原因分析及鉴别诊断 疣状表皮发育不良是由Lewandowsky和lutz于1922年首先报道，以往认为是一种遗传疾病，但通过免疫、病理、电镜及分子生物学分析证实为人乳头瘤病毒（HPV）感染所致。至今已分离出HPV亚型包括1、2、3、4、7、9、10、12、14、15、17～25、36～38、46、47及50型，主要是HPV-3、5、8。疣状表皮发育不良患者约1/3以上有家族史，多自幼发病，说明感染与患者的遗传素质密切相关。临床主要表现为良性、泛发性米粒至黄豆大扁平疣样或寻常疣样损害，质地坚硬。少数患者可见花斑癣样或棕红斑块性损害，其暴露部位的损害有发生癌变的高风险性。根据患者的皮损表现为色素减退斑丘疹，上覆少许细小的糠秕状鳞屑，密集分布，结合真菌镜检阴性及皮损病理检查，疣状表皮发育不良（花斑癣型）诊断明确。

疣状表皮发育不良是一种少见的皮肤疾病，此患者皮损表现为花斑癣样，更为罕见，且未能提供家族类似病史，加上临床医师可能未行必要的相关辅助检查如真菌镜检及皮损病理检查，容易误诊，由于其有发生癌变的可能性，应该引起高度警惕。本病需与以下疾病鉴别：

1. 花斑癣　多发于青壮年，皮损为色素沉着或色素减退斑，上覆少许细糠状鳞屑，好发于皮脂腺丰富的部位如胸、背、腋窝、腹部。常持续数年，冬轻夏重，真菌镜检和培养可见孢子和菌丝。

2. 扁平苔藓　为紫红色丘疹，有瘙痒，常合并明显的黏膜损害，病理改变较具特征性。

（胡念芳　李　利　王　琳）

病例 140　色素性扁平苔藓样药疹

临床照片

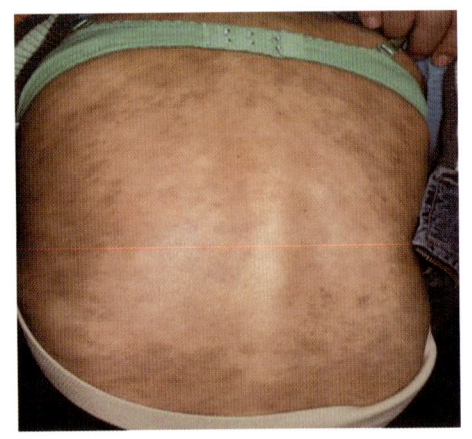

躯干黑褐色斑片

一般情况　患者　女，36岁，职员。

主诉　躯干黑褐色斑伴痒1年余。

现病史　患者于1年前因血压升高（不详）服用"卡托普利"后躯干出现皮疹伴瘙痒。曾自服氯苯那敏1片，每日3次，效果不明显，躯干部持续留有色素沉着斑。患者发病来，无发热，饮食、睡眠、二便正常，精神尚可。

既往史及家族史　既往无特殊。家族中无类似病史，父母体健。

体格检查　生命体征平稳，心、肺检查无异常。

皮肤科检查　躯干黑褐色、褐青色色素沉着斑，弥漫分布。

实验室检查　血尿常规及肝、肾功能均正常。

思考

1. 您的初步诊断是什么？
2. 为明确诊断，您认为还需做什么关键检查？

提示　可能的诊断

1. 色素性荨麻疹（urticaria pigmentosa）？
2. 扁平苔藓样药疹（lichen planus-like drug eruption）？
3. 特发性多发性斑块状色素沉着症（idiopathic multiple pigmented spots fast-like disease）？

关键的辅助检查

组织病理：表皮棘层无明显增厚和萎缩，基底层液化变性，真皮浅层色素轻度失禁，血管扩张，管周少量炎性细胞浸润。

最终诊断　色素性扁平苔藓样药疹

诊断依据

1. 病史及病程　发病前曾服用卡托普利，躯干皮疹伴痒1年余。
2. 皮损特点　躯干黑褐色斑疹，弥漫分布。

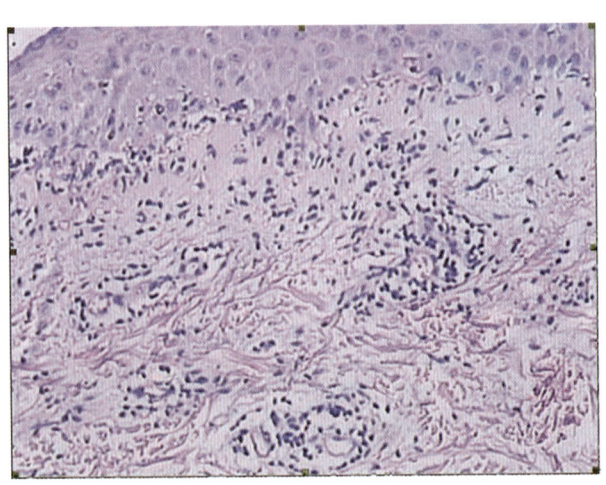

基底层液化变性，真皮浅层色素轻度失禁，血管扩张，管周少量炎性细胞浸润（HE ×100）

3. 组织病理 表皮、棘层无明显增厚和萎缩，基底层液化变性，真皮浅层色素轻度失禁，血管扩张，管周少量炎性细胞浸润。

治疗方法 停用可疑致敏药物，桂利嗪片 25mg 每日 2 次口服，曲安西龙片 8mg 早 1 次口服（逐渐减量），维生素 E 胶囊 0.1g 每日 2 次口服，维生素 C 片 0.1g 每日 2 次口服，西替利嗪片 5mg 晚 1 次口服，外用维 A 酸乳膏和丁酸氢化可的松乳膏。

易误诊原因分析及鉴别诊断 苔藓样药疹发病缓慢，多在躯干部出现光滑、不规则的褐色斑片，病理上表现为表皮基底层液化变性，可见胶样小体，真皮浅层以淋巴细胞为主的炎性细胞浸润。病程可持续数周至数年，皮损消退缓慢。其临床病理相似于扁平苔藓，常误诊。对可疑的病例应仔细追问病史，借助于组织病理检查以除外相关的皮肤病。本病还需要与以下疾病鉴别：

1. 色素性荨麻疹 该病病因不明，可见于各个年龄段，表现为泛发全身的色素性斑丘疹，常无自觉症状，可侵犯某个或多个系统或器官，表现多样化，组织病理学表现为肥大细胞浸润，肥大细胞胞质内有异染颗粒，可由 Giemsa 染色证实，而苔藓样药疹多有服药史，停药后皮损呈自限性发展，再次应用致敏药物可再发。

2. 色素性扁平苔藓 该病常表现为灰色或棕黑色斑，偶伴有典型的扁平苔藓的皮损，组织病理学改变为基底细胞液化变性，表皮变薄，真皮上部淋巴细胞带状浸润可不明显，真皮乳头层偶见红染的 Givatta 小体，有较多的噬黑色素细胞，多认为是扁平苔藓退行期。因易与苔藓样药疹混淆，所有病例均应详细询问服药史。

3. 特发性多发性斑状色素沉着症 该病好发于躯干和四肢暴露部位，为多发性色素斑，形状不规则或呈圆形，境界不很清楚。色素斑为青灰或棕灰色，无自觉症状。组织病理示表皮下层黑色素颗粒增加，真皮上层有较多的载黑色素细胞，及非特异性单一核细胞浸润，多见于 10~30 岁，两性均可发病，病程长，为数月至数年不等。

（史月君　宋顺鹏）

病例 141　贫血痣

临床照片

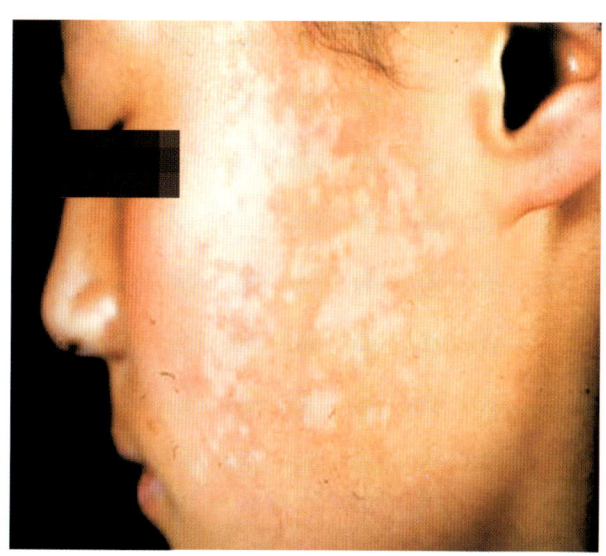

左面颊色素减退斑

一般情况 患者　女，17 岁，学生。

主诉 左面颊色素减退斑 17 年。

现病史 患者出生后无明显诱因左面颊出现色素减退斑，界不清，无痛、痒等不适，皮损逐渐扩大，未治疗。自述遇冷后白斑区界限模糊，搔抓及遇热后明显。

既往史及家族史 既往无特殊，家族中无类似病史，父母体健。

体格检查 系统检查无特殊。

皮肤科检查 左面颊色素减退斑，大小不等，形态不规则，边界不清，表面无鳞屑、渗出。

实验室检查 血、尿、便常规、肝和肾功能、血糖、电解质、血脂、免疫球蛋白、补体 C3 和 C4 未见异常，胸、腹部 CT 无异常。

思考

1. 您的初步诊断是什么？

2. 为明确诊断，您认为还需做什么关键检查？

提示 可能的诊断

1. 白癜风（vitiligo）？
2. 贫血痣（naevus anemicus）？
3. 无色素痣（amelanotic nevus）？
4. 炎症后色素减退（post-inflammation hypopigmentation）？

关键的辅助检查

1. 玻片压迫实验 周围正常皮肤与色素减退区界限模糊，难以区分。
2. 皮损搔抓实验 搔抓后色素减退斑不变红，周边皮肤变红。
3. Wood 灯照射 色素减退区域界限不清。

最终诊断 贫血痣

诊断依据

1. 病史、病程 出生即有，病史 17 年，皮损随年龄增大。
3. 皮损部位 单侧面颊部。
4. 皮损特点 色素减退斑，界不清，无明显炎症反应。
5. 症状 无主观症状。
6. 玻片压迫、皮损搔抓实验 提示皮损处血管机能异常。

治疗方法 无特殊治疗。

易误诊原因分析及鉴别诊断 贫血痣是一种先天性局限性血管发育缺陷的皮肤病。机制为血管对儿茶酚胺敏感性增强导致其处于收缩状态，致患处皮肤外观上表现为色素减退。一般为出生后不久头面、胸背部出现的局限性色素减退斑，单个或多发，界限不清，形态不规则，无不适。本病应与以下色素减退性疾病鉴别。

1. 白癜风 为后天发生的色素完全脱失斑，白斑境界清楚，边缘有色素加深区域，摩擦后白斑区变红，玻片压迫后白斑界限依旧清楚。
2. 无色素痣 出生后即有的持续终生不变的不完全脱色斑，常发生于一侧躯干，沿神经节段分布，摩擦后白斑区变红，玻片压迫后白斑界限依旧清楚。
3. 炎症后色素减退 部位不定，后天发生，一般在色素减退斑出现之前有炎症、感染等病史，据此鉴别不难。

（孙东杰　吴文娟　刘彤云　何　黎）

病例 142　基底细胞癌（色素型）

临床照片

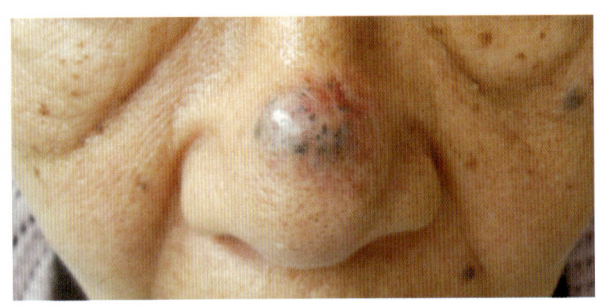

鼻背与鼻尖交界处约蚕豆大小黑褐色斑块

一般情况 患者　女，64 岁，退休干部。

主诉 鼻部色素性斑块 5 年。

现病史 5 年前患者鼻尖部无明显诱因出现一个针头大小的痣样黑点，渐增多并出现无痛性肿胀肥大，未经任何诊治。1 年前，患者发现鼻部肥大区域皮肤突然出现黑点增多，无破溃、出血，遂到我院求治。

既往史 2型糖尿病3年，血糖控制稳定，余无特殊。

体格检查 一般情况可，心、肺未见异常；腹软，无压痛，肝、脾肋下未触及；全身浅表淋巴结未触及；脊柱居中，四肢活动自如，无感觉异常。

皮肤科检查 面部皮肤油腻，毛孔粗大，鼻背与鼻尖交界处可见约蚕豆大小（2.2cm×1.5cm）黑褐色斑块，略高于皮肤表面，表皮完整，局部充血，肤色与黑色斑点相间，色素分布不均，呈点状分布，皮损界限不清，无触痛。双侧鼻孔通气正常，未见异常分泌物，语音正常，口腔黏膜未见异常。面部及双侧颈部淋巴结未触及。

实验室检查

血常规正常；凝血正常；肝、肾功能未见异常；空腹血糖5.7mmol/L；小便常规、大便常规未见异常；肝炎病毒检测阴性；IgG、C3、C4、C-反应蛋白正常；TPPA+RPR及HIV-Ab检查均阴性。

胸片：双肺纹理多且乱，肺内未见明显活动性及实质性病灶。彩超提示：甲状腺双侧叶多发性实性及囊实混合性结节（倾向良性）。

思考

1. 您的初步诊断是什么？
2. 为了明确诊断还应该进一步做哪些检查？

提示 可能的诊断

1. 恶性黑色素瘤（malignant melanoma）
2. 基底细胞癌（色素型）（basal cell carcinoma）

关键的辅助检查

组织病理：表皮基本正常，真皮层见基底样细胞呈团块状，瘤块周边细胞呈栅栏状排列，境界清楚，瘤块周围裂隙，胶原纤维包裹。

最终诊断 基底细胞癌（色素型）

诊断依据

1. 年龄 64岁老年人。
2. 病程 5年，发展相对缓慢。
3. 自觉症状 无痛、痒。
4. 发病部位 面部鼻尖与鼻背部交界处。
5. 皮损特点 呈黑褐色斑块，色素分布不均，中央呈点状分布。
6. 组织病理 符合色素型基底细胞癌病理改变。

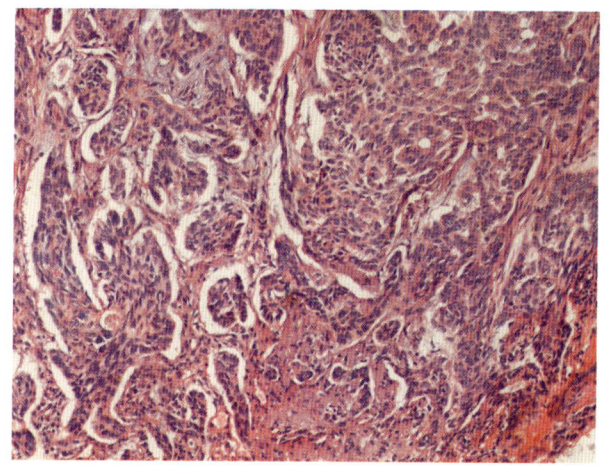

真皮内基底样细胞呈团块状，瘤块周边细胞呈栅栏状，瘤块周围裂隙（HE×100）

治疗方法 手术治疗，切口设计于肿瘤周围0.5cm正常组织内，切除深度达肌膜浅层，肿瘤切除后遗留组织缺损，以邻位皮瓣整复。采用Mohs显微描记外科有利于保证手术的彻底性及提高治愈率。

易误诊原因及鉴别诊断 基底细胞癌病因不明，可能与过度日晒等因素有关。一般不发生于黏膜。好发于老年人，性别无明显差异。好发于颜面部，特别是面中1/3部。肿瘤生长缓慢，病程常为2～10年，多数病例无自觉症状。特征性临床表现为皮损周边珍珠样隆起及表面毛细血管扩张。根据临床表现分为四型：①结节溃疡型：最为常见，皮损初起为蜡样结节，质硬，中央出现侵蚀性溃疡及结痂；②浅表型：皮损为淡红色或黄褐色鳞屑性斑块，境界不规则，皮损边缘呈线状或堤状隆起；③色素型：皮损与溃疡结节型相似，皮损表面呈黑褐色；④硬斑样型：罕见，表现为轻度凹陷的黄白色蜡样斑块，病程进展缓慢。本病例病程长5年，近1年来出现不伴随其他症状的鼻部结节色素逐渐增多，皮损呈黑褐色，局部毛细血管扩张，面颈部淋巴结未触及，肺、肝、脾及脊柱、四肢未见异常。结合组织病理表现，诊断为基底细胞癌（色素型）。

该患者开始就诊时我们的诊断为恶性黑色素瘤，提示临床上看到色素性的斑块仅仅想到恶性黑色素瘤是不够的，斑块结节损害临床上没有特征性，仅靠临床是难以确诊的，一定不要忘记行病理检查，必要时行免疫组化以明确诊断。该病需与恶性黑色素瘤相鉴别。

恶性黑色素瘤：发病与种族、日光照射及内分泌等因素有关。可发生于黏膜及皮肤，并以黏膜发病更为常见。好发于中老年人，40～50岁为发病高峰，性别无明显差异。多为单发，偶可多发。在色素痣基础恶变者病程较长，近期色素加深、骤然增大、破溃渗液、渗血及有卫星结节，伴瘙痒、刺痛等症状。临床分型为三型：恶性雀斑型、浅表扩散型及结节型。其中结节型恶性黑色素瘤生长快速，垂直生长，侵袭性强，表现为柏油样黑色结节性斑块，早期即出现区域淋巴结转移及远处转移，预后差。恶性黑色素瘤临床上可根据 A、B、C、D、E 判定：A (asymmetry)：形状不对称；B (border)：边缘不规则；C (color)：颜色不均匀；D (diameter)：直径＞6mm；E (enlargement)：皮损增大迅速。组织病理表现为：表皮及真皮内可见弥漫或巢状分布黑色素瘤细胞，沿水平或垂直方向扩展，深达真皮及皮下。黑色素瘤细胞呈异型性，细胞形态多样，以梭形细胞及上皮样细胞为主，HMB45 阳性。通过病史、临床表现结合组织病理及免疫组化可鉴别。

（汤　諹　起　珏　李坤杰　陈绍华　何　黎）

病例 143　伴抗基底膜自身抗体的皮肤异色病样淀粉样变病

临床照片

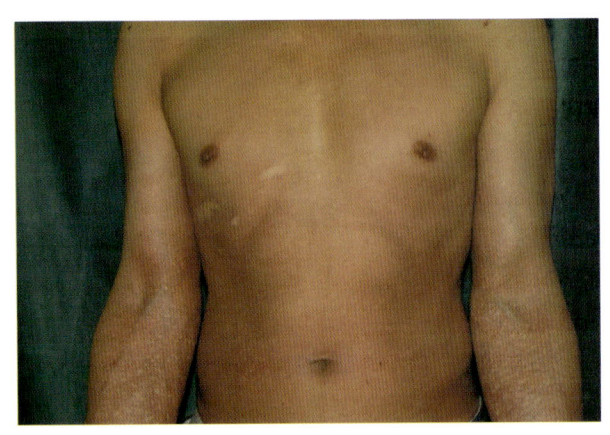

上腹部散在类圆形色素减退斑及苔藓样丘疹

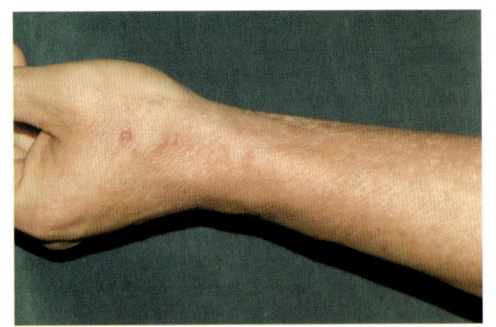

上肢皮肤呈黑红色，沿皮纹分布的苔藓样丘疹，前臂屈侧散水疱，尼氏征（－）

一般情况　患者　男，37 岁。

主诉　双上肢、上腰腹部及面颈部皮疹 7 年。

现病史　7 年前患者无明显诱因出现双前臂屈侧皮肤红斑，钱币大小，边界清楚，无自觉症状。红斑逐渐向近端扩展。5 年前在红斑的基础上出现张力性水疱，绿豆到花生大小，不易破。4～5 天后自然干涸、结痂，痂脱落后遗留色素减退斑。4 年前腰部及面颈部出现黑红色斑及小丘疹，腹部在红斑的基础上出现张力性水疱，无自觉症状，干涸、结痂脱落后，遗留绿豆大小的色素减退斑。曾于当地医院予中药治疗，面部色斑消退，颈部及腰部色斑无缓解。2 年前双下肢出现深红色网状色斑。全身皮疹于夏季气温高时加重，天气转凉时好转，直至完全消退，遗留色素减退斑。

既往史及家族史　患者从事电焊工作十余年，防护良好。父母非近亲结婚。家族中无类似病史。

体格检查 各系统检查均无异常。

皮肤科检查 全身皮肤颜色较深,以双上肢屈侧、颈部及腰部皮肤为著,呈黑红色,有沿皮纹分布的苔藓样丘疹,直径约 1mm。双前臂屈侧散在 6 个黄豆至花生米大小的水疱,尼氏征(-),有小片糜烂,结痂。双上肢及上腹部散在类圆形色素减退斑及苔藓样丘疹。双下肢散在深红色网状色斑。掌跖略有角化,牙齿及头发无异常。

实验室检查 血、尿、大便常规正常,肝、肾功能检查正常。

思考

1. 您的初步诊断是什么?
2. 为明确诊断,您认为还需做什么关键检查?

提示 可能的诊断

1. 先天性皮肤异色症(poikiloderma)?
2. 蕈样霉菌病(mycosis fungoides)?
3. 结缔组织病(connective tissue disease)?
4. 皮肤异色病样淀粉样变病(poikiloderma-like cutaneous amyloidosis)?

关键的辅助检查

1. 组织病理 表皮基底膜带下红色团块样物质,伴带状淋巴细胞浸润和噬黑色素细胞;真皮胶原束和血管周围未见均质样物质沉积,刚果红染色阳性。

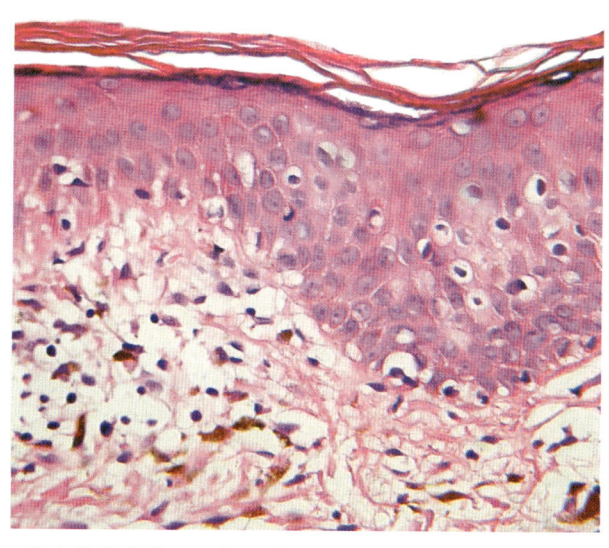

表皮基底膜带下红色团块样物质,伴淋巴细胞浸润和噬黑色素细胞;真皮胶原束和血管周围未见均质样物质沉积

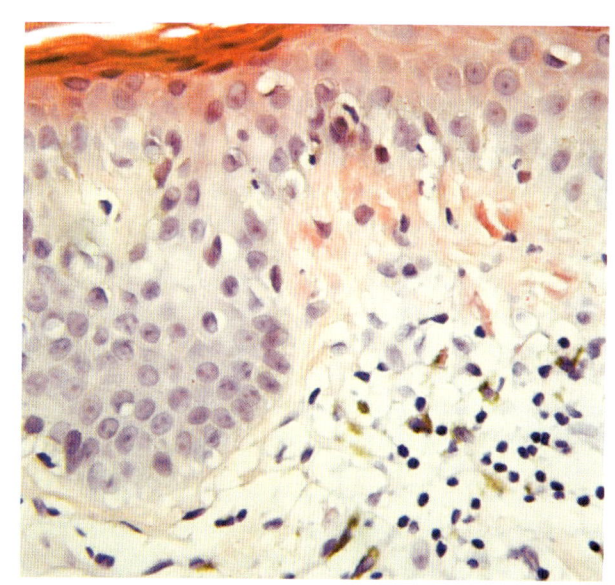

刚果红染色阳性

2. 直接免疫荧光 基底膜带 IgG、C3 沉积。间接免疫荧光:基底膜带 IgG、C3 为 1:120 阳性。
3. 尿本周蛋白阴性,血清蛋白电泳均在正常范围,免疫球蛋白定量正常;免疫固定电泳:血中 γ 球蛋白为多克隆性,未见单克隆免疫球蛋白区带。

最终诊断 伴抗基底膜自身抗体的皮肤异色病样淀粉样变病

诊断依据

1. 广泛异色性皮疹,苔藓样丘疹,伴水疱。

2. 组织病理符合皮肤淀粉样变，刚果红染色阳性。

治疗方法 使用小剂量糖皮质激素治疗，皮疹部分减轻。

易误诊原因分析及鉴别诊断 皮肤异色病样淀粉样病变是一种原发性皮肤淀粉样变病的少见类型。该病于1936年首次报道，特点是皮肤异色改变、沿皮纹排列的苔藓样丘疹和水疱，在皮损处有淀粉蛋白沉积，部分患者出现光过敏、身材矮小、水疱及掌跖角化等改变。本病例需要鉴别的疾病包括：

1. 先天性皮肤异色症 出生时发病，主要为弥漫性色素沉着、色素减退、皮肤萎缩和血管扩张。没有苔藓样丘疹。

2. 蕈样霉菌病 部分患者有异色样损害。但是基本特点是长期不消退的红斑、鳞屑性皮疹，可有浸润。组织学有亲表皮性。

3. 结缔组织病 皮肌炎、硬皮病等都可出现异色样损害。同时可有各自的特征皮疹，如眼睑水肿性红斑、Gottron丘疹、肌肉疼痛、肌无力等。

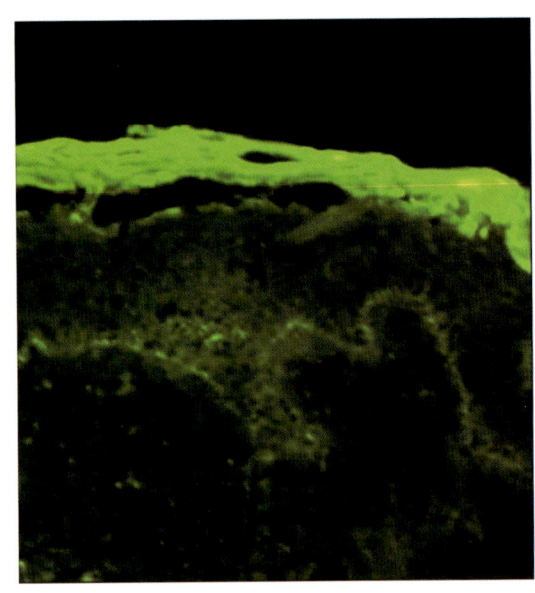

直接免疫荧光示基底膜带 IgG、C3 沉积

（张黎黎 涂 平 武玲慎 陈 伟 杨 勇）

第八章　皮肤肿瘤

皮肤肿瘤在皮肤病中占有相当比例。特别是近些年来，恶性皮肤肿瘤的患者不断增多，应当引起皮肤科医生的高度重视。

皮肤肿瘤临床主要表现为新生物，即以结节、斑块和肿瘤为基本皮损特征。一般皮损境界清楚，长期不消退，缓慢或较快生长。在考虑皮肤肿瘤时应当注意以下特点：

1. 病史　病史在皮肤肿瘤的诊断中十分重要。例如，表皮痣、皮脂腺痣、结缔组织痣等绝大多数是幼年发病，而基底细胞癌多数为老年发病。黑色素细胞痣与脂溢性角化症在临床上相互混淆的几率很高，主要原因是医生并没有真正理解这两个病的流行病学差异，黑色素细胞痣多数在少年或青年前发生，而脂溢性角化症多数在中老年后发病。另外，对臀部等非曝光部位的病变诊断为日光角化症也是病史逻辑上的错误。

2. 基本损害　皮肤肿瘤的基本损害因其来源或分化不同而各异。如上皮肿瘤，主要为外生性隆起的结节性、斑块样或肉芽肿样增生物。表面经常有角化过度、鳞屑等，质地较硬。皮损境界清楚，周围没有明显的炎性表现。如果皮损发展很缓慢，则一般为良性肿瘤。如果皮损持续不断发展，有明显浸润，或自然发生破溃，则多为恶性肿瘤。间叶性肿瘤多发生于真皮或皮下组织内，主要表现为深在性的结节、斑块、肿瘤。早期表皮可正常。如果皮损表面光滑，境界清楚，活动性好，且生长缓慢，一般考虑良性肿瘤，如脂肪瘤等。如果肿瘤境界不清楚，与周围组织有粘连，持续发展，或发生破溃，则高度怀疑恶性肿瘤。

3. 组织病理检查　组织病理检查是确诊皮肤肿瘤的基本和必要指标。恶性皮肤肿瘤的诊断必须有组织病理检查结果的支持。组织病理检查的主要目的是区分良性和恶性肿瘤。如果是良胜肿瘤，一般采用相应的治疗方式即可，不要过分注重最终的分型，如向毛发分化的肿瘤很复杂，但治疗原则上并没有很大区别。而恶性肿瘤则应尽快采取积极的治疗措施。值得强调的是，部分恶性肿瘤在初次活检病理检查没有发现肿瘤，这可能与活检部位或时机有关。此时应当密切结合病史、基本皮损特征等综合考虑，切忌唯组织病理足论，应当在不同的部位多次活检，才能获得客观的结果。

总之，皮肤肿瘤的诊断和鉴别诊断是一项综合性很强的技术，需要皮肤科医生有全面的专业素质，一个好的皮肤科医生是用自己的眼睛和头脑进行判断，让所有的检查结果为自己服务，而不是被某些检查结果牵着鼻子走，这样才能不断提高临床水平，更好地为患者服务。

（涂　平）

病例 144 色素性基底细胞癌

临床照片

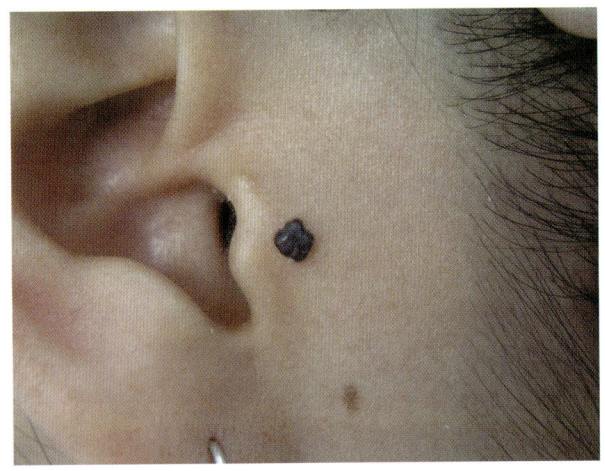

右耳前黑色丘疹

一般情况 患者 女，38 岁。

主诉 右耳前黑色丘疹 4 个月，逐渐长大。

现病史 4 个月前，患者右耳前无明显诱因出现芝麻大小的黑色丘疹，无自觉症状，未予重视。后皮损逐渐增大至绿豆大小。患者患病以来精神好，无发热、体重减轻等不适。

既往史及家族史 家族中无类似病史。

体格检查 系统检查未见异常。

皮肤科检查 右耳前约 0.4cm×0.3cm 黑色丘疹，质中偏硬。

实验室检查 血、尿、粪常规及肝、肾功能正常，胸部 X 线片及腹、盆腔 B 超均未见异常。

思考

1. 您的初步诊断是什么？
2. 为明确诊断，您认为还需做什么关键检查？

提示 可能的诊断

1. 色素痣（pigmented nevus）？
2. 恶性黑色素瘤（malignant melanoma）？
3. 色素性基底细胞癌（basal cell carcinoma）？
4. 脂溢性角化症（seborrheic keratosis）？

关键的辅助检查

组织病理：表皮轻度角化过度，表皮突变平，真皮内大量基底样细胞呈巢团状浸润，瘤细胞在癌巢周边排列成栅栏状，瘤细胞中等大，胞质较少，核大，呈卵圆形，肿瘤内可见大量棕褐色色素沉积。

最终诊断 色素性基底细胞癌

诊断依据

1. 年龄、病程 中年女性，右耳前黑丘疹 4 个月，缓慢长大。
2. 皮损部位、特点 右耳前黑色丘疹。
3. 组织病理 真皮内大量基底样细胞呈巢团状浸润，瘤细胞在癌巢周边排列成栅栏状。

治疗方法 手术切除，局部放疗。

易误诊原因分析及鉴别诊断 基底细胞癌主要发生在老年人的头面部，典型损害为具有蜡样光泽的斑片或结节，周边有珍珠样隆起，表面常有毛细血管扩张。可分为结节溃疡型、色素型、硬斑病样或纤维化型、浅表型等多种类型。组织病理示真皮层内可见多数大小、形态不一的基底细胞样癌巢浸润，瘤细胞在癌巢周边排列成栅栏状，癌巢周围可有收缩裂隙。临床表现结合病理改变容易诊断。

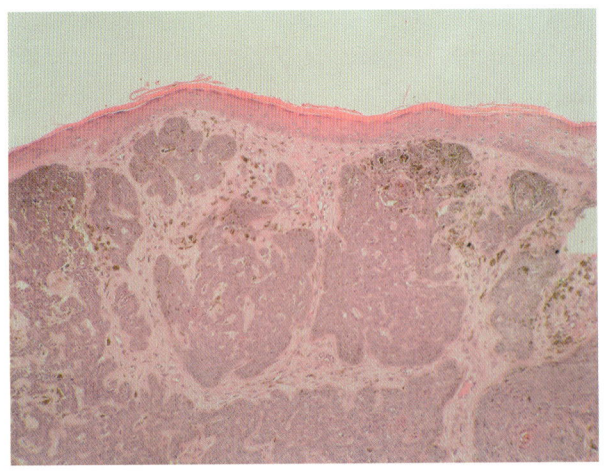

真皮内大量基底样细胞巢团状浸润，瘤内大量棕褐色色素沉积（HE ×100）

本患者属于色素型，为基底细胞癌中较少见类型，其基本组织病理特征为基底细胞癌，但在肿瘤内及周围基质中可见大量的黑色素颗粒，肿瘤细胞间散在黑色素细胞，间质中可见嗜黑色素细胞。临床上此型表现为丘疹、结节或斑块，皮损中有黑褐色的色素沉着，色素常不均匀。本例患者为中青年女性，皮损表现为色素均匀的黑色丘疹，临床上容易与色素痣、恶性黑色素瘤和脂溢性角化症等相混淆，故对中青年人皮肤出现的黑色丘疹应该警惕，最好做手术切除，同时做皮肤病理检查，减少误诊。

1. **色素痣** 可发生于身体的任何部位，皮损特点为表面光滑、有或无毛发的扁平丘疹、半球形丘疹，可呈棕色、褐色、蓝黑色或黑色。组织病理特点为成巢的痣细胞，易于与色素性基底细胞癌相鉴别。

2. **恶性黑色素瘤** 好发于中老年的四肢、指（趾）端、外阴，其次为头颈、躯干，特点是由黑色斑疹发展为结节、肿块，可破溃，周边可出现卫星状损害。组织病理示真皮、皮下脂肪有大小、形态不一的瘤细胞巢，细胞异型性较大，核分裂象易见，癌巢周围的瘤细胞不呈栅栏状排列可与色素性基底细胞癌相鉴别。

3. **脂溢性角化症** 常见于中老年人的面部、躯干、手背，典型皮疹为褐色或黑色扁平丘疹，表面粗糙，常附有油性鳞屑。其基本病理特征为肿瘤呈乳头状瘤样增生，可见角囊肿和鳞状漩涡，其下界平坦，可与色素性基底细胞癌相鉴别。

（杨翰君　王婷婷　王　琳）

病例 145　艾滋病相关型 Kaposi 肉瘤

临床照片

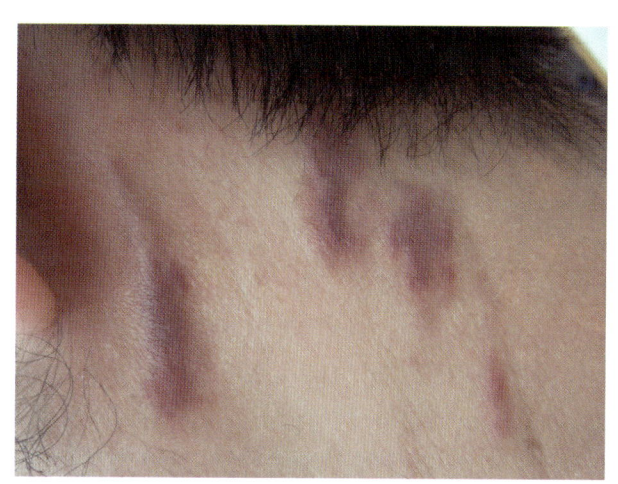

面部下颌区、颈部见紫红色斑块

一般情况 患者　男，33 岁，个体。

主诉 头颈部、胸背、双上肢皮肤及口腔黏膜紫红色结节及斑块 2 个月余。

现病史 患者于 2 个月余前无明显诱因头颈部皮肤出现大小不等、散在的紫红色结节及斑块，无明显自觉症状，随后其双上肢、胸背皮肤及口腔黏膜出现类似皮疹。患者自发病以来精神、饮食、睡眠尚可，二便正常，体重无明显变化。

既往史及家族史 既往体健，否认药物过敏史及输血史，患者系男同性恋，有高危性接触史。

体格检查 T 36.2℃，P 75 次/分，R 18 次/分，BP 110/75mmHg。一般情况可，全身浅表淋巴结未触及，各个系统无异常。

皮肤科检查 头颈部、双上肢及胸、背皮肤可见紫红色斑块，以头颈部为甚，口腔右侧颊黏膜见散在绿豆大小紫红色结节。

实验室检查 血常规示白细胞 3.5×10^9/L，淋巴细胞 0.7×10^9/L。尿、便常规正常。肝功能检查 A/G 1.45，HDL 0.86mmol/L，LDL 1.29mmol/L，肾功能检查未见异常。乙肝两对半检查无异常。淋巴细胞计数：CD4 18/μl，CD8 380/μl。

思考

1. 您的初步诊断是什么？
2. 为明确诊断，您认为还需做什么关键检查？

提示 可能的诊断

1. 血管肉瘤（angiosarcoma）？

2. 瘢痕疙瘩（keloid）？
3. 艾滋病相关型 Kaposi 肉瘤（Kaposi's sarcoma，KS）？

关键的辅助检查

1. 组织病理　表皮大致正常，真皮浅、深层梭形细胞增生，形成大量树枝状和裂隙状血管，部分内皮细胞肿胀突向管腔，局部可见红细胞外溢及含铁血黄素沉积。
2. 免疫组化　CD31、CD34 均阳性。
3. HIV 抗体检测　初筛实验阳性，确诊实验阳性。

最终诊断　艾滋病相关型 Kaposi 肉瘤

诊断依据

1. 病史及病程　患者系男同性恋，有高危性接触史，病程 2 个月余。
2. 皮损特点　头颈部、双上肢及胸、背皮肤可见大小不等、散在的紫红色结节及斑块，以头颈部为甚，口腔右侧颊黏膜见散在绿豆大小紫红色结节。
3. 组织病理　符合 Kaposi 肉瘤病理改变。
4. HIV 抗体阳性，确诊实验阳性。
5. 免疫组化　CD31、CD34 均为阳性。

治疗方法　采用长春新碱、博来霉素及多柔比星联合化疗，一周后加用抗 HIV 病毒治疗。

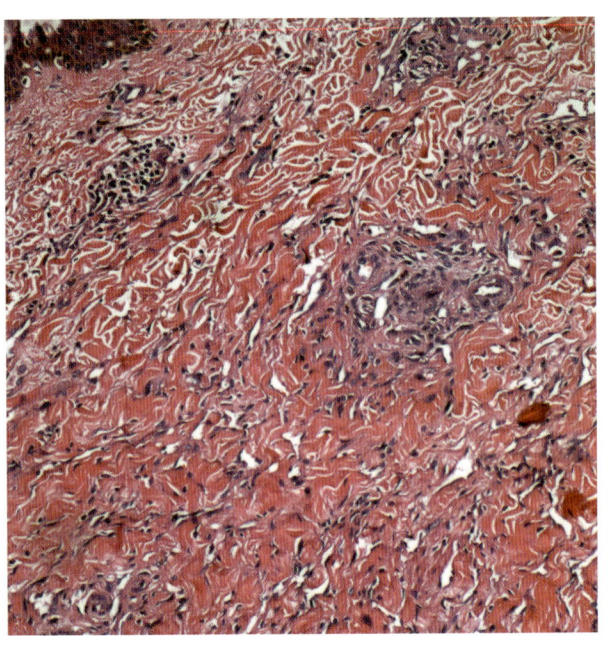

真皮浅、深层梭形细胞增生，大量树枝状和裂隙状血管，部分内皮细胞肿胀突向管腔（HE ×100）

易误诊原因分析及鉴别诊断　Kaposi 肉瘤又称多发性特发性出血性肉瘤，以炎症、水肿、新生血管形成及梭形细胞增生的病例改变为主要特点，可分为经典型、非洲型、艾滋病相关型及医源性四种临床亚型。艾滋病相关型是 HIV 感染者及 AIDS 患者中最常见的肿瘤。根据好发于青中年男性艾滋病患者，皮疹为头面部、颈、双足的红色、紫色或棕色的斑疹、斑块及结节，不伴自觉症状等临床特点，结合组织病理及免疫组化诊断明确。

凡患者出现头面部、颈、双足的红色、紫色或棕色的斑疹、斑块及结节，应及时行病理组织学检查及 HIV 抗体检测，做到早期诊断、早期治疗。本病还需要与皮肤红色结节及斑块为其主要症状的疾病鉴别。

1. 淋巴管肉瘤　又称恶性淋巴管内皮瘤，是一种来源于淋巴管内皮细胞的恶性肿瘤，罕见。多见于女性。在长期淋巴水肿的基础上发生，80% 以上发生于上肢，主要见于乳腺癌根治术后。少数发生于腹壁或阴茎癌切除后，偶在丝虫病引起的下肢淋巴水肿的基础上发生。损害初为红斑、丘疹和水疱，以后渐出现多发紫红色小结节，最后结节融合成片。组织病理示淋巴管增生，内皮细胞呈乳头状增生，增生细胞较大，胞浆少，核大而深染，有核仁，核分裂象多见。

2. 假性 Kaposi 肉瘤　分为两种类型：Stewart-Blrefarb 型系幼年发病，表现为单侧的趾、足背或小腿青紫色结节或斑块，可并发痛性溃疡；Mali 型为双侧皮肤损害，并伴下肢静脉曲张。

3. 瘢痕疙瘩　患者多具瘢痕体质，发生于皮肤损伤后，好发于胸骨区、肩部、面部及颈部等处，皮损隆起于皮肤表面，范围往往超过原损害，呈蟹足状外展。

（李玉叶　何　黎　陈文颖　王红兵）

病例 146　艾滋病相关型 Kaposi 肉瘤

临床照片

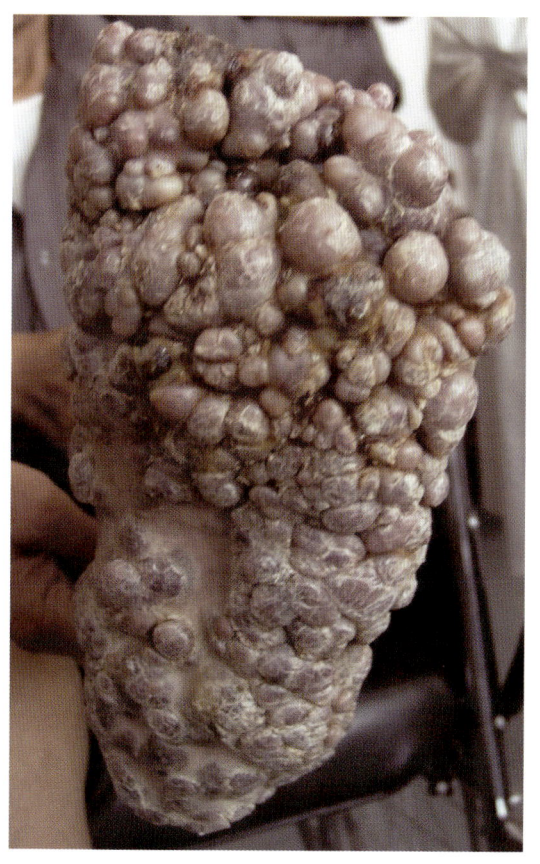

左足紫红及褐色圆形丘疹及软结节，呈葡萄状，部分结节破溃

一般情况　患者　男，60 岁，离休干部。

主诉　双下肢轻度水肿 2 年，加重伴结节，疼痛 10 个月。

现病史　2 年前无明显诱因出现双下肢轻度凹陷性水肿。水肿渐加重。10 个月前患者双侧足底部出现少数米粒大紫色及褐色丘疹，并增大形成蚕豆大小圆形软结节，表面光滑，皮疹渐密、增多并呈密集分布，向大腿发展，伴双下肢疼痛。近 3 个月，患者左侧足底部丘疹及结节明显增多，聚集呈葡萄状分布，足底部分结节破溃后有黄色渗出物，伴有恶臭味，左侧大腿亦出现上述类似结节，伴疼痛加重。近 3 个月来体重明显下降，不能行走。进食少，二便无明显异常。

既往史及家族史　有痛风、高血压、肾结石病史。无外伤、手术及输血史。否认冶游史及吸毒史，1997 年离婚后再婚，两任爱人均体健。

体格检查　一般情况可，全身浅表淋巴结未触及肿大，系统检查无异常。

皮肤科检查　双下肢呈重度凹陷性水肿，左侧小腿、大腿及足部见大小不等散在或密集分布的葡萄状结节及蚕豆、鸡蛋大小囊肿，有波动感，部分结节破溃后，有黄色渗出物，表面有污黑色痂，腥臭味明显。

实验室检查　RBC $2.04 \times 10^{12}/L$，Hb 75g/L，PLT $33 \times 10^{9}/L$，尿蛋白（+），大便常规正常。血生化白蛋白 22.2g/L，球蛋白 35.7g/L，尿酸 584μmol/L。淋巴细胞亚群全套：总 T 淋巴细胞 87%（正常值 59.4%～84.6%），B 淋巴细胞 4%（正常值 6.4%～22.6%），T_h 10%（正常值 28.5%～60.5%），T_s 75%（正常值 11.1%～38.3%），NK 细胞 13%（正常值 5.6%～30.9%），T_h/T_s 0.13（正常值 0.9～3.6）。TPPA-Test（+），HIV-Ab（+）。X 线片双肺纹理增多、紊乱，间质性改变；双小腿软组织肿胀，左小腿、左足软组织内多发团状结节影。

思考

1. 您的初步诊断是什么？
2. 为明确诊断，您认为还需做什么关键检查？

提示　可能的诊断

1. Kaposi 肉瘤（Kaposi's sarcoma）？
2. 淋巴管肉瘤（lymphangioma）？
3. 血管肉瘤（angiosarcoma）？

关键的辅助检查

1. 组织病理　表皮角化过度，棘层萎缩变薄，表皮突变薄消失。真皮层见大量增生扩张的薄壁血管腔分布，部分呈锯齿状，内壁衬以细长、轻度不典型的内皮细胞，可见病理性核分裂，可见血管外红细胞及噬含铁血黄素细胞，胶原束间可见梭形细胞分布。

2. HIV 抗体检查　HIV-Ab（＋）

最终诊断　艾滋病相关型 Kaposi 肉瘤

诊断依据

1. 年龄　老年男性。

2. 皮损部位　发生于双下肢。

3. 皮损特点　表现为紫红或褐色大小不等散在或密集分布的葡萄状结节及蚕豆、鸡蛋大小囊肿，有波动感，部分结节破溃，有黄色渗出物，表面有污黑色痂，腥臭味明显。

4. 自觉症状　疼痛。

5. 组织病理　符合 Kaposi 肉瘤。

6. HIV-Ab（＋）。

治疗方法　自动出院，建议其到当地关爱中心进一步治疗。

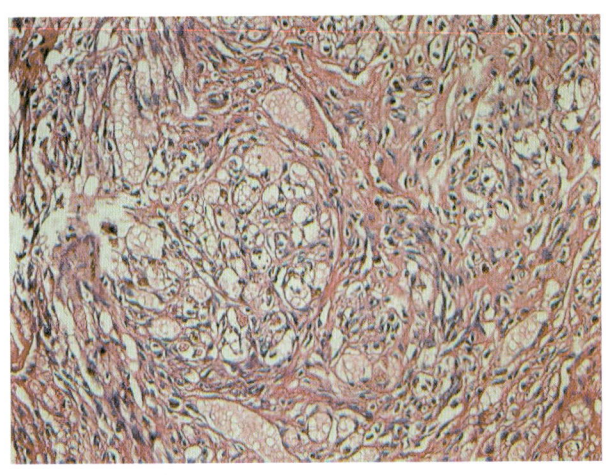

真皮内大量增生扩张的薄壁血管腔，部分呈锯齿状，内壁衬以轻度不典型的内皮细胞，红细胞外溢（HE×200）

易误诊原因分析及鉴别诊断　Kaposi 肉瘤又称为多发性特发性出血性肉瘤。发病机制复杂，目前研究认为其发病与病毒感染、免疫抑制、异常炎症因子、促血管生成因子等有关。根据临床表现及流行特点将 Kaposi 肉瘤分为四型：经典型、非洲型（也称地方型）、免疫抑制型和艾滋病相关型。艾滋病相关型 Kaposi 肉瘤作为 AIDS 最初的皮肤表现者占 30%，在 AIDS 病程进展中出现者约占 35%，因此可作为 AIDS 诊断标准之一。与经典型 Kaposi 肉瘤不同，感染 HIV 患者 Kaposi 肉瘤的发病率高，易发生于年轻人，且改变了 Kaposi 肉瘤的自然病程。本病多见于身体上部，常见于颈部、躯干、上肢、足部。皮损表现为红色、紫色或棕色的斑疹、丘疹和斑块，表面光滑。常累及口腔黏膜、胃肠道，亦可累及肺、肝、胰、肾上腺等，弥漫性损害主要表现为水肿。各型 Kaposi 肉瘤的病理组织形态基本一致，以梭形细胞形成含有红细胞的裂隙为特征，病灶内混有淋巴细胞、浆细胞、含铁血黄素。本例患者根据临床表现、实验室检查以及皮损组织病理活检结果，可以确诊为艾滋病相关型 Kaposi 肉瘤。Kaposi 肉瘤临床上较为少见，尤其在我国发病率更低。临床表现多样，除皮肤损害外，还可累及内脏和淋巴结，而极少数的病例只有内脏损害而无皮肤表现，故诊断较困难。而艾滋病相关型进展迅速，治疗困难，死亡率高。故宜早期诊断，早期治疗，以免延误病情。该患者皮损以结节、斑块为主，同时伴双下肢远端明显肿胀，局部糜烂、溃疡、坏死，表面过度角化呈疣状增生，临床上易与结节、斑块、溃疡、坏死、疣状增生为主要损害的血管肉瘤、淋巴管肉瘤相混淆，需加以鉴别。

1. 淋巴管肉瘤　见病例　的相关分析。

2. 血管肉瘤　又称恶性血管内皮瘤。是起源于内皮细胞的一种恶性肿瘤，可发生于全身各脏器内，自软组织发生少见。可见于 20 岁以下青年或较大的儿童，也见于 60 岁以上的老年人。肿瘤常为多发的暗红、紫蓝至蓝黑色结节或斑块，常柔软，容易破溃出血，有时周围可见小卫星病灶。组织病理为成团索状的肿瘤细胞存在于胶原束间，肿瘤细胞呈梭形，可见非典型性及丝状分裂象，可见不规则血管腔及内皮细胞增生。恶性程度很高，多发生转移。

（杨　智　王红兵　何　黎）

病例 147　恶性小汗腺汗孔瘤

临床照片

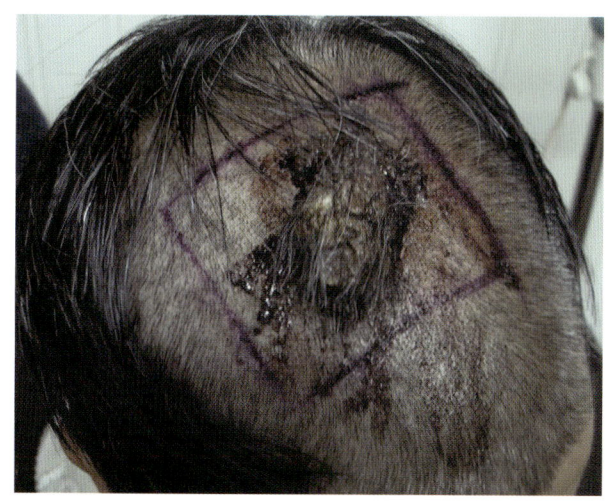

顶部头皮疣状紫红色肿块，表面有糜烂、渗液、结痂

一般情况　患者　女，51 岁。

主诉　头顶部出现一肿块 3 年。

现病史　患者 3 年前无明显诱因于顶部头皮出现一约黄豆大小之淡红色丘疹，无明显自觉症状，皮损逐渐长大，增至蚕豆大小，摩擦碰撞后易于出血并结血痂。曾自行局部外用皮质激素乳膏及百多邦软膏治疗无显效，就诊前 2 个月皮损迅速增大至鸽蛋大小，表面破溃、出血并结痂。

既往史及家族史　既往体健，否认家族遗传史及相关疾病史。

体格检查　一般情况好，全身浅表淋巴结未扪及肿大，系统检查无异常。

皮肤科检查　顶部头皮见一约 2cm×3cm×2cm 大小之疣状紫红色肿块，表面有糜烂、渗液及血痂，轻触痛。

实验室检查　血、尿、大便常规及肝、肾功能检查均无异常发现。

思考
1. 您的初步诊断是什么？
2. 为明确诊断，您认为还需做什么关键检查？

提示　可能的诊断
1. 鳞状细胞癌（squamous cell carcinoma）？
2. 基底细胞癌（basal cell carcinoma）？
3. 恶性小汗腺汗孔瘤（malignant eccrine poroma）？

关键的辅助检查

组织病理：表皮内见成片向真皮扩展的境界清楚的瘤细胞团，呈广宽的瘤细胞索相互吻合，部分区域可见管腔样结构。瘤细胞呈均匀一致的立方形，核圆形或椭圆形，无角化现象。部分瘤细胞核深染，形态不规则，有明显异型性，可见核丝分裂象。

最终诊断　恶性小汗腺汗孔瘤

诊断依据
1. 年龄及病程　老年女性，病程 3 年，近 2 个月肿瘤迅速增大、破溃。
2. 皮损部位　头皮。
3. 皮损特点　疣状紫红色肿块，表面有糜烂、渗液及血痂。
4. 病理组织学　符合恶性小汗腺汗孔瘤。

治疗方法　治疗宜早期手术切除。明确诊断后，建议患

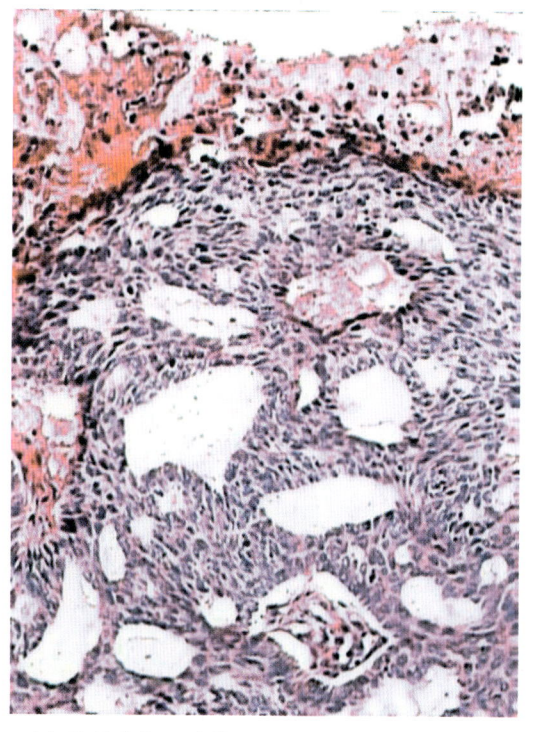

瘤细胞呈均匀一致的立方形，核圆形或椭圆形，部分区域形成管腔样结构（HE×100）

者到相关肿瘤科室继续治疗。

易误诊原因分析及鉴别诊断　恶性小汗腺汗孔瘤又称小汗腺汗孔癌，约占外泌汗腺癌的50%，来源于小汗腺导管，部分肿瘤细胞有向小汗腺分泌部分化的特征。多发生于存在时间较长的良性小汗腺汗孔瘤，原发者罕见。本病男女发病率无明显差别，多发生于60岁以上老人，病程3～5年。病变多位于肢体和头皮，常为单发。因本病很罕见，故要与好发于头面部位的鳞状细胞癌、基底细胞癌相鉴别。

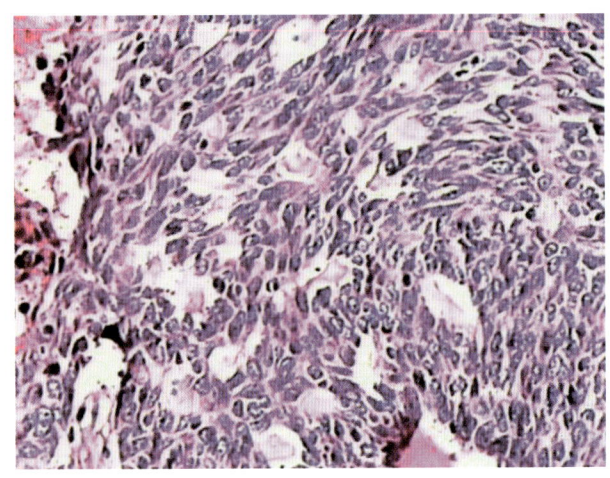

瘤细胞核深染，形态不规则，明显异型性，可见核分裂象（HE×200）

1. 鳞状细胞癌　鳞癌临床亦为增殖性肿块，易破溃，但组织病理为鳞状细胞瘤块由表皮不规则向真皮内增生，肿瘤细胞由鳞状上皮细胞所组成，细胞有异型性及核分裂象，瘤体内有角化现象，常可见角珠和角化不良细胞。根据病理特征可以鉴别。

2. 基底细胞癌　好发于头面部，早期为一表面光亮的具有珍珠样隆起边缘的圆形斑片、斑块。发育成熟后可出现结节、溃疡等损害，有时可有黑色素沉着，病情发展缓慢。病理改变见基底样细胞瘤块分布，瘤块周边细胞呈栅栏状排列。结合皮损形态、临床经过及病理改变可以鉴别。

（邹勇莉　郑博文　王红兵　何　黎）

病例148　毛发上皮瘤

临床照片

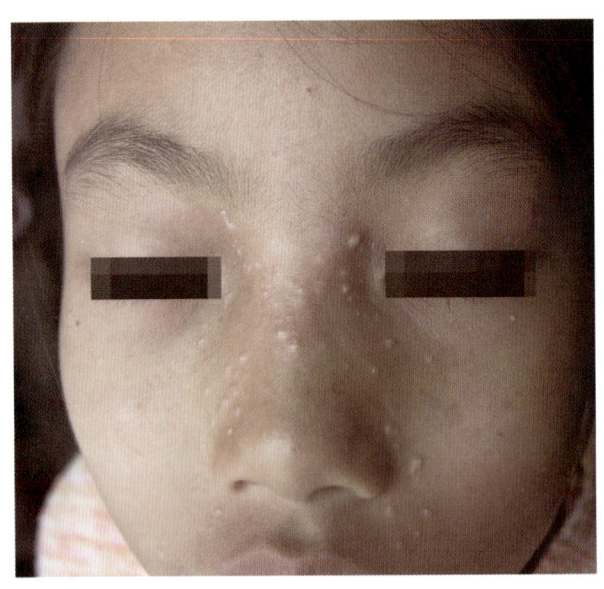

（女儿）鼻梁及两侧、上颌区粟粒至米粒大小皮色丘疹

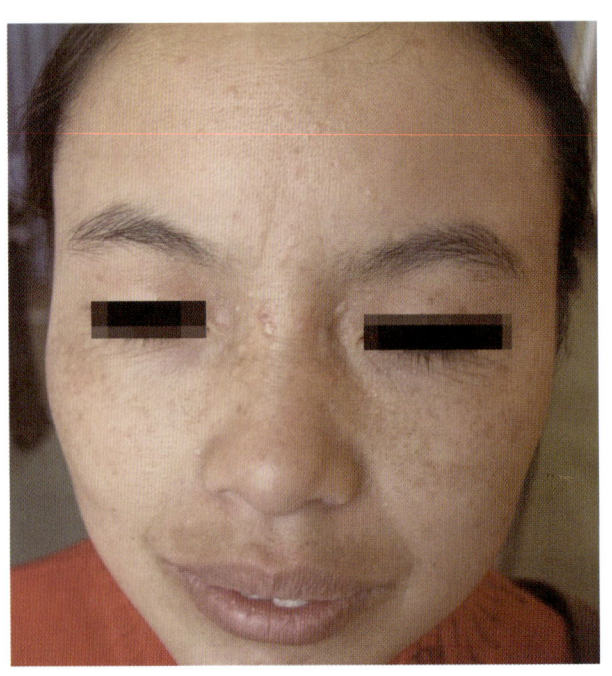

（母亲）额部、鼻梁及两侧粟粒至米粒大小皮色丘疹

一般情况 患者 女，12岁。

主诉 面部皮疹8年。

现病史 8年前，患者无明显诱因上颌部出现粟粒至米粒大小皮色丘疹，后逐渐蔓延至鼻部及两侧，无自觉症状。

既往史及家族史 患者的母亲于三十年前（6岁时）无明显诱因出现鼻部皮疹，无不适感，后逐渐蔓延至鼻周及额部，皮疹数量增多，无自觉症状，未曾溃破或融合。其外祖母双侧鼻唇沟有类似皮疹。

体格检查 各系统检查未见异常。

皮肤科检查 鼻梁及两侧、上颌区对称分布的粟粒至米粒大小皮色丘疹，质硬，表面光滑，无鳞屑、压痛。

实验室检查 血、尿、大便常规正常，肝、肾功能检查正常。

思考

1. 您的初步诊断是什么？
2. 为明确诊断，您认为还需做什么关键检查？

提示 可能的诊断

1. 毛发上皮瘤（trichoepithelioma）？
2. 结节性硬化症（tuberous sclerosis）？
3. 汗管瘤（syringoma）？

关键的辅助检查

组织病理 表皮基本正常，真皮浅中层大片基底样细胞团排列成筛网状，基底样细胞形态较一致，向毛囊分化明显，部分形成毛球、毛乳头样结构，伴角质囊肿。

最终诊断 毛发上皮瘤

诊断依据

1. 年龄、病程 患者为青少年女性，自幼发病，面部皮疹8年。
2. 皮损部位、特点 面中部对称分布的多发圆形坚实丘疹。
3. 家族史 有家族遗传史。
4. 组织病理 符合毛发上皮瘤。

治疗方法 未予特殊处理。

真皮内筛孔状基底样细胞团块，角质囊肿形成（HE×100）

易误诊原因分析及鉴别诊断 毛发上皮瘤分为多发型和单发型两种。多发型毛发上皮瘤好发于女性，多幼年发病，随年龄增长，皮损数量增多，多有家族遗传性。皮损为沿鼻唇沟对称分布的多个圆形、皮色丘疹，呈半球形或圆锥形，质地坚实，偶可融合形成斑块。组织病理学特点是基底样细胞团增生，向毛囊分化明显，部分形成毛球、毛乳头样结构，伴角质囊肿。诊断需结合其临床特点与组织病理学表现。

毛发上皮瘤的多发型在临床上有一定特点，但皮损数量较少的多发型和单发型毛发上皮瘤患者多因皮损的不典型而易与其他体表肿瘤混淆，不易正确诊断。因此皮肤科医师应加强对本病的认识，对于不典型皮疹应及时行组织病理学检查以明确诊断。本病临床上应与结节性硬化症、汗管瘤等鉴别，病理上应与角化型基底细胞癌、毛源性肿瘤鉴别。

1. 结节性硬化症 皮损表现为面部淡黄色或淡红色毛细血管扩张性丘疹，表面光滑，多集中分布在鼻唇沟、面颊等。在组织病理上是一种血管纤维瘤。此外，该病多伴有甲周纤维瘤、鲛鱼皮斑、卵圆形或条状叶形白色斑等特征性皮肤表现。

2. 汗管瘤　好发于中青年女性的面部，以下眼睑多见，偶见于胸、腹部，常为多发性针头至绿豆大小正常肤色或淡棕黄色扁平丘疹。组织病理可见真皮层内大小不等的囊性扩张的导管和实体性细胞条索。

3. 角化型基底细胞癌　皮疹似粟丘疹，分布不对称，边界不清，基本组织病理改变为基底细胞癌，无毛球或毛乳头，角囊肿内为角化细胞或角化不全细胞，有些囊内有坏死性团块。

（余　佳　王婷婷　王　琳）

病例 149　孤立性毛发上皮瘤

临床照片

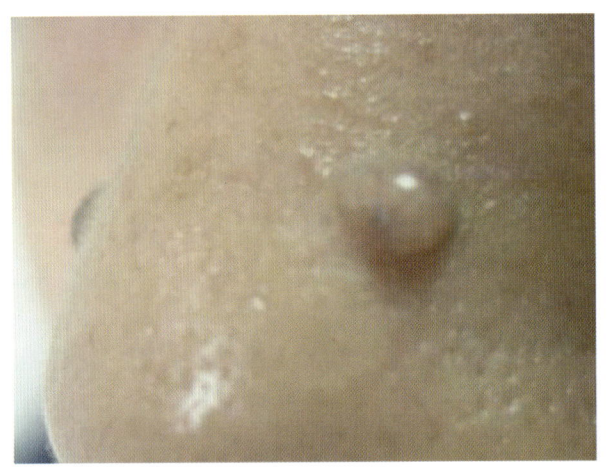

左侧鼻翼绿豆大小半球形丘疹

一般情况　患者　女，29岁，工人

主诉　鼻翼两侧半球形丘疹二十余年。

现病史　患者于儿童期右侧鼻翼出现单个半球形皮疹并逐渐增大，5年前左侧鼻翼亦出现类似的皮损，逐渐增大，无任何自觉症状。患者自起病以来，无畏寒、发热，饮食、睡眠、二便正常，精神尚可。

既往史及家族史　既往体健，家族中无类似疾病患者。

体格检查　系统检查未见异常。

皮肤科检查　左侧鼻翼可见一绿豆大小淡褐色半球形皮疹，质地中等；右侧鼻翼可见一粟粒大小黑色半球形皮疹。界限清楚，表面光滑，无破溃，未见卫星病灶。

实验室检查　血、尿、大便常规正常，肝、肾功能检查正常。

思考

1. 您的初步诊断是什么？
2. 为明确诊断，您认为还需做什么关键检查？

提示　可能的诊断

1. 皮内痣（intradermal nevus）？
2. 基底细胞癌（basal cell carcinoma）？
3. 毛发腺瘤（trichoadenoma）？
4. 孤立性毛发上皮瘤（solitary trichoepithelioma）？

关键的辅助检查

组织病理：表皮萎缩变薄，真皮内可见较多基底样细胞团及相互交织的细胞索，周边细胞排列成栅栏状，部分细胞团块内可见角囊肿及毛乳头样结构形成，细胞团间隔结缔组织内可见裂隙形成。

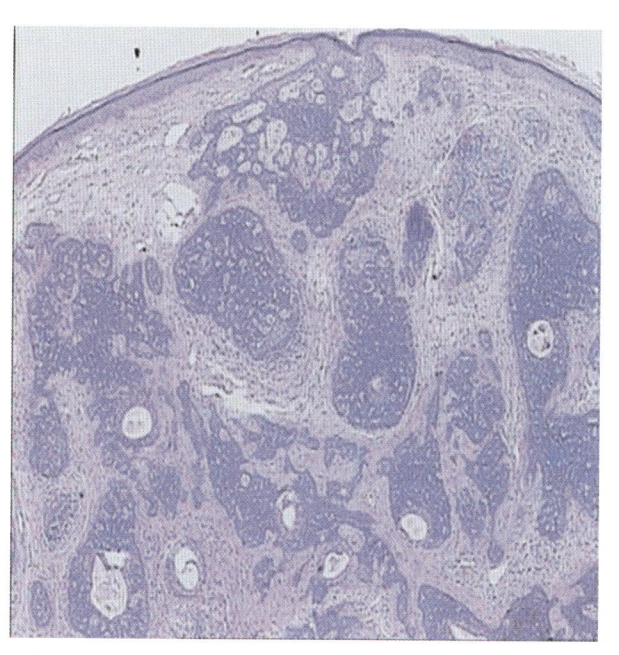

真皮内多数基底样细胞团及相互交织的细胞索，周边细胞呈栅栏状（HE×40）

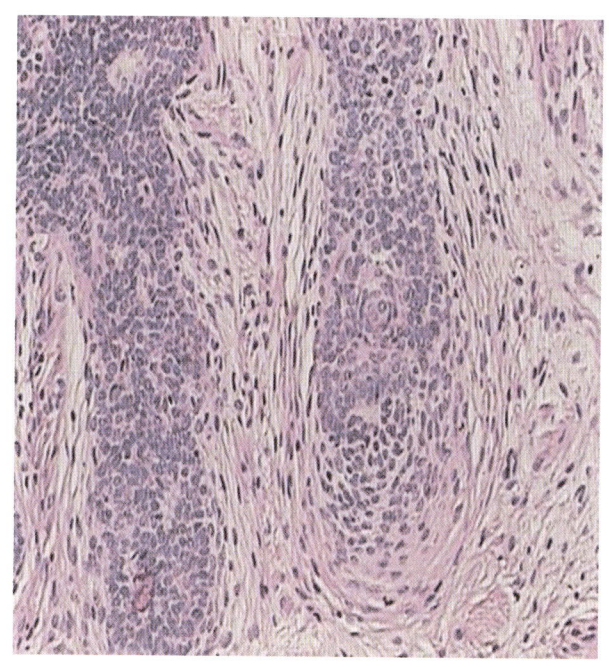

毛乳头样结构，细胞团间隔结缔组织内裂隙形成（HE×200）

最终诊断 孤立性毛发上皮瘤

诊断依据

1. 病史及病程　自幼发病，病程二十余年。

2. 皮损特点　左侧鼻翼可见一绿豆大小淡褐色半球形皮疹，质地中等；右侧鼻翼可见一粟粒大小黑色半球形皮疹。界限清楚，表面光滑，无破溃，未见卫星病灶。

3. 家族史　无类似疾病史。

4. 组织病理　符合孤立性毛发上皮瘤改变。

治疗方法　手术切除。

易误诊原因分析及鉴别诊断　毛发上皮瘤又名囊性腺样上皮瘤、多发性良性囊性上皮瘤及多发性丘疹性毛发上皮瘤。普遍认为此肿瘤起源于多能的基底细胞，并有向毛囊分化的趋势。临床上可分单发和多发两型。毛发上皮瘤多发型病例与遗传有关，为常染色体显性遗传，自幼发病，临床多见。但单发型者未见家族史，儿童期或成年后发病，比较少见。单发型患者好发于颜面、颈、上臂、臀、大腿、外耳等部位，亦有学者报道发生于颌下部的孤立性毛发上皮瘤。孤立性毛发上皮瘤表现为皮色、缓慢生长的丘疹或结节，半球形，如珍珠样。常误诊为无色素的皮内痣，因此很难从临床上作出正确的诊断，常需作病理检查以确诊。

病理上主要需与角化性基底细胞癌、毛源性肿瘤、毛发腺瘤鉴别，主要区别：角化型基底细胞癌不对称，边界不清，常有破溃，无筛孔状结构；毛源性肿瘤位于真皮的深部，边界更清楚，不与表皮相连；毛发腺瘤有很多角囊肿，囊壁相连。

孤立性毛发上皮瘤为非遗传性良性肿瘤，但可恶变，治疗采用手术切除，术后不复发。

（彭少文　杨希川　郝　飞）

病例 150　侵袭性恶性黑色素瘤

临床图片

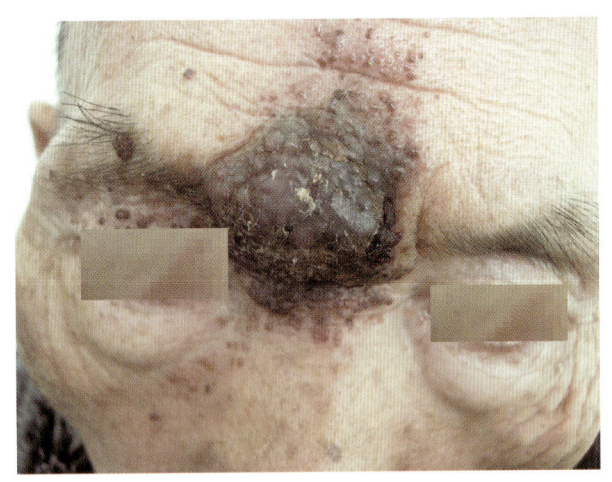

眉间紫红斑块，周围紫红丘疹

一般情况　患者　男，77岁。

主诉　眉间紫红斑块5年。

现病史　患者5年前不明原因额部眉间出现一黄豆大黑色斑，无自觉症状。3年前黑斑逐渐扩大、隆起形成紫红色斑块、结节，5个月前斑块周围也出现紫红丘疹，自觉轻微瘙痒。1个月前出现头痛，反应明显迟钝，记忆力下降。

既往史及家族史　平素身体健康，家族中无类似病史及传染病史。

体格检查　一般情况欠佳，反应迟钝，不能正确对答。生命体征正常，系统检查未发现异常。

皮肤科检查　额部眉间见一核桃大暗紫红色斑块，表面不光滑，边缘及右上眼睑见芝麻至米粒大紫红色丘疹的卫星状损害。

实验室检查　血、尿、大便常规及肾功能检查正常。肝功能 AST 85U/L，ALT 64U/L TP 38g/L，ALB 31g/L，GLB 33g/L，CEA 72ng/ml（参考值<20ng/ml）

思考

1. 您的初步诊断是什么？
2. 为明确诊断，您认为还需做什么关键检查？

提示　可能的诊断

1. 基底细胞癌（basal cell carcinoma，BCC）？
2. 侵袭性恶性黑色素瘤（malignant melanoma，MM）？
3. Kaposi肉瘤（Kaposi's sarcoma，KS）？

关键的辅助检查

1. 组织病理　表皮、真表皮交界及真皮可见散在、成巢或弥漫分布的不典型瘤细胞，细胞形态多样，排列紊乱，核深染、异型，局部有大量黑色素沉积，周围有淋巴细胞浸润。
2. 免疫组化　HMB45（＋）、S100（＋）。
3. 头颅CT扫描　颅内占位性病变。

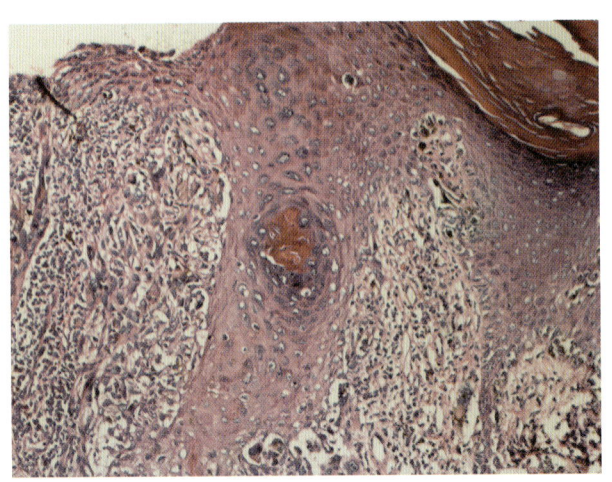

瘤细胞散在或成巢分布，排列紊乱，核深染、异型，部分见黑色素（HE×100）

最终诊断　侵袭性恶性黑色素瘤

诊断依据

1. 年龄、病程　老年人，病程5年，近3年明显增大。
2. 皮损部位　面部。
3. 皮损特点　基本损害为黑斑上的丘疹、斑块，边缘不规则，色素不均匀，边界不清，周围有卫星损害，直径大于0.6cm。

4. **组织病理** 符合恶性黑色素瘤改变。

5. **免疫组化** HMB45（＋）、S100（＋）。

治疗方法 由于患者年龄大，发现颅内占位性病变，患者及家属放弃治疗，1个月后死亡。

易误诊原因分析及鉴别诊断 恶性黑色素瘤简称恶黑，是起源于表皮黑色素细胞或色素痣的恶性程度高、临床预后差的恶性肿瘤。本病可见于任何年龄，较多见于中年和老年。初起为一色素斑，棕色至黑色不等，且色泽常不均匀，深浅不一，边缘不甚规则，以后可逐渐扩大，隆起成斑块、结节或肿块，甚至溃破、出血，最后发生转移。根据临床表现，恶性黑色素瘤可分为以下四型：原位黑色素瘤、浅表散播性黑色素瘤、结节性黑色素瘤、恶性雀斑样痣黑色素瘤。皮肤恶性黑色素瘤恶性程度高，易转移，预后差，故早期诊断极为重要。"ABCDE"诊断方法为多数学者认同。A（asymmetry）：形状不对称；B（border）：边缘不整齐；C（colour）：颜色不均；D（diameter）：直径多＞5mm；E（enlargement）：增大或进展趋势。要确诊恶性黑色素瘤必须进行活体组织检查。组织病理示瘤细胞呈弥漫性不规则分布，组织分界不清，瘤细胞异型性明显，间质较少，染色质粗而松散，核呈空泡状，核仁大而清楚，且为嗜酸性，胞浆丰富、淡染呈毛玻璃状，其中可见深棕色颗粒。免疫组化提示肿瘤细胞膜HMB45、S-100蛋白染色阳性，细胞角蛋白CK、CD45均阴性。治疗为以手术治疗为主，切除包括病变边缘1~2mm的正常皮肤，辅以放疗、化疗及免疫治疗。

恶性黑色素瘤是一种治疗难度很大、恶性度高、转移发生早、死亡率高的恶性肿瘤，目前唯一被肯定有效的治疗方法仍是对早期病变的广泛彻底切除。因此早期诊断、早期治疗很重要，但由于医生及患者对其严重性认识不足，一般在就诊时往往已为时太晚，治疗效果极不满意，故临床医生要提高对该病的认识，一旦怀疑该病就要积极进行活检确诊，做到早发现、早诊断、早治疗，提高治愈率。本病例患者损害为单发的暗红色结节，临床上需与基底细胞癌、Kaposi肉瘤相鉴别。

1. **基底细胞癌** 为常见的皮肤恶性肿瘤。好发于老年人面部，多见于眼眶周围。皮损多为单发，初为丘疹，渐渐增大为结节，随后皮损增大，形成边缘有珍珠样隆起的斑片或斑块。临床分为结节型、色素型、浅表型和硬斑病样型。组织病理示肿瘤细胞与表皮基底部相连，癌细胞由类似表皮基底细胞的细胞组成，呈浸润性生长，边界不清，可见核分裂象，周边癌细胞呈典型的栅栏状排列，癌细胞团周围有收缩裂隙。

2. **Kaposi肉瘤** Kaposi肉瘤是由疱疹病毒Ⅷ型引起的，起源于血管内皮细胞的恶性程度相对低的恶性肿瘤。损害可单发或多发，表现为暗红色或紫红色的斑疹或斑片，逐渐发展紫色、暗褐色斑块或结节。临床分为经典型、非洲型（地方性Kaposi肉瘤）、免疫抑制型和AIDS相关Kaposi肉瘤。组织病理显示肿瘤主要由梭形细胞和血管裂隙组成，其间可见红细胞外渗。

（董天祥 王红兵 何 黎）

病例 151　肢端雀斑样黑色素瘤

临床照片

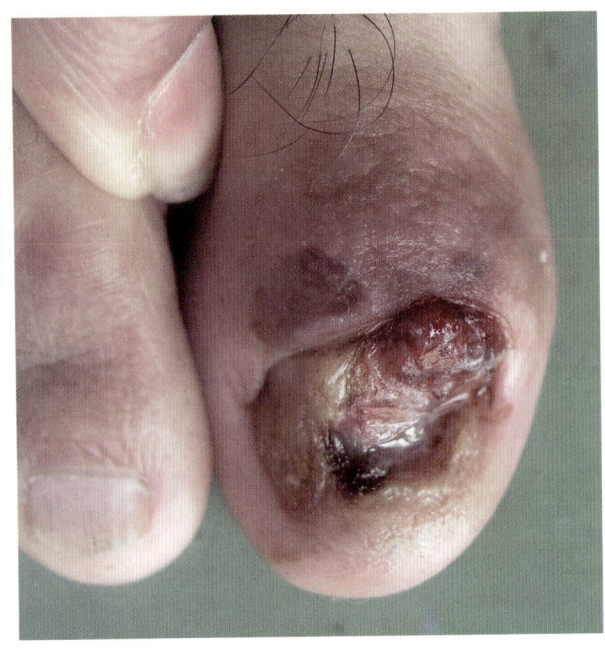

右侧拇趾甲脱失，甲床上红黑相间的新生物，表面凹凸不平，甲周色素斑

提示　可能的诊断
1. 化脓性肉芽肿（pyogenic granuloma）？
2. 恶性黑色素瘤（malignant melanoma）？
3. 慢性甲沟炎（chronic paronychia）？

一般情况　患者　男，36岁。

主诉　右拇趾甲板脱落、长新生物1年余。

现病史　1年多前，患者无明显诱因右侧拇趾甲板出现纵裂并逐渐变黑，无自觉症状，未予治疗。之后，趾甲脱失，在甲床上长出新生物并出现破溃，不能愈合，部分皮损变黑，轻微碰撞后易出血。

既往史　家族中无类似病史。

体格检查　全身浅表淋巴结未触及肿大，各系统检查未见异常。

皮肤科检查　右侧拇趾甲脱失，甲床上有红黑相间的新生物，表面凹凸不平，有黄白色分泌物。甲周围可见灰黑褐色斑疹、斑片，色素不均匀，边缘不规则，皮损大小约2cm×2.2cm。甲根部呈肉芽状增生，约0.8cm×0.8cm，触之易出血。

实验室检查　血及尿常规、胸部X线片、腹和盆腔B超检查未见异常。

思考
1. 您的初步诊断是什么？
2. 为明确诊断，您认为还需做什么关键检查？

关键的辅助检查

1. 组织病理　表皮增厚，肿瘤与表皮紧密相连，真皮内大量成巢的肿瘤细胞，相互嵌合如上皮样，细胞浆内含黑色素颗粒。瘤细胞大，胞浆丰富、红染，核仁明显，核分裂象易见。

2. 免疫组化标记　瘤细胞HMB45阳性，PCK阴性。

最终诊断　肢端雀斑样黑色素瘤（acral lentiginous melanoma）

诊断依据

1. 年龄、病程　中年男性，右拇趾甲板脱落，甲床上长出新生物并破溃1年多。

2. 皮损部位　右侧拇趾甲脱落，甲床上有红黑相间的新生物，表面凹凸不平，甲周可见色素斑，色素不均匀，边缘不规则，边界不清，直径大于0.6cm。

3. 组织病理　真皮内大量含黑色素颗的、成巢的

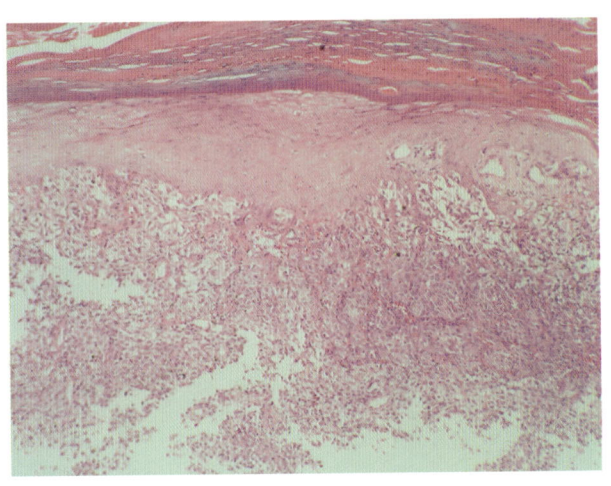

肿瘤与表皮紧密相连，真皮内大量成巢的肿瘤细胞（HE×100）

上皮样肿瘤细胞，与表皮关系密切。

4. 免疫组化　瘤细胞 HMB45 阳性。

治疗方法　行右拇趾切除术。

易误诊的原因分析及鉴别诊断　肢端雀斑样黑色素瘤是皮肤恶性黑色素瘤的一种独特类型，见于手掌、足底和甲下区，其中发生在甲下区者较为少见。由于本例患者皮损发生于甲下，很少见，病情发展相对缓慢，无自觉症状，初诊医师对该种类型的恶性黑色素瘤不熟悉，易导致漏诊、误诊。对于甲部病变要注意仔细观察，鉴别皮损形态、特点，对于按常规诊断、治疗无效的病例应尽早作病理检查以明确诊断。本病需要与下列疾病鉴别。

1. 化脓性肉芽肿　多发生在皮肤穿通性外伤后，皮损为质地柔软、表面光滑的鲜红色或棕红色丘疹，迅速长大，轻微碰伤即可出血不止。组织病理改变为真皮浅、中层有大量新生的毛细血管及内皮细胞增生。

2. 慢性甲沟炎　为细菌或真菌感染引起的甲周围组织炎症，表现为甲沟周围皮肤的红、肿、疼痛，一般趾甲不脱落，病理活检示慢性炎症改变。抗生素或抗真菌治疗有效。

（温蓬飞　王婷婷　王　琳）

病例 152　中高分化鳞癌

临床照片

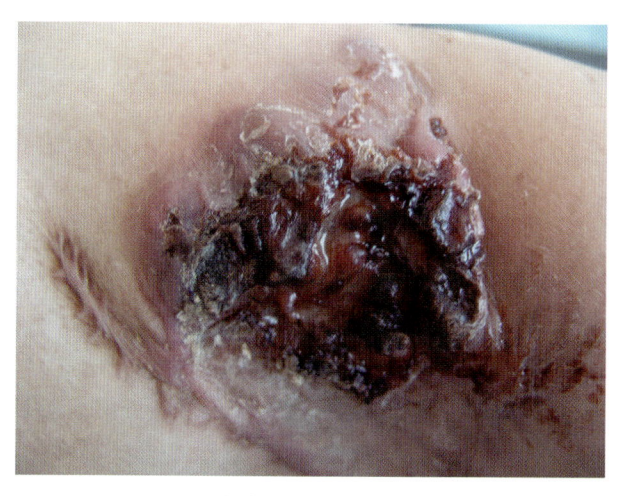

左大腿斑块、溃疡

一般情况　患者　男，34 岁，工人。

主诉　左大腿斑块、溃疡，伴疼痛一年，加重 4 个月。

现病史　患者小时外伤后左大腿形成一瘢痕，一年前无明显诱因，瘢痕旁出现红肿、结节，逐渐溃烂、溢脓，伴疼痛，当地行抗感染治疗后（具体不详）红肿消退，创口愈合不良。4 个月前上述皮疹再发且出现浸润性斑块，质坚实，损害迅速增大，中央出现火山口样溃疡，边缘浸润，易出血，上覆污黑色痂，表面见脓性分泌物。体重无明显改变，精神可。发病以来无发热、盗汗、消瘦。

既往史及家族史　平素体健，家族中无类似病史。

体格检查　一般情况良好，生命体征平稳，系统检查无特殊。

皮肤科检查　左大腿左侧可见一约 4cm×5cm 大小斑块，中央形成溃疡，呈火山口样，边缘略隆起外翻，底部高低不平，表面破溃，露出鲜红糜烂面，触之坚实，上覆污黑色痂，表面可见少许脓性分泌物及坏死组织。皮损下方见一瘢痕。

实验室检查　血、尿、大便常规正常，肝、肾功能未见明显异常。

思考

1. 您的初步诊断是什么？
2. 为明确诊断，您认为还需做什么关键检查？

提示　可能的诊断

1. 鳞状细胞癌（squamous cell carcinoma）？
2. 增殖性皮炎（dermatitis vegetans）？

3. 角化棘皮瘤（keratoacanthoma）?

关键的辅助检查

组织病理：送检组织见表皮增生显著，棘层肥厚。真皮层内见弥漫分布大量异型细胞巢，细胞排列紊乱，形态不规则，核大深染，可见核分裂象。细胞间可见细胞间桥，局部有角化珠形成，并可见细胞内角化现象。

最终诊断 中高分化鳞癌

诊断依据

1. 病史 曾有外伤后瘢痕病史，肿瘤在瘢痕基础上发生，生长迅速。

2. 皮损部位 左大腿。

3. 皮损特点 瘢痕周围斑块、溃疡，边缘隆起，外翻。

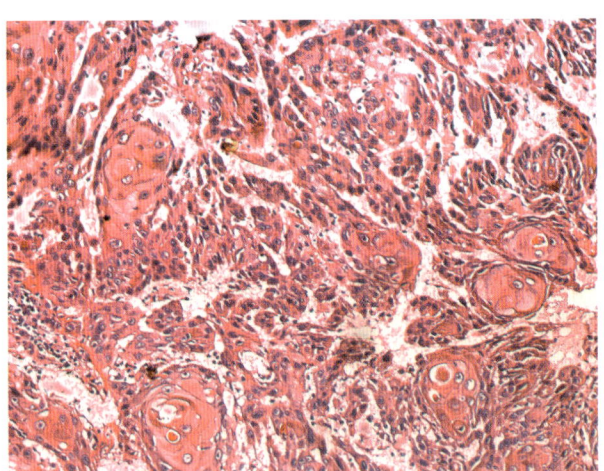

瘤细胞明显异型，角化珠形成（HE ×200）

4. 自觉症状 疼痛。

5. 组织病理 符合中高分化鳞癌。

治疗方法 手术切除植皮治疗。

易误诊原因分析及鉴别诊断 鳞状细胞癌又名表皮样癌，起源于表皮或附属器角质形成细胞，长期日晒和慢性刺激是主要发病因素，外伤、放射线照射、焦油类衍生物可诱发本病，盘状红斑狼疮、慢性溃疡、黏膜白斑、烧伤瘢痕及长期不愈肉芽肿均可诱发。多发于50岁以上男性，多见于面部、头皮、下唇、手背、前臂、阴部，尤其是皮肤、黏膜交界处。最早为浸润斑，以后为小结节，表面毛细血管扩张，中央可形成溃疡。组织病理为鳞状细胞瘤块，自表皮不规则向真皮内增生。细胞有异型性改变，核分裂活跃，免疫组化示CK（+）。

本病例既往有外伤感染史，慢性刺激后诱发，初期为斑块，以后形成溃疡、坏死，病理示异性鳞状细胞分布，角化珠形成可符合鳞癌诊断，本病易与一些良性肉芽组织、溃疡性疾病混淆，故在遇到进展迅速的斑块、脓肿、溃疡时，应尽快切除活检。而鉴别的重点在组织学上，需与假上皮瘤样增生鉴别，假上皮瘤样增生见于颗粒细胞瘤、结节样痒疹、芽生菌病、腹股沟肉芽肿和慢性脓皮病。假上皮瘤样增生可发生于附属器结构，也可发生于皮肤表面，临近毛囊可见角化过度，表皮细胞索伸入真皮网状层，并被弹力纤维包裹，此现象在鳞癌少见。此外，临床表现为手术切口旁斑块、脓肿、溃疡，容易误诊为增殖性皮炎等良性疾病。皮损进展迅速，为肉芽肿组织、疣状增殖性斑块改变，还应与角化棘皮瘤鉴别。

1. 增殖性皮炎 又称增殖性脓皮病，可能继发于细菌感染，病灶可培养出链球菌、金黄色葡萄球菌和白色葡萄球菌等，表现为过度增生的肉芽组织损害，潮湿和疣状增殖性斑块表面，常为脓性、结痂性，渗出物有恶臭，形成溃疡。皮损主要发生于皱褶、摩擦部位，如腋窝、腹股沟、头皮等，偶可发生于口腔和阴道，自觉疼痛，病程慢性，可自然缓解，组织病理示非特异性肉芽肿，有假性上皮瘤样增生和脓肿形成，治疗上可用磺胺类抗生素及糖皮质激素口服，局部皮损可用抗生素软膏。

2. 角化棘皮瘤 分为四型：单发型、多发型、发疹型和离心周边型。为可自行消退的恶性肿瘤。鳞癌应与单发型鉴别，单发型多发生于曝光部位，为生长迅速的丘疹，内为光滑火山口状，中央充满角栓，表面可见毛细血管扩张，周围隆起。组织病理上与高分化鳞癌类似，特征为肿瘤边缘失去侵袭性，退行为一薄层角质形成细胞，内衬大量充满角蛋白的火山，且不会出现棘层松解。治疗上可切除活检或皮损内注射氟尿嘧啶。对一些免疫抑制的患者来说，角化棘皮瘤的处理应视同鳞癌。

（赵维佳　王红兵　何　黎）

病例 153　基底鳞状细胞癌

临床照片

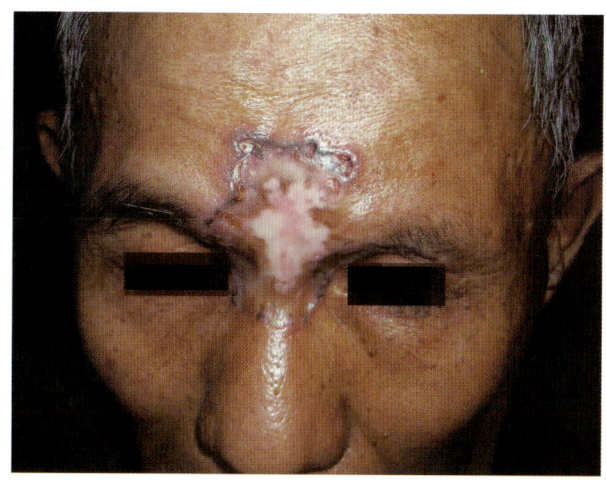

眉弓、鼻根、额部质硬斑块，周边珍珠样隆起边缘，斑块中央色素脱失斑

一般情况　患者　男，76岁，退休。

主诉　眉弓、鼻根、额部斑块4年。

现病史　患者4年前眉间出现褐色半透明状质硬小结节，轻微外伤后易出血，无自觉症状。在院外曾予电离子治疗，不久原皮损处出现色素脱失斑，逐渐扩大并于局部形成溃疡，溃疡基底呈肉芽状，易出血并覆以透明状浆液和棕黄色的痂。

体格检查　一般情况良好，系统检查无异常。

皮肤科检查　眉弓、鼻根、额部间见一约4cm×6cm大小质硬斑块，周边绕以针头至粟粒大小珍珠样隆起边缘，局部破溃结痂。斑块中央一约2cm×2cm大小色素脱失斑，表面光滑。

思考
1. 您的初步诊断是什么？
2. 为明确诊断，您认为还需要做什么特殊检查？

提示　可能的诊断
1. 基底细胞癌（basal cell carcinoma）？
2. 鳞状细胞癌（squamous cell carcinoma）？
3. 基底鳞状细胞癌（basosquamous carcinoma）？

关键的辅助检查

组织病理：表皮浅表糜烂，真皮浅层大量基底样细胞及鳞状细胞呈团块状及条索状浸润，可见间隙及个别角化珠。间隙内胶原纤维增生。

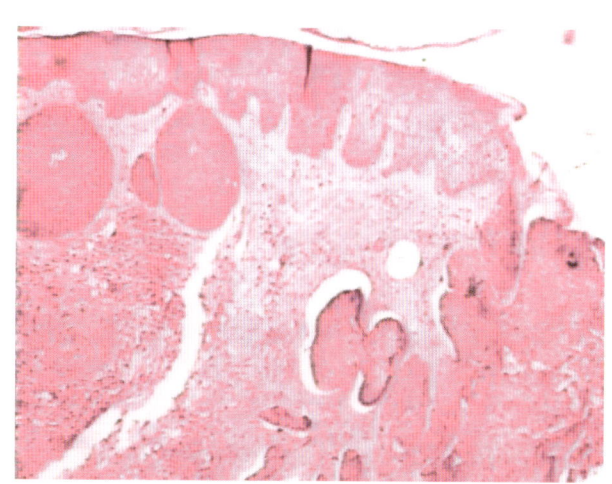 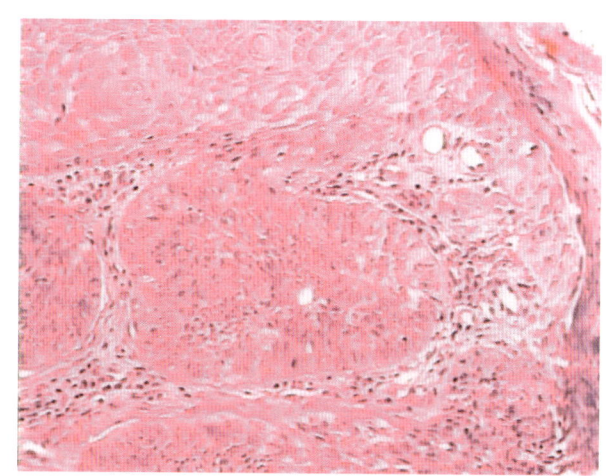

真皮浅层大量基底样细胞及鳞状细胞呈团块状或条索状浸润，周边有收缩间隙（HE×40）

最终诊断　基底鳞状细胞癌

诊断依据

1. 年龄 老年男性。
2. 皮损部位 眉弓、鼻根、额部。
3. 皮损特点 质硬斑块，周边绕以珍珠样隆起边缘，局部破溃、结痂，轻微外伤后易出血。
4. 组织病理 符合基底鳞状细胞癌病理改变。

治疗方法 转颌面外科手术彻底切除，目前在随访。

易误诊原因分析及鉴别诊断 基底鳞状细胞癌是一种少见的表皮恶性肿瘤，指基底细胞癌中尚有鳞癌成分。临床表现同基底细胞癌，转移情况则与鳞癌相同。本病例表现为质硬斑块，绕以珍珠样隆起边缘，局部破溃结痂，临床表现和基底细胞癌结节溃疡型极为相似，但在病理上，肿瘤则由基底样细胞和鳞状细胞共同组成，仅用基底细胞癌无法解释，故结合临床和病理诊断为基底鳞状细胞癌。另外，本病尚需与表现为斑块、溃疡的鳞状细胞癌相鉴别。

1. 基底细胞癌 皮损表面可见蜡样光泽，边缘隆起，向内卷，有丘疹排列并呈串珠状，常有特征性的侵蚀性溃疡。临床上以结节溃疡型最为常见。组织病理表现为真皮中基底样细胞团块增生，边缘细胞呈栅栏状排列，与间质有裂隙。
2. 鳞状细胞癌 多见老年人暴露部位，如面部和四肢。病情进展较快，常中央破溃形成溃疡，转移较早。组织病理示瘤体由正常的鳞状细胞或不典型或间变的鳞状细胞组成，常出现角化珠，且中央常不完全角化。

（邹宏超 李贤光 朱 薇）

病例 154 单发性血管平滑肌瘤

临床照片

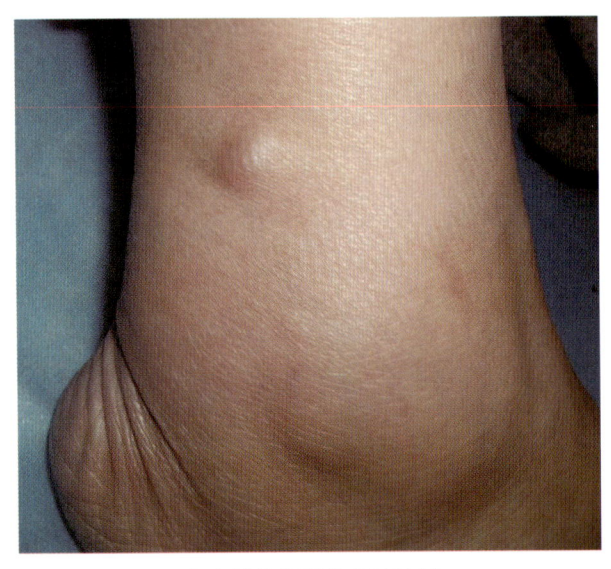

右小腿近外踝部皮下结节

一般情况 患者 女，54岁，退休。

主诉 右小腿肿块7~8年，时有疼痛。

现病史 约于7~8年前，患者无明显原因出现右踝部上方肿块，初为米粒大小，自觉症状不显著，一直未予治疗。近3~4年来皮损渐扩大，时有疼痛，平时一般不痛，但在触摸局部时有疼痛感，疼痛与季节无关。无外伤及破溃史。

既往史及家族史 既往体健，家族中无肿瘤遗传史。

体格检查 一般情况可，系统检查无异常。

皮肤科检查 右外踝上方有一直径约1cm大小结节，表面光滑，皮色，滑动可，无明显压痛。

实验室检查 血、尿及大便常规正常，肝、肾功能未见异常。

思考

1. 您的诊断是什么？
2. 为明确诊断，您认为还需做什么关键检查？

提示 可能的诊断

1. 皮肤纤维瘤（fibroma）？
2. 神经鞘瘤（neurolemmoma）？

3. 神经纤维瘤（neurofibroma）？
4. 血管球瘤（glomus tumor）？
5. 单发性血管平滑肌瘤（solitary vascular leiomyoma）？

关键的辅助检查

组织病理：表皮轻度角化过度，皮突延长并相互融合，基底层色素增加。真皮内大量梭形瘤细胞，有丰富的嗜酸性胞浆，核周有空泡，核呈椭圆形，两端钝圆，核染色质均匀分布，细胞无异型性，核分裂象罕见，间有少量胶原纤维，瘤体无包膜，与周围组织界限不清。Van Gieson染色示肿瘤团块由大量染色呈黄色的平滑肌纤维组成，其间有少量染色呈红色的胶原纤维。

最终诊断 单发性血管平滑肌瘤

诊断依据

1. 病程 7～8年，慢性缓慢发展。
2. 皮损特点 孤立结节，有疼痛。
3. 组织病理 界限清楚的实体性肿瘤，由血管和平滑肌组成。平滑肌呈不规则束状排列，核长，两端钝圆，胞浆内有空泡，细胞无异型性。

治疗方法 将孤立性肿瘤完整切除即可。

易误诊原因分析及鉴别诊断 本病以成年人多见，女性占优势，多见于下肢皮下组织，特别是腿、脚，单发，可有疼痛，系受寒冷或压力刺激后肌肉收缩所致，本病良性，很少复发。

皮肤平滑肌瘤分为三种类型，即毛发平滑肌瘤、血管平滑肌瘤及肉膜平滑肌瘤。血管平滑肌瘤为平滑肌瘤的一种类型，它起源于血管肌层，难以单从临床

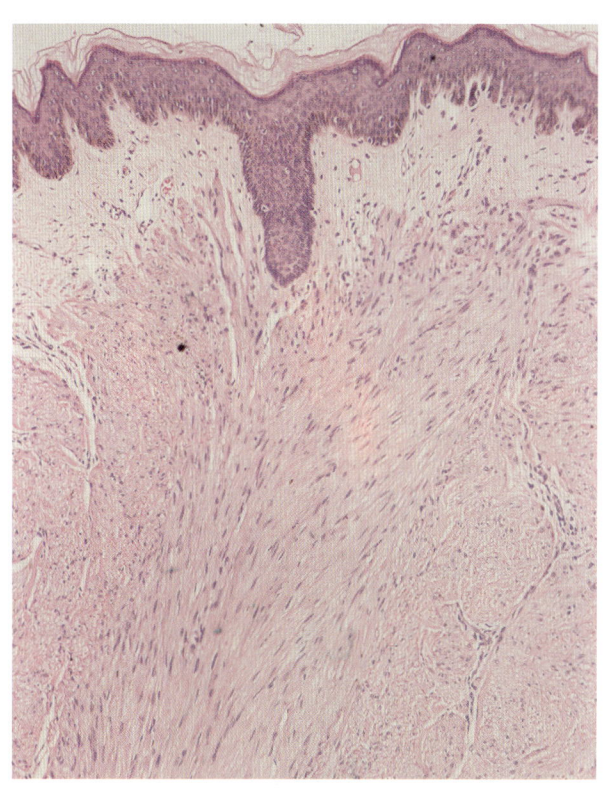

肿瘤位于真皮中下部，无包膜，瘤细胞梭形，胞浆丰富、嗜酸性，核周空泡，核椭圆形，两端钝圆（HE×400）

上诊断，只能通过病理来明确诊断。痛性结节必须先考虑到皮肤平滑肌瘤，至于确切的类型须通过病理明确。需与以下疾病相鉴别：

1. 皮肤纤维瘤 可发生于身体各部位，为圆形质硬结节，呈深褐色、红色或黄色，固定于皮肤表面。一般无自觉症状。
2. 神经鞘瘤 成人多见，脑神经、周围神经和脊神经根为好发部位。结节质地较硬，表面光滑，常沿着较大神经干分布，有时出现疼痛或压痛。
3. 神经纤维瘤 为孤立性皮肤色丘疹或结节，质软，一般呈蒂状，无自觉症状。
4. 血管球瘤 好发于甲床，为红色或蓝色结节，质软或硬，常伴有阵发性剧痛，持续时间不等，轻触或冷暴露常可诱发疼痛。

（陶苏江 顾 军）

病例 155 多发性皮肤平滑肌瘤

临床照片

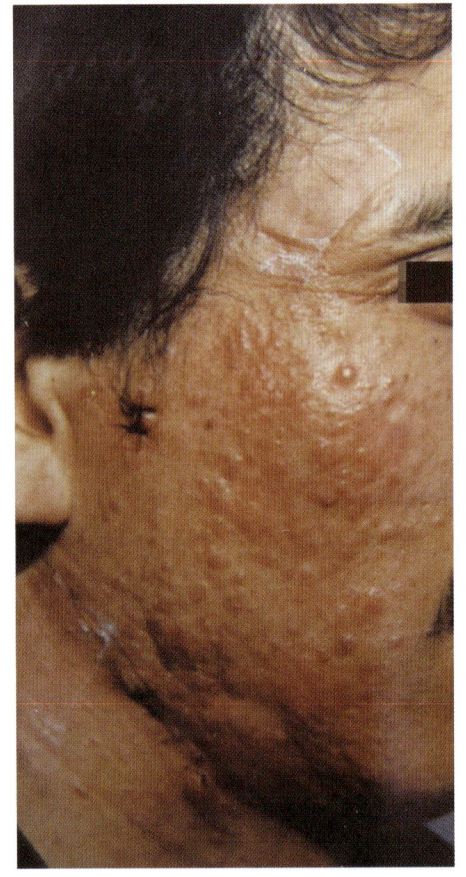

右侧面颈部成群的丘疹，部分融合成斑块

一般情况 患者 男，45岁，工人。

主诉 右侧面颈部皮疹7年，加重伴疼痛半年。

现病史 患者于7年前无明显诱因右侧面颊部出现数个米粒大小高出皮面丘疹，无痒痛，未予重视。近年来，皮疹渐增多、增大。近半年来皮损明显增多，部分融合，且颈部亦出现相同皮疹，并于遇冷后出现疼痛。当地医院曾用维A酸霜及激光治疗，但疗效不佳。患者自发病以来，无发热、咳嗽，饮食、睡眠、二便正常，精神可。

既往史及家族史 父母体健，其姐姐有类似病史。

体格检查 T 36.5℃，P 76次/分，R 20次/分，BP 120/80mmHg。一般情况好，全身浅表淋巴结未及肿大，其他系统检查无异常。

皮肤科检查 右侧面颈部成群米粒至黄豆大小的丘疹、结节，肤色至淡褐色，部分融合。皮疹表面光滑，质中，无活动度，个别皮损触痛明显，未见水疱、脓肿及溃疡。

实验室检查 血、尿、大便常规正常，肝、肾功能检查正常。腹部B超未见异常。胸部X线片正常。

思考

1. 您的初步诊断是什么？
2. 为明确诊断，您认为还需做什么关键检查？

提示 可能的诊断

1. 皮肤纤维瘤（dermatofibroma）？
2. 神经纤维瘤病（neurofibromatosis）？
3. 多发性皮肤平滑肌瘤（multiple cutaneous leiomyomas）？
4. 结节性硬化症（tuberous sclerosis）？

关键的辅助检查

1. 特殊检查 冰块实验阳性，即将冰块放在较大皮损处3～5秒，表面出现皱缩，并有疼痛。

2. 组织病理 表皮轻度角化过度，基底层色素增加。真皮浅层血管扩张，下方见梭形肿瘤细胞，胞浆丰富，核两端钝圆，纤维束交错排列，有少量间质。

最终诊断 多发性皮肤平滑肌瘤

诊断依据

1. 病史及病程 慢性起病，病程7年，皮疹逐渐增多、变大，近来出现疼痛。

2. 皮损特点 右侧面颈部成群米粒至黄豆大小的丘疹、结节，肤色至淡褐色，部分融合。皮疹表面光滑、质中，无活动度，个别皮损触痛明显。

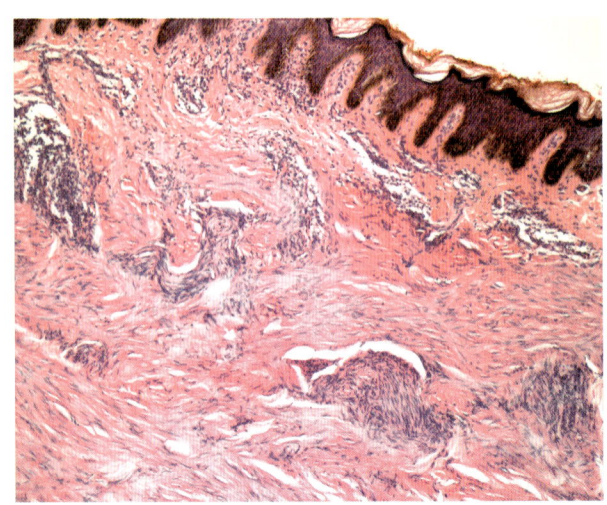

真皮中层梭形平滑肌细胞呈束状、编织状排列(HE×100)

3. 冰块实验　阳性。

4. 家族史　其姐姐有类似病史。

5. 组织病理　典型皮肤平滑肌瘤改变。

治疗方法　给予硝苯地平10mg 3次/日口服，治疗3周后，疼痛症状有所缓解，皮损无明显变化。嘱其门诊随诊，必要时手术治疗。

易误诊原因分析及鉴别诊断　多发性皮肤平滑肌瘤多发于20～30岁的男性，有学者认为有时有常染色体显性遗传。根据患者38岁起病、慢性经过、皮损特点及家族史等临床特点，结合组织病理及冰块试验检查诊断明确。

本病病情进展缓慢，开始常无自觉症状，容易忽视。临床上需要与以皮肤多发丘疹、结节为其主要症状的疾病鉴别。

1. 皮肤纤维瘤　通常单发，少数可多发，质地坚实，扁球状或纽扣状，表面光滑，最常见于四肢伸侧，可推动，两侧挤压时可在损害中心产生"小凹"，一般无自觉症状。病理上为边界不清的真皮内结节，无包膜，团块由旋涡状排列的梭形细胞和胶原纤维组成。表皮常有棘层肥厚、表皮突延长、基底层色素增加。Van Gieson染色时胶原纤维呈红色，Masson染色时胶原纤维呈绿色。可以鉴别。

2. 神经纤维瘤病　为常染色体显性遗传性综合征，表现为大量数毫米至数厘米的神经纤维瘤和许多咖啡牛奶斑，皮损广泛，呈悬垂状，质柔软，腋窝雀斑、回状头皮、骶骨多毛症等也常见，部分儿童及老人患者可见虹膜Lisch结节，部分类型可有中枢神经系统受累症状。可以鉴别。

3. 结节性硬化症　又称Bourneville病，为常染色体显性遗传病，典型的三联征为面部血管纤维瘤、智力低下和癫痫发作。面部血管纤维瘤以前误认为是皮脂腺瘤，常于4～5岁开始出现，青春期显著，呈粉红色或淡棕红色丘疹，质地较硬，按之可褪色，呈蝶形分布于鼻翼两侧，偶尔面部可见散在小结节，其他特征性皮损有躯体鲛鱼皮斑、咖啡牛奶斑、叶状色素减退斑、指/趾甲周纤维瘤。颅脑X线可见脑内钙化结节，可鉴别。

（徐晓光　顾　军）

病例 156 先天性平滑肌错构瘤

临床照片

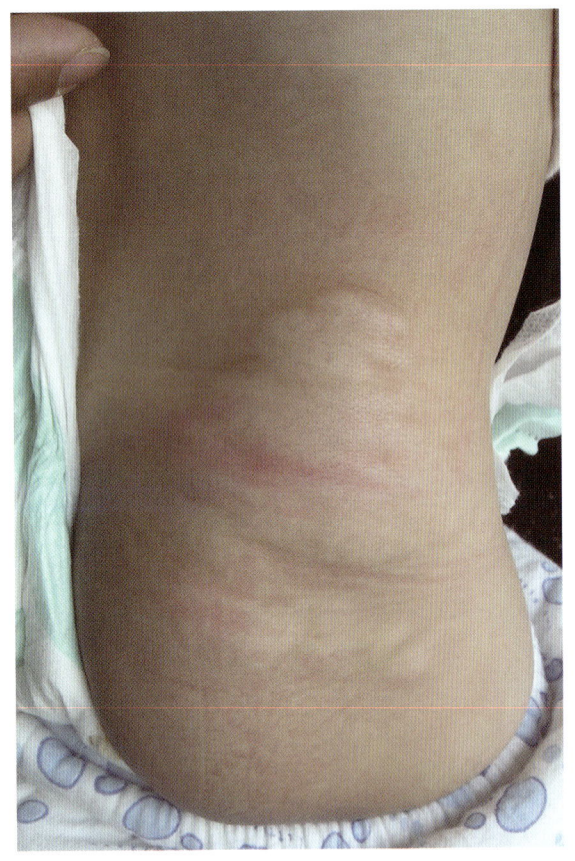

右侧腰、臀部斑块，形态不规则，较肤色稍浅

一般情况 患儿 女，1岁3个月，幼儿。

主诉 右侧腰、臀部不规则隆起性斑块1年3个月。

现病史 出生时其母发现右侧臀部有一蚕豆大小较皮肤色稍浅的斑块，以后逐渐缓慢扩大、增厚，未发现影响患儿。

既往史和家族史 患儿为足月、顺产，父母无血缘关系，家族中无类似疾病史。

体格检查 一般情况好，各系统检查无异常，全身浅表淋巴结未触及。

皮肤科检查 左侧臀部见略呈三角形的斑块，约18cm×15cm×12cm大小，边缘不规则，表面不平整，呈梯田状，其上可见增粗的毳毛，未见毛囊性丘疹，无触痛，摩擦后未见蠕动。

实验室检查 血、尿、大便常规正常。

思考

1. 您的诊断是什么？
2. 为明确诊断，您认为还需做什么关键检查？

提示 可能的诊断

1. 浅表脂肪瘤样痣（nevusn lipomatosus superficialis）？
2. 孤立性肥大细胞瘤（solitary mastocytoma）？
3. 先天性痣细胞痣（congenital nevus cell nevi）？
4. 平滑肌瘤（leiomyoma）？
5. 平滑肌错构瘤（smooth muscle hamartoma）？

关键的辅助检查

1. 组织病理 表皮大致正常；真皮全层，尤其是网状层有无数散在分布的平滑肌纤维束，边界清楚，向不同方向扩展，纵横交错，并累及皮下脂肪组织，未见平滑肌束与毛囊相连。

最终诊断 先天性平滑肌错构瘤

诊断依据

1. 病史及病程 出生时即有，逐渐缓慢扩大、增厚。
2. 皮损特点 表现为左侧臀部见略呈三角形的斑块，约18cm×15cm×12cm大小，边缘不规则，表面不平整，

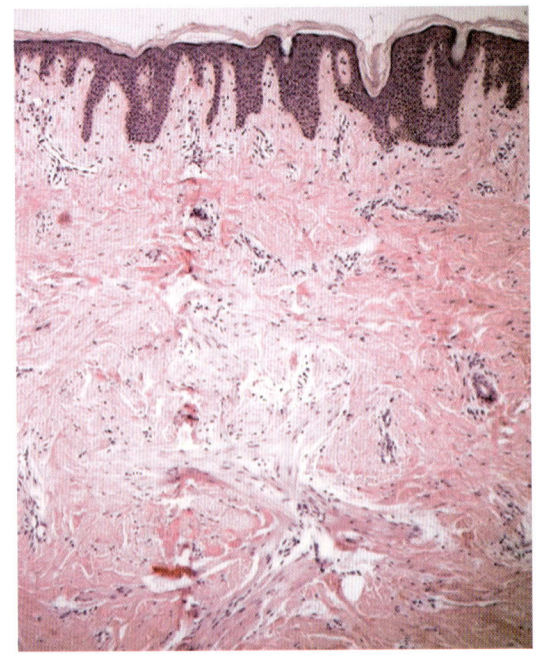

真皮层多数纵横交错的平滑肌纤维束（HE×200）

呈梯田状,可见增粗的毳毛,未见毛囊性丘疹,无触痛,摩擦后未见蠕动。

3. 个人及家族史　患儿为足月顺产,父母无血缘关系,家族中无类似疾病史。

4. 组织病理　符合平滑肌错构瘤改变。

治疗方法　如果没有临床症状,无需治疗;对于有症状的皮损或因美容需要者则以手术切除为主。

易误诊原因分析及鉴别诊断　平滑肌错构瘤少见。出生时即可发现,也可发生于儿童或青少年。最常见于腰部。表现为斑片,可达数厘米大,也可稍隆起。平滑肌错构瘤根据发病时间可分为先天性平滑肌错构瘤（Congenital smooth muscle hamartomas,CSMH）和获得性平滑肌错构瘤（acquired smooth-muscle hamartoma, ASMH）。临床上以CSMH为常见,而ASMH非常罕见。

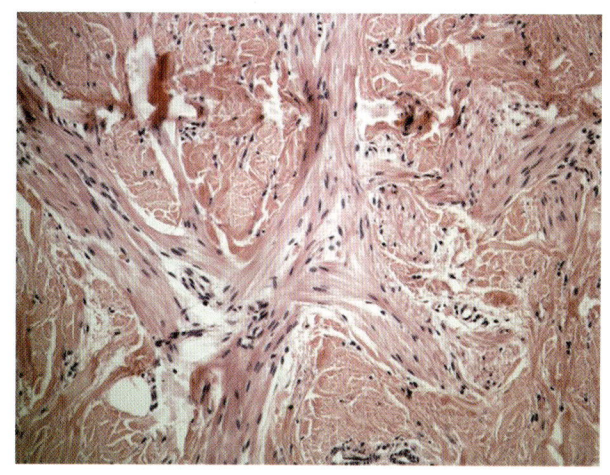

瘤团边界清楚,呈交织状（HE×100）

临床上,本病可分为四型,即经典型、毛囊型、多发型和弥漫型。经典的限局型CSMH表现为单侧有毛发的色素沉着斑块,常位于腰骶部,有些皮疹遇冷或摩擦后可产生缓慢的蠕动,称为假性Darier征。本病确诊需依靠组织病理学检查,表现为真皮全层,尤其是网状层有无数散在分布的平滑肌纤维束,边界清楚,向不同方向扩展,纵横交错,并可累及皮下脂肪组织,在伴有多毛的患者中,则见平滑肌束与粗大的毛囊相连。CSMH临床上需与浅表脂肪瘤样痣、孤立性肥大细胞瘤、先天性痣细胞痣等鉴别。病理上需与皮肤平滑肌瘤相鉴别。

1. 浅表脂肪瘤样痣　多发生在出生时或儿童期,好发于臀部及骨盆部位;皮损表现为群集的柔软扁平丘疹或结节,正常皮色或淡黄色,一般无自觉症状,主要靠病理诊断。病理:在真皮胶原束间有成群成束分布的成熟脂肪细胞,常位于浅部,甚至达乳头层。故可鉴别。

2. 孤立性肥大细胞瘤　出生时或于生后1个月内发现,皮疹可发生于任何部位,多为卵圆形,直径1～5cm大斑块或结节,粉红或淡褐色,质硬如橡皮。随患儿生长逐渐增大,皮损受刺激后肿胀发红或呈水疱样,约1小时后可恢复原样。病理:表皮轻度增生,棘层肥厚,真皮全层弥漫性肥大细胞浸润,呈肿瘤样团块,胞核呈立方形或卵圆形。临床表现和病理改变均与先天性平滑肌错构瘤不同,可鉴别。

3. 先天性痣细胞痣　多见于青年人,一般儿童期即开始出现,表现为斑疹、丘疹、乳头瘤状、疣状或结节状改变,可呈黄色、黑色、蓝色或无色素沉着,随年龄增加色素沉着明显且皮肤纹理增粗。当表现为丘疹、乳头瘤状、疣状或结节状改变,黄色或无色素沉着时与先天性平滑肌错构瘤相似。病理:表皮增厚,表皮突和真皮乳头延长,可见痣细胞巢,表皮中黑色素细胞数目轻度增加,真皮中可见噬黑色素细胞,可鉴别。

4. 皮肤毛发平滑肌瘤　可发生于各年龄,皮肤出现米粒大红色丘疹,逐渐增多、增大成结节或斑块状,对触摸及寒冷敏感,刺激后出现自发性疼痛和缓慢蠕动。而平滑肌错构瘤无症状。病理:表皮大致正常,病变位于真皮内,主要由平滑肌细胞组成,肌束纵横交织,间杂有胶原纤维束,边界不清,而平滑肌错构瘤平滑肌束纵横交错,边界清楚,可鉴别。

（郭　芸　樊应俊　邓丹琪）

病例 157　疣状血管瘤

临床照片

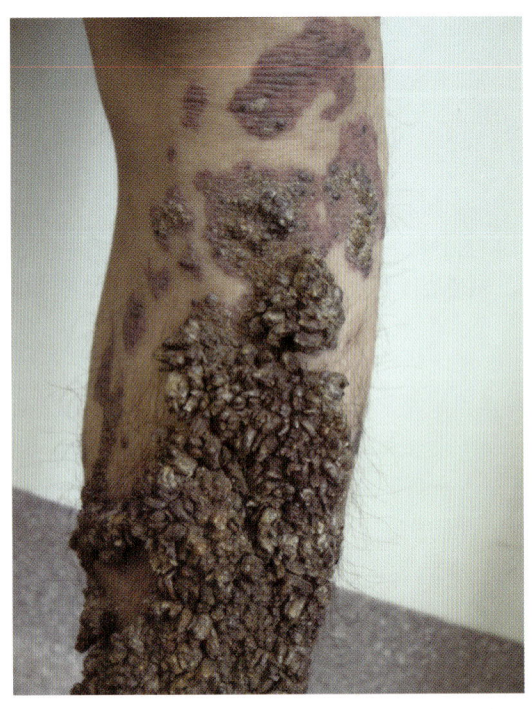

左小腿伸、屈侧疣状增生的紫黑色结节、斑块

一般情况　患者　男，35 岁。

主诉　左下肢紫红斑、结节、斑块及显著疣状增生、角化 30 年。

现病史　患者 5 岁开始左小腿下段出现数个米粒大暗紫红斑，皮损缓慢扩大，增多，融合，并出现疣状斑块、结节，无自觉症状。5 年后左侧足背、小腿屈侧也相继出现相同皮损，并于部分皮损上出现暗紫红色斑块、结节，小腿伸侧损害呈显著的疣状增生，易出血，偶有疼痛。

既往史及家族史　平素身体健康，家族中无类似病史及传染病史。

体格检查　一般情况好，生命体征正常，系统检查无异常。

皮肤科检查　左小腿伸侧、屈侧见一巨大、境界清楚的紫黑色斑块，表面粗糙，呈显著疣状改变。周围及左足尚可见花生及核桃大之暗紫红斑片或疣状结节、斑块。

实验室检查　血、尿、大便常规及肝、肾功能检查正常。

思考

1. 您的诊断是什么？
2. 为明确诊断，您认为还需做什么关键检查？

提示　可能的诊断

1. 血管角化瘤（angiokeratoma）？
2. 疣状血管瘤（verrucous hemangioma）？

关键的辅助检查

组织病理（小腿皮损）：表皮角化过度，棘层不规则轻度肥厚，呈乳头瘤样改变。真皮和皮下组织内皮细胞增生，血管增生、扩张，管腔内充满红细胞。

最终诊断　疣状血管瘤

诊断依据

1. 年龄、病程　儿童期发病，慢性病程。
2. 部位　下肢，单侧分布。
3. 皮损特点　显著疣状增生的紫黑色结节、斑块。
4. 病理　符合疣状血管瘤。

治疗方法　微波结合二氧化碳激光分批祛除皮损。

易误诊原因分析及鉴别诊断　疣状血管瘤为草莓状血管瘤、海绵状血管瘤或混合血管瘤的一种变形，

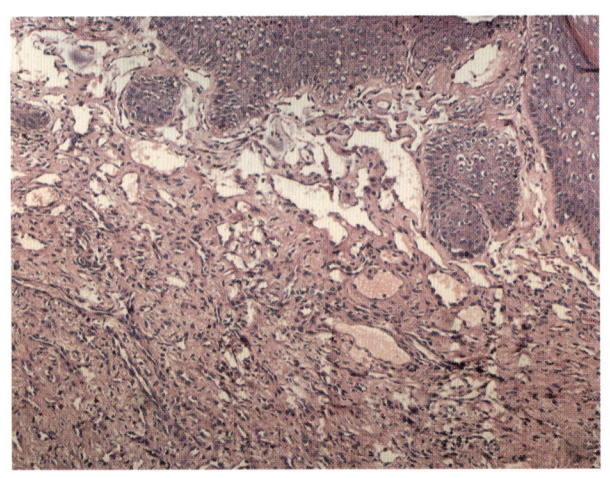

真皮和皮下组织内皮细胞和毛细血管增生，血管扩张，内充满红细胞，（HE×100）

伴有继发的表皮角化过度。出生或儿童期发病，好发于肢体末端，最多见于下肢，一般为单侧分布。开始为柔软而有弹性的暗红色丘疹，随着身体的发育逐渐增多、增大，形成特征性的皮损，表现为圆形或近圆形结节、斑块，暗红或紫红色，表面粗糙呈疣状，有时形成卫星状结节。组织病理学表现为表皮高度增生和角化，真皮内有大小不一的管腔，腔中充满红细胞，腔壁有一层内皮细胞，腔周有疏松结缔组织以及高度扩张的毛细血管，累及真皮全层和皮下组织。由于疣状血管瘤是一种较少见的真性血管瘤，治疗往往较困难，二氧化碳激光、电灼、冷冻等治疗后极易复发，常需手术进行彻底切除。故需早期诊断，在皮损处于较小损害时及时治疗，防止扩大后带来治疗困难。依据患者自幼年发病、典型的临床表现和组织病理学检查等特点，疣状血管瘤的诊断一般不难。

临床上范围局限或体积较小的疣状血管瘤皮损形态易与血管角化瘤相混淆而易误诊，在组织病理上疣状血管瘤与血管角化瘤亦有相似之处，都表现为明显的角化过度伴表皮增生，真皮内可见大量增生和扩张的血管腔；不同之处在于疣状血管瘤增生的毛细血管累及真皮全层和皮下组织，而血管角化瘤一般不累及真皮下部和皮下组织。

（董天祥　王红兵　何　黎）

病例 158　丛状血管瘤

临床照片

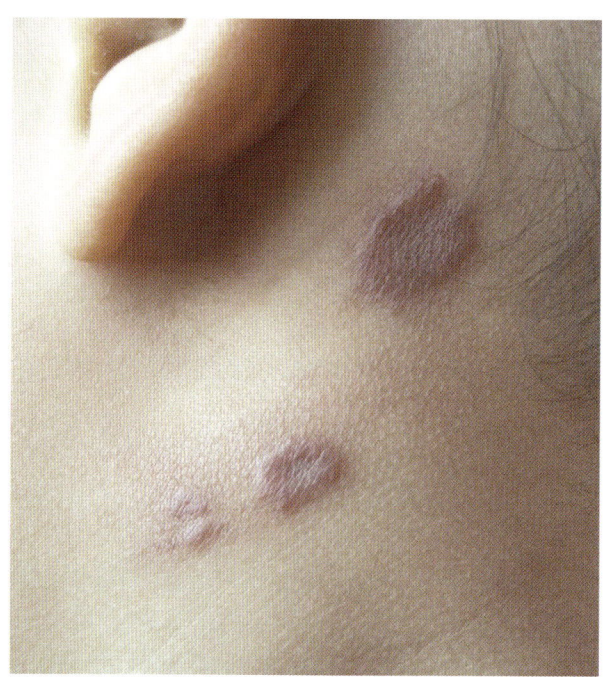

左颈后 3 个类圆形暗红斑块，环状，质中

一般情况　患儿　女，1.5 岁。

主诉　左后颈部环状红斑一年余。

现病史　患儿 1 年前左颈部被蚊虫叮咬，出现一个风团样损害，中央有小水疱，其母用注射器刺破后逐渐呈红色斑块，随后又出现两块类似皮疹，皮疹无自觉症状，曾用"百多邦软膏"、"皮炎平乳膏"治疗无效。患病以来饮食、二便正常，精神好。

既往史　既往健康。其父母身体健康，家族成员中无类似疾病患者。

体格检查　一般情况好，系统检查无异常发现。

皮肤科检查　左后颈可见 3 个大小从 0.2cm×0.2cm 到 0.5cm×0.4cm 类圆形暗红斑块，呈环状，质中。

实验室检查　患儿外院查血和尿常规、血生化均正常。

思考
1. 您的初步诊断是什么？
2. 为明确诊断，您认为还需做什么关键检查？

提示　可能的诊断

1. 化脓性肉芽肿（pyogenic granuloma）？
2. 草莓状血管瘤（strawberry hemangioma）？
3. 丛状血管瘤（plexiform angioma）？

关键的辅助检查

组织病理：棘层轻度肥厚，基底层色素增加，真皮和皮下组织浅层散在由紧密排列的毛细血管组成的小叶，呈圆形、卵圆形或细长形"炮弹样"分布。

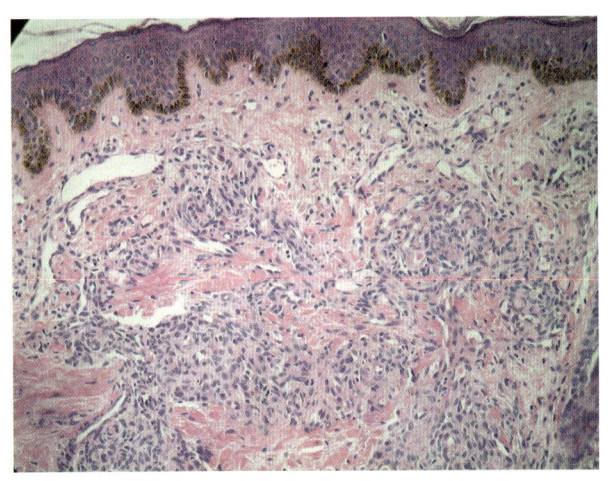 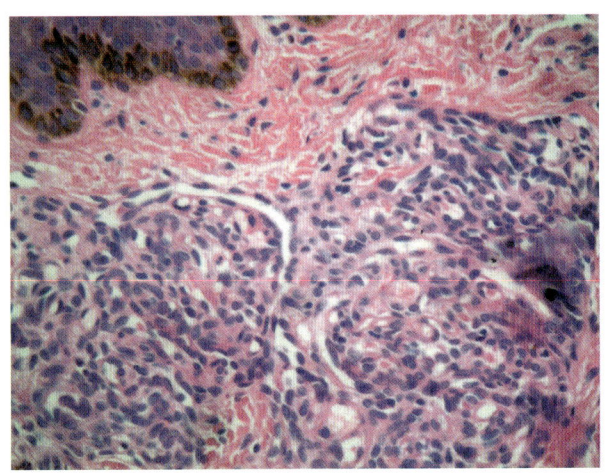

肿瘤小叶由不成熟的毛细血管组成，内衬扁平的内皮细胞，周围有周细胞环绕，部分小叶周围新月形成或半月形扩张的淋巴管（HE ×100）

前图高倍（HE × 200）

最终诊断 丛状血管瘤

诊断依据

1. 一般情况　患儿，女，1.5岁，曾有蚊虫叮咬及针刺史。
2. 皮损部位　左侧颈后。
3. 皮损特点　类圆形暗红斑，边缘略高起呈环状，质地中等，皮疹间皮肤正常。
4. 组织病理　可见棘层轻度肥厚，基底层色素增加，真皮和皮下组织浅层散在由紧密排列的毛细血管组成的小叶，呈圆形、卵圆形或细长形"炮弹样"分布。

治疗方法　目前尚无肯定有效的方法，文献报道有脉冲染料激光、手术切除、冷冻，系统应用糖皮质激素、α干扰素等治疗方法。少数病例在发病后6月至2年可自行消退。本例患儿的诱发因素可能与蚊虫叮咬和注射器刺破有一定关系，由于患儿仅1岁半，发病1年，目前暂不处理，随访观察，如果皮疹不消退再行治疗。

易误诊原因分析及鉴别诊断　丛状血管瘤（也称丛状血管母细胞瘤）是一种少见的良性血管增生性皮病，又称Nakagawa成血管细胞瘤或进行性毛细血管瘤，是毛细血管瘤的一种变异。1949年首先由日本的Nakagawa报告，称为血管母细胞瘤。1971年McMillan和Champion将其称为进行性毛细血管瘤，到目前国外报道200余例，国内有个案报道。本病常发生于婴儿或幼儿期，少数为先天性，出生时即有，成人也可发病，无性别差异。皮疹好发于颈部、躯干和四肢，表现为单发或多发的斑片、丘疹、结节或斑块，呈暗红或紫红色，部分皮损表面可伴有多毛，部分有触痛，疼痛与局部血管壁肌上皮收缩、血管痉挛可能有关。病程缓慢，数年后停止生长。组织病理学改变可见由紧密排列的血管内皮细胞和周皮细胞组成许多不规则的巢样结构，散在分布于真皮内，低倍镜下呈"炮弹样"外观，细胞核呈圆形、卵圆形，偶尔呈梭形，无不典型性，内皮细胞可形成血管裂隙和半月形管腔。

本病需与环状肉芽肿、皮肤纤维瘤、反应性血管内皮瘤等疾病相鉴别。反应性血管内皮瘤是血管内皮瘤病的一种表现形式，可有全身症状和多系统损伤，类似血管炎、结缔组织病等。组织病理学上本病应与化脓性肉芽肿、草莓状血管瘤、Kaposi肉瘤等鉴别，本病组织病理学上有特征性的丛状排列、无细胞异型是主要的鉴别点。

（邓丹琪　胡大雁　袁李梅　樊应俊）

病例 159　神经鞘瘤

临床照片

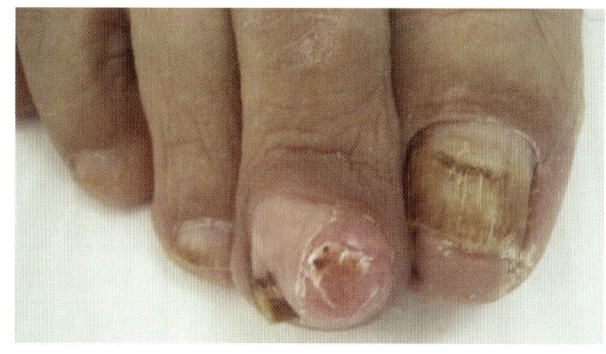

右足第二趾甲板不全脱落，末端呈半透明囊肿

一般情况　患者　男，70岁。

主诉　右足第二趾肿胀疼痛1个月余。

现病史　患者1个月前于右足第二趾侧缘出现一小丘疹，在私人诊所诊断为"寻常疣"，包药后出现局部肿胀、疼痛到本科就诊，经局部外用抗生素软膏，一周后炎症明显好转。

既往史　既往健康，无药物过敏史。否认家族性遗传病史，配偶及其他家庭成员均无类似病史。

体格检查　一般情况良好，各系统检查未见明显异常。

皮肤科检查　右足第二趾甲板不全脱落，末端呈半球形肿胀，中央可见界限清楚的圆形半透明囊肿，大小约0.5cm×0.5cm，质软。

实验室检查　血常规、尿常规、血生化、检查X线片检查均未见异常。

思考　您的初步诊断是什么？

提示　可能的诊断

1. 化脓性肉芽肿（pyogenic granuloma）？
2. 血管球瘤（glomus tumor）？
3. 神经鞘瘤（neurolemmoma）？

关键的辅助检查

1. 组织病理　表皮角化过度，层状融合性角化不全，痂屑形成，棘层变薄，局限性基底细胞变性，真皮乳头层明显疏松、水肿，肿瘤组织位于真皮，未见边界，呈分叶状结节状团块，结节状区域由密集的梭形细胞组成，核长，两端细，少数呈波浪状。Verocay小体形成，间有散在而不规则分布的梭形细胞及星形细胞嵌在疏松的黏液样基质中，基质中细小血管壁呈玻璃样变。病理诊断：神经鞘瘤。

2. 免疫组化　S-100（＋），Vimentin（＋），NSE（＋），SY（＋），Actin（－），HMB45（－），EMA（－），cytokeratin（－）。

最终诊断　神经鞘瘤

诊断依据

1. 皮损部位　发生于右足第二趾。
2. 皮损特点　呈半球形肿胀，中央可见边界清楚的圆形半透明囊肿。
3. 自觉症状　疼痛。
4. 组织病理　符合神经鞘瘤。
5. 免疫组化　S-100、NSE及Vimentin强阳性。

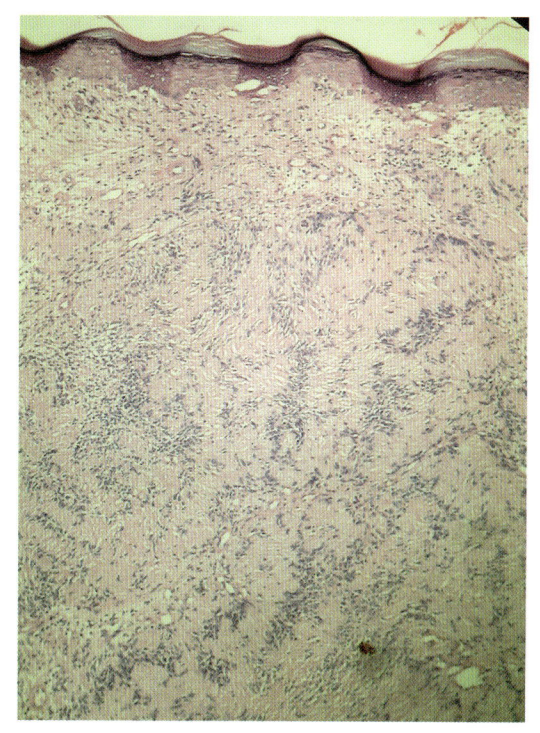

肿瘤组织位于真皮，呈分叶状和结节状（HE×40）

治疗方法 显微外科彻底切除是目前治疗良性神经鞘瘤的理想方法。应将肿瘤边缘切除干净，防止复发。同时与神经走向平行，防止影响神经功能。基因治疗有待进一步探讨。

易误诊原因分析及鉴别诊断 神经鞘瘤又称雪旺细胞瘤（Schwannoma），是周围神经中常见的良性肿瘤。恶变少见。该病临床上并不少见。各种年龄、不同性别均可发生。目前国内报道单发的椎管外神经鞘瘤好发于头、颈和上下肢屈侧面。神经鞘瘤大多为单结节肿块，由神经外膜和残存的神经纤维所组成的纤维囊包裹，神经束一般并不通过肿瘤。少数情况下肿瘤起源于膜内，呈丛状或多结节性生长，很像神经纤维瘤。本病例发生在足远端甲下，罕见。神经鞘瘤镜下结构的特点是不断变化的 Antoni A 区（即细胞密集区，为含有大量细胞且排列整齐的结构）和 Antoni B 区（即细胞疏松区，为疏松的黏液样结构）。这两种成分比例不同，可逐渐移行或突然转变。Antoni A 区由排列紧密的梭形细胞组成，若高度分化时，可看到细胞核排列成栅栏状，细胞形成漩涡和 Verocay 小体，可见核分裂象，S-100＋；Antoni B 区细胞较少且排列不整齐，梭形或卵圆形细胞杂乱分布于结构疏松的间质中，间质中还可见到囊性变、炎性细胞和胶原纤维。内可见肿瘤血管。

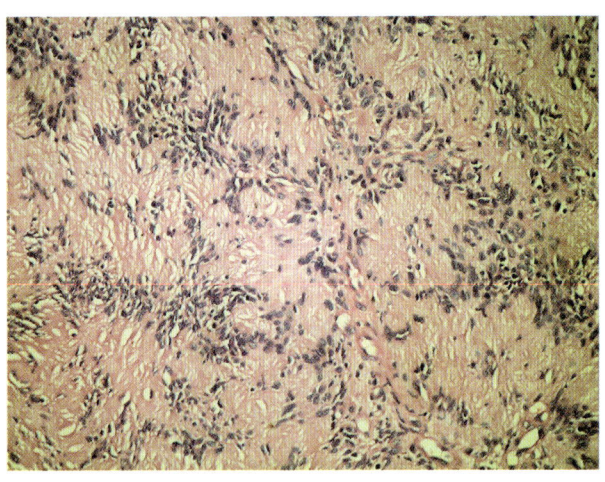

结节状区域由密集的梭形细胞组成的 Verocay 小体形成（HE×100）

几乎所有的临床报告此瘤术前误诊率很高。今报道此病例希望提高大家对此病的警惕。本病需与以下疾病相鉴别：

1. 化脓性肉芽肿 是在皮肤穿通性损伤后，于水肿性基质内新生毛细血管所形成的息肉状损害。表现为鲜红色结节。组织病理为新生毛细血管组成的球状肿块。

2. 血管球瘤 此病中有 25％位于甲下。甲下者表现为蓝色斑状变色区。有时仅有严重压痛，而看不到其他变化，甲板上可发生纵行嵴。

（胡大雁 邓丹琪 周晓鸿 樊应俊）

病例 160 弥漫性躯体血管角皮瘤

病例照片

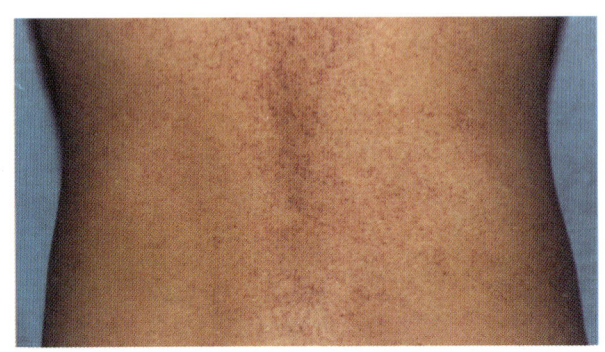

腰背部散在针尖至针头大红色斑点，腰骶近中部明显

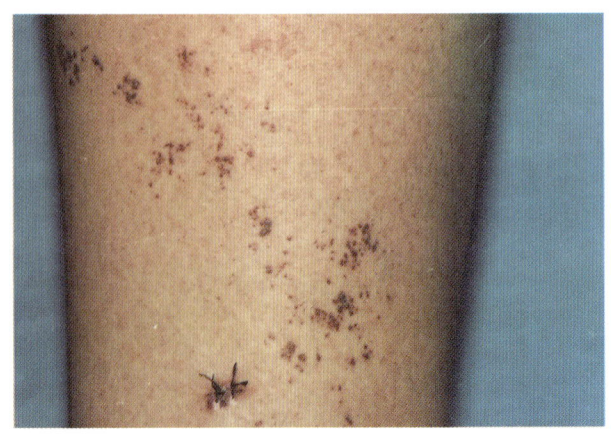

左大腿中下段后侧簇集红色斑点，稍高于皮面，触之粗糙

一般情况 患者 男，14岁，学生。

主诉 前胸红斑8年，累及躯干、四肢伴肢端疼痛6年。

现病史 患者6岁时被发现前胸红色斑点，无自觉症状。皮损逐渐增多，至8岁时已累及躯干和四肢，伴阵发性肢端疼痛。疼痛以双足大拇趾为重，为灼痛或刺痛，持续约半小时至2天，可因行走过多、日晒及发热等诱发或加重；而在冬季、冷水浸泡及抬高患肢则可减轻。随皮损增多疼痛发作频率及程度增加，持续时间延长，体力逐渐下降，不爱运动。除腋下、腹股沟、头皮及颈部外，皮肤出汗少。患者自起病以来饮食、睡眠、二便正常。精神尚可。

既往史及家族史 既往无其他病史。家族中无类似病史，父母体健，非近亲结婚，患儿为独生子。

体格检查 生命体征平稳。双下肢肌肉欠发达。其他系统检查无异常。

皮肤科检查 躯干、四肢皮肤分布红色或黑红色斑点，大多为针尖至针头大，周边毛细血管扩张。皮损于下胸、下腹、腰骶近中部较明显，压之部分褪色。左大腿中下段内后侧皮损颜色较深，呈集簇性分布，微高于皮面，触之表面粗糙。颜面有毛细血管扩张性红斑。双上眼睑皮肤松垂，眼裂较窄小。肢端皮肤略显苍白，局部皮温低。

实验室检查 血、尿常规正常。眼底及角膜检查无异常。心电图正常。24小时尿沉渣涂片发现有桑葚样细胞。

思考

1. 您的初步诊断是什么？
2. 为明确诊断，您认为还需做什么关键检查？

提示 可能的诊断

1. 红斑性肢痛症（erythromelalgia）？
2. 匍行性血管瘤（angioma serpiginosum）？
3. 进行性色素性紫癜性皮肤病（progressive pigmented purpuric dermatosis）？
4. 弥漫性躯体血管角皮瘤（angiokeratoma corporis diffusum or fabry disease）？

关键的辅助检查

1. 组织病理 表皮轻度角化过度，表皮突不规则向真皮延伸。真皮乳头毛细血管明显扩张、淤血。扩张的毛细血管被表皮突呈抱球状包绕。苏丹黑染色，在真皮深部一较大的血管管壁中层有许多黑染的脂质颗粒沉着。肾活检：肾小球体积增大，细胞数增多，脏、壁层上皮细胞高度肿胀呈泡沫状，见大量模糊不清的小空泡。节段系膜区增宽。远曲小管及髓袢部分细胞泡沫变性，腔内可见脱落的泡沫细胞及网状结构的絮状物。

2. 电镜 皮损处血管内皮细胞、周细胞、成纤维细胞及基底层个别细胞胞浆内有多数致密的形态不一的溶酶体遗留的残体呈"髓鞘图象""斑马小体"状，可见清晰的板层结构。肾小球脏层上皮细胞及系膜细胞肿胀，胞浆内也可见大量类似物质。

最终诊断 弥漫性躯体血管角皮瘤

诊断依据

1. 病史及病程 患者自幼发病，病程8年，皮损逐渐增多，伴阵发性肢端疼痛。
2. 皮损特点 躯干、四肢分布针尖至针头大小的红色斑点，周边毛细血管扩张；左大腿中下段内后侧皮损颜色较深，集簇分布，微高于皮面，触之表面粗糙。
3. 自觉阵发性肢端疼痛。
4. 组织病理 符合弥漫性躯体血管角皮瘤。
5. 电镜 血管内皮细胞胞浆的溶酶体遗留的残体。

治疗方法 该病目前无有效治疗方法，40~50岁时往往死于心、肾衰竭。

易误诊原因分析及鉴别诊断 弥漫性躯体血管角皮瘤（也称Fabry病）为罕见的性联隐性遗传性疾

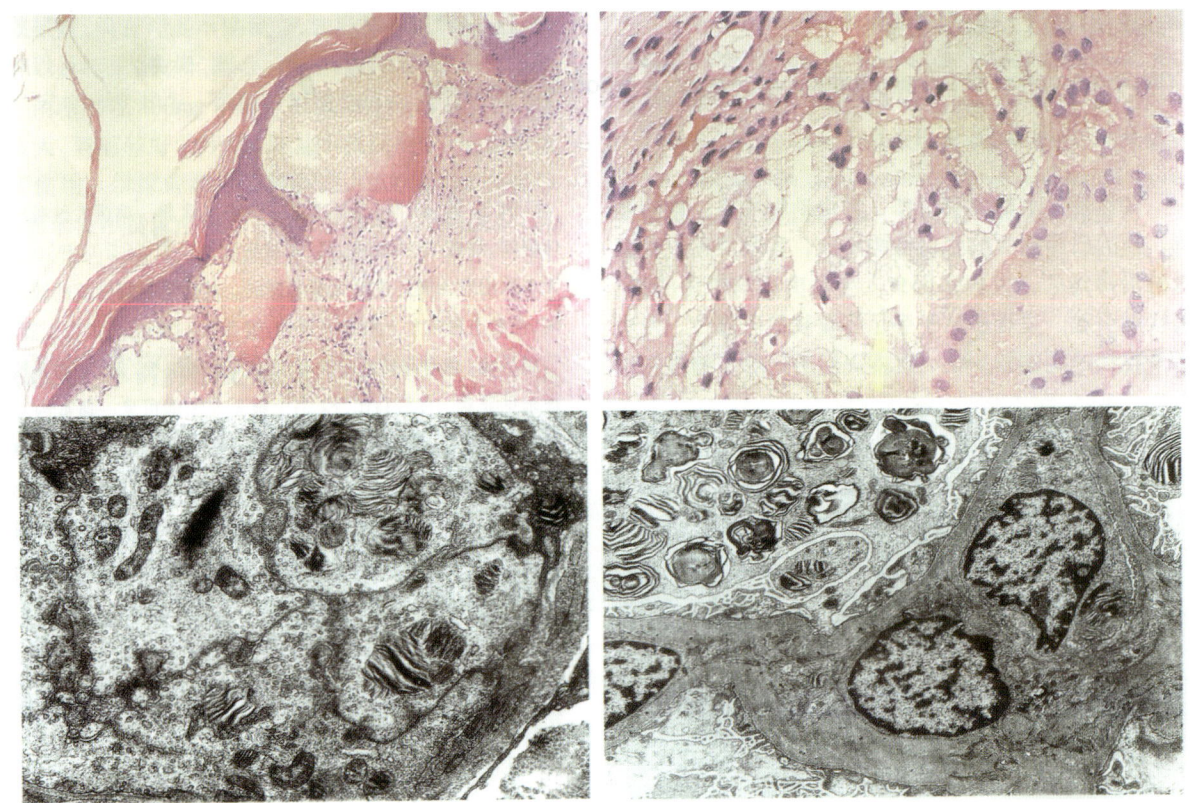

表皮轻度角化过度，表皮突不规则向真皮延伸，真皮乳头毛细血管扩张，肾小球脏、壁层上皮细胞高度肿胀，大量模糊不清小空泡；可见"髓鞘图像"、"斑马小体"；肾小球脏层上皮细胞及系膜细胞肿胀

病。根据其病史、病程、皮损特点和病理检查可以确诊。由于该病少见，加之认识不足，病检项目不全面，容易误诊。

弥漫性躯体血管化瘤由于半乳糖苷酶基因缺陷和位点突变所致遗传缺陷，使半乳糖苷酶活性降低，在糖脂降解代谢过程中发生障碍，使酰基鞘氨醇己三糖苷在体内聚积量过多，而沉着于细胞胞浆溶酶体内，特别是血管内皮细胞及周围细胞中级溶酶体所致，从而引起一系列症状和体征。本病绝大多数发生于男性，发病年龄最小者7岁，最大者18岁。皮损主要分布于躯干下部、大腿。男性阴茎及阴囊为好发部位。多有阵发性肢端疼痛。疼痛机制为糖脂在神经元中广泛沉积，自主神经元容易受累，导致损害周围神经末梢或者周围小的有髓鞘纤维的溶解，一般止痛药不能缓解其疼痛。大部分患者有肾实质性损害，多在20岁左右出现尿蛋白，40～50岁发展为终末期肾衰竭。该患者虽无尿常规异常，但病检肾小球脏层上皮细胞高度肿胀和空泡化提示肾受累。电镜下胞浆中溶酶体内有明暗交替间隔的板层状结构的小体，Hashimoto证实这种小体的形成是由于含酸性磷酸酶的初级溶酶体在胞浆内与类脂质融合。由于消化酶的先天缺乏，溶酶体不能消化类脂质，从而形成巨大的次级溶酶体。本病还需要与其他皮肤血管性疾病鉴别。

1. 红斑肢痛症 为一种少见阵发性血管扩张性疾病，多发于两足，并以灼痛、疼痛、皮肤潮红、局部温度升高、脉跳有力为特征。抬高或冷却患肢、使用水杨酸制剂均能缓解疼痛。

2. 匍行性血管瘤 90%患者为16岁以下的女性。除掌、跖和皮肤、黏膜交界处外，其他部位均可发病，四肢最为明显。无自觉症状。皮损为棕红色或鲜红色小点，呈血管瘤样，紧密群集，中央皮损消退，外围新损害不断发生，形成匍行或环状边缘，病程缓慢。病检发现真皮乳头内可见扩张的毛细血管，或含有成簇中等程度扩张的毛细血管。

3. 进行性色素性紫癜性皮肤病 以成年男性多见，好发于小腿及踝周围，为群集的针尖大小红色瘀点，密集成片，新、旧皮损并存，呈辣椒粉样小点。持续时间长，可自愈。病检毛细血管内皮细胞肿胀，周围大量炎性细胞浸润；陈旧损害内常见不同量的含铁血黄素。

（蔡 梅 冒长峙 周晓鸿）

病例 161 淋巴管瘤并钙质沉积

临床照片

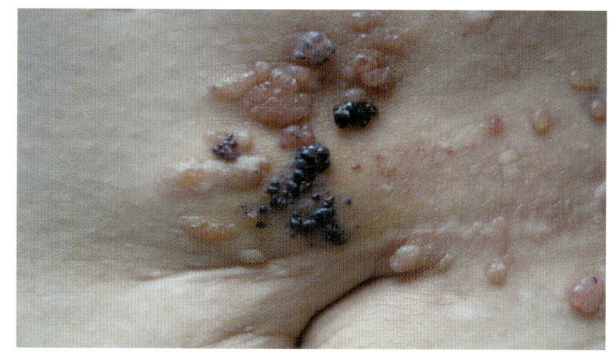

腹部脐上皮肤成群的大小不等水疱，部分深紫色，部分疣状改变

一般情况 患者 女，25 岁，农民。

主诉 反复腹部皮肤起疹二十余年，发现腹部包块 6 天。

现病史 患者出生后半年腹部皮肤出现针尖大小水疱、丘疹，未引起注意。之后皮疹逐渐增多、增大，曾于多家医院就诊，诊断不详。经电灼、激光、冷冻等各种治疗皮疹愈合后多次再发。6 天前洗澡时发现脐上包块，不伴疼痛，压之稍痛。无糜烂、破溃等，遂来我院普外科就诊并住院。

体格检查 一般情况良好，生命体征平稳。全身浅表淋巴结不肿大。各系统检查无异常。

皮肤科检查 腹部脐上皮肤见成群的大小不等水疱样损害，水疱内部分含有清亮液体，部分呈深紫色，部分呈疣状改变。腹平软，脐上可触及一约 3cm×3cm 大小结节，固定，与周围组织无粘连，表面光滑，质稍硬，活动度可，有轻压痛。

实验室检查 超声检查提示正中腹壁脐上部非均质性包块声像图，多考虑瘢痕组织。

思考

1. 您的初步诊断是什么？
2. 为明确诊断，您认为还需做什么关键检查？

提示 可能的诊断

1. 淋巴管瘤并钙质沉积（lymphangioma with calcium deposition）？
2. 血管角皮瘤（angiokeratoma）？
3. 黏液样囊肿（mucinous cyst）？
4. 疣状痣（epidermal nevi）？
5. 腹部肿瘤 结缔组织增生性纤维母细胞瘤（desmoplastic fibroblastoma）？

关键的辅助检查

1. 组织病理（腹部水疱） 真皮浅层大小不等的单层内皮细胞排列而成的腔隙，内含淋巴液。
2. 组织病理（腹部结节） 纤维组织增多、增粗，见边界清楚的团块，团块由细胞成分较少硬化的胶原构成，其间散在淋巴细胞和浆细胞为主的单核细胞浸润。病理诊断：淋巴管瘤并钙质沉积。

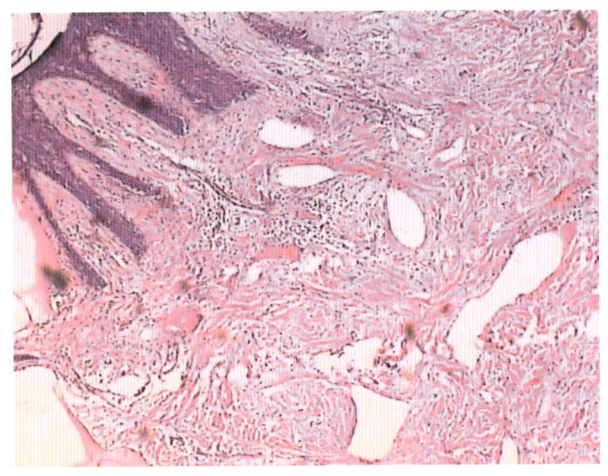

真皮浅层大小不等的单层内皮细胞排列而成的腔隙，内含淋巴液（×40）

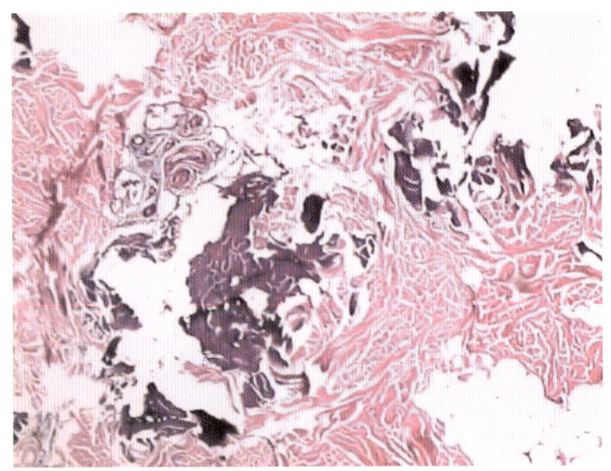

钙化性团块（×100）

最终诊断 淋巴管瘤并钙质沉积

诊断依据

1. 发病年龄　出生半年后发病，现25岁。

2. 皮损特点　脐上皮肤见成群的大小不等水疱样损害，水疱内部分含有清亮液体，部分呈疣状改变。腹平软，脐上可触及一约3cm×3cm大小包块，与周围组织无粘连，表面光滑，质稍硬，轻压痛。

3. 组织病理　腹部皮肤组织病理：真皮浅层大小不等的单层内皮细胞排列而成的腔隙，内含淋巴液。腹部包块组织病理：镜下见纤维组织增多、增粗，大量边界清楚的纤维钙化性团块。

治疗方法 腹部皮疹激光及冷冻治疗，腹部包块手术切除。治疗半年后复诊未见复发。

易误诊原因分析及鉴别诊断 该患者皮损发生于腹部，为成群的大小不等水疱样损害，水疱内含有清亮黏液，部分呈紫色，部分呈疣状改变。易与血管角皮瘤、黏液样囊肿、疣状痣相混淆，需鉴别。腹部包块应与结缔组织增生性纤维母细胞瘤鉴别。

1. 血管角皮瘤　血管角皮瘤可分为肢端型、阴囊型、丘疹型、限局型和泛发型五型。典型皮损为紫红色或暗紫色丘疹，直径1～8cm不等，表面粗糙呈疣状。在不同类型，皮疹可单发、多发、成群及线状分布。组织病理示表皮角化亢进，棘层肥厚，真皮乳头层毛细血管增多、扩张，可被延伸的表皮突分隔。治疗：可采用激光、冷冻和电解等治疗。

2. 黏液样囊肿　黏液样囊肿是由于真皮内透明质酸等增加而引起的囊肿。好发于指/趾末端关节伸侧，为直径5～10mm皮色或半透明样囊肿，质地柔软，皮损单发，经久不退。组织病理示真皮内明显黏样物质沉着，阿新蓝染色阳性。治疗：可将囊肿内容排去后电灼，但复发率较高。局部可选用放射疗法。曾有将囊肿内黏液排去后注入小剂量曲安西松获得疗效者，也有主张广泛切除后植皮者。

3. 疣状痣　皮损为密集的疣状丘疹，可融合成边界清楚的乳头瘤状斑块，大小不等，皮肤色、褐色或灰褐色。损害带呈线形，皮损在儿童期缓慢增大，在青少年期常达到稳定状态，以后不再扩大。组织象类似乳头瘤，表现为角化过度、棘层增厚、乳头瘤样增生和表皮突延长。棘层上、中部空泡形成。治疗：尚未有理想的疗法，小面积者可试用冷冻疗法或手术切除。

4. 结缔组织增生性纤维母细胞瘤　结缔组织增生性纤维母细胞瘤是一种良性的软组织肿瘤，主要位于皮下、筋膜或肌肉，皮损无症状，表现为生长缓慢的肿块，好发于手背、肩部、大腿、前臂、背和手足。直径从1～20cm不等，大部分肿瘤小于4cm，肿瘤好发于中老年男性，青年或儿童罕见。治疗：以手术切除为主。

（吴一菲　曹　萍）

病例 162　皮肤转移性腺癌

临床照片

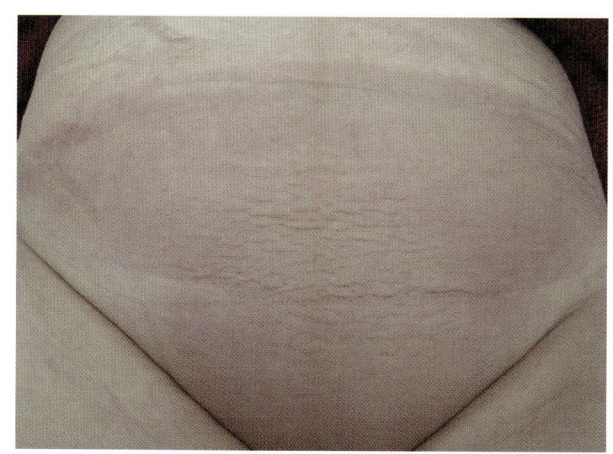

下腹部浸润性红斑，表面呈橘皮样，界清

一般情况　患者　女，63 岁。

主诉　下腹皮肤红斑、变硬 2 个月，伴双下肢水肿半个月。

现病史　2 个月前，患者无明显诱因下腹部中央出现约 5cm×5cm 大小橘皮样粉红色斑，触之较硬，无自觉症状，未予重视。后皮损逐渐增大为 20cm×15cm 大小的楔形粉红色斑，表面呈橘皮样改变。以腹股沟、阴阜处为界，与周围正常皮肤界限清楚。半个月前患者出现双下肢凹陷性水肿，于我院门诊就诊。患者患病以来精神好，无发热、体重减轻等。

既往史及家族史　家族中无类似病史。

体格检查　各系统检查未见异常。

皮肤科检查　下腹部见一 20cm×15cm 大小的楔形浸润性红斑，表面呈橘皮样变，质中硬，边界清楚。双下肢呈凹陷性水肿。

实验室检查　血、尿、大便常规正常；腹部 B 超示胆总管壁增厚（慢性胆管炎）、胰腺实质回声异常、胰腺低回声结节、胰周淋巴结长大；胸部 X 线片示右中下肺炎性改变，右侧胸腔积液。右下肺多个结节，性质待定。

思考

1. 您的初步诊断是什么？
2. 为明确诊断，您认为还需做什么关键检查？

提示　可能的诊断

1. 接触性皮炎（contact dermatitis）？
2. 丹毒（erysipelas）？
3. 皮肤转移癌（metastatic carcinoma of skin）？
4. 疼痛性红斑（painful erythema）？

关键的辅助检查

组织病理：真皮中下层扩张的淋巴管内可见较多散在、巢状似呈腺管样排列的肿瘤细胞，瘤细胞大，胞浆丰富、红染，细胞核大，核呈卵圆形或不规则形。

最终诊断　皮肤转移性腺癌（metastatic adenocarcinoma of skin）

诊断依据

1. 年龄、病程　老年女性，下腹皮肤橘皮样硬红斑 2 个月，伴双下肢水肿半个月。
2. 皮损部位、特点　下腹部边界清楚的橘皮样浸润性红斑，双下肢凹陷性水肿。
3. 腹部 B 超　胰腺低回声结节、胰周淋巴结长

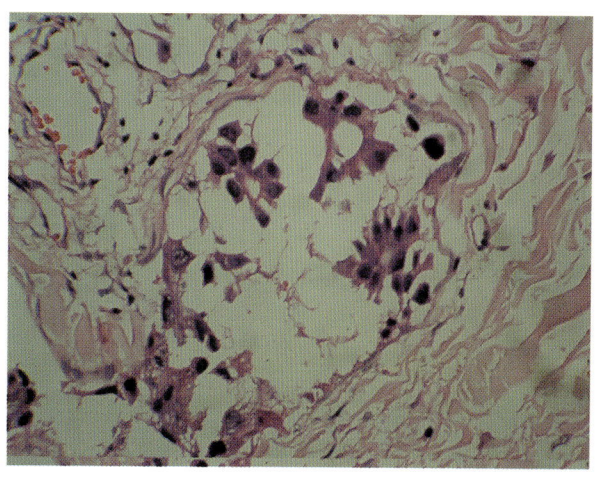

瘤细胞大，胞浆丰富、红染，胞核深染，核呈卵圆形或不规则形（HE×400）

大。胸部 X 线片示右侧胸腔积液,右下肺多个结节。

4. 组织病理 真皮的淋巴管内可见较多排列成腺腔样的癌细胞。

治疗方法 患者放弃治疗,3 个月后死亡。

易误诊原因分析及鉴别诊断 皮肤转移癌是恶性肿瘤通过血管或淋巴管转移到皮肤组织的病变,最常见的临床表现是单发或群集的无痛性结节,还可表现为丘疹、浸润性斑块或呈丹毒样。诊断主要是通过皮肤组织活检,采用免疫组化技术、电镜检查作为判断肿瘤来源的辅助诊断手段。皮肤转移癌的出现通常是预后不良的预兆。

皮肤转移癌较少见,本例患者为老年女性,病程短,下腹部出现境界清楚的浸润性橘皮样红斑,无自觉症状,要考虑到皮肤转移癌的可能。其诊断依赖于详细了解患者的既往史和现病史,同时及时做组织病理学检查。该患者于确诊转移癌 3 个月后死亡,其原发癌灶不清楚。本病需要与以红斑为主的下列疾病鉴别。

1. 接触性皮炎 皮损通常局限于接触致敏物质的部位,表现为界限清楚的红斑、丘疹、水疱,甚至坏死,伴有瘙痒或烧灼感,除去致敏物后皮损很快消退。斑贴试验有助于确定诊断。抗组胺药及糖皮质激素治疗有效。

2. 丹毒 好发于足背、小腿、面部等处,多为单侧性。皮损为水肿性红斑,界限清楚,表面紧张发亮,疼痛明显,可有发热、乏力等全身症状和附近淋巴结肿大。血常规检查白细胞总数和中性粒细胞比例明显升高。抗生素治疗有效。

3. 疼痛性红斑 主要分布于四肢伸侧,也可见于腹部,红斑可持续存在或呈一过性,可反复发作,自发痛明显。组织学改变无特异性。

(刘 艳 王婷婷 王 琳)

病例 163 直肠腺癌皮肤转移

临床照片

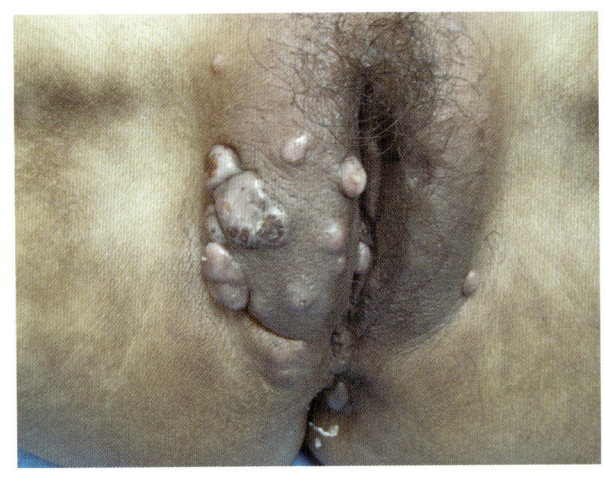

外阴多个绿豆至蚕豆大小的结节,部分融合

一般情况 患者 女,52 岁,农民。

主诉 外阴结节 2 个月。

现病史 2 个月前患者无明显诱因于外阴出现一个绿豆大小结节,结节无破溃、出血,无自觉症状。于当地医院诊断不详,未予特殊处理。后结节逐渐长大,数目增多,部分结节融合,遂于我院就诊。

3 年前患者无明显诱因出现便血,肛门疼痛。便血出现于排便前,量少,为鲜红色,有少许黏液,同时伴大便变细及肛门阵发性胀痛等症状。于当地医院行纤维结肠镜及组织病理学检查为"直肠腺癌",未予处理。2 年前患者上述症状加重,于我院行"经腹直肠癌根治术",术中见:齿状线上方 2cm 处扪及约 6cm×5cm×5cm 大小包块,质硬,结节状,直肠系膜内扪及数枚肿大淋巴结,直径 0.7~2.0cm。术后病理报告为"(直肠)溃疡型中分化腺癌(含少量黏液腺癌成分),淋巴结查见癌转移"。术后患者未接受规律化疗。4 个月前,患者 B 超发现"直肠癌腹腔转移",未予处理。患者自发病以来,一般情况欠佳,体重下降约 20 公斤。

既往史及家族史 家族中无类似病史,父母健在。

体格检查 生命体征平稳，恶病质，精神较差。全身浅表淋巴结未扪及肿大。腹部可见一长约15cm的手术瘢痕。其他系统检查无明显异常。

皮肤科检查 外阴见数个绿豆至蚕豆大小的结节，结节呈球形或半球形，质硬、固定，部分结节融合，表面无破溃，无触痛。

思考

1. 您的初步诊断是什么？
2. 为明确诊断，您认为还需做什么关键检查？

提示 可能的诊断

1. 皮肤纤维瘤（dermatofibroma）？
2. 瘢痕疙瘩（keloid）？
3. 传染性软疣（molluscum contagiosum）？
4. 直肠腺癌皮肤转移（cutaneous metastasis of rectal adenocarcinoma）？

关键的辅助检查

组织病理：真皮内肿瘤结节边界较清楚，大量癌巢在真皮粗大的胶原束之间浸润，部分肿瘤细胞排列成腺管样，瘤细胞较大，胞核呈空泡状，核仁明显。肿瘤周围有炎性细胞浸润。

最终诊断 直肠腺癌皮肤转移

诊断依据

1. 病史特点 中年女性，直肠腺癌术后2年外阴出现结节。结节发展迅速，无自觉症状。发病以来，体重明显下降。
2. 皮损特点 外阴数个绿豆至蚕豆大小的结节，质硬，无触痛。
3. 组织病理 大量癌巢在真皮粗大的胶原束之间浸润。

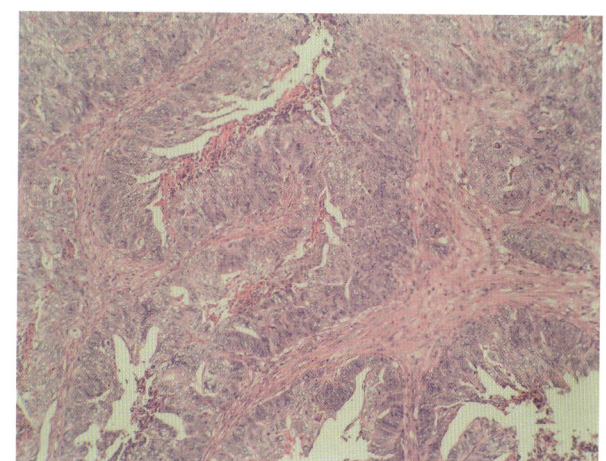

真皮内癌巢，部分瘤细胞呈腺样（HE×100）

治疗方法 主要是姑息性治疗，对症处理。

易误诊原因分析及鉴别诊断 恶性肿瘤的皮肤转移灶通常无明显症状，易被忽视。本例患者2年前已行"直肠癌根治术"，外阴出现结节时，无明显自觉症状，未予重视。临床上，对于肿瘤患者突然出现的多个皮肤结节、不愈性溃疡、持续存在的硬化红斑，皆应引起重视，考虑有无转移性肿瘤的可能。应及时行组织病理学检查，以做到早期诊断、早期治疗。皮肤转移灶的皮损为无痛性的皮下或皮内结节，呈红色、紫红色或肤色，质硬，需与以下疾病鉴别。

1. 皮肤纤维瘤 好发于四肢伸侧，皮损为褐色或棕褐色稍隆起皮面结节，质硬，表面平滑。多无自觉症状，可伴瘙痒、疼痛。组织病理示肿瘤由成纤维细胞及成熟和幼稚胶原纤维组成，排列杂乱。
2. 瘢痕疙瘩 常继发于创伤后。好发于胸前区，为呈蟹足状增生的红色斑块，可伴瘙痒和疼痛。组织病理示致密的胶原纤维增生。
3. 传染性软疣 多见于儿童及青年人。好发于躯干、肩胛、臀及四肢近端。皮损为米粒至黄豆大半球形丘疹，表面光滑，顶端凹陷如脐窝，能挤出乳酪物。组织病理示增生的棘层内有大量嗜酸性包涵体（软疣小体）。

（万逸枫　蒋　献　王　琳）

病例 164　肺癌皮肤转移

临床照片

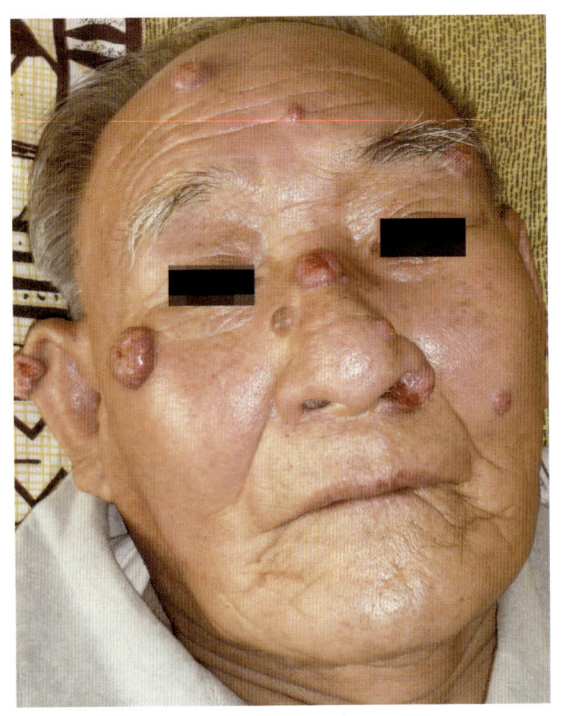

面部淡红色结节

一般情况　患者　男，84岁，离休干部。

主诉　颜面、腰背部、双下肢皮下结节1个月。

现病史　患者1个月前偶因外伤致右手中指感染化脓入院。入院后发现腰部有杏核大皮下结节，不痛不痒。1周左右结节迅速增多，并波及面部及双下肢等处，尤以面部为主。结节自黄豆大迅速增大至杏核大，部分结节中心出现破溃，且表面有脓性分泌物。患者平素身体健康，无吸烟史，患病前无咳嗽、咳痰等呼吸系统症状。

既往史及家族史　既往无特殊，家族中无类似病史。

体格检查　生命体征平稳，心、肺、肝、脾等未发现明显异常，全身浅表淋巴结未触及肿大。

皮肤科检查　面部、腰背及下肢屈侧等处散在20余个直径0.5～2.5cm的结节，以面部为多，呈淡红色半球形凸出于皮面，部分皮损中心呈脐窝状，似有破溃。触之较硬，基底浸润，周围有红晕。

实验室检查　血、尿、大便常规及肝、肾功能等无明显异常。胸部CT检查：右下肺可见不规则团块状软组织密度影，并与胸膜粘连，两肺散在多发结节影，考虑右下肺占位可能。

思考

1. 您的初步诊断是什么？
2. 为明确诊断，您认为还需要做什么特殊检查？

提示　可能的诊断

1. 皮肤良性肿瘤（benign tumour of skin）？
2. 皮肤淋巴细胞瘤（cutaneous lymphoma）？
3. 恶性黑色素瘤（maligmant melanoma）？
4. 皮肤转移癌（metastatic carcinoma of skin）？

关键的辅助检查

1. 组织病理　真皮深层可见肿瘤细胞团块构成巢状，由排列紊乱的非典型鳞状细胞构成，细胞大小及形状不一，胞核深染及分裂，并见角化不良细胞。

2. 免疫组化染色　MCK和p63蛋白均（＋），S-100蛋白、HMB45、CK7和CK20均（－）。

3. 胸部CT　右下肺可见不规则团块状软组织密度影并与胸膜粘连，两肺散在多发结节影。考虑右下肺占位可能。

最终诊断　肺癌皮肤转移（skin metastasis of lung cancer）

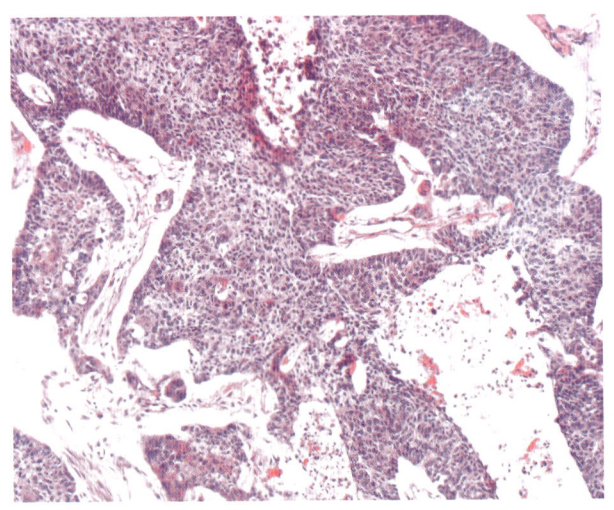

瘤细胞呈巢状，排列紊乱，核深染，异型性明显（HE ×100）

诊断依据

1. 年龄、病程　患者为高龄老年人，病变发展迅速。

2. 皮损特点　基本皮损为面部为主的散在多发皮损，呈淡红色半球形明显高出皮面，部分皮损中心呈脐窝状，似有破溃，触之较硬，基底浸润，周围有红晕。

3. 自觉症状　无。

4. 病理检查　皮肤组织病理及免疫组化显示典型鳞癌表现。

5. 肺部 CT 检查　显示右下肺占位性病变。

6. 免疫组化　MCK 和 p63 均（+），S-100、HMB45、CK7 和 CK20 均（-）。

治疗方法　住院期间病情迅速恶化，再次胸部 CT 检查示占位性病变。皮肤肿瘤不断增多增大，波及前胸、口腔等处。住院 2 个月后患者突然昏迷，最后因呼吸、循环衰竭而死亡。

易误诊原因分析及鉴别诊断　根据患者为老年人，皮疹特点为短期内出现全身多发性皮肤结节，首先考虑为皮肤肿瘤。本例患者患病前一般情况良好，而且因手指外伤后诱发皮损，所以曾疑诊为无色素性黑色素瘤，黑色素瘤为一种高度恶性的肿瘤，其类型较多，临床表现各异，无色素性黑色素瘤临床及病理表现无明显特异性，易扩散和转移，易误诊为其他疾病，应考虑患此病的可能。有些内脏的恶性肿瘤晚期可出现皮肤转移，主要表现为无痛性结节，皮肤颜色正常，单发或成群发生，但确诊需要找出原发病灶。该患者平素身体健康，无吸烟史，无消瘦等恶病质表现，因此本病需结合组织病理改变、免疫组化结果及系统检查结果以明确诊断。免疫组化检查示 S-100 蛋白、HMB45 均阴性，证实为非黑色素细胞。取腰部皮损行组织病理检查示表皮尚完整，真皮深层可见肿瘤细胞团块构成巢状，由排列紊乱的非典型鳞状细胞构成，细胞大小、形状不一，胞核深染及分裂，并见角化不良细胞，诊断为鳞状细胞癌。转移性鳞状细胞癌一般表达 p63 而不表达 CK7 和 CK20，加之患者肺部 CT 显示明确的占位性病变，可明确诊断。肺癌皮肤转移可单发也可多发，多数为散在的无痛性结节，少数可见浸润性红斑等表现，但大多数发生在肺癌确诊之后。本例患者表现为皮肤的多发转移为首发症状，因此进一步确定转移癌的原发病变极为重要。有资料统计，肺癌皮肤转移率约为 1%～12%，高于其他脏器肿瘤的皮肤转移率。由于原发性肺癌常保持潜伏状态，皮肤转移癌则可能成为首发症状，对男性老年患者尤其要注意，一旦出现皮肤转移特别是多发转移则预后极差。本病还需与以下疾病鉴别。

1. 皮肤良性肿瘤　如皮肤纤维瘤、多发性脂囊瘤，皮损也可表现为多发性皮下结节或丘疹，但皮疹发展缓慢，本例患者皮损进展比较迅速，故可排除。

2. 皮肤淋巴瘤　尤其是皮肤 T 细胞淋巴瘤，如蕈样肉芽肿，晚期可发生多发性皮肤肿瘤，但该病病程多漫长，并有明确分期，组织病理检查可明确诊断。

3. 恶性黑色素瘤　好发于成年和老年人，为恶性程度较高的皮肤肿瘤，其发病可能与创伤刺激有关系，本例患者发病前曾有手指外伤史，但经免疫组化检查 S-100、HMB45 均阴性，证实无黑色素细胞，可排除此病。

（周　惜　王红兵　万　屏　何　黎）

病例 165　先天性免疫球蛋白缺乏症继发外周 T 细胞淋巴瘤

临床照片

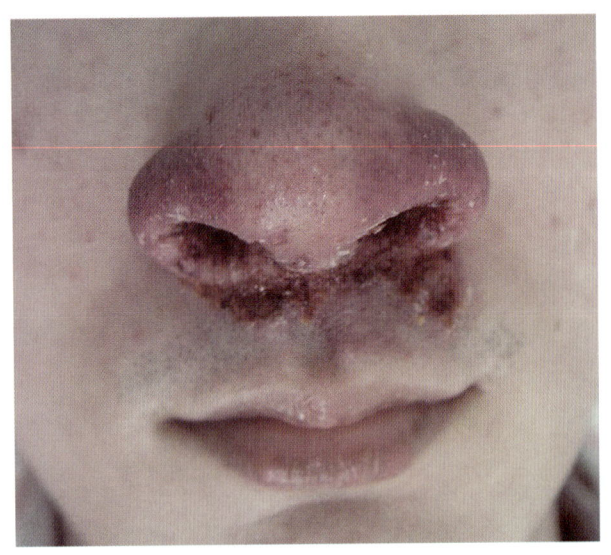

鼻尖、鼻翼两侧红肿，上唇小片暗红色结节、斑块

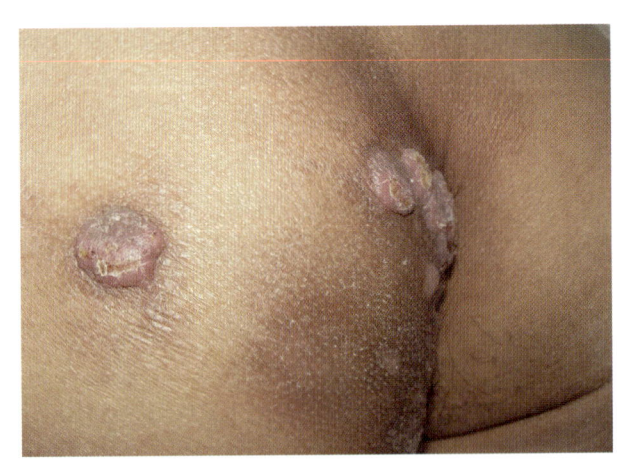

左臀部数个疣状增生之暗红色结节

一般情况　患者　男，25 岁，学生。

主诉　左侧臀部疣状损害 6 个月，鼻部红肿 5 个月。

现病史　2004 年 10 月无明显诱因出现左侧臀部红色丘疹，自行溃破，外用抗生素软膏治疗效果不明显，后逐渐形成疣状损害，自认为"疖"，未予特别处理。2005 年 1 月出现鼻部斑块，同时出现双手关节肿胀、增大，有轻触痛。

既往史及家族史　患儿自 6 岁起，反复发生腹泻及肺炎；12 岁时患化脓性脑膜炎；15 岁患左侧胸膜炎并行左侧胸膜剥离术；20 岁患有神经根炎（右上肢及左下肢肌无力）；22 岁因化脓性关节炎行右膝半月板摘除术。多次查免疫球蛋白均低于正常。父母体健，家族中无类似疾病患者。

体格检查　发育正常，形体消瘦。右颌下可触及一花生米大的淋巴结，质硬，活动度可，无触痛，无粘连；双侧甲状腺无肿大；桶状胸，心、肺正常；舟状腹，腹软，肝、脾肋下未及；神经系统检查未见异常。左下肢有肌萎缩，左膝及左髋关节活动受限，右膝关节不能屈伸。

皮肤科检查　鼻尖、鼻翼两侧红肿，上唇、双耳廓及双上睑可见小片暗红色结节、斑块，界限清楚，触之质硬，有轻触痛；左臀部有 4 个暗红色疣状增生呈结节状，如核桃大小；双手指指关节呈梭形肿胀，指掌关节伸面有紫红色皮疹。

实验室检查　PPD 阴性。血常规：WBC 2.7×10^9/L，L 46.5%，N 38.6%。肝功能：总胆红素 19.5μmol/L，直接胆红素 8.7μmol/L，总蛋白 51g/L，球蛋白 8g/L，白蛋白/球蛋白比 5.38，乳酸脱氢酶 319U/L。血钙 2.19mmol/L，尿钙 3.28mmol/L，IgG<0.069g/L，IgM<0.165g/L，IgA<0.245g/L。血清蛋白电泳：白蛋白 78%，α_1 球蛋白 3.5%，α_2 球蛋白 9.5%，β 球蛋白 8.6%，γ 球蛋白 8.4%。C3 0.84g/L，C4 0.23g/L。HIV 抗体（－）。T 细胞亚群：CD16/56 2，CD3 99%，CD19 0，CD4 12%，CD8 79%，T＋B＋NK 101，H/S 0.15。红细胞沉降率：2mm/h。胸片：两侧胸腔积液伴胸膜增厚。手、足 X 线片：骨质稀疏，双手掌指关节软组织见梭形肿胀，各关节间隙未见明显狭窄。

思考

1. 您的初步诊断是什么？
2. 为明确诊断，您认为还需做什么关键检查？

提示 可能的诊断

1. 鼻部 NK/T 细胞淋巴瘤（nasal natural killer/T cell lymphoma）？
2. 结节病（sarcoidosis）？
3. Wegner 肉芽肿（Wegener's granulomatosis）？
4. 获得性免疫缺陷综合征（acquired immunodeficiency syndrome）？

关键的辅助检查

1. 组织病理 表皮角化过度伴灶性角化不全，颗粒层增厚，棘层肥厚，表皮突不规则向下伸长。真皮内密集淋巴样细胞浸润，细胞核异型明显。淋巴结病理：淋巴结滤泡结构破坏，代之以大量弥漫分布的异型淋巴细胞，核大、深染，间质少，血管丰富，部分血管内皮细胞肿胀，部分区域纤维组织增生伴透明变性。

2. 臀部皮损免疫组化染色 CD7、Ki-67、CD5、LAT、CD2、CD4、CD57、GRB 均为阳性，Ki-1、CD20、OCT2、CD56、CD68、CD79a 均为阴性。

最终诊断 先天性免疫球蛋白缺乏症继发外周 T 细胞淋巴瘤

诊断依据

1. 病史 从小反复发作感染性疾病。
2. 体格检查 体形消瘦，淋巴结肿大，桶状胸，舟状腹，左下肢有肌萎缩，左膝及左髋关节活动受限，右膝关节不能屈伸。
3. 皮损部位 皮肤广泛分布于眼睑、上唇、耳廓、鼻、双手指指关节、臀部等。
4. 皮损特点 鼻尖、鼻翼两侧红肿，上唇、双耳廓及双上睑可见小片暗红色结节、斑块，界限清楚，触之质硬，有触痛；左臀部暗红色疣状增生呈结节状，指掌关节伸面有紫红色皮疹。
5. 实验室检查 球蛋白 8g/L，白蛋白/球蛋白比 5.38。血清蛋白电泳：白蛋白 78%，α_1 球蛋白 3.5%，α_2 球蛋白 9.5%，β 球蛋白 8.6%，γ 球蛋白 8.4%。
6. 免疫组化检查 CD7、Ki-67、CD5、LAT、CD2、CD4、CD57、GRB 均阳性，Ki-1、CD20、OCT2、CD56、CD68、CD79a 均阴性。
7. 组织病理 符合外周 T 细胞淋巴瘤改变。

治疗方法 静脉滴注丙种球蛋白 5g/d，连续 4 天，后给予 CHOP 方案化疗（环磷酰胺 600mg/d＋表柔比星 60mg/d＋长春地辛 4mg/d＋地塞米松 10mg/d），化疗 1 个月后随访，患者鼻部、臀部皮疹均较前明显缩小，关节部位红肿明显消退。

易误诊原因分析及鉴别诊断 原发性免疫缺陷性疾病根据免疫系统受损的成分，可分为四个大类：B 细胞（体液免疫）缺陷、T 细胞（细胞免疫）缺陷、吞噬细胞缺陷和补体缺陷。迄今报告的原发性免疫缺陷已超过 70 种，而且每种缺陷可有多种类型。在免疫缺陷病的各种临床表现中，皮肤症状较常见，由于免疫缺陷的原因不同，而临床表现各有差异，常见的有脓皮病、慢性皮肤黏膜假丝酵母菌病、湿疹、疱疹感染、疣、口腔溃疡、毛细血管扩张、紫癜、皮肌炎样综合征、肉芽肿及自身免疫病等，这给本病的诊断带来困难。故在本病的临床诊断时，当患者出现反复的感染，并且符合下列特征：①感染发生率增加；②感染的临床症状较一般严重而难治，且感染期延长；③常发生异常的表现型或偶然的合并症；④易受致病能力弱的菌种侵袭感染。应高度怀疑免疫缺陷病，因为机体对各种感染因素的防御能力缺乏或降低是本病最常见的一个临床表现。本病随年龄增长而病情加重，并发肿瘤和自身免疫病的几率增加。

特发性免疫球蛋白缺乏症属体液免疫缺陷病。由于 B 细胞缺乏或 B 细胞功能不正常，受到抗原刺激后不能分化成熟为浆细胞，或虽能成熟为浆细胞，也能合成抗体，但不能排出体外，因而患者血清中缺乏免疫球蛋白。本病多起病于 10～30 岁，常表现为反复发作的副鼻窦炎、支气管炎、中耳炎、肺炎等，90% 的患者会发生腹泻。本例患者自幼即有反复的腹泻、肺炎等严重的感染史，而无明显的真菌、病毒感染史，HIV、EB 病毒抗体阴性，以往入院及本次入院查三种免疫球蛋白均远低于正常值，且血液循环中的 B 淋巴细胞数稍低于正常，故符合原发性体液免疫缺陷病中的特发性免疫球蛋白缺乏症诊断。双手指指关节、指掌关节伸面紫红色皮疹，为免疫缺陷病的常见皮肤症状中皮肌炎样综合征的表现。臀部、鼻部等多发性的暗红色结节、浸润性斑块为本患者本次入院时主要主诉，皮损病理显示真皮内密集淋巴细胞浸润、细胞核异型、染色深，瘤细胞主要分布于真皮乳头层及乳头下层，并有明显亲表皮现象；免疫组化表型为 CD7、Ki-67、CD5、LAT、CD2、CD4、CD57、GRB 均为阳性，符合 T 细胞表型，结合病史，故符合特发性免疫球蛋白缺乏症继发外周 T 细胞淋巴瘤的诊断。同时本病须与 NK/T 细胞淋巴瘤、Wegner 肉芽肿相鉴别。

1. NK/T 细胞淋巴瘤　鼻部损害可引起面中部和硬腭破坏，眼眶部明显红肿或肿块或引起阻塞。噬血细胞综合征可发生于病程中任何时期，迅速加剧，可在数周内引起患者死亡。病变处坏死为常见的特征，其分布常呈提示血管发病机制的区域方式；64% 的病例可累及血管。早期有明显炎性细胞浸润。不典型细胞可以为小、中到大，或以不同比例的混合，胞质往往透明，呈框边状，胞核深染，核分裂象常见。

2. Wegner 肉芽肿　临床表现最常见于鼻、咽及支气管发生数个结节，鼻部结节通常溃破，形成溃疡及出血，当侵犯肺实质时，则有咳嗽、呼吸困难及胸痛。病理表现主要为小动、静脉坏死性血管炎及坏死性肉芽肿。

（吴建华　顾　军）

病例 166　原发性皮肤 CD30 阳性间变性大细胞淋巴瘤

临床照片

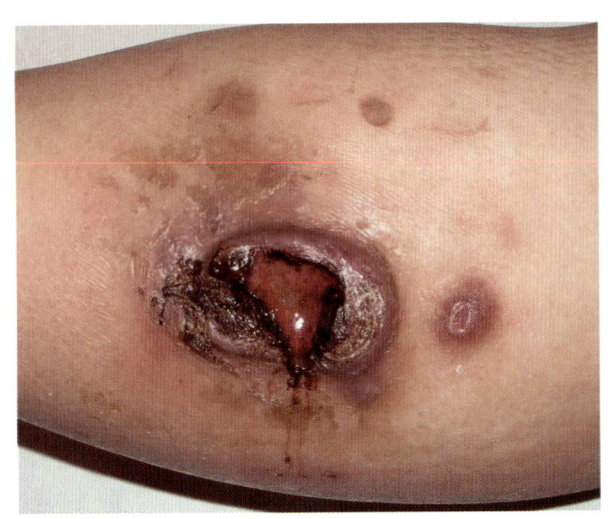

右小腿溃疡，边缘隆起，周围数个结节

一般情况　患者　女，49 岁。

主诉　右小腿反复长结节 1 年余伴溃烂 5 个月。

现病史　1 年多前，患者无明显诱因右小腿屈侧出现一个黄豆大的结节，无自觉症状，未予重视。之后 4 个月，皮损逐渐增大成花生米大小。在当地医院治疗后，结节消失，但不久又于原皮损的邻近部位反复出现类似皮损，并逐渐增至胡桃大小，表面破溃，治疗无效，且于溃疡外周反复成批出现灰黑色小结节，压痛明显。于当地医院行活检术，病理诊断为"蕈样肉芽肿"。

既往史及家族史　家族中无类似病史。

体格检查　系统检查未见异常。

皮肤科检查　右小腿屈侧一个 5cm×4cm 的暗紫色溃疡，边缘隆起呈堤状，基底湿润，高低不平，有少许血性分泌物，溃疡及其邻近组织质地坚实。溃疡附近有数个黄豆大小的灰黑色结节和甲盖大小的紫色斑。

实验室检查　血、尿、粪常规及肝、肾功能均正常，胸部 X 线片、腹部 B 超均未见异常。

思考

1. 您的初步诊断是什么？
2. 为明确诊断，您认为还需做什么关键检查？

提示　可能的诊断

1. 外周 T 细胞淋巴孢子丝菌病（sporotrichosis）？
2. 硬红斑（erythema induratum）？
3. 皮肤弥漫大 B 细胞淋巴瘤，腿型（cutaneous diffuse large B-cell lymphoma，leg type）？
4. 原发性皮肤间变性大细胞性淋巴瘤（primary cutaneous anaplastic large cell lymphoma）？

5. 鳞状细胞癌（squamous cell carcinoma）？

关键的辅助检查

1. 组织病理 部分表皮缺失，肿瘤细胞密集浸润于真皮全层，边界尚清，但无亲表皮现象，瘤细胞大、胞浆丰富、红染，细胞核大，核呈卵圆形或不规则形，可见较多核分裂象。

2. 免疫组化 瘤细胞约 80%、CD30 阳性、CD45RO 阳性，CD3、CD20、MPO、TIA-1、ALK-1 均为阴性。

最终诊断 原发性皮肤 CD30 阳性间变性大细胞淋巴瘤

诊断依据

1. 年龄、病程 中年女性，小腿结节 1 年多。
2. 皮损部位、特点 小腿结节逐渐增多、扩大，伴溃疡形成。
3. 其他症状、体征 无皮肤外受累的证据。
4. 组织病理 肿瘤在真皮内浸润，瘤细胞大，胞浆丰富，核呈空泡状。
5. 免疫组化 瘤细胞表达 CD45RO，绝大多数表达 CD30。

治疗方法 患者放弃治疗。

易误诊原因分析及鉴别诊断 CD30 阳性间变性大细胞淋巴瘤好发于中老年男性，以四肢多见，也见于头皮、躯干、外生殖器，大多为孤立或局限性的坚实结节或肿块，常破溃，部分可自行消退。无皮肤外受累的证据。组织病理学特点为瘤细胞弥漫成片在真皮和皮下脂肪组织内浸润，瘤细胞大，核呈空泡状，嗜酸性大核仁，表达 T 细胞标记，CD30 阳性数目大于 75%。诊断需结合其临床特点、组织病理学表现、免疫表型。

皮肤淋巴瘤少见，蕈样霉菌病是最常见的皮肤淋巴瘤，但据文献报道，CD30 阳性淋巴增生性疾病（包括淋巴瘤样丘疹病、PC-ALCL 及其中间类型）是第二常见的皮肤淋巴瘤，基层医院的皮肤科医师和病理医师应该熟悉其临床表现、组织病理学特点，若发现临床表现和病理诊断明显不相符合时，应该查阅书籍、文献，并到上级医院会诊，以减少漏诊和误诊。本病需要与下列疾病鉴别。

1. 蕈样霉菌病 常发生于中老年人，好发于躯干和四肢，皮损形态多样，可类似湿疹、银屑病、皮肤异色症、鱼鳞病等，多数伴剧烈瘙痒，常规治疗无效，临床经过红斑期、斑块期和肿瘤期，数年至数十年不等，病理改变与 PC-ALCL 迥然不同。

2. 系统性间变性大细胞性淋巴瘤 皮损常常多发，有淋巴结或其他器官、组织大细胞间变性淋巴瘤证据，组织病理学上与 PC-ALCL 相似，但部分免疫表型不同。

3. 淋巴瘤样丘疹病 典型的临床表现为躯干、四肢近端反复发作的慢性、可自愈的丘疹、结节，组织病理学上与 PC-ALCL 有一定的重叠，鉴别诊断需结合临床和组织病理学改变。

4. 皮肤弥漫大 B 细胞淋巴瘤，腿型 常发生于老年女性，为单侧或双侧小腿多发性、生长迅速的肿块，不易破溃，组织病理上大瘤细胞在真皮内呈弥漫性浸润，与表皮之间有无浸润带，肿瘤表达 B 细胞相关抗原 CD20 和 CD79a，不表达 CD30 和 T 细胞相关抗原。

5. 孢子丝菌病 常有外伤史，皮损为孤立的结节，易破溃，多个结节常沿淋巴引流方向成串排列，组织病理改变为肉芽肿性炎症，组织真菌培养见申克孢子丝菌生长。

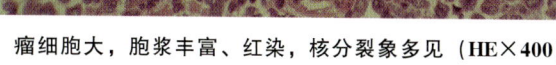

瘤细胞大，胞浆丰富、红染，核分裂象多见（HE×400）

（王　琳）

病例167 皮肤的结外鼻型NK/T细胞淋巴瘤

临床照片

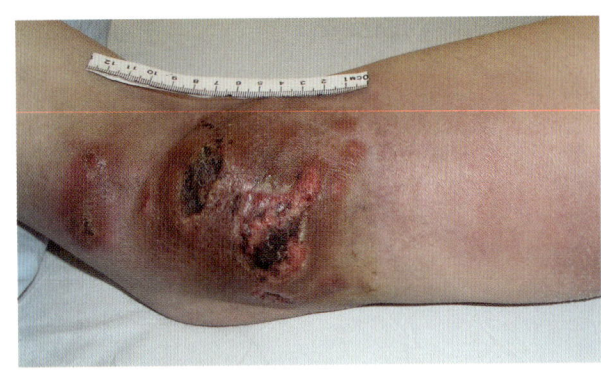

左膝内后方红色肿块，表面破溃、结痂，左大腿内侧红色条形浸润性触痛性斑块

一般情况 患者 女，24岁。

主诉 左膝内侧皮下结节2个月、破溃1个月伴高热10天。

现病史 2个月前，患者无明显诱因左膝关节内侧出现一蚕豆大皮下结节，正常肤色，疼痛不明显。此后结节逐渐增大，且临近部位出现类似结节2个，蚕豆大小，当地医院予以抗感染及对症处理（具体用药不详），未见好转，皮损局部表皮糜烂、周围红肿、压痛，遂来本院就诊，诊断为"结节性红斑，脂膜炎"，予以海棠合剂20ml 3次/日口服、艾洛松（糠酸莫米松乳膏）外涂皮损处1次/日，治疗2周，无效。1个月前在当地医院就诊，外敷药物（具体用药不详）

1天后皮损破溃，有黄色稍黏稠物流出，疼痛明显，20天前于本科门诊取左膝内后方皮损作活检，组织病理示结节性脂膜炎。10天前患者出现发热，体温波动于39~40间，皮损加重遂收入住院治疗。病程中体重减轻3kg，二便未见异常。

既往史及家族史 家族中无类似病史。

体格检查 T 36.8℃，左侧腹股沟可扪及数个绿豆至黄豆大小的淋巴结，质中、活动、有触痛，余未见异常。

皮肤科检查 左膝关节内后及其下方可见2个10cm×10cm及4cm×2cm的红色肿块，表面破溃，覆以浆液性和血性痂壳。左大腿内侧有红色条形、浸润性、触痛性斑块。

实验室检查 血常规：红细胞$3.05×10^{12}$/L，血红蛋白82g/L，血小板$66×10^9$/L，白细胞总数$2.33×10^9$/L，中性分叶核细胞比率90%。肝功能示总蛋白50.1g/L，白蛋白26.8g/L，白蛋白/球蛋白比例1:15。骨髓穿刺示骨髓造血细胞增生低下，未见淋巴瘤细胞浸润。X线胸片示心、肺未见确切异常。皮肤B超示左大腿内侧皮下脂肪层明显增厚伴少许积液。EB病毒IgM（＋）。组织真菌培养阴性。

思考

1. 您的初步诊断是什么？
2. 为明确诊断，您认为还需做什么关键检查？

提示 可能的诊断

1. 结节性脂膜炎（nodular panniculitis）？
2. 皮下脂膜炎样T细胞淋巴瘤（subcutaneous panniculitis-like T cell lymphoma）？
3. 结外鼻型NK/T细胞淋巴瘤（extranodal NK/T-cell lymphoma, nasal-type）？

关键的辅助检查

1. 组织病理 表皮大致正常，主要病变位于真皮中深部和皮下脂肪内，在大片凝固性坏死中较多散在或小片的肿瘤细胞和细胞碎屑。瘤细胞以大细胞为主，胞浆红或空亮，核形态不规则、染色深，核分裂

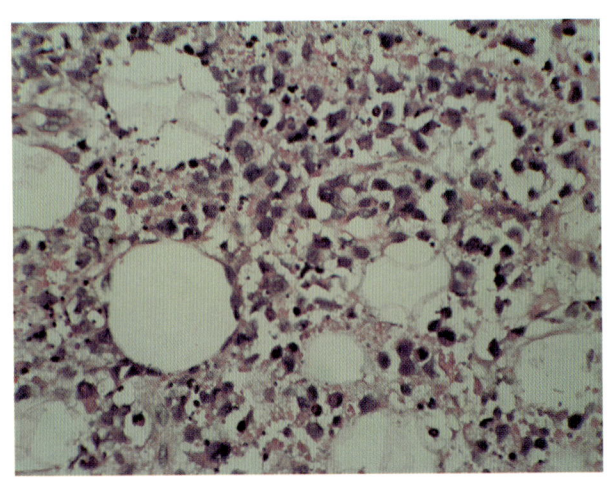

瘤细胞大，胞浆红，核形态不规则，染色深（HE×400）

象偶见。可见瘤细胞浸润血管壁，部分小血管壁发生纤维素样坏死。

2. 免疫组化标记　瘤细胞表达 CD2、CD8、CD45RO、CD56、TIA-1、粒酶 B 和 LMP-1，不表达 CD3、CD4、CD20、CD30、CD57 和 CD68。

3. 原位杂交　EB 病毒阳性。

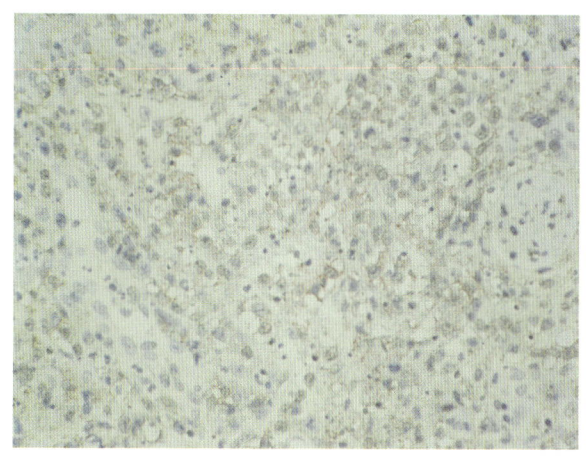

瘤细胞 CD56 阳性（LsAB 法×400）

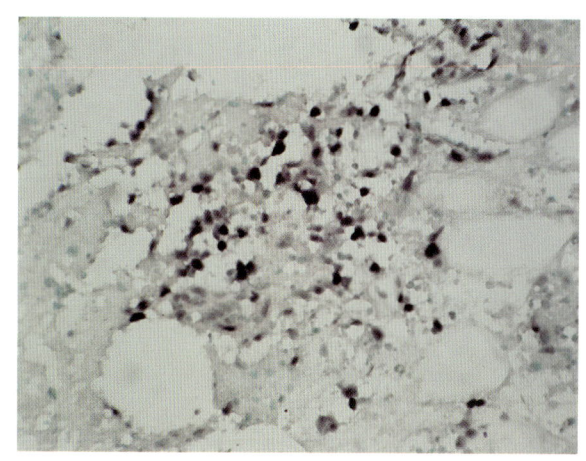

瘤细胞核 EBER 阳性（原位杂交×400）

最终诊断　皮肤的结外鼻型 NK/T 细胞淋巴瘤

诊断依据

1. 年龄、病程　青年女性，左膝内侧皮下结节 2 个月、破溃 1 个月。
2. 皮损部位、特点　最初表现为无痛性皮色结节或肿块，后继发溃疡、坏死并出现疼痛。
3. 组织病理　符合皮肤的结外鼻型 NK/T 细胞淋巴瘤改变。
4. 免疫组化　CD56、CD8、CD45RO、TIA-1、粒酶 B 和 LMP-1 阳性，CD3、CD4 阴性。
5. 原位杂交　EB 病毒阳性。
6. 基因重排　TCR 基因重排阴性。

治疗方法　患者放弃治疗。

易误诊原因分析及鉴别诊断　本病好发于中青年人，临床常表现为无症状、紫红色或肤色的结节和肿块，易形成溃疡，可伴发热、消瘦等症状。组织病理学特征是肿瘤主要在真皮和皮下脂肪组织内浸润，血管中心性浸润常见，肿瘤坏死常见；瘤细胞形态变化大，细胞核不规则。瘤细胞既可表达部分 T 细胞分化抗原如 CD2、CD45RO、CD3ε 以及细胞毒性颗粒相关蛋白如 TIA-1、穿孔素和粒酶 B，又可表达 NK 细胞相关抗原 CD56。TCR 克隆性基因重排少见。原位杂交多数可检测到 EB 病毒。诊断需结合其临床特点、组织病理学表现、免疫表型、EB 病毒原位杂交及基因重排结果。

本例首次活检示淋巴样细胞在脂肪细胞间浸润，未见细胞异型和血管受累，而导致误诊，原因可能为取材部位靠近病变的边缘、取材较浅。但按结节性脂膜炎治疗无效，病情迅速进展、恶化，再次在大腿新发肿块处做第二次活检，组织病理改变、免疫组化标记、EB 病毒阳性和 TCR 基因重排阴性均支持皮肤的结外鼻型 NK/T 细胞淋巴瘤的诊断。因此，对病理改变与临床表现不一致时，反复多次活检有助于确诊。本病需要与下列疾病鉴别。

1. 结节性脂膜炎　好发于青年女性，皮下结节成批发作，结节疼痛显著，有发热等全身症状。但结节多数可以自然消退。组织病理学上为良性脂膜炎，少数病例有血管炎改变。
2. 皮下脂膜炎样 T 细胞淋巴瘤　病变常只侵犯皮下脂肪，呈叶性脂膜炎样改变，坏死常呈小片状，核碎屑易见。瘤细胞通常表达成熟 T 细胞的免疫表型，如 CD3、CD8、βF1，很少表达 CD56。肿瘤细胞显示克隆性的 T 细胞受体基因重排，EB 病毒检测多为阴性。

（王婷婷　王　琳）

病例168　皮脂腺癌（鼻尖）

临床照片

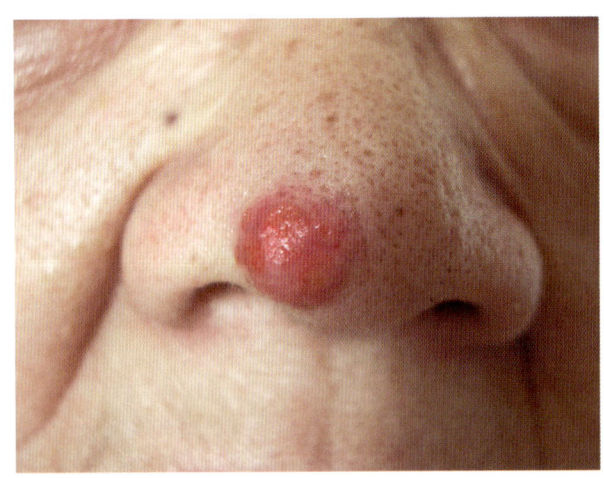

鼻尖结节、糜烂

一般情况　患者　女，80岁，退休干部。

主诉　鼻尖起皮疹1年余，术后复发并进行性增大9个月。

现病史　患者于2006年7月发现鼻尖出现一绿豆大小的丘疹，不痛不痒。此后皮损逐渐向周围缓慢增大，2007年4月已增大至豌豆大小，表面轻度糜烂，无明显渗液，伴轻度瘙痒。于2007年4月25日行皮肤病理检查提示"考虑鳞状细胞癌，建议作CK、S100、EMA进一步确诊，并扩大深切"，因皮肤活检术基本将该皮损切除，患者拒绝行扩大切除术。患者于2008年1月起发现鼻尖原皮损处再次出现一米粒大小的丘疹并逐渐缓慢增大、增厚，形成一椭圆形、暗红色结节，于2008年4月起该结节表面反复出现破溃、糜烂，碰擦后易出血，仍无明显自觉症状。患者自行外用百多邦，皮损无消退。2008年6月2日门诊以"鳞状细胞癌"收入院。患者自发病以来，精神、饮食、睡眠好，大、小便正常。

既往史及家族史　患者既往体健，家族中无类似疾病患者。

体格检查　一般情况好，心、肺、腹未见明显异常，全身浅表淋巴结未及肿大。

皮肤科检查　鼻尖可见一约2cm×3cm大小的暗红色、边界不清、略呈椭圆形的结节，结节周围组织充血，边缘呈水肿性暗红色，结节表面可见点状糜烂面，糜烂面干净，表面无脓性分泌物，碰擦后易出血，质硬，无明显压痛。近卫淋巴结未扪及肿大。

实验室检查　血、尿、大便常规及肝、肾功能均正常。胸部X线片和腹部B超均未发现异常。

思考

1. 您的初步诊断是什么？
2. 为明确诊断，您认为还需做什么关键检查？

提示　可能的诊断

1. 鳞状细胞癌（squamous cell carcinoma）？
2. 皮脂腺癌（sebaceous gland carcinoma）？
3. 基底细胞癌（basal cell carcinoma）？

关键的辅助检查

1. 组织病理　表皮大致正常。真皮可见大小不等的瘤细胞团，胞浆丰富淡染，胞核大小不一，可见较多核分裂象，可见灶性向皮脂腺分化的细胞。PAS染色：向皮脂腺分化的细胞阴性，其余细胞阳性。
2. 免疫组化　CK阳性，向皮脂腺分化的细胞EMA阳性。

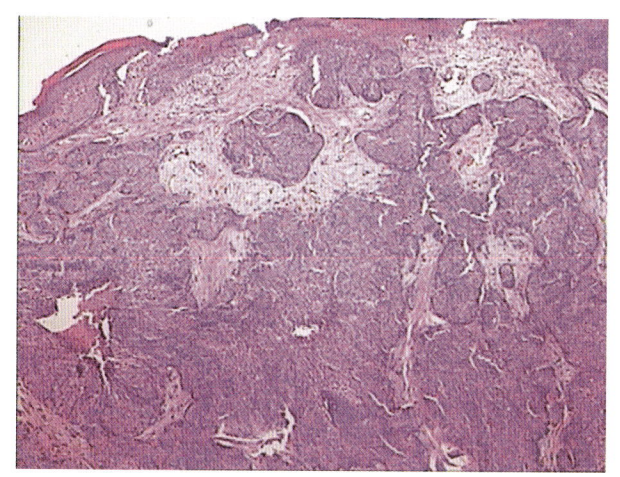

瘤细胞团大小不等，胞浆丰富淡染（HE×40）

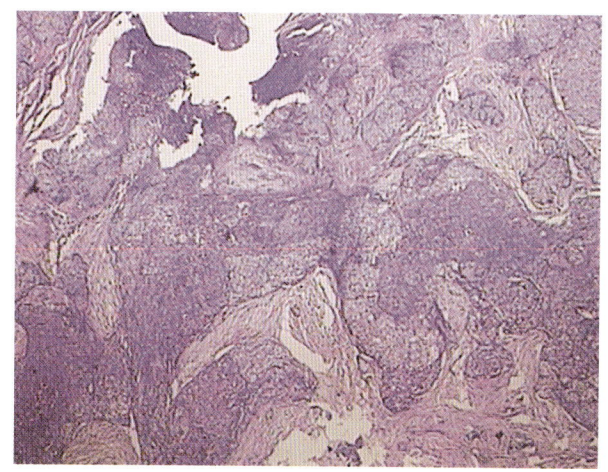

向皮脂腺分化的细胞 PAS 染色阴性，其余细胞阳性（PAS×100）

最终诊断 皮脂腺癌（鼻尖）

诊断依据

1. 年龄、性别　80 岁老年女性。

2. 皮损部位　鼻尖。

3. 皮损特点　孤立略隆起结节，逐渐缓慢增大，继发破溃、糜烂，无明显自觉症状。

4. 组织病理　真皮可见大小不等的瘤细胞团，胞浆丰富淡染，胞核大小不一，可见较多核分裂象。免疫组化 CK 阳性，向皮脂腺分化的肿瘤细胞 EMA 阳性。

治疗方法　行手术扩大切除病灶加局部光动力治疗 7 次，多次病理提示病灶已切除干净，现在随访中。

易误诊原因分析及鉴别诊断　皮脂腺癌是一种罕见的、来源于皮脂腺的恶性肿瘤。病因不明，可能与紫外线、放射线照射等有关。好发于 60 岁以上老年人，由于皮损常表现为一孤立略隆起结节，发展缓慢，多无明显自觉症状，常被老年患者忽略，促使本例患者就医的主要原因是由于皮损表面反复破溃、糜烂、出血等继发症状，同时由于该病临床少见，也无明显的特异临床表现，不易引起医生的警惕性，早期临床诊断比较困难，易导致误诊。确诊主要依靠组织病理学检查。

由于该病发病率呈上升趋势，恶性程度高，对放疗、化疗不敏感，易复发、转移，治疗棘手。因此，早期诊断和及时彻底切除对提高患者存活率和改善预后有重要意义。本病主要与以下疾病鉴别：

1. 向皮脂腺分化的基底细胞癌　向皮脂腺分化的基底细胞癌具有基底细胞癌的一般特征，如肿瘤细胞由基底样细胞组成，呈栅栏状排列，有收缩间隙，间质结构疏松，富含黏蛋白沉积，同时胞浆嗜酸性弱，肿瘤内只是偶尔可见散在的向皮脂腺分化的结构。而皮脂腺癌多数肿瘤细胞是未分化的基底样细胞，在许多小叶的中央有泡沫胞浆的皮脂腺细胞，细胞有明显的异型性，有核分裂象，胞浆强嗜酸性，呈侵袭性生长。

2. 高分化皮脂腺癌与皮脂腺瘤　高分化皮脂腺癌虽然可形成典型的皮脂腺小叶样结构，但在分化差的区域可呈现浸润性生长；同时皮脂腺癌的肿瘤细胞核具有多形性改变，核仁明显，有大量的核分裂象；皮脂腺瘤的病理主要由基底样细胞和成熟的皮脂腺细胞构成，不形成皮脂腺小叶样结构，细胞核大小一致，并有小的核仁，分裂象不明显。

3. 透明细胞鳞状细胞癌、透明细胞汗腺癌　皮脂腺癌脂质染色阳性，超微结构检查可见脂质内脂质沉积，EMA 强阳性，以及 PAS 染色、阿新蓝染色、黏蛋白胭脂红染色阴性可将其区别。

4. 气球样恶性黑色素瘤　恶性黑色素瘤免疫组化 S-100 蛋白、HMB-45、MART-1 阳性可将其鉴别。

（黄　慧　阎　衡　杨希川）

病例 169　隆突性皮肤纤维肉瘤

临床照片

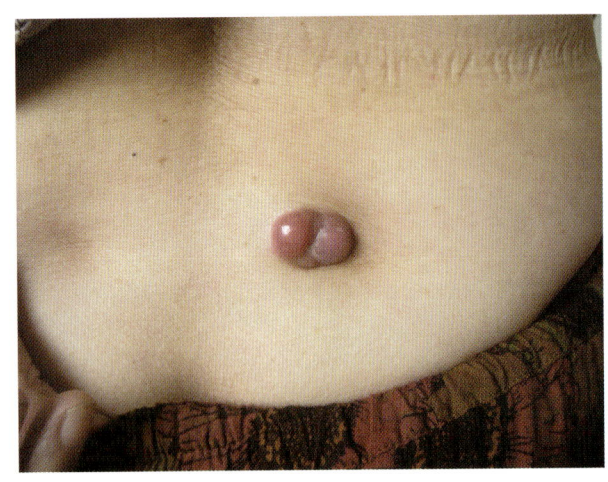

骶尾部两个暗红和鲜红色结节，基底融合

一般情况　患者　女，65岁，居民。

主诉　骶尾部红色结节1年，伴瘙痒2个月。

现病史　患者于1年前发现骶尾部出现一豌豆大小红色结节，质硬，不能推动，逐渐增大，不伴痒痛，半年前边缘有新发结节。皮疹近2个月出现瘙痒，抓破后有少量出血。未曾诊治。自患病来，无明显消瘦，饮食、睡眠、二便正常，精神尚可。

既往史及家族史　家族中无类似病史，无系统疾病史。

体格检查　一般情况可，生命体征平稳，全身浅表淋巴结未们及肿大，其他系统检查无异常。

皮肤科检查　骶尾部两个约0.5cm×0.5cm大小暗红和鲜红色结节，两个结节基底融合，表面较光滑，未见明显皮肤萎缩。皮疹边界清，质韧，无压痛。

实验室检查　血、尿、大便常规正常，肝、肾功能检查正常。

思考

1. 您的初步诊断是什么？
2. 为明确诊断，您认为还需做什么关键检查？

提示　可能的诊断

1. 孢子丝菌病（sporotrichosis）？
2. 鳞状细胞癌（squamous cell carcinoma）？
3. 纤维肉瘤（fibrosarcoma）？
4. 隆突性皮肤纤维肉瘤（dermatofibrosarcoma protuberans）？

关键的辅助检查

组织病理：表皮轻度萎缩，真皮浅层血管扩张，周围少量淋巴细胞浸润。肿瘤位于真皮网状层，与周围组织界限不清。肿瘤内可见均匀一致的梭形细胞围绕胶原纤维或小血管呈典型的车辐状排列。

最终诊断　隆突性皮肤纤维肉瘤

诊断依据

1. 病史及病程　皮损缓慢增大，无自觉症状。
2. 皮损特点　表现为多发、融合的、隆起性硬固结节，表面光滑，色红。
3. 组织病理　瘤体内见致密的成纤维细胞排列成车辐状结构。

治疗方法　外科手术切除。

易误诊原因分析及鉴别诊断　隆突性皮肤纤维肉

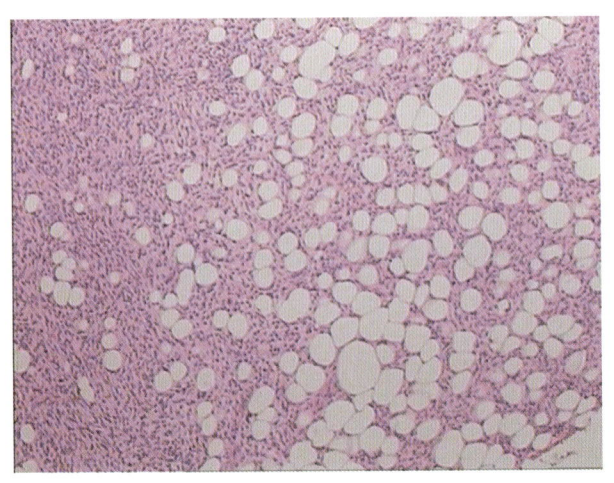

梭形肿瘤细胞围绕胶原纤维或小血管呈典型的车辐状排列（HE×400）

瘤是一种少见的源于皮肤纤维组织细胞的低度恶性肿瘤，它生长速度缓慢，可向皮下组织局部侵袭，容易复发。根据患者结节特点为皮肤原发、缓慢生长、多发融合、表面光滑、质硬固定，结合典型组织病理诊断明确。

隆突性皮肤纤维肉瘤早期与其他起源于皮肤及软组织的肿瘤表现相似。由于该肿瘤生长缓慢，无自觉症状，未引起患者重视而就诊，加之临床少见，医生对其认识不足，常导致本病误诊。但由于该病有局部侵袭性，对邻近组织有一定的破坏性，因此我们应加强对本病的认识，凡出现皮肤慢性生长的硬固斑块、结节，应及时行病理组织学检查及相关病原学检查，做到早期诊断、早期治疗。本病还需要与皮肤结节为其主要症状的疾病鉴别：

1. 纤维肉瘤　多见于中年男性，表现为深在单发局限性硬固结节，表面光亮、发红。肿瘤生长缓慢，组织病理为梭形成纤维细胞交织成漩涡状，并产生丰富的网状纤维。

2. 鳞状细胞癌　好发于暴露部位，常发生于某些皮肤病的癌前疾病的基础上，表现为质地坚实的斑块、结节或疣状损害，表面有菜花状增生，可破溃。肿瘤生长较快，易转移，局部淋巴结可肿大。组织病理为肿瘤细胞向下侵袭入真皮生长，可见瘤细胞、角化珠和角化不良细胞。

3. 孢子丝菌病　发病前往往有外伤史，皮损为孤立的结节或溃疡沿淋巴管成串状排列，脓液培养为孢子丝菌。

（王　莉　杨希川　郝　飞）

病例 170　色素性隆突性皮肤纤维肉瘤

临床照片

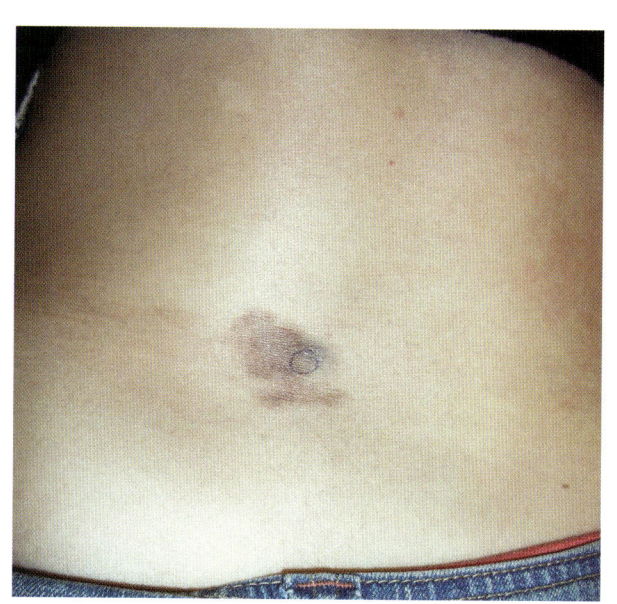

腰部淡褐色斑片

一般情况　患者　女，32 岁。

主诉　腰部包块 5 年，逐渐长大 1 年。

现病史　5 年前患者做按摩时发现腰部有一花生大小结节，表面为淡褐色，无症状，未予重视。1 年前怀孕后，自觉腰部肿块逐渐长大至核桃大小，偶有痒感，未予诊治。

既往史及家族史　家族中无类似病史。

体格检查　各系统检查未见异常。

皮肤科检查　腰部皮下扪及 5cm×10cm 肿块，质硬，边界不清，活动度差，表面为淡褐色斑片。

实验室检查　胸部 X 线片、腹盆腔 B 超检查未见异常。

思考

1. 您的初步诊断是什么？
2. 为明确诊断，您认为还需做什么关键检查？

提示　可能的诊断

1. 皮肤纤维瘤（dermatofibroma）？
2. 神经纤维瘤（neurofibroma）？
3. 色素性隆突性皮肤纤维肉瘤（pigmented dermatofibrosarcoma protuberans）？

关键的辅助检查

1. 组织病理　表皮大致正常，肿瘤在真皮内弥漫性浸润，瘤细胞为较一致的梭形细胞呈车辐状排列，异型性小,核分裂象罕见,肿瘤内散在少量黑色素细胞。

2. 免疫组化标记 瘤细胞 CD34 阳性,Ki-67 阳性率 3%~5%,S-100、NF、FⅩⅢ阴性。

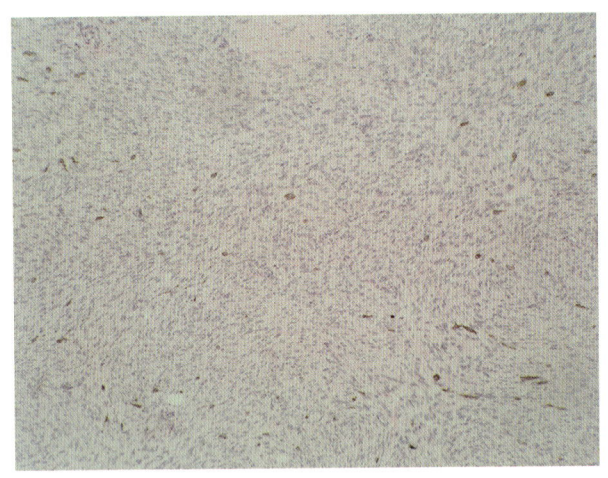

梭形的瘤细胞呈车辐状排列,散在少量黑色素细胞(HE×100)

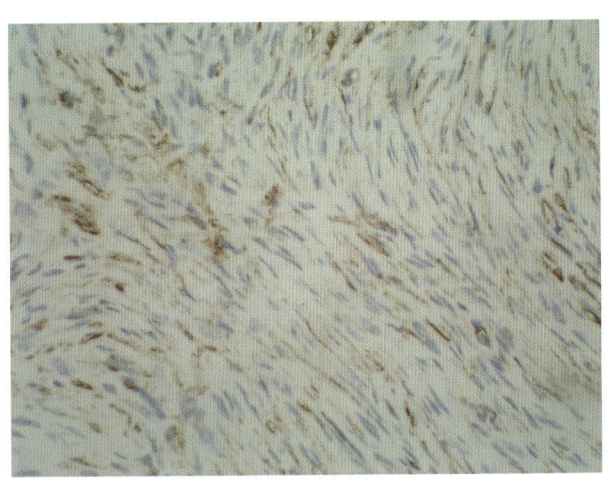

瘤细胞 CD34 阳性(LsAB 法×400)

最终诊断 色素性隆突性皮肤纤维肉瘤

诊断依据

1. 年龄、病程 青年女性,腰部包块 5 年,缓慢生长。
2. 皮损部位、特点 腰部皮下质硬肿块,活动度差,与周围分界不清,表面为淡褐色斑片。
3. 组织病理 瘤细胞由形态较一致的梭形细胞构成,呈车辐状排列,其间散在黑色素细胞。瘤细胞异型性小,核分裂象罕见。
4. 免疫组化 瘤细胞表达 CD34,不表达 S-100、NF、FⅩⅢ。

治疗方法 Mohs 外科切除术加中厚皮瓣移植术。

易误诊原因分析及鉴别诊断 色素型隆突性皮肤纤维肉瘤又称 Bednar 肿瘤,是隆突性皮肤纤维肉瘤的一个罕见亚型。隆突性皮肤纤维肉瘤好发于中年人,皮损通常单发,好发于躯干,其次是四肢近端,临床表现为隆起硬固肿块,其上发生多个结节,呈淡红、青紫色。病理改变为一致性的梭形肿瘤细胞呈车辐状排列,可发生局部侵袭性生长,手术切除后容易复发,多次复发可发生转移,但少见。其组织学亚型除最常见的普通型外,迄今已报道的特殊亚型有黏液型、硬化型、萎缩型、色素型、纤维肉瘤型、富于巨细胞/幼年型、颗粒细胞型、拟恶性纤维组织细胞瘤型、肌样型、突出栅栏状和 Verocay 小体型及皮下型等。色素型隆突性皮肤纤维肉瘤的临床表现、病理改变及生物学行为与普通型隆突性皮肤纤维肉瘤相似,仅在肿瘤组织中出现不等量的、含黑色素的树突状细胞。瘤细胞 CD34 阳性具有一定的辅助诊断价值。本病少见,临床表现为皮下质硬肿块,表面为淡褐色斑,容易误诊为其他皮肤肿瘤;组织病理上,由于肿瘤细胞呈细长梭形,核分裂象极少见,如果活检取材浅或者对该病的组织病理表现不熟悉,易误诊为其他皮肤梭形细胞良性肿瘤。本病需要与下列疾病鉴别:

1. 皮肤纤维瘤 为好发于四肢伸侧的单发或多发质硬结节,表面常呈褐色或黑褐色,直径常小于 2cm。组织学上,肿瘤位于真皮内,无包膜,由多少不等的成纤维细胞和胶原纤维组成,瘤细胞表达 FⅩⅢ,不表达 CD34。

2. 神经纤维瘤 肿瘤大小不等,常多发,质软,皮肤上有咖啡斑。组织学上肿瘤在真皮和皮下组织中弥漫性浸润,偶可见黑色素细胞,瘤细胞呈梭形、波浪状,不见车辐状结构。瘤细胞表达 S-100 蛋白,一般不表达 CD34。

3. 细胞性蓝痣 皮损为蓝色或蓝黑色较大之坚实结节,最常见于臀部和骶尾部。肿瘤切面呈棕黑色或黑色。镜下见含丰富黑色素颗粒的长梭形瘤细胞位于真皮内，走向与表皮平行，不见车辐状结构。瘤细胞表达 S-100 蛋白，不表达 CD34。

（王婷婷　王　琳）

病例 171　获得性指（趾）部纤维角化瘤

临床照片

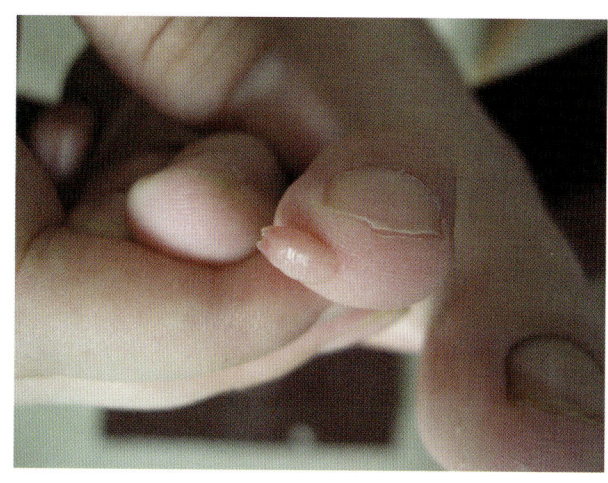

右足第二趾尖指状肿物，表面光滑，淡红色，尖顶状

一般情况　患者　女，29 岁，职员。

主诉　右足第二趾出现指状赘生物 1 年余。

现病史　1 年前患者右足第 2 趾曾被踢伤，局部未破溃，随后该趾尖出现一米粒大红色结节，逐渐增大至小指末节大小，无明显自觉症状，未治疗。患者自起病以来，无其他自觉不适，饮食、睡眠、二便正常。

既往史及家族史　既往体健，家族中无类似病史，父母体健。

体格检查　生命体征正常。系统检查无异常。

皮肤科检查　右足第二趾尖可见一约小指末节大的指状增生肿物，表面光滑，呈淡红色，顶尖，顶端呈乳头状；有蒂，基底部直径约 0.6cm；质地较韧，与趾骨不粘连，无压痛。

实验室检查　血、尿、大便常规正常，肝、肾功能检查正常。

思考

1. 您的初步诊断是什么？
2. 为明确诊断，您认为还需做什么关键检查？

提示　可能的诊断

1. 获得性指（趾）部纤维角化瘤（acquired fibrokeratoma）？
2. 残留性多指（趾）症（rudimentary polydactyly）？

关键的辅助检查

组织病理：表皮角化过度，棘层肥厚，表皮突增宽；真皮可见大量增生的胶原纤维及成纤维细胞，血管增生、扩张。弹力纤维染色：真皮弹力纤维细而稀少。

最终诊断　获得性指（趾）部纤维角化瘤

诊断依据

1. 病史及病程　年轻女性，1 年病史。
2. 皮损特点　指（趾）部，单发，向外突起的手指状肿物，呈柱状或圆顶状，圆顶状者多有短蒂。
3. 组织病理　符合获得性指（趾）部纤维角化瘤。

治疗方法　从基底部将皮损完整手术切除。

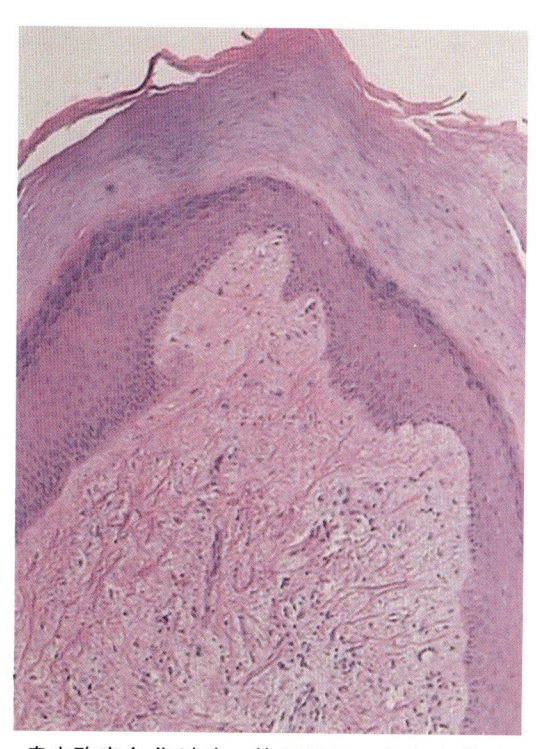

表皮致密角化过度，棘层肥厚，表皮突增宽
（HE×40）

易误诊原因分析及鉴别诊断 获得性指（趾）部纤维角化瘤是一种临床上少见的纤维组织良性肿瘤。好发于指（趾）部，尤其是指关节部位，偶可见于掌跖部，一般为单发。多发于成人，男性多见。因其病变呈自皮肤向外突起的手指状肿物，呈柱状或圆顶状，圆顶状者多有短蒂，质地坚硬，表面可有不同程度的角质增生，生长缓慢，多无自觉症状，故临床上有时易于误诊。

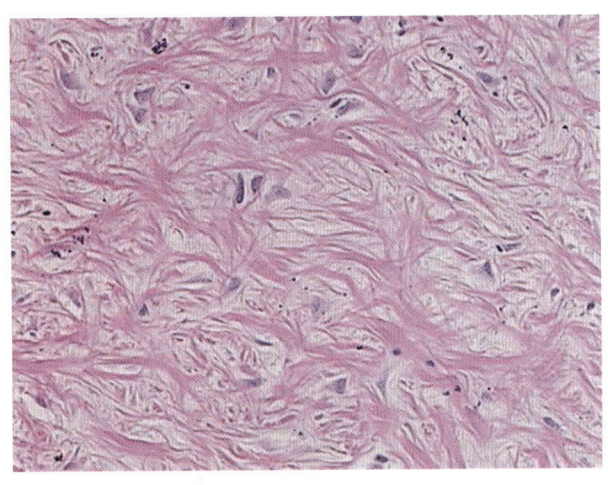

真皮大量增生胶原纤维及成纤维细胞（HE×100）

该病组织病理特点为：表皮角化过度，棘层肥厚，表皮突增宽并有分支；瘤体中心处可见互相交织的粗纤维束，方向大都与表皮垂直；瘤体内常见大量血管，弹力纤维细而稀少。Kint 等对 50 例获得性指（趾）部纤维角化瘤的组织病理特征进行分析，发现其在组织学上存在三种类型：①肿瘤由增厚致密、交织成束状的胶原纤维组成；②真皮中成纤维细胞数量增加；③真皮水肿，存在较少细胞结构。认为该病是由于成纤维细胞形成大量胶原纤维所致，而表皮的改变继发于真皮病变。一般不需治疗，如影响功能，可行电灼、激光治疗或局麻下手术切除。

由于其特殊的临床和组织病理学表现，获得性指（趾）部纤维角化瘤易于诊断，但也应注意和痕迹性多指（趾）症及复发性婴儿指（趾）纤维瘤等进行鉴别。

残留性多指（趾）症：多发于第五指（趾）的根部，出生时即已存在，且常为双侧性，有时有爪骨存在。组织病理学上可见多数神经束和触觉小体。

（翟志芳 杨希川 郝 飞）

病例 172　毛囊皮脂腺囊性错构瘤

临床照片

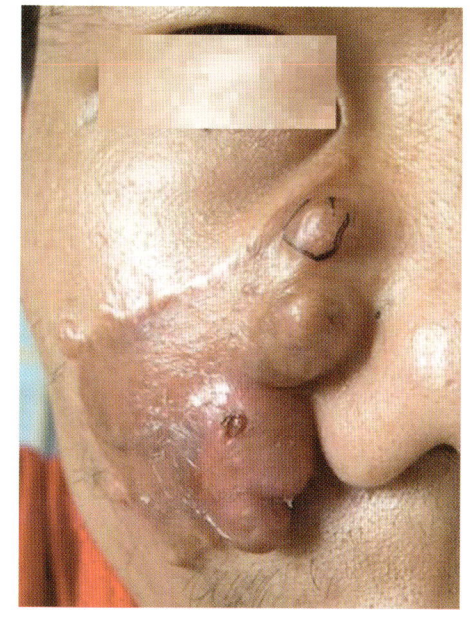

面部下颌区结节、脓肿、溃疡、瘘管及瘢痕呈片状分布

一般情况　患者　男，34 岁，外出务工人员。

主诉　右面部包块 24 年。

现病史　患者 10 岁时（1983 年）右颊出现一个绿豆大红色结节，随年龄增长缓慢增大、增多，不伴痒痛。1989 年在当地医院给予切除植皮治疗，曾作病理，具体不详。术后大约 2 年在植皮瘢痕边缘出现类似新发结节，逐渐增多、增大，有时可挤出少量白色黏稠分泌物，无局部破溃和流脓史，无痒痛等自觉症状。患者自发病以来，饮食、睡眠、二便正常，精神可。

既往史及家族史　家族中无类似病史，父母体健。

体格检查　T 36.4℃，P 72 次/分，R 18 次/分，BP 110/75mmHg。未扪及颈部、下颌淋巴结肿大，其他系统检查无异常。

皮肤科检查　右面部三角形扁平暗红色瘢痕，其边缘和右下睑近内眦处有 7 个大小不等结节或肿瘤，直径约 0.8～3.0cm，单个或分叶状，圆形或椭圆形，暗红色或淡黄色，除右鼻翼旁肿瘤表面粟粒大结痂和细小鳞屑外，其余皮损表面较光滑，未见中央凹陷、毛发穿出和毛细血管扩张，质较软，有囊性感，无压痛。

实验室检查　血、尿、大便常规正常，肝、肾功能检查正常。

思考

1. 您的初步诊断是什么？
2. 为明确诊断，您认为还需做什么关键检查？

提示　可能的诊断

1. 毛囊瘤（trichofolliculoma）？
2. 皮脂腺增生（hyperplasia of sebaceous glands）？
3. 浅表脂肪瘤样痣（nevus lipomatosus superficialis）？
4. 毛囊皮脂腺囊性错构瘤（folliculosebaceous cystic hamartoma）？

关键的辅助检查

组织病理：表皮大致正常。真皮内见多个不规则囊样结构，由漏斗部囊腔组成，有上皮条索向外伸出，与表皮不相连，大量增生皮脂腺小叶通过皮脂腺导管与囊腔相连。间质丰富，包括胶原、弹力纤维、脂肪和血管组织。

最终诊断　毛囊皮脂腺囊性错构瘤

诊断依据

1. **病史及病程**　患者自幼发病，病程 24 年，皮损切除后易复发。
2. **皮损特点**　右面部瘢痕边缘和右下睑近内眦有

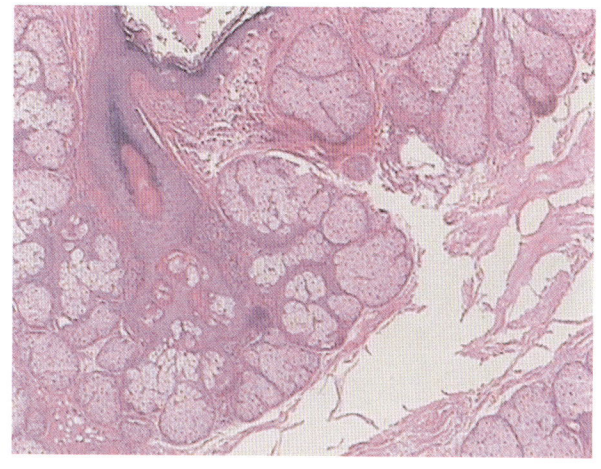

真皮漏斗部囊样结构形成，大量皮脂腺小叶通过皮脂腺导管与囊腔相连，间质丰富（HE×40）

多个结节或肿瘤，暗红色或淡黄色，表面较光滑，未见中央凹陷、毛发穿出和毛细血管扩张，质较软，有囊性感，无压痛。

3. 组织病理　符合皮脂腺囊性错构瘤改变。

治疗方法　分次手术切除、植皮治疗，术后随访两年无复发。

易误诊原因分析及鉴别诊断　本病是一种以毛囊皮脂腺组织和间质胶原增生为主的少见错构瘤。好发于年轻人面中线及头皮部位，多为孤立对称的小丘疹结节，无任何自觉症状。根据少年发病、病程长，表现为面部多发性结节等临床特点，结合组织病理检查可明确诊断。

本病罕见，文献报告不足20例；皮疹大小差异较大，皮损质地可柔软，亦可略硬；皮损通常为结节性，临床上无明显特异性。医生对其诊疗经验相对较少，不容易想到，常被误诊为毛囊瘤、皮脂腺增生、浅表脂肪瘤样痣等皮肤病。因此对于发生在头面部、病程长、以结节肿瘤为皮损特点的，应想到皮肤附属器肿瘤，包括毛囊皮脂腺囊性错构瘤，应及时行病理组织学检查以明确诊断。本病还需要与以皮肤结节为主要皮损特点的疾病鉴别。

1. 毛囊瘤　好发于成年人，面部或头皮为好发部位。损害常单发，为高出皮面的皮色丘疹或结节，直径5mm左右，中央有脐凹，从中穿出成簇细小毛发。组织病理特点为真皮内毛囊呈囊状扩张，囊内可见双折光性强的毛干或角质碎片，囊壁为基底细胞，有时可见小团皮脂腺细胞，囊周有明显的纤维性毛根鞘环绕。在组织病理学上毛囊皮脂腺囊性错构瘤有时很难与毛囊瘤鉴别，区别在于前者多为先天的，表现为外生性、结节性损害，组织病理学上间质胶原明显硬化，部分可伴有真皮内脂肪组织增生，或可见到小血管增生、神经组织的增生性改变。

2. 皮脂腺增生　多见于中老年人。病变主要发生在颜面部如额部、眶下部和颞部。少数人可发生在外阴部，如男性阴茎、阴囊及女性大阴唇。损害为单个或数个散在的绿豆至黄豆大小丘疹，呈淡黄色或乳白色，顶部略呈脐窝状，质软。无明显自觉症状。组织病理学特征为皮脂腺肥大，腺体呈多叶性，每一叶又分为许多小叶，类似葡萄串状。

3. 浅表脂肪瘤样痣　出生时即有或在儿童期发生。好发于臀部及腰骶部。皮损为正常肤色或淡黄色丘疹或结节，质地柔软，簇集成片，界限清楚，表面光滑或有皱褶。无症状。可伴发痣细胞痣。病理特征为在真皮胶原组织内见成熟无包膜的脂肪细胞团，特殊染色示胶原纤维增厚、弹力纤维减少。

（周春丽　杨希川　郝　飞）

病例173　孤立性外毛根鞘瘤

临床照片

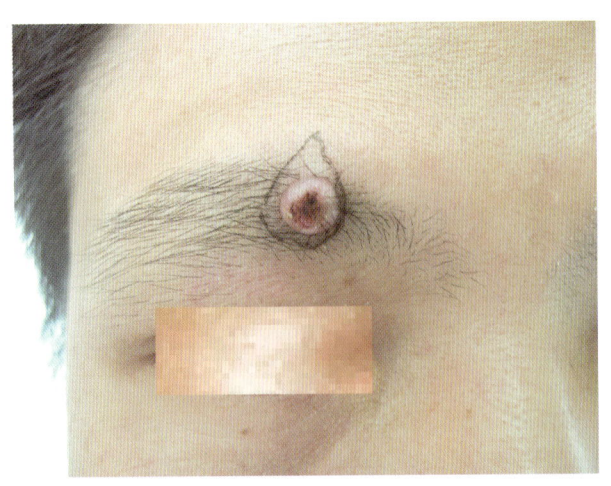

右眉偏内侧淡红色结节，中央凹陷，呈火山口样

一般情况　患者　男，37岁。

主诉　因右眉部淡红色结节1个月。

现病史　患者于1个月前无明显诱因右眉部出现一淡红色丘疹，质硬，无自觉症状，未诊治。随后丘疹逐渐增大至蚕豆大小，中央质硬，自行去除后，局部形成一凹陷，无出血，否认局部有外伤史及蚊虫叮咬史。既往体健，否认患有其他疾病；无咳嗽，饮食、睡眠、二便正常，精神尚可。

既往史及家族史　家族中无类似疾病患者。

体格检查　一般情况良好，体温、脉搏、血压正常；全身浅表淋巴结未扪及肿大，其他系统检查无异常。

皮肤科检查　右眉中部偏内侧有一 1.5cm×

1.5cm×1cm 大的淡红色结节，界限清楚，质略硬，无压痛，中央凹陷，呈火山口样。

实验室检查 血、尿、粪常规及肝、肾功能正常。

思考

1. 您的初步诊断是什么？
2. 为明确诊断，您认为还需做什么关键检查？

提示 可能的诊断

1. 寻常疣（verruca vulgaris）？
2. 角化棘皮瘤（keratoacanthoma）？
3. 孤立性外毛根鞘瘤（solitary tricholemmoma）？

关键的辅助检查

1. 组织病理 手术切除结节，组织病理学检查示表皮角化过度伴角化不全，肿瘤表皮向上及向下呈分叶状增生，增生细胞主要为向外毛根鞘分化的鳞状细胞，胞质淡染、苍白，无异型性，部分分叶周边可见数层基底样细胞，最外层呈栅栏状排列。

2. PAS 染色 部分瘤细胞胞质染色阳性。

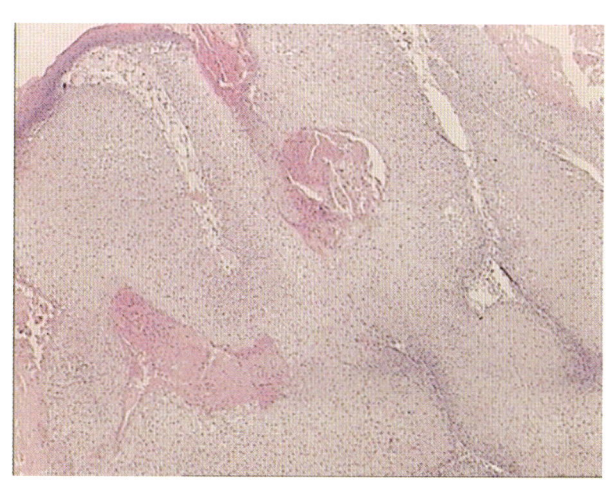

瘤团呈分叶状增生，增生细胞主要为向外毛根鞘分化的鳞状细胞，瘤块外层基底样细胞呈栅栏状排列（HE ×40）

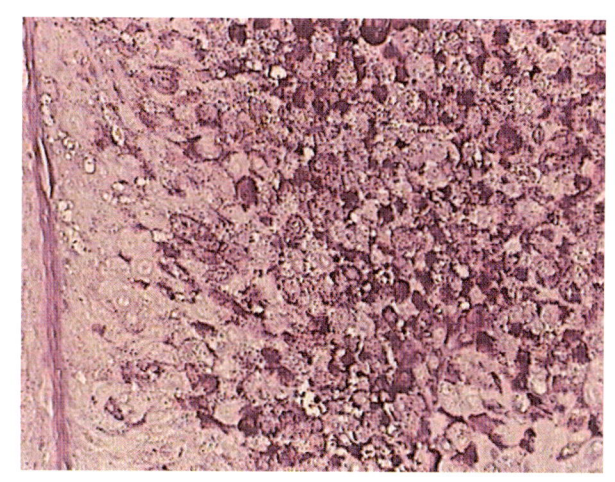

瘤细胞胞质丰富，淡染，PAS 染色阳性（PAS×100）

最终诊断 孤立性外毛根鞘瘤

诊断依据

1. 年龄、性别 37 岁男性。
2. 皮损部位 眉中部。
3. 皮损特点 1.5 cm×1.5cm×1 cm 大的淡红色结节，界限清楚，质略硬，无压痛，中央凹陷，呈火山口样。
5. 组织病理 符合孤立性外毛根鞘瘤。

治疗方法 手术切除，切除时应广泛，以免复发（恶性增殖性者有区域淋巴结转移，应做清扫术或放射治疗）。嘱出院后定期随访。

易误诊原因分析及鉴别诊断 外毛根鞘瘤分孤立性和多发性两型；多发性常伴内脏肿瘤，为常染色体显性遗传，常发生于 20～40 岁的成人；增生型常发生于 60 岁以上的女性，结节迅速增大，倾向恶性。另外还有一种促结缔组织增生性亚型，与浸润性癌很相似。

1962 年由 Headington 首先将孤立性外毛根鞘瘤作为一个独立的疾病报告，又称为毛囊良性透明细胞瘤、具有向外毛根鞘分化的寻常疣。尽管本病是否属于向外毛根鞘分化的寻常疣尚有争论，但Leonardi等研究表明，外毛根鞘瘤与人乳头瘤病毒无关。孤立性外毛根鞘瘤被认为是来源于外毛根鞘细胞的良性肿瘤。本病常发生于20~80岁的成年男性，好发于面部，特别是鼻部及上唇，也见于头皮、颈部及其他部位。损害为孤立性丘疹，缓慢增大，直径3~8 mm，表面角化或平滑，有光泽，易误诊为寻常疣。临床表现初起为皮下结节，缓慢生长，瘤体一般较小，大多小于1cm左右；大者常突出表面呈结节状生长，表面也可破溃，有溃疡形成和继发感染。病理切片表现为上皮增生形成大小不等的巢埋在致密间质中，并有角化珠形成，易误诊为分化型鳞癌。外毛根鞘瘤生长较慢，界限清楚，有包膜，无表皮、深部及周围组织浸润。由于其病理上细胞异型性不明显，分裂象无或极少、无坏死以及间质有钙化及骨化等特点，可与分化型鳞癌相鉴别。

本例患者最初表现为米粒大淡红色丘疹，迅速增至直径1.5 cm的结节，而且中央呈火山口样，其生长方式及皮损形态均类似角化棘皮瘤，实属少见。但组织病理学检查证实肿瘤呈分叶状增生，增生细胞向外毛根鞘分化，胞质淡染，周边有栅栏状排列的基底细胞，无明显鳞状漩涡形成，增生细胞无异型性，排除了角化棘皮瘤，确诊为孤立性外毛根鞘瘤。本病的诊断主要依据组织病理学检查，在组织病理上本病应还需与透明细胞汗腺瘤、毛漏斗部肿瘤、基底细胞癌、皮脂腺肿瘤，甚至寻常疣及巨大传染性软疣等相鉴别。

1. 寻常疣　多发于青少年，好发于手指、手背、足缘等处，初起为针尖大的丘疹，渐渐增大，呈圆形或多角形，表面粗糙，灰黄或污褐色；病理示棘细胞增生、棘层肥厚、乳头受压变窄，棘层圆锥形突起之间峡谷处棘层细胞增生、肥大、空泡形成，内含有透明角质团块，亦可见角化不全细胞。对常规治疗反应和预后较好。

2. 角化棘皮瘤　是一种较特殊的肿瘤，通常生长迅速，组织学表现类似典型的鳞癌，而临床上又多为良性表现。角化棘皮瘤有三个临床发展阶段：增生期、成熟期和消退期。从发生到自行消退通常需4~6个月时间。根据形态学的特点和生长方式，大部分角化棘皮瘤容易诊断。目前还没有角化棘皮瘤与皮肤鳞状细胞癌鉴别诊断的足够敏感和特异的标准。组织病理呈唇样上皮包绕、肿瘤与间质间清晰的分界，倾向于诊断角化棘皮瘤；而溃疡、多数有丝分裂、明显的多形性和间变，则倾向于诊断皮肤鳞状细胞癌。

（张晓菲　杨希川　郝　飞）

病例174　增生性外毛根鞘瘤

临床照片

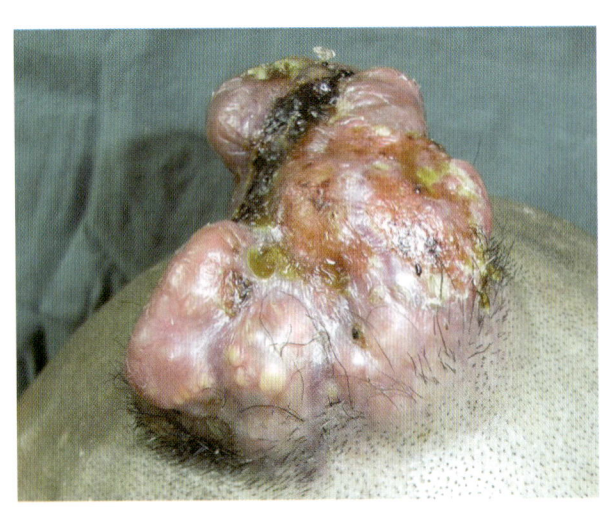

头顶部粉红色菜花状肿块

一般情况　患者　女，58岁，农民。

主诉　头皮肿块30余年。

现病史　30多年前患者无明显诱因头顶部出现一黄豆大小质地较硬的红色结节，不痛不痒。后结节缓慢增大，增至鸽蛋大小时偶感轻微阵发性瘙痒，经常搔抓，常致表面破溃，有黄色澄清透明液体渗出，不经处理破溃处可自行停止渗液并结痂，且反复发作。后肿块逐渐增至石榴大小，高于头皮表面，为进一步诊治到我院就诊。患者发病以来从未接受过任何治疗，体重无明显变化。

既往史及家族史　无特殊。

体格检查　一般情况可，心、肺、腹无异常。全身浅表淋巴结未扪及增大。

皮肤科检查　头顶部可见一6cm×5cm×5cm大

粉红色肿块，大部分高出皮面，边界较清，表面凹凸不平，如菜花状，其上散在粟粒大黄色丘疹，挤压后有少许脓性分泌物溢出。肿块顶端有污秽黑痂，间有鲜红色糜烂面，有触痛，轻轻刮除黑痂，表面易出血。

实验室检查 血、尿常规及肝、肾功能均正常。头颅X线摄片示颅骨正常。

思考

1. 您的初步诊断是什么？
2. 为明确诊断，您认为还需做什么关键检查？

提示 可能的诊断

1. 鳞状细胞癌（squamous cell carcinoma）？
2. 增生性外毛根鞘瘤（proliferating tricholemmal tumor）？

关键的辅助检查

组织病理 表皮角化过度伴角化不全，角栓形成，真皮内可见大小不等的瘤细胞团块，部分与表皮相连，由鳞状细胞组成，部分胞质淡染，周围呈栅栏状排列。部分瘤细胞周围可见增厚基膜，瘤细胞周围有角化不良及角囊肿形成，呈外毛根鞘角化，有个别细胞核大深染。间质血管扩张，少量炎性细胞浸润，肿瘤内及间质中可见钙化灶。

最终诊断 增生性外毛根鞘瘤

诊断依据

1. 病史及病程 患者发病时间漫长，为30年。
2. 皮损特点 头皮肿瘤，其上有破溃，基底部无明显浸润。
3. 组织病理 符合增生性外毛根鞘瘤改变。

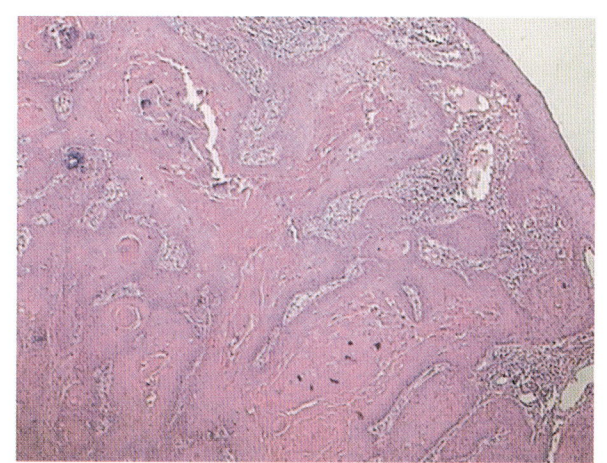

真皮内瘤细胞团块与表皮相连，由鳞状细胞组成，部分胞质淡染，周围呈栅栏状排列，局部有钙化灶（HE×40）

治疗方法 在局麻下行头部肿瘤切除及游离皮片修复。

易误诊原因分析及鉴别诊断 增生性外毛根鞘瘤常见于60岁以上妇女，主要发生在头皮，也可见于背部。损害初为皮下结节，渐增大，直径为0.4～1cm，形成斑块，高出皮面或呈分叶状。有时破溃而酷似鳞状细胞癌，通常单发。因此常易误诊为鳞状细胞癌，其鉴别点如下：

鳞状细胞癌：该病也好发于老年人，男性多于女性，好发于头皮、面、颈和手背等暴露部位。最早表现是浸润硬斑，以后可为斑块、结节或疣状损害，质地坚实，表面呈菜花样增生，或中央破溃形成溃疡。边界不清，触之有硬实感。破溃后形成火山口样溃疡，边缘隆起外翻成菜花样。溃疡底部高低不平，上覆污秽色痂，有腥臭脓性分泌物和坏死物质。病理上两者有相似之处，但鳞状细胞癌的瘤细胞团界限不清，瘤细胞有明显的异型性，呈侵袭性生长模式，PAS染色阴性，角化模式为逐渐角化而非增生性外毛根鞘瘤的外毛根鞘样骤然角化。

此外在病理上，该病尚需和以下疾病相鉴别。

1. 恶性增生性外毛根鞘瘤 具有明显的不典型核分裂象，可见瘤细胞向梭形细胞转化，瘤团边缘境界不清，明显向周围正常间质内浸润，可见多形性、异型性的瘤细胞。
2. 外毛根鞘癌 病理上两者瘤团中央均可出现外毛根鞘角化和瘤团周围细胞呈栅栏状排列，但后者皮损常位于面部或外耳部，表现为丘疹、斑块，瘤细胞由明显异型性且富含糖原的透明细胞组成，主要围绕在毛囊皮脂腺增生，瘤团多与毛囊或表皮相连，并在表皮和毛囊内呈Paget样扩散。

（尹　锐　邓　军　杨希川）

病例175　皮肤颗粒细胞瘤

临床照片

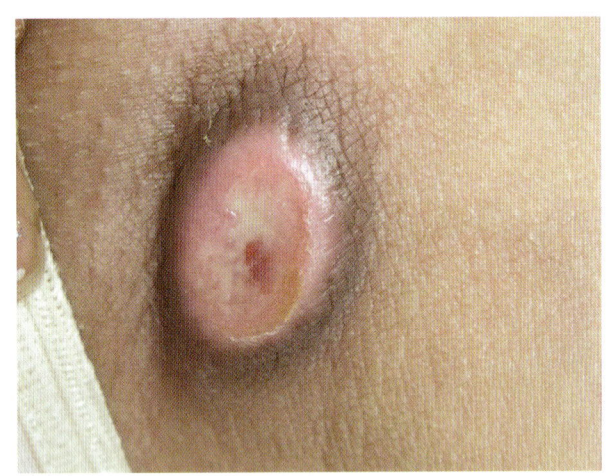

左腹股沟结节，表面破溃

一般情况　患者　女，38岁，工人。

主诉　左侧腹股沟起结节10个月，表面出现破溃伴轻度瘙痒1个月。

现病史　患者自诉10个月前偶然发现左侧腹股沟出现一黄豆大皮下结节，无自觉症状，逐渐增大，未诊治。近1个月破溃，伴轻度瘙痒及触痛。

既往史及家族史　患者平素体健，否认外伤史，家族史无特殊。

体格检查　各系统检查未见异常。

皮肤科检查　左侧腹股沟可见一直径1.5cm皮色的结节，高出皮面，表面有轻度糜烂，少量渗液，基底红，周围有色素沉着，触之较硬，轻度压痛。左侧腹股沟淋巴结未扪及肿大。

实验室检查　血、尿、大便常规正常，肝、肾功能检查正常。

思考

1. 您的初步诊断是什么？
2. 为明确诊断，您认为还需做什么关键检查？

提示　可能的诊断

1. 硬下疳（ulcerating sclerosis）？
2. 颗粒细胞瘤（granular cell tumor）？

关键的辅助检查

1. 组织病理　表皮呈假上皮瘤样增生，中央部分表皮缺失，真皮可见成团或成条索状的瘤细胞，细胞较大，胞质丰富，其中可见较粗的淡染嗜伊红色颗粒，部分瘤细胞胞质中可见有空晕的小球体；胞核较小，深染，居中，细胞无异型性，核分裂象不增多，瘤细胞团周围无包膜，向周围有浸润性生长现象。PAS染色胞质内颗粒呈阳性。免疫组化S-100阳性，CK阴性。

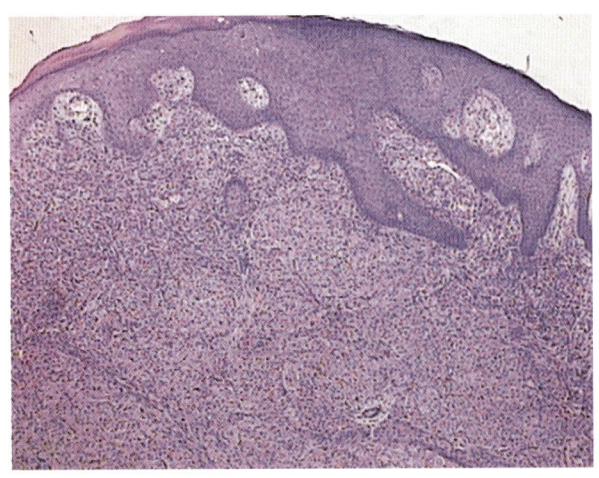

假上皮瘤样增生，真皮成团的瘤细胞（HE×20）

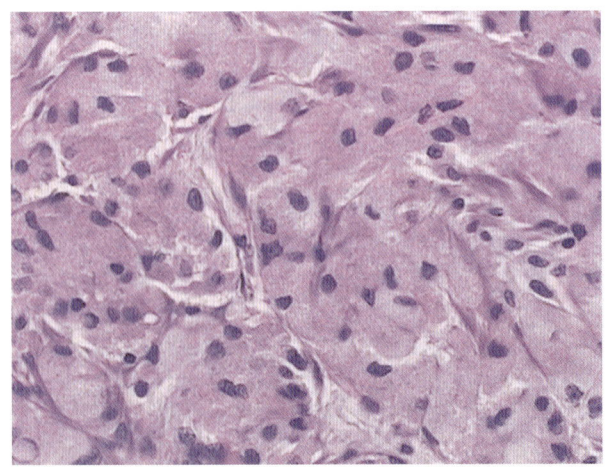

瘤细胞较大，胞质丰富，较粗的淡染嗜伊红色颗粒，胞核较小，深染（HE×400）

2. **实验室检查** TRUST 阴性。

最终诊断 皮肤颗粒细胞瘤

诊断依据

1. **病史及病程** 左侧腹股沟起结节 10 个月，表面出现破溃伴轻度瘙痒 1 个月。

2. **皮损特点** 左侧腹股沟皮色结节，高出皮面，直径 1.5cm，表面有轻度糜烂，少量渗液，基底红，周围有色素沉着，触之较硬，轻度压痛。

3. **组织病理及免疫组化** 符合颗粒细胞瘤改变。

治疗方法 手术切除。

易误诊原因分析及鉴别诊断 颗粒细胞瘤为一种少见病变，可发生于任何年龄，但多见于 40~60 岁，女性两倍于男性。1926 年由 Abrikossoff 首选描述，因显微镜下肿瘤细胞与肌细胞相似，作者认为肿瘤为肌源性，故称为颗粒细胞肌母细胞瘤，又称为颗粒细胞神经鞘瘤、Abrikossoff 瘤。

颗粒细胞瘤起源尚不十分清楚，近年来多数学者认为来源于神经膜细胞，多见于舌，其次是皮肤，其中头颈部最常见，也可发生于口腔黏膜、胃肠道、胆管、骨骼肌、膀胱、女阴、唾液腺、乳腺、前列腺和脑垂体柄。本瘤生长缓慢，在临床上无特征性表现，表现为境界清楚、坚实的结节，直径 5~30mm，褐红色或肉色，表面通常光滑，有光泽，偶可形成溃疡；通常为单发，但 10%~15% 为多发性，无自觉症状。组织病理可见真皮胶原束中有宽条索状瘤细胞浸润，并常见皮下亦有瘤细胞束蔓延。瘤细胞较大，多角形，细胞膜清晰；胞浆中充满淡嗜伊红性耐淀粉酶 PAS 阳性小颗粒，也可见到散在的板层状周围有空晕的胞浆小球体（残余小体）。胞核通常较小，圆形至卵圆形，位于中央；但有些病例为肥胖的、不规则和深染的核，有丝分裂罕见。某些瘤细胞群被耐淀粉酶 PAS 染色阳性的膜、胶原纤维束或扁平的卫星细胞所围绕。间质的梭形细胞有成纤维细胞样性质。免疫组化显示 S-100 阳性，周围神经髓磷脂蛋白如 P2 蛋白和 P0 蛋白阳性，NSE 阳性和 Vimentin 阳性。

该瘤一般为良性，约 1%~2% 颗粒细胞瘤可以恶变。一般认为，肿瘤近期生长加速，组织学表现为细胞核增大异型，核分裂象增多（>2/10HP，200 倍），或瘤组织发生坏死，即被视为恶性，但组织学上的浸润是良性的常有表现，并非恶性的标准，如肿瘤边界不清、累及邻近结构及侵犯神经，这些指标如放在其他类型的肿瘤中往往提示为恶性，但在颗粒细胞瘤中却不适用，因为这些形态也可见于良性颗粒细胞瘤。本例患者发生于腹股沟，虽然结节表面有破溃，但增大缓慢，而且组织病理示细胞无异型性、核分裂象不增多，病理结合临床诊断为良性颗粒细胞瘤。

该瘤因无包膜，故应扩大切除范围，局部切除后预后良好，因为亦有部分颗粒细胞瘤组织形态完全为良性，而临床表现为恶性者，故应对患者密切随访。恶性者可发生局部淋巴结及远隔器官转移，而且已证实，化疗和放疗不能明显改善其临床病程。

皮肤颗粒细胞临床上易误诊为纤维瘤或皮脂腺囊肿，只有根据病理才能确诊。本病例表现为溃疡，应注意与硬下疳鉴别。组织病理主要需与黄瘤鉴别，黄瘤细胞中为脂质，胞质中无淡嗜染伊红色颗粒，免疫组化 S-100、NSE 阴性。值得注意的是，覆盖于瘤组织表面的表皮受瘤组织的刺激可呈假上皮瘤样增生，不要误诊为鳞癌。

（杨希川　叶庆俏　郝　飞）

病例 176　外生性毛母质瘤

临床照片

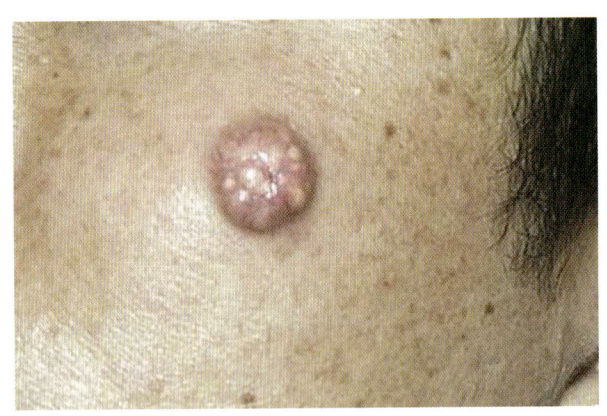

左颊部隆起性结节

一般情况　患者　男，31岁，工人。

主诉　颊部出现红色结节3个月余。

现病史　3个月前患者发现左颊部一红色丘疹，迅速增大，无破溃、出血，无明显自觉症状，自服抗生素无效。遂至当地医院，按脓肿切开引流，挤出少许白色豆渣样内容物后变小，伤口逐渐愈合，但随后逐渐增大。

既往史及家族史　发病前无外伤史，无家族史。

体格检查　一般情况良好，各系统检查无异常发现。

皮肤科检查　左颊部见一直径约1.5cm大小的隆起性结节，高度约0.5cm，边界清楚，表面光滑，呈淡红色，其内可见多个白色粟粒大小内容物，无溃疡，质稍硬，基底可推动，无波动感，有轻度压痛。

实验室检查　血、尿、大便常规正常，肝、肾功能检查正常。

思考

1. 您的初步诊断是什么？
2. 为明确诊断，您认为还需做什么关键检查？

提示　可能的诊断

1. 角化棘皮瘤（keratoacanthoma）？
2. 毛母质瘤（pilomatricoma）？

关键的辅助检查

组织病理：镜下可见表皮萎缩变薄；可见多个界限清楚的囊肿样肿瘤组织，形状不规则，与表皮不相连，由大片和小叶样的细胞巢组成；细胞巢主要由嗜碱性细胞及影子细胞组成，前者位于团块周边，多呈圆形，深嗜碱性，胞质甚少，可见少量核分裂象，后者位于团块中央，为透明变性的角化细胞，核消失，整个细胞嗜伊红，有过渡细胞。真皮浅层及肿瘤间质血管增生扩张，肿瘤周围有不完整包膜，在接近影细胞的间质中有明显的异物肉芽肿反应及炎性细胞浸润，无钙化及骨化。

最终诊断　外生性毛母质瘤

诊断依据

1. 病史及病程　左颊部出现红色结节3个月余。
2. 皮损特点　左颊部隆起性结节，直径约1.5cm大小，高度约0.5cm，边界清楚，表面光滑，呈淡红色，其内可见多个白色粟粒大小内容物，无溃疡，质稍硬。
3. 组织病理　符合毛母质瘤。

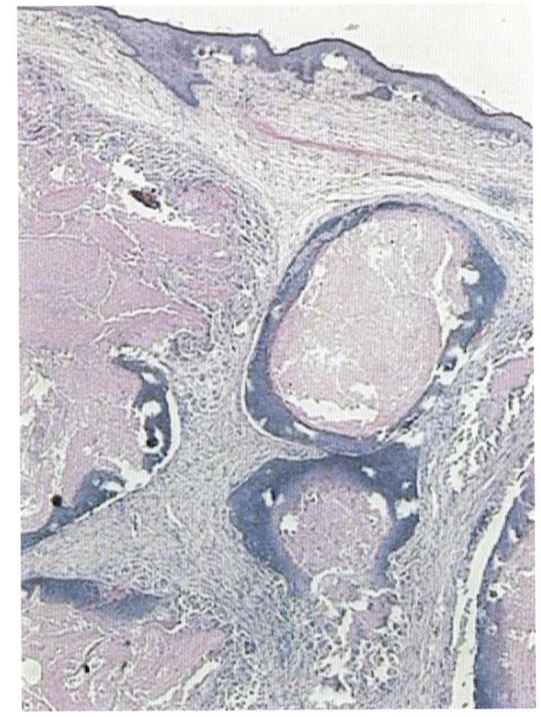

肿瘤组织由大片和小叶样细胞巢组成，由嗜碱性细胞及影子细胞组成（HE×20）

治疗方法 手术切除。

易误诊原因分析及鉴别诊断 毛母质瘤常表现为缓慢生长的无痛性肿块，质硬，可活动，位于皮下，局部皮肤色泽正常，或呈浅蓝色、淡红色。外生性毛母质瘤为较罕见的特殊类型，系1978年Terpoorten等用隆起的毛母质瘤最先报道的，具有生长快、呈红色、向外生长、在真皮中的位置较浅等特点，并可出现自发的穿通、破溃，排出奶酪样颗粒性内容物。

本病例呈明显隆起的质硬肿块，正是由于其位置较浅，表面可见粟粒大白点，并可挤出白色豆渣样内容物。本病具有特殊组织病理特点，影子细胞是其重要的诊断依据。嗜碱性细胞数量的多少与肿瘤发生时间长短密切相关。一般肿瘤发生时间较短，嗜碱性细胞数目较多，随肿瘤生长时间延长而嗜碱性细胞数目逐渐减少，甚至完全消失。钙化上皮瘤虽有侵袭性生长、复发及恶变的报道，但临床上极为少见。本病不会自然消退，较理想的治疗应该是切开并刮除瘤体，尽量避免不必要的扩大切除，如肿块与皮肤粘连，或局部皮肤出现破溃，则连同局部皮肤一起切除，若缺损较大，可用邻近组织瓣转移修复。

由于此型毛母质瘤临床表现特殊，临床应注意与角化棘皮瘤相鉴别。角化棘皮瘤早期迅速生长，中央有角栓。通过病理可鉴别。

（杨希川　叶庆俏　郝　飞）

病例177　皮肤混合瘤

临床照片

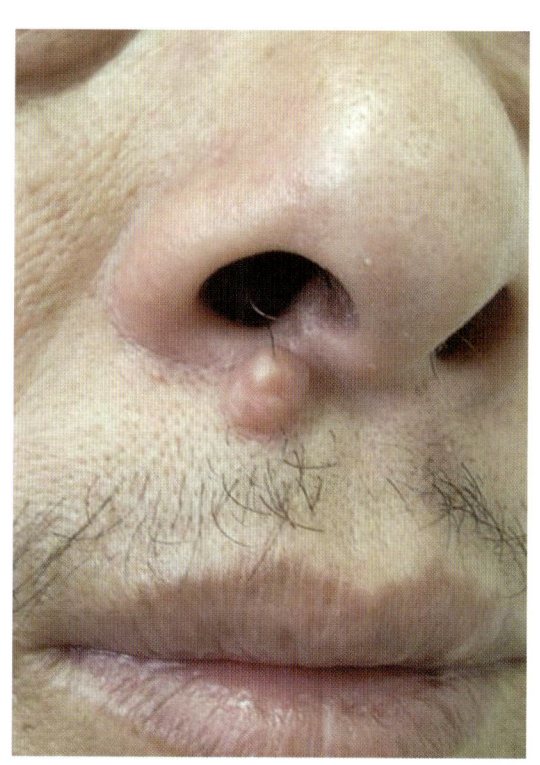

右侧鼻孔下皮色结节，表面光滑

一般情况 患者　男，53岁，一般职员。

主诉 鼻孔下方一结节伴微痒3年。

现病史 患者2003年右侧鼻孔下方出现一粟粒大小皮色丘疹，逐渐增大，自行掐、挤，不能完全去除，并逐渐增大，近一年来感微痒。

既往史 患者平素体健。无药物过敏史，无高血压、糖尿病等其他系统疾病，无病毒性肝炎等传染病史。

体格检查 一般情况好，系统检查未见异常。

皮肤科检查 右侧鼻孔下方一豌豆大小皮色结节，表面光滑，与表面皮肤及皮下粘连，不能推动，软骨样硬度。

实验室检查 血、尿、大便常规正常，肝、肾功能检查正常。

思考

1. 您的初步诊断是什么？
2. 为明确诊断，您认为还需做什么关键检查？

提示 可能的诊断

1. 表皮囊肿（epidermal cyst）？
2. 皮肤混合瘤（mixed tumor of the skin）？

关键辅助检查

1. 组织病理　表皮大致正常，真皮及皮下组织中可见肿瘤细胞组成的实性团块、细胞巢或细胞索，其内可见囊性空腔，内衬复层上皮细胞或单层上皮细胞，腔内含嗜酸性无定形物质；间质呈纤维化、黏液样。

最终诊断　皮肤混合瘤

诊断依据

1. 年龄、性别　中年男性，无明显诱因发病，慢性病程。

2. 皮损部位　右侧鼻孔下方单发一豌豆大小皮色结节，表面光滑，与表面皮肤及皮下粘连，不能推动，软骨样硬度。

3. 组织病理　符合皮肤混合瘤的改变。

治疗方法　皮损手术切除。

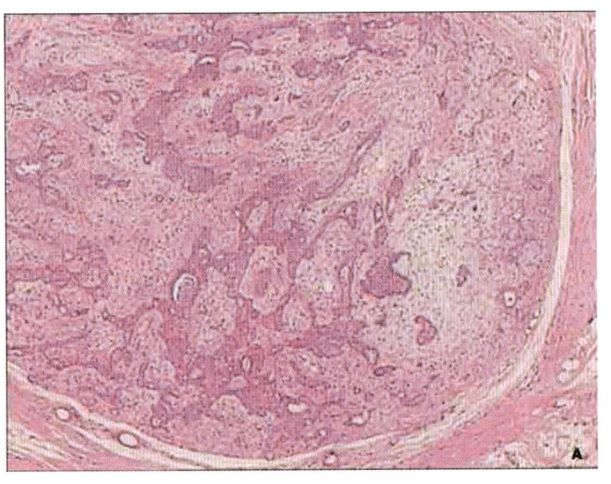

真皮内肿瘤团块，界清，有假包膜，肿瘤团呈条索状或团块状，内见管囊状结构，含嗜伊红物质，间质见纤维组织及黏液样物质（HE×40）

易误诊原因分析及鉴别诊断　皮肤混合瘤又名汗腺混合瘤及软骨样汗管瘤，是一种汗腺的良性肿瘤，最常见于20～40岁，男性多见，肿瘤通常为一坚硬的皮内或皮下结节，最常发生于面颊部（80%累及头颈区），通常无自觉症状，平均直径5～30mm。其发展为慢性病程，很少恶变。组织病理学上可分为两种类型，一种类型有管状和囊性、部分分支的管腔，另一种类型有小的管状腔，前一种类型较常见。前者显示管腔大小和形状有明显不同，并可有囊性扩张；在丰富的基质中包埋的管腔有两层上皮细胞，内层为立方形细胞，外层为扁平细胞；还有些大小不等的上皮细胞团块和单个的上皮细胞广泛地散在于基质中。管腔中可有少量无定形嗜伊红物质，PAS阳性，耐淀粉酶。许多区域基质为黏液样，轻度嗜碱性，由于基质收缩，其中散在的成纤维细胞和上皮细胞周围有空晕，而类似软骨细胞。后者可见多数有单层扁平上皮细胞的小管腔，和成群的或散在的上皮样细胞；有些呈逗号样增生，伸入基质中，类似汗管瘤。本例患者组织病理符合前一型。本病临床表现无特异性，需要进行组织病理检查才能确诊。还需要与其他真皮内结节鉴别。

表皮囊肿：可发生于任何部位，头、面、颈、背部多见，主要表现为真皮内或皮下坚实有弹性的结节，与深部组织不粘连，无自觉症状。病理主要表现为位于真皮的囊肿，囊壁为复层鳞状上皮，有厚薄不一的颗粒细胞层，囊内有同心圆排列的角质物。

（王惠琳　叶庆佾　杨希川）

病例 178 皮肤栅栏状包囊性神经瘤

临床照片

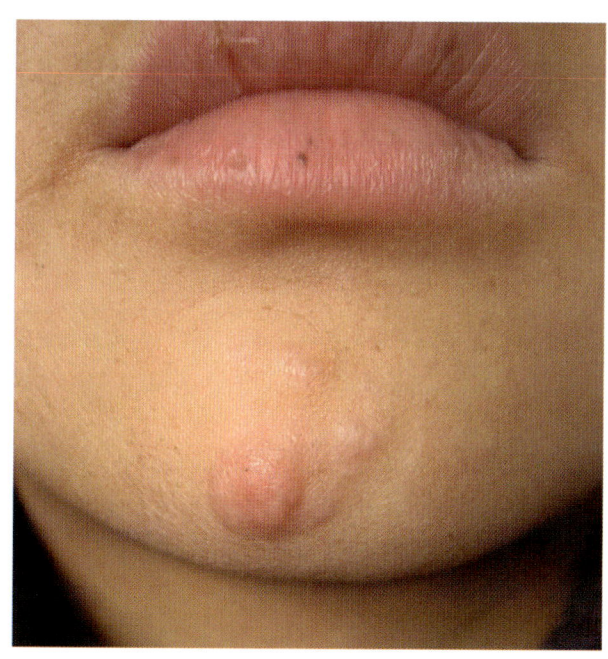

下颏部淡红色圆顶形丘疹、红色结节，表面光滑，界限清楚，质地坚韧，无压痛

一般情况 患者 男，10 岁，学生。

主诉 下颏部淡红色结节半年，不伴瘙痒。

现病史 2006 年 5 月患者下颏部出现一米粒大红色毛囊性丘疹，伴疼痛，2 天后顶端破溃溢脓，遂自行消退。2006 年 6 月患者发现于下颏同一部位出现一米粒大淡红色丘疹，质地较韧。至 2006 年 12 月，皮疹逐渐增至黄豆大小，并于其周围出现两处新发的淡红色米粒大丘疹，仍无任何自觉症状，为明确诊断来我院就诊。患者自起病以来，饮食、睡眠、二便正常。

既往史 平素体健，否认慢性疾病史。

体格检查 系统检查无异常，全身浅表淋巴结未扪及。

皮肤科检查 下颏部可见一黄豆大淡红色结节及两处米粒大淡红色丘疹，圆顶形，表面光滑，界限清楚，质地坚韧，无压痛。

实验室检查 血、尿、大便常规正常，肝、肾功能检查正常。

思考

1. 您的初步诊断是什么？
2. 为明确诊断，您认为还需做什么关键检查？

提示 可能的诊断

1. 神经纤维瘤（neurofibroma）？
2. 神经鞘瘤（neurilemmoma）？
3. 皮肤栅栏状包囊性神经瘤（palisaded encapsulated neuroma）？

关键的辅助检查

组织病理：表皮大致正常，于真皮及皮下组织内可见界限清楚的圆形或椭圆形肿瘤结节，境界清楚，有完整包膜。瘤体内可见多数杂乱且形状不规则的神经束，伸展方向不同，其间存有梭形细胞，胞浆嗜酸性，胞核呈卵形或 S 形，并可见平行排列成栅栏状的细胞核。免疫组化 S-100 染色阳性。

最终诊断 皮肤栅栏状包囊性神经瘤

诊断依据

1. 皮损部位 颏部。
2. 皮损特点 淡红色结节和丘疹，圆顶形，表面光滑，界限清楚，质地坚韧，无压痛。
3. 病程 半年，缓慢生长。
4. 组织病理 符合皮肤栅栏状包囊性神经瘤改变。

治疗方法 局麻下行下颏部结节切除术。术后伤口愈合好，随访半年无复发。

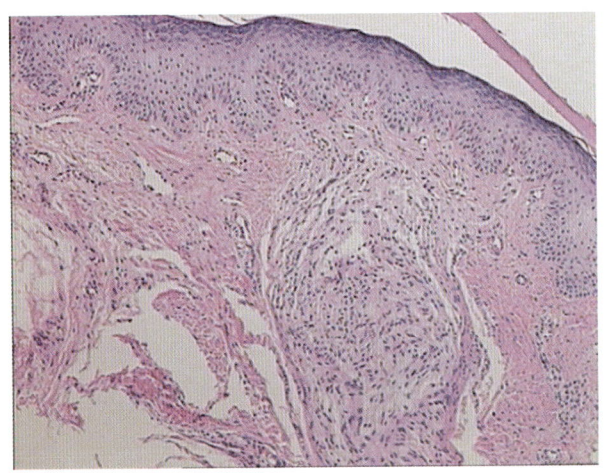 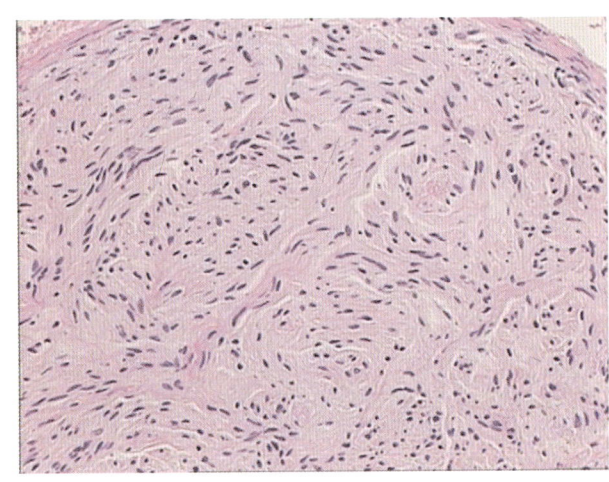

真皮内界限清楚的圆形或椭圆形肿瘤结节，包膜完整（HE×100）；多数杂乱且形状不规则的神经束，其间散在梭形细胞，细胞核呈栅栏状平行排列（HE×200）

易误诊原因分析及鉴别诊断 皮肤神经瘤是一类皮肤神经组织良性肿瘤，包括创伤性神经瘤、多发性黏膜神经瘤和单发性栅栏状包囊性神经瘤。虽然早在1972年已将孤立性局限性神经瘤称为栅栏状包囊性神经瘤，但迄今WHO的间叶性肿瘤分类中却并未加以关注。该病好发于头面部，尤其是口、鼻周围和眼睑，表现为紫红色圆顶形硬固丘疹或结节。肿瘤生长缓慢，早期无自觉症状，如存在数月或数年后，可有疼痛或感觉过敏，偶有阵发性剧痛。

该病临床表现缺乏特异征，易误诊为结核、神经纤维瘤、基底细胞癌、肉芽肿等，故诊断主要靠组织病理，组织病理显示肿瘤团块多位于真皮的中部，有包膜，梭形细胞呈栅栏状排列成束，细胞核呈逗号状或梭形。可见散在的神经元和Schwann细胞，神经丝及S-100染色阳性。皮肤栅栏状包囊性神经瘤的组织象介于神经纤维瘤和神经鞘瘤之间，因此常需鉴别。

1. 神经鞘瘤 本病好发于四肢屈侧，皮损为圆形或卵圆形的结节，一般无自觉症状。组织病理显示肿瘤团块常位于真皮或皮下，境界清楚，有纤维包膜，瘤组织具有两种形态，即Antoni Ⅰ型和Antoni Ⅱ型。Antoni Ⅰ型为致密型，主要由栅栏状排列的梭形细胞构成，形成Verocay小体；Antoni Ⅱ型为疏松型，瘤体内有杂乱排列的多形瘤细胞，间质水肿，有不同程度的黏液变性，通常有散在的肥大细胞。肿瘤细胞通常表达S-100、波形蛋白以及髓鞘碱性蛋白。

2. 神经纤维瘤 皮损特点是柔软、松弛的近皮色丘疹，压之有"疝囊感"。组织病理显示肿瘤团块无包膜，但是肿瘤界限清楚。梭形瘤细胞杂乱地分布于淡染的胶原基质内，胞核深染成S形，瘤体内可见散在的肥大细胞和丰富的小血管。

（钟 华 杨希川 郝 飞）

病例 179 T 淋巴母细胞白血病

临床照片

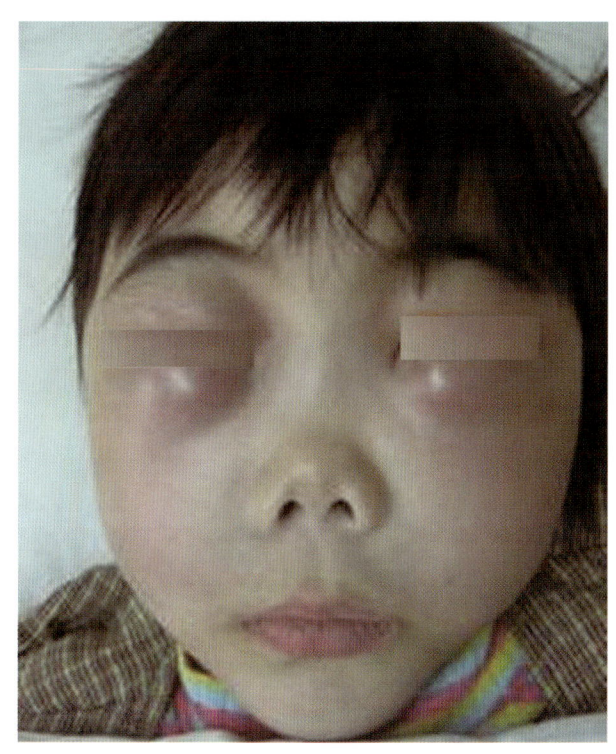

双眶周肿胀

一般情况 患者 女，9 岁，学生。

主诉 颜面部及双足背包块 4 个月，伴发热、关节痛。

现病史 患儿于 2007 年 11 月初出现双侧膝、踝及腕关节肿胀伴痛，面部和双足背出现包块，迅速增至鸡蛋大小，边界不清，质地偏硬。12 月 8 日在当地医院拟诊为"幼年类风湿性关节炎"，住院期间有间断发热，38℃左右，给予"帕夫林、萘普生、甲氨蝶呤"等治疗，关节肿痛好转出院。但体温仍有波动，双眼睑及足背包块无明显变化，伴鼻塞、咽痛，无发热。再次在当地医院查 EBV-DNA-PCR（咽拭子及静脉血）阳性，淋巴结活检示"淋巴结反应性增生"，抗过敏及抗病毒治疗无效。患儿 2005 年初有新装修房屋居住史。

既往史和家族史 患儿既往身体健康，家族中无类似疾病患者。

体格检查 一般情况可。双侧颈部、腋下及腹股沟可扪及数枚直径 1cm 大小淋巴结，质中，活动度好。咽部充血，双侧扁桃体呈Ⅲ度肿大，充血，见脓性分泌物附着，牙龈、口腭肿胀，上腭可见白膜附着，不易剥离。肝肋下 1.5cm，脾未触及，余无异常。

皮肤科检查 头顶部可见一钱币大小固定包块，稍隆起，质韧，无压痛，边界尚清。颜面部肿胀明显，以眼眶为中心，边界不清，质较韧，无明显压痛。双眼睁开受限，眼睑红肿、充血，睑缘有少许脓性分泌物。双侧足背肿胀明显，边界不清，质较硬，无压痛，胫前呈凹陷性水肿。

实验室检查 外院查血常规及肝、肾功正常。EB 病毒抗体及自身抗体均阴性。胸部 CT 示右肺中叶少许纤维灶。B 超示肝稍增大，肠系膜淋巴结稍增大。EBV-DNA-PCR（咽拭子及静脉血）阳性。头面部 CT：双侧面部皮下软组织肿胀增厚，内可见淋巴结病变，未见明显液性成分。足部 B 超：双侧足背皮下软组织及肌层肿胀肥厚，以左侧明显。淋巴结活检（右颌下淋巴结）提示淋巴结反应性增生。

思考
1. 您的初步诊断是什么？
2. 为明确诊断，您认为还需做什么关键检查？

提示 可能的诊断
1. 幼年类风湿性关节炎（juvenile arthritis pauperum）？
2. 淋巴瘤（lymphoma）？

关键的辅助检查

组织病理：左足背处皮损组织病理及免疫组化显示：表皮大致正常；真皮血管周围少量淋巴细胞浸润，皮下脂肪及真皮部可见密集的淋巴细胞浸润，未见核分裂象，有少量嗜酸性粒细胞；CD3、CD7、TdT 阳性，CD25、CD20 阴性，ki67 较多阳性。符合前 T 母细胞性淋巴瘤/白血病，建议做骨穿。

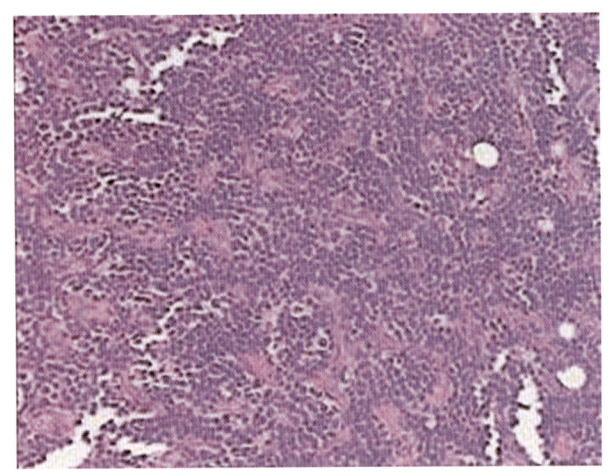

真皮下部及皮下脂肪部密集的淋巴细胞浸润（HE×200）

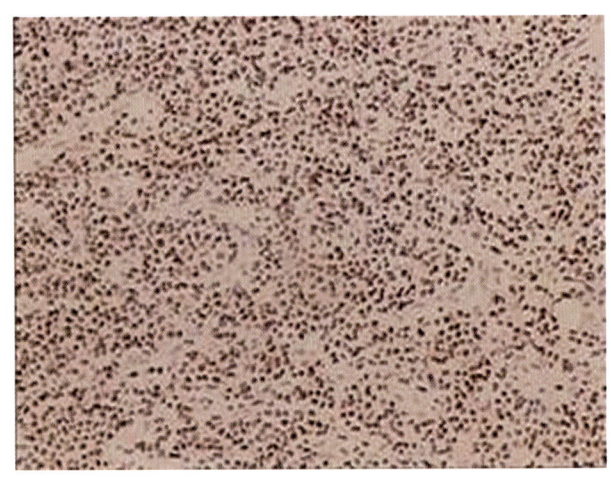

TdT 染色阳性（×100）

骨髓细胞学检查：涂片中可见较多胞体大小不等，胞浆少，天蓝色，核染色质疏松，核形不规则，有凹陷、切迹等，粒系、红系、巨核系均受抑制，淋巴瘤细胞入髓。

最终诊断 T 淋巴母细胞白血病（T lymphoid leukemia）

诊断依据

1. 年龄、病程 9 岁儿童，病程 4 个月余。
2. 皮损部位 头面部、双足背。
3. 皮损特点 无痛性包块，边界不清，质较硬。
4. 组织病理 提示前 T 母细胞性淋巴瘤/白血病。

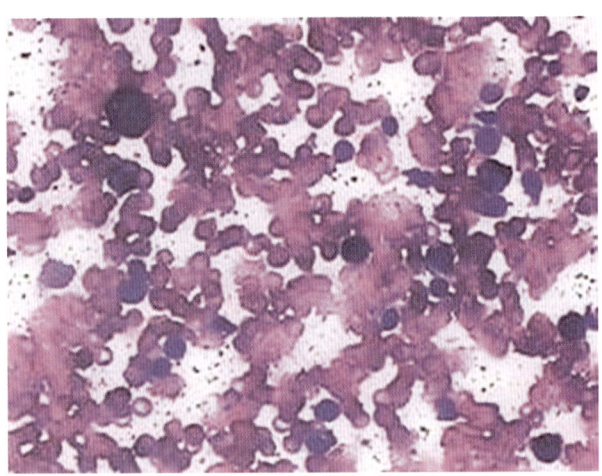

细胞胞体大小不等，胞浆少，天蓝色（瑞士染色×200）

5. 其他检查 骨髓涂片提示淋巴瘤细胞入髓。

治疗方法 长春新碱＋米托蒽醌＋环磷酰胺＋门冬酰胺酶＋泼尼松方案（VNCLP）化疗及青霉素＋头孢米诺环素抗感染治疗。目前患儿第四疗程化疗已结束，颜面部及足背包块消失，骨髓中淋巴瘤细胞比例降为 0.5%，现仍在随访中。

易误诊原因分析及鉴别诊断 T 淋巴母细胞淋巴瘤/白血病好发于青少年，男性多见。本例患者由于伴有不规则发热、多关节疼痛和淋巴结肿大，一度被误诊为幼年类风湿性关节炎。但患者发热时从未出现伴随性充血性皮疹，且皮肤包块持续不消退，均不支持该诊断。最重要的是，皮肤组织病理和骨髓涂片符合 T 淋巴母细胞白血病。本病还应与下列疾病相鉴别。

1. B 淋巴母细胞性淋巴瘤 鉴别必须依靠免疫组化。
2. 粒细胞肉瘤 淋巴结结构部分破坏，核仁更突出，许多核呈肾形，核表现为不完整结构，有分叶倾向，免疫组化瘤细胞 MPO（＋）。
3. 急性淋巴细胞白血病 淋巴母细胞淋巴瘤Ⅳ期患者的临床表现很像急性淋巴细胞白血病，两者在形态学上可以完全一样，骨髓中原淋细胞少于或大于 25% 是两者区分点。
4. 慢性淋巴结炎 常为局限性淋巴结肿大，有触痛与压痛，可有相关的感染灶。

（钟 华 杨希川 郝 飞）

病例 180　急性淋巴细胞白血病（ALL-L_2）、皮肤白血病

临床照片

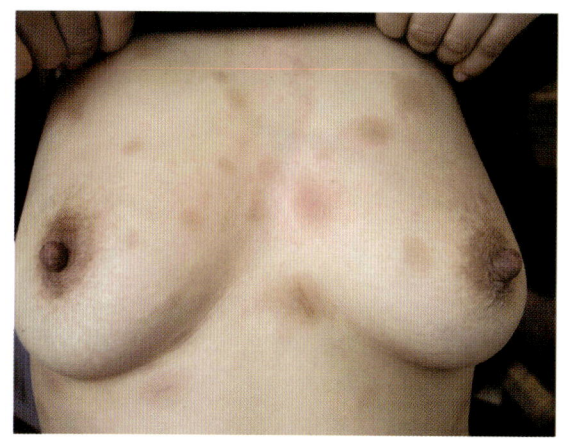

胸部散在暗红色斑片

一般情况　患者　女，31 岁。

主诉　胸、腹部红斑伴轻度疼痛 3 个月。

现病史　患者 3 个月前无明显诱因胸部皮肤出现浅红色斑片，偶有轻微疼痛，无其他不适，未予重视，此后红斑逐渐增多、增大。患者自起病以来，饮食、睡眠、二便正常，精神较好。

既往史及家族史　既往体健，家族中无类似病史。

体格检查　生命体征平稳，系统检查未见异常。

皮肤科检查　胸腹部散在多个 1cm×2cm 至 3cm×4cm 暗红色斑片，表面无鳞屑，有轻微浸润感。

实验室检查　血常规检查及肝、肾功能无异常。

思考

1. 您的初步诊断是什么？
2. 为明确诊断，您认为还需做什么关键检查？

提示　可能的诊断

1. 蕈样霉菌病（mycosis fungoides）？
2. 皮肤白血病（leukemia cutis）？
3. 麻风（leprosy）？
4. 药疹（drug eruption）？

关键的辅助检查

1. 组织病理　表皮棘层变薄，真皮全层、皮下脂肪浅层的小血管及皮肤附件周围密集的淋巴样细胞浸润，细胞中等大，胞浆少，多数细胞核呈圆形或卵圆形，少数形态不规则，染色质细，核分裂象 0～1 个/高倍视野，无亲表皮现象。

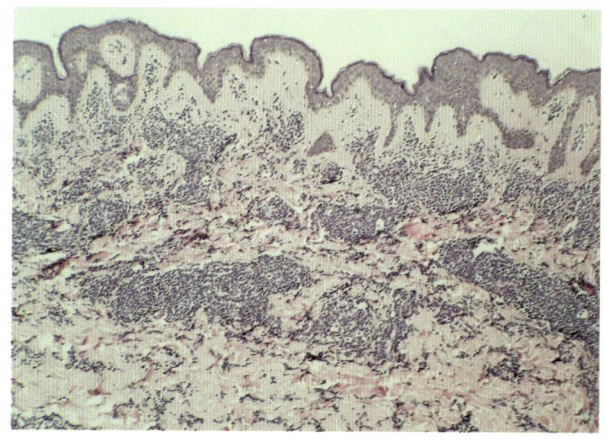

表皮萎缩，真皮小血管周围密集淋巴样细胞浸润（HE ×40）

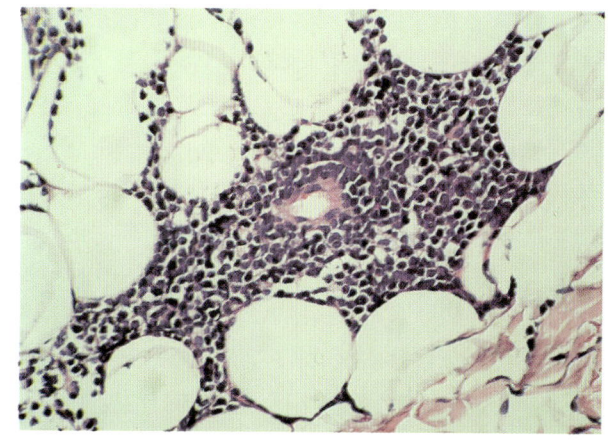

皮下脂肪组织内小血管周围密集淋巴样细胞浸润（HE ×400）

2. 免疫组织化学标记　浸润的淋巴样细胞表达白细胞共同抗原、末端脱氧核苷酸转移酶、CD20、

CD43、CD79a、CD99，不表达 CD3、CD3ε、CD23、CD45RO、CD68、髓过氧化物酶、神经特异性烯醇化酶、上皮膜抗原、细胞角蛋白 CK20，Ki67 增殖指数为 80%。

病情发展 1 个月后患者因颈部包块、牙龈出血、月经异常、头晕、乏力、纳差、体重下降 3 kg 再次就诊。体格检查发现：中度贫血貌。右颈部、耳前后、颌下、双腹股沟均可扪及直径 0.5～1.0cm 大小不等的活动淋巴结，左耳后可扪及固定融合淋巴结，质硬，边界不清，无压痛。肝未触及，脾肋下 3cm，质软，无触痛。皮肤科检查示胸、腹部原有红斑上、双上臂及双下肢近端皮肤可见散在分布的瘀点。实验室检查示 RBC $1.77×10^{12}$/L，Hb 51g/L，PLT $15×10^9$/L，WBC $83.4×10^9$/L（N 7%、L 12%、E 0.1%、原幼细胞 81%）。骨髓涂片：淋巴系统极度增生占 91%，以原淋为主占 80.5%，细胞大小不等，形态异常。外周血流式细胞术分析示原始细胞增多，

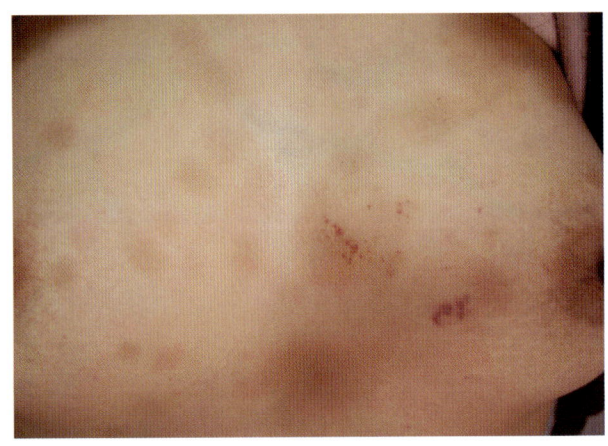

胸部红斑、瘀点

约占 25.2%，表达 HLA-DR、CD45、CD19、CD20 及 CD10，无 CD13、CD14、CD34 表达，提示急性淋巴细胞白血病。腹部彩超查见双侧腹股沟区多个肿大淋巴结，大小 1.5cm×1.1cm～27cm×13cm，边界清晰。

最终诊断 急性淋巴细胞白血病（ALL-L_2）；皮肤白血病。

诊断依据

1. 病史及病程 患者胸、腹部轻度疼痛性暗红色斑片 3 个月，2 个月前出现皮肤黏膜出血、颈部包块、头晕、乏力、纳差、体重下降 3 kg。

2. 体格检查 中度贫血貌，浅表淋巴结肿大，脾轻度肿大。

3. 皮损特点 胸腹部散在轻微浸润性暗红色斑片，多处皮肤瘀点。

4. 外周血 发病 1 个月后外周血出现原始细胞。

5. 骨髓涂片及外周血流式细胞术分析 符合急性淋巴细胞白血病（ALL-L_2）。

6. 皮肤组织病理改变及免疫组化标记 符合急性淋巴细胞白血病皮肤浸润。

治疗方法 患者接受 2 个疗程 VDP（长春新碱、柔红霉素、地塞米松、别嘌呤醇）化疗及输血等对症支持治疗，无效，1 个月后死亡。

易误诊原因分析及鉴别诊断 皮肤白血病是由异常增生的白细胞及其前体细胞累及皮肤所致，表现为丘疹、结节、斑块或红斑等，少见。患者一般是先有白血病，然后才出现皮肤白血病。但该例患者病情特殊，发病时首先出现皮肤白血病的皮损，即肿瘤浸润引起的暗红色斑片，而外周血正常，1 个月后才出现外周血的累及，容易误诊。故在临床工作中，医师应该了解皮肤损害可以是白血病的第一临床征像，故对不明原因出现的浸润性红斑应该高度警惕，及时进行组织病理学检查和其他相关的检查，以减少误诊、漏诊。本病还需要与以红斑为主要症状的下列疾病鉴别。

1. 蕈样霉菌病 常发生于中老年人，临床经过缓慢，皮损形态多样。早期皮损也可仅表现为多发性无症状的红斑，此时的组织病理学特点是核呈脑回状的淋巴瘤细胞在表皮和真皮浅层浸润，可见 Pautrier 微脓肿，真皮深层和皮下脂肪内无瘤细胞浸润。

2. 麻风 个别多菌性麻风以全身红斑为主要临床表现，无自觉症状，常伴眉毛外 1/3 脱落，浅表神经粗大不明显，组织病理学特点为真皮内大量成片的泡沫细胞浸润，抗酸染色可查见大量抗酸杆菌。

3. 药疹 患者有可疑药物使用史，皮损发生、发展快，可表现为多发性红斑，瘙痒明显，常伴发热。停用可疑药物和对症处理后即可缓解、治愈或自愈。

（徐 晨 王 琳）

病例 181　发疹性角化棘皮瘤

临床照片

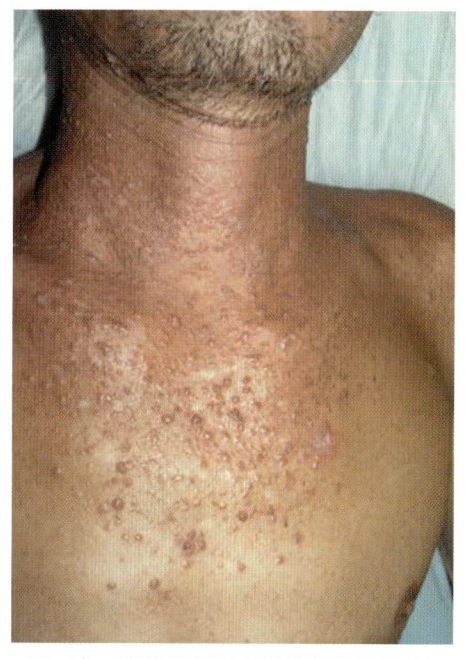

颈、肩、胸前 V 形区多数淡红褐色丘疹，少数顶端有凹陷性角栓

一般情况　患者　男，41 岁。

主诉　全身淡红色或皮色丘疹 1 年。

现病史　1 年前无明显诱因，颈部出现粟粒大小淡红色丘疹，渐增大至黄豆大小，自觉瘙痒。皮疹逐渐增多并扩展至耳廓周围、颈肩部、前胸、双臂伸侧、下肢伸侧，面部皮肤渐紧绷，双侧眼睑轻度睑外翻。发病以来，饮食、睡眠无异常。

既往史及家族史　患者既往体健，无接触焦油及砷剂史，家族中无类似疾病者。

体格检查　生命体征平稳，系统检查无异常。

皮肤科检查　颈、肩、胸前 V 形区及双臂伸侧大量密集直径 1～8mm 大小的淡红褐色丘疹，表面干燥，有角化性鳞屑，触之稍硬。多数皮疹中央凹陷并有角栓。双膝关节伸侧有数个同样皮损。面具脸，双睑轻度外翻。

实验室检查　血、尿、粪常规检查及心电图、胸片检查无异常。

思考

1. 您的初步诊断是什么？
2. 为明确诊断，您认为还需做什么特殊检查？

提示　可能的诊断

1. 毛囊炎（folliculitis）
2. 痤疮瘢痕（acne cicatricle）

关键辅助检查

1. 组织病理　表皮颗粒层、棘层增生，真皮内多数不规则形瘤团，瘤团中央充满角质，有非典型细胞和角化珠。真皮内轻度炎性细胞浸润。

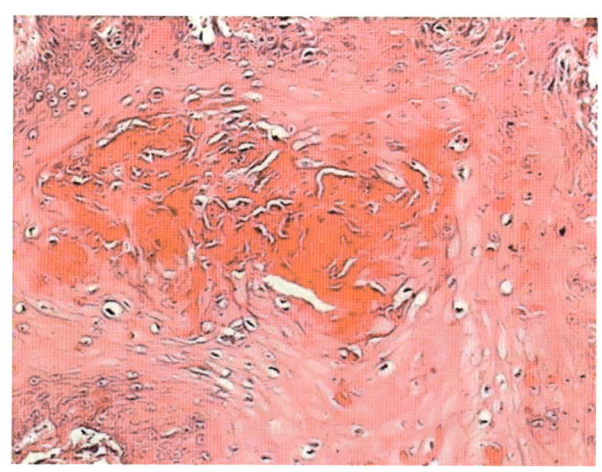

瘤团中央充满角质，见异型细胞及角化珠（HE×100）

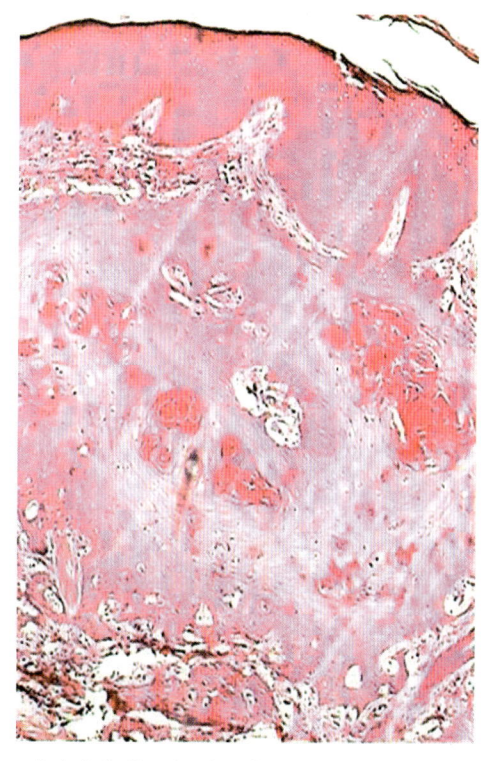

真皮内多数不规则形瘤团，瘤团中央充满角质，伴角化珠（HE×40）

最终诊断　发疹性角化棘皮瘤（eruptive keratoacanthoma）

诊断依据

1. 皮损部位　颈、肩、胸前、双臂伸侧。
2. 皮损特点　表现为大量密集淡红褐色丘疹，表面干燥，有角化性鳞屑，触之稍硬，多数皮疹中央凹陷并有角栓。
3. 组织病理　颗粒层、棘层增生，真皮内多数不规则形瘤团，瘤团中央充满角质，有非典型细胞和角化珠。真皮内轻度炎性细胞浸润。

治疗方法　口服阿维A，10mg每日2次，0.1%他扎罗汀，治疗1个月后，无新出皮疹，原有皮损变薄。

易误诊原因分析及鉴别诊断　传统上把角化棘皮瘤作为临床特征和组织学特征类似于鳞癌的良性皮肤肿瘤。角化棘皮瘤可分为以下几型：单发型、巨大或融合型、离心型、Ferguson Smith多发自愈型、Witten和Zak多发自愈型、Grzybowski多发型。皮肤角化棘皮瘤损害在临床和组织学上都是毛囊起源的，角化棘皮瘤经历了毛发生长初期、毛发生长中期和毛发生长终期，经过6个月，但可以复发。本例患者在临床上颈、肩、胸前、双臂伸侧有大量密集淡红褐色丘疹，有角化性鳞屑，需要与多发性毛囊炎及痤疮瘢痕鉴别。

1. 毛囊炎　为与毛囊口一致的红色坚实丘疹，中间贯穿毛发，四周有红晕。约一周痂脱而愈，可反复发作，多年不愈。自觉轻微痒痛。组织病理示毛囊口、毛囊深部的毛囊壁及部分毛囊周围有化脓性炎症。
2. 痤疮瘢痕　痤疮好发于额、面部，其次是胸背部、肩部，皮损为与毛囊一致的圆锥形丘疹，顶端可有脓疱，部分患者愈后在原皮损处留有暗红色质硬瘢痕。组织病理表现为纤维组织增生。

（刘　艳　王俊民　肖生祥　彭振辉）

病例182　表皮松解性棘皮瘤

临床照片

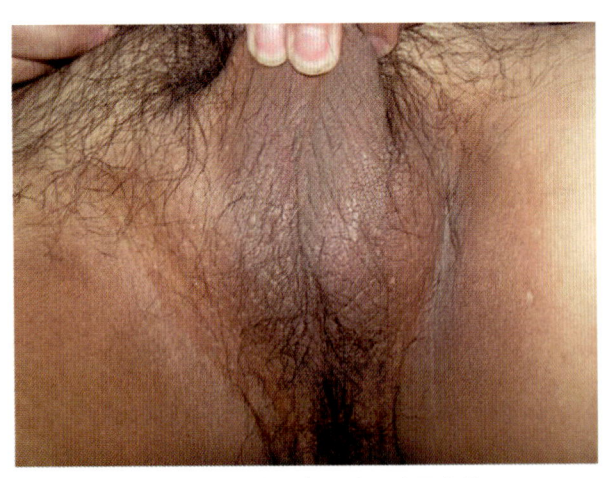

阴囊散在皮色丘疹，表面光滑

一般情况　患者　男，50岁。

主诉　阴囊部多数皮色丘疹3年。

现病史　3年前，无明显原因患者阴囊处出现数个粟粒大小的浅色丘疹，微痒。此后丘疹渐增多，增大至绿豆大小，色逐渐加深，近似局部肤色或稍深。近2年间断外用药物治疗（具体不详），无效。患者自发病以来，饮食、睡眠、精神无异常。

既往史家族史　发病以来，患者一般情况好，家族中无类似患者。

体格检查　T 36.9℃，P 73次/分，R 21次/分，BP 110/80mmHg。

皮肤科检查　阴囊散在多数近皮色丘疹，表面光滑，无鳞屑，直径在8mm左右，对称分布。

实验室检查　血、尿、粪及肝、肾功能检查无异常。

思考

1. 您的初步诊断是什么？
2. 为明确诊断，您认为还需做什么特殊检查？

提示

1. 尖锐湿疣（condyloma accuminatum）
2. 疥疮结节（scabies nodus）

关键辅助检查

组织病理：除角化过度和乳头瘤样增生外，有显著的表皮松解性角化过度，表皮细胞内和细胞间水肿，颗粒层有大量比正常粗大的透明角质颗粒。

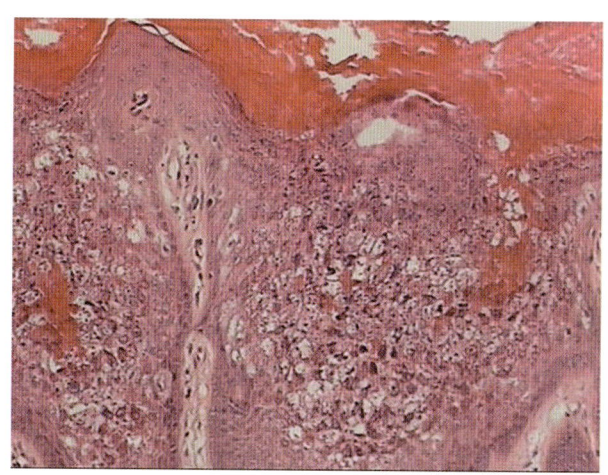

角化过度，乳头瘤样增生，颗粒层大量粗大的透明角质颗粒（HE×100）

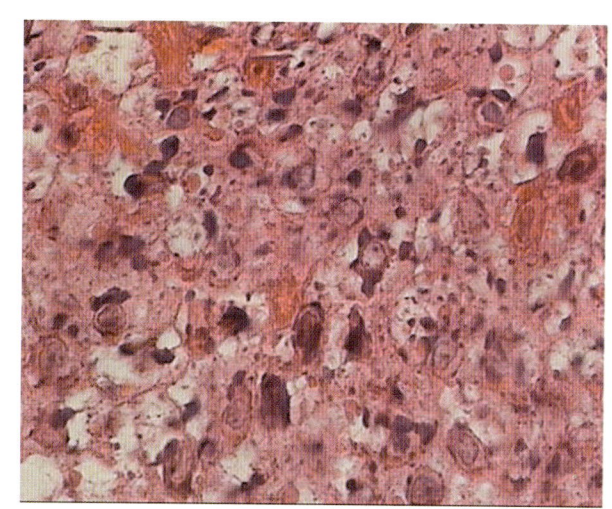

颗粒层大量粗大的透明角质颗粒（HE×400）

最终诊断 表皮松解性棘皮瘤（epidermolytic acanthoma）

诊断依据

1. 皮损部位　男性，阴囊部位。
2. 皮损特点　多发，皮色光滑丘疹。
3. 组织病理　显著的表皮松解性角化过度。

治疗方法 建议患者可采用冷冻治疗。患者放弃治疗。

易误诊原因分析及鉴别诊断 表皮松解性棘皮瘤是一种少见的良性肿瘤，病因不明。临床上呈疣状外观，但无人类乳头瘤病毒DNA。在表皮松解性角化过度症中角蛋白1（K1）和角蛋白10（K10）基因突变引起角蛋白丝异常。组织学特征：除角化过度和乳头瘤样增生外，有显著的表皮松解性角化过度。本例患者皮损位于阴囊，多发丘疹，应与以下疾病相鉴别：

1. 尖锐湿疣　由人类乳头瘤病毒（HPV）引起，组织病理变化主要是出现空泡化细胞。
2. 疥疮结节　疥疮患者有典型的疥疮皮疹并伴剧烈瘙痒，在阴囊、阴茎皮肤上形成绿豆至黄豆大淡红色或红褐色结节。

（刘　艳　王俊民　肖生祥　彭振辉）

病例 183 弥漫大 B 细胞淋巴瘤，腿型

临床照片

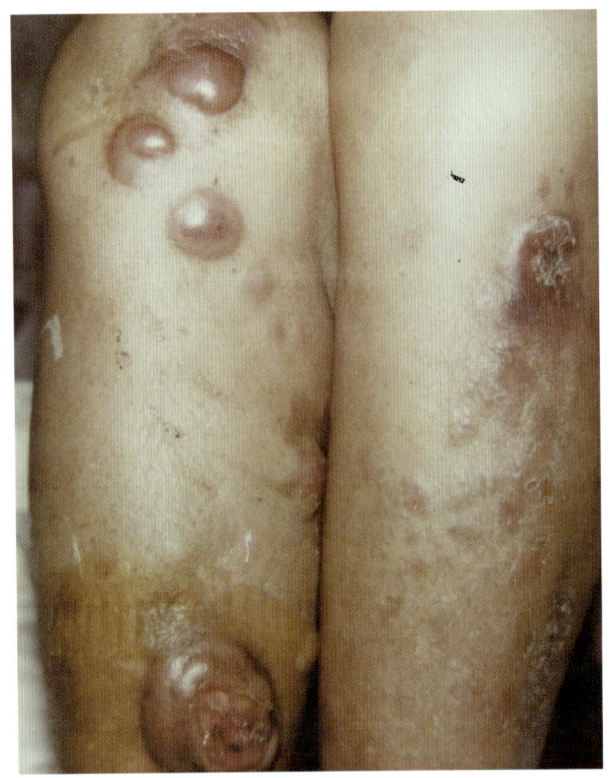

双小腿多个暗红色肿块、溃疡

一般情况 患者 男，92 岁。

主诉 右小腿结节、肿块 1 年半，加重伴左小腿结节、肿块 2 个月。

现病史 1 年半前，患者右小腿后部在蚊虫叮咬处出现黄豆大小的暗红色结节，无自觉症状。后此结节逐渐长至蚕豆大，其附近出现绿豆至黄豆大小的类似结节十余枚，个别结节自行消退，留下色素沉着。2 个月前，右小腿肿块迅速增多、长大，其屈侧结节融合，胫前一肿块破溃伴轻微痒痛，同时左小腿也出现多个散在的暗红色结节、肿块。

既往史及家族史 家族中无类似病史。

体格检查 右腹股沟扪及一枚 1cm×1cm 淋巴结，质中、活动、无压痛。余系统检查未见异常。

皮肤科检查 右小腿多个暗红色结节、肿块，1cm×1cm 至 8cm×6cm 不等，部分肿块融合。右腿胫前一个肿块中央破溃，边缘隆起，溃疡面附着少许坏死组织。左小腿可见多个散在、边界清楚的暗红色结节、肿块，1cm×1cm 至 4cm×5cm 不等。

实验室检查 血、尿、粪常规及红细胞沉降率、胸片、腹部 B 超、骨髓检查未见异常。生化检查示球蛋白 36g/L，尿酸 512μmol/L，谷氨酰转肽酶 55IU/L，乳酸脱氢酶 210IU/L，羟丁酸脱氢酶 173IU/L。免疫检查示 CD3 60%、CD4 35%、CD8 17%、IgG 17.28g/L。

思考
1. 您的初步诊断是什么？
2. 为明确诊断，您认为还需做什么关键检查？

提示 可能的诊断
1. 孢子丝菌病（sporotrichosis）？
2. 皮肤淋巴瘤（cutaneous lymphoma）？
3. 鳞状细胞癌（squamous cell carcinoma）？
4. Kaposi 肉瘤（Kaposi's sarcoma）？

关键的辅助检查

1. 组织病理 表皮萎缩，表皮突变平，表皮与肿瘤之间有一个无肿瘤细胞浸润带，肿瘤细胞密集浸润于真皮全层，边界不清，瘤细胞较大、胞浆丰富、红染，细胞核较大，核呈圆形或卵圆形，可见核分裂象。瘤组织内可见散在的小淋巴细胞浸润。

2. 免疫组化 瘤细胞 CD20、CD79a、Bcl-2 阳

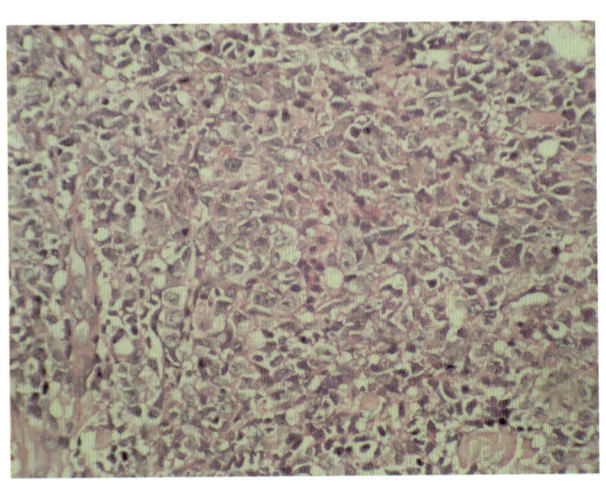

瘤细胞大，胞浆丰富、红染，核较大，圆形或卵圆形（HE×400）

性，CD45RO、CD30、CD15、CD10 阴性。

最终诊断 弥漫大 B 细胞淋巴瘤，腿型（diffuse large B-cell lymphoma, leg type）

诊断依据

1. 年龄、病程 老年男性，小腿结节、肿块 1 年半。

2. 皮损部位 双小腿多个散在分布的结节、肿块，伴溃疡形成。

3. 组织病理 肿瘤在真皮内浸润，表皮与肿瘤之间有无肿瘤细胞浸润带，瘤细胞大，胞浆丰富，核较大。

4. 免疫组化 CD20、CD79a、Bcl-2 阳性，CD45RO、CD30、CD15、CD10 阴性。

治疗方法 患者未接受化疗和放疗，皮损数目逐渐增多、溃烂加重，9 个月后死亡。

易误诊原因分析及鉴别诊断 皮肤弥漫大 B 细胞淋巴瘤（腿型）常发生于老年人，女性较多，单侧或双侧小腿均可受累，皮损呈红褐色或蓝红色单个或成群的结节或斑块，可出现破溃。临床过程呈侵袭性，常复发，死亡率高。组织病理示肿瘤细胞弥漫性浸润至真皮及皮下组织，常无亲表皮现象，瘤细胞大，核分裂象多见，瘤细胞表达 B 淋巴细胞标记、Bcl-2，不表达 T 细胞标记，有免疫球蛋白重链基因克隆性重排。

本病少见，该例患者肿块生长迅速，部分皮损可自行消退，在各系统无累及的情况下，左小腿又出现肿块，皮损的此种生长方式较为特殊。基层医院的皮肤科医师和病理医师应该熟悉其临床表现、组织病理学特点，以减少漏诊和误诊。本病需与下列疾病鉴别：

1. 孢子丝菌病 常有外伤史，皮损为孤立的结节、易破溃，多个结节常沿淋巴引流方向成串排列，组织病理改变为肉芽肿性炎症，组织真菌培养见申克孢子丝菌生长。

2. 原发性皮肤间变性大细胞性淋巴瘤 通常表现为发生在四肢、头皮或躯干等处的孤立或少量的直径大于 2cm 的结节、肿块，常破溃、结痂。肿瘤多局限于皮肤，有自行消退的趋势。组织学上常表现为 CD30 阳性的不典型间变性大瘤细胞呈大片状浸润，无亲表皮现象，瘤细胞表达 T 淋巴细胞标记，CD30 阳性细胞数量应大于 75%。

3. 鳞状细胞癌 好发于老年人的头皮、面、颈和手背等暴露部位，皮损很少多发，为浸润性斑块、肿块，中央常形成火山口样溃疡。组织病理示真皮和皮下脂肪内鳞状细胞癌巢浸润，部分可与表皮相连。

4. Kaposi 肉瘤 经典的 Kaposi 肉瘤多见于 50 岁以上的男性，好发于四肢，尤其是下肢远端，可单侧或双侧发病，肿瘤常多发，为红色或紫红色结节、斑块，质硬，可形成溃疡。组织病理特点为大量增生的血管，管腔大小、形态不一，管周有梭形瘤细胞增生，常有红细胞外溢和含铁血黄素沉积。

（刘 艳 王婷婷 王 琳）

病例184 皮肤弥漫大B细胞淋巴瘤，其他型

临床照片

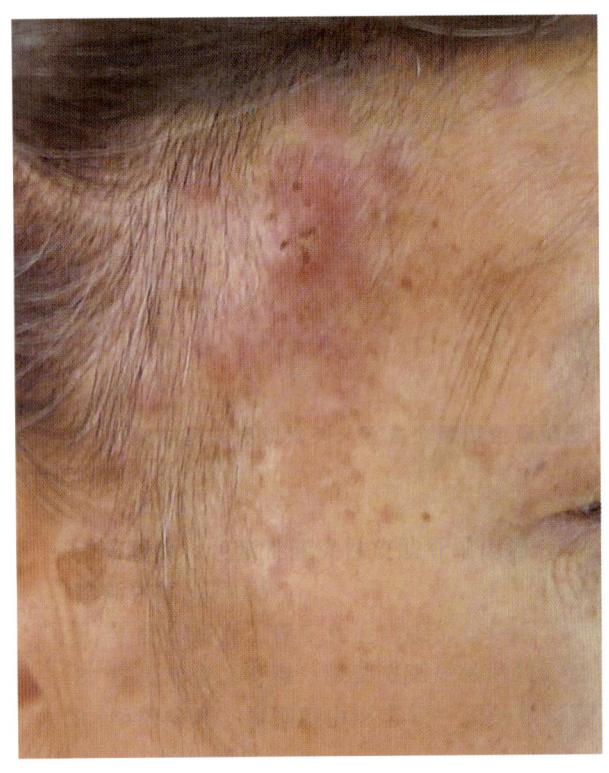

额右侧及正中不规则结节、红斑

一般情况 患者 女，62岁，农民。

主诉 额部结节、红斑5年。

现病史 患者于5年前无明显诱因额头右侧出现红色结节，约1cm×1cm大小，活动度差，压之有触痛，表面无破溃、渗出。结节周围逐渐出现不规则红斑，有轻度浸润感，扩展至前额正中。曾在当地医院用药（具体诊断、治疗不详），效果不明显。患者自起病以来，饮食、睡眠、二便正常，精神尚可。

既往史及家族史 患者体健，家族中无类似病史。

体格检查 T 36.8℃，P 80次/分，R 21次/分，BP 106/76mmHg。浅表淋巴结未扪及肿大，其他系统检查无异常。

皮肤科检查 额头右侧约1cm×1cm大小红色结节，活动度差，压之有轻微触痛，表面无破溃、渗出。结节周围散在数片不规则红斑，有轻度浸润感，已扩展至前额正中。

实验室检查 血、尿、大便常规正常，肝、肾功能检查正常。

思考

1. 您的初步诊断是什么？
2. 为明确诊断，您认为还需做什么关键检查？

提示 可能的诊断

1. 血管肉瘤（angiosarcoma）？
2. 日光性角化（solar keratosis）？
3. 血管淋巴样增生伴嗜酸性粒细胞增多（angiolymphoid hyperplasia with eosinophilia）？
4. 皮肤淋巴瘤（cutaneous lymphoma）？
5. 鳞状细胞癌（squamous cell carcinoma）？
6. 结节病（sarcoidosis）

关键的辅助检查

组织病理：表皮棘层轻度增厚，真皮层可见弥漫性淋巴细胞浸润，浸润达真皮全层并已扩展至皮下组织，肿瘤细胞多有不规则大的泡状核，核仁明显，核分裂象多见。

2. 免疫组化 CD20（+）、CD45RO（-）、CD3（-）、CD30（-）、MPO（-），Ki-67阳性率约40%。

最终诊断 皮肤弥漫大B细胞淋巴瘤，其他型

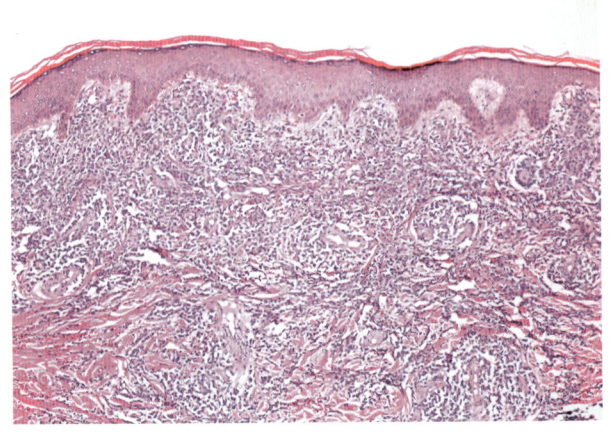

真皮弥漫性淋巴细胞浸润（HE ×100）

(diffuse large B-cell lymphoma, other type)

诊断依据

1. 病史及病程　患者无明显诱因出现额部结节、红斑5年。
2. 皮损特点　表现为额头右侧约1cm×1cm大小红色结节，活动度差，压之有轻微触痛，表面无破溃、渗出。结节周围散在数片不规则红斑，有轻度浸润感，已扩展至前额正中。
3. 组织病理　非霍奇金恶性淋巴瘤，弥漫大B细胞型。

治疗方法　转肿瘤科住院治疗，经化疗后，患者有一定好转，目前正在随访中。

易误诊原因分析及鉴别诊断　皮肤弥漫性大B细胞淋巴瘤（其他型）是一种发展缓慢的B细胞淋巴瘤，被认为来源于生发中心或生发中心后。好发于老年患者的头颈部、躯干和四肢，多表现为红色或紫红色结节，也可见暗红色斑丘疹。通常这是一种低度恶性的肿瘤，只有20%的病例复发，5年生存率超过90%。组织病理学特征显示肿瘤从真皮乳头至网状层呈弥漫性浸润，皮下脂肪也常受累。常无向表皮现象，大多数病例真、表皮间境界带明显。肿瘤细胞含有各种中心母细胞样和免疫母细胞样细胞群。肿瘤细胞多有不规则大的泡状核，核仁明显，常见核分裂象。肿瘤细胞表达CD20阳性。根据患者的临床特点，结合组织病理学表现可明确诊断。

发生于老年患者头部的皮肤病变种类多样，如血管肉瘤、日光性角化、鳞状细胞癌、结节病及血管淋巴样增生伴嗜酸性粒细胞增多等，临床医生对各种可能的皮肤疾病均应考虑到，否则易误诊，及时行组织病理学检查可尽早明确诊断。此患者仅从临床表现无法确诊，因此应及时行病理组织学检查，做到早期诊断、早期治疗。

本病需要与下面几种以头面部皮肤结节、红斑为主要症状的疾病鉴别。

1. 血管肉瘤　好发于老年患者的头皮、面部。临床表现为边界不清，从红色到青紫色的斑片、斑块和结节，可浸润至四周正常外观的皮肤。易出现局部复发和远距离转移。组织病理学改变为真皮内血管瘤改变与大量的不典型内皮细胞形成，可见较多核分裂象。
2. 日光性角化　主要见于老年患者，常于曝光部位出现角化性斑块及丘疹，边界较清楚，表面粗糙，呈皮色、暗红色或暗褐色等。病理改变为表皮基底层见不典型细胞，核大、深染，排列紊乱，但病变不累及附属器结构。
3. 血管淋巴样增生伴嗜酸性粒细胞增多　从青年至中年均可发病，女性多见。好发于头颈部，最常见于前额与耳部，皮损为单发或多发的红色丘疹或结节。病理改变为真皮内血管增生，内皮细胞体积较大，胞浆内可见空泡，病变内较多的嗜酸性粒细胞浸润，可有淋巴样滤泡或生发中心形成。
4. 鳞状细胞癌　好发于中老年患者的面部，初起多呈红色肿块，质地坚实，损害增大后中央常破溃形成溃疡。病理改变为不规则的鳞状细胞癌巢在真皮和皮下脂肪内浸润，可见角化珠形成及不典型核分裂象等。
5. 结节病　临床表现为红色或紫红色的丘疹和结节，好发于面部（特别是眶周）、躯干、四肢伸侧和颈部，女性多见。组织病理学特征为真皮内肉芽肿形成，其周围淋巴细胞稀少，形成"裸结节"。常累及多系统脏器，尤以肺受累多见，表现为双侧肺门淋巴结肿大。

（万慧颖　冉玉平　曹泸丹　王　琳）

病例 185 丛状血管母细胞瘤

临床照片

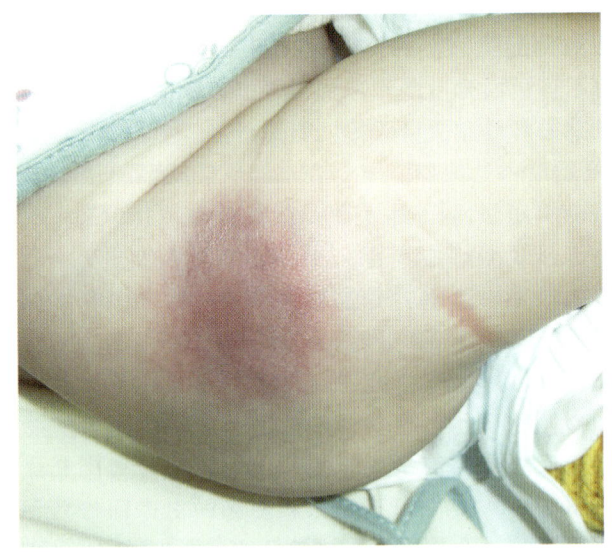

右大腿近端外侧包块，表面红肿

一般情况　患儿　女，2个月。

主诉　右大腿包块2个月。

现病史　患儿2个月前出生后右大腿近端即出现一鸡蛋大红色包块，触之质硬，按压可致患儿哭闹，包块逐渐增大。自起病以来，饮食、睡眠、二便、精神均正常。

生产史、喂养史及家族史　患儿足月剖宫产娩出，生产过程顺利，母乳喂养。家族中无类似病史，父母体健。

体格检查　一般情况好，各系统检查未见异常。

皮肤科检查　右大腿近端外侧一直径4cm大深在皮下质硬包块，不易推动，表面皮肤发红，皮温稍高。

实验室检查　血、尿、大便常规正常，肝、肾功能检查正常。

思考

1. 您的初步诊断是什么？
2. 为明确诊断，您认为还需做什么关键检查？

提示　可能的诊断

1. 软组织感染（soft tissue infection）？
2. 脂膜炎（paniculitis）？
3. 丛状血管母细胞瘤（tufted angioblastoma）？
4. 新生儿皮下脂肪坏死（adiponecrosis subcutanea neonatorum）？
5. 海绵状血管瘤（cavernous hemangioma）？

关键的辅助检查

组织病理：表皮大致正常，真皮及皮下组织可见成簇分布的瘤样毛细血管丛，血管壁由梭形细胞组成，部分肥胖的血管内皮细胞呈实体状排列，未形成管腔，多数成簇的细胞丛内或其周围有呈裂隙状或半月形扩张的淋巴管样管腔包绕。

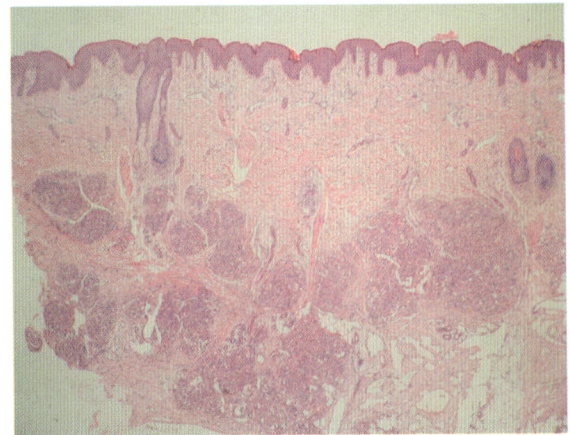

真皮及皮下组织成簇分布的瘤样毛细血管丛（HE×40）

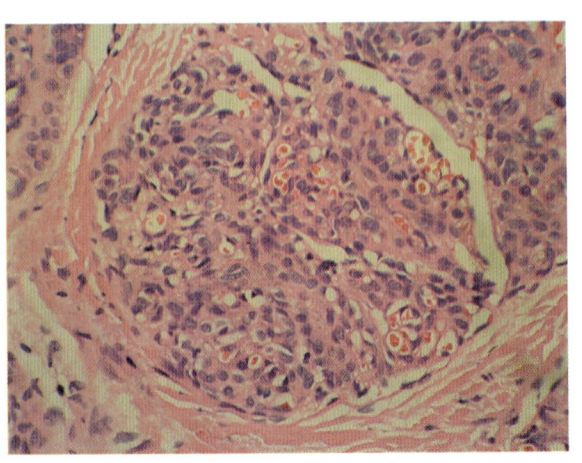

细胞丛内扩张的半月形淋巴管样管腔包绕（HE×400）

最终诊断 丛状血管母细胞瘤

诊断依据

1. 病史及病程　患儿出生后即有，皮损逐渐扩大。
2. 皮损特点　深在皮下包块，表面为红色斑。
3. 组织病理　符合丛状血管母细胞瘤改变。

治疗方法 未予特殊治疗。

易误诊原因分析及鉴别诊断　丛状血管母细胞瘤又名获得性丛状血管瘤或丛状血管瘤。由 Wilson 于 1976 年报告，是一种毛细血管增生性良性肿瘤。本病常于婴幼儿时期发生，也可出生时即有。好发于颈部和躯干，其特点是缓慢扩大的红色斑片或斑块，一般直径为 2～5 cm，常伴有深在的皮下结节及触痛。组织病理学改变为真皮全层广泛分布由血管内皮细胞和外皮细胞组成的多个结节或小叶，内皮细胞有同心旋涡状排列趋势，紧密排列的内皮细胞突入血管腔而使个别管腔消失，一些血管因内皮细胞小叶的陷入而呈裂隙状或半月形。本病的治疗可采用药物（系统应用糖皮质激素和或干扰素）、手术切除、脉冲染料激光等，但较难彻底切除，常终身存在。丛状血管母细胞瘤的肿块位置较深，质地较硬，与常见的皮肤血管瘤如草莓状血管瘤、海绵状血管瘤等不同，如果临床医生对本病不甚了解，即不容易考虑到是血管源性肿瘤。本病需与下列疾病鉴别：

1. 皮肤软组织感染　局部有红、肿、热、痛，多伴有全身症状，如发热等。白细胞计数及白细胞分类中性粒细胞比例升高。病程一般不长，抗生素治疗有效。
2. 新生儿皮下脂肪坏死　一般发生于出生后 1～6 周的婴儿，好发于背、臀、股部，表现为坚实紫红色结节，结节数周后软化、吸收，偶见结节破溃，流出油样液体。组织病理为脂肪细胞变性、坏死，细胞内出现针状结晶。
3. 海绵状血管瘤　常见于头皮和面部，为大而不规则的柔软的皮下肿块，呈结节状或分叶状，挤压时肿块可缩小，似海绵，肿块表面呈淡紫、紫蓝色或肤色。组织病理改变为大小不等的薄壁血管位于真皮、皮下脂肪内。

（汪　盛　王　琳）

病例 186　Spitz 痣

临床照片

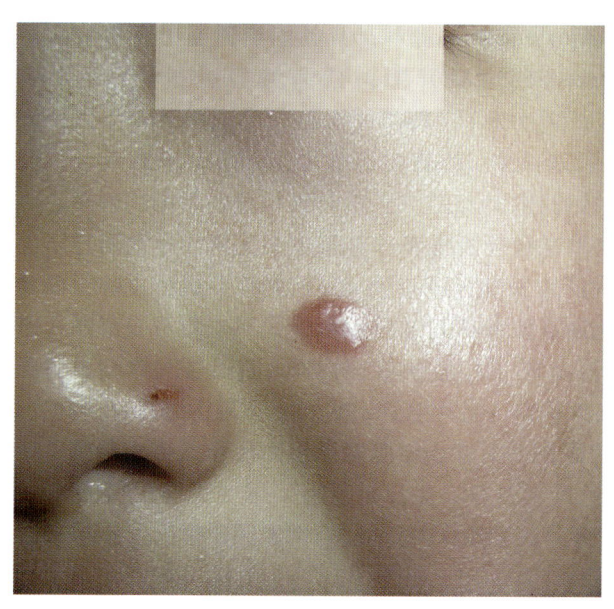

左面部椭圆形红色结节

一般情况　患儿　女，3 岁。

主诉　左面部结节半年。

现病史　患者半年前无明显诱因左面部出现一绿豆大红色丘疹，无自觉症状。丘疹缓慢增大，形成蚕豆大结节。1 个月前在当地医院临床诊断为"寻常狼疮"，但未做进一步检查及治疗。患者患病以来，饮食、睡眠、二便及精神均正常。

既往史及家族史　既往体健，家族中无类似病史。

体格检查　一般情况好，各系统检查未见异常。

皮肤科检查　左面部一 0.5cm×1cm 红色椭圆形结节，表面光滑，质地较为坚实。

实验室检查　血、尿、大便常规正常，肝、肾功能检查正常。

思考

1. 您的初步诊断是什么？

2. 为明确诊断，您认为还需做什么关键检查？

提示 可能的诊断

1. 寻常狼疮（lupus vulgaris）？
2. Spitz 痣（Spitz nevi）？
3. 孢子丝菌病（sporotrichosis）？
4. 化脓性肉芽肿（pyogenic granuloma）？
5. 幼年性黄色肉芽肿（juvenile xanthogranuloma）？

关键的辅助检查

组织病理：真皮中上部大量上皮样痣细胞和少量梭形痣细胞成巢状分布，有少量淋巴细胞浸润。

最终诊断 Spitz 痣

诊断依据

1. 病史及病程 儿童，发生于面部的结节半年。
2. 皮损特点 单个红色坚实结节，表面光滑。
3. 组织病理 符合 Spitz 痣改变。

治疗方法 手术切除。

易误诊原因分析及鉴别诊断 Spitz 痣又称梭形细胞和上皮样细胞痣、良性幼年性黑色素瘤、幼年性黑色素瘤，为混合痣的一种异型。Spitz 痣主要发生在儿童，多见于面部和四肢，也可发生在背、臀、腹等部位。临床常表现为体积较小的孤立性半球形结

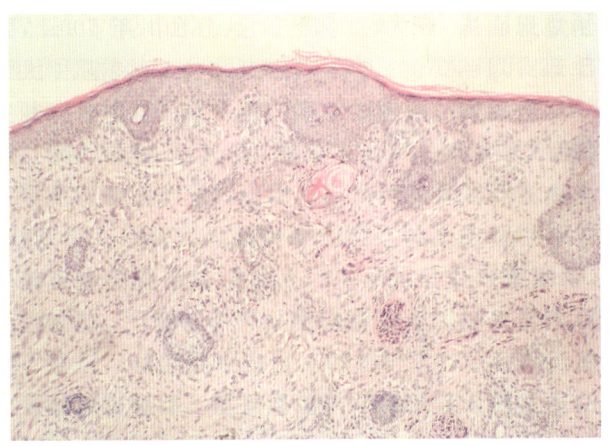

真皮中、上部大量痣细胞巢状或散在分布（HE×100）

节，大多数患者结节小于 1cm，表面较光滑，质地坚实，呈淡红色、红色或棕红色等。组织病理显示大多数为复合痣，也可为皮内痣或混合痣。痣细胞有两型，即梭形痣细胞和上皮样痣细胞，常以一型为主。Spitz 痣临床少见，皮疹特点为红色或棕红色丘疹，与痣细胞痣明显不同，故如果医生对该病的临床特点不熟悉，即容易误诊为其他疾病，如"寻常狼疮"等。基层医院医生因条件限制接触少见病的机会不多，在这种情况下，积极进行皮肤活检无疑是减少误诊、漏诊的重要手段。本病需要与面部以结节为其主要表现的疾病鉴别。

1. 寻常狼疮 初发皮损为粟粒至豌豆大的紫红色结节，玻片压诊呈苹果酱颜色，破溃后愈合形成瘢痕，瘢痕上又可再生新结节，一边破坏，一边愈合。组织病理检查表现为上皮样肉芽肿和大量淋巴细胞为主的炎性细胞浸润。因此，无论是临床表现还是组织病理与 Spitz 痣均有明显区别。

2. 孢子丝菌病 发病前往往有外伤史，表现为暗红色浸润性斑块或皮下结节，表面可呈轻度疣状增生，挤压有少许分泌物，逐渐扩大与皮肤粘连，并沿淋巴管蔓延。发生于面部者，在初发结节附近可出现多个卫星状分布的互不融合的丘疹和结节。脓液或组织真菌培养有孢子丝菌生长。

3. 化脓性肉芽肿 通常于外伤后发生，表现为鲜红或棕红色丘疹，轻度损伤即引起出血。组织病理为相当数量的新生毛细血管所形成的球形肿块，并嵌于表皮下的基质内。

4. 幼年性黄色肉芽肿 婴幼儿期发病，基本损害为棕黄色丘疹或结节，数量从 1 个至数百个不等，不规则地分布于头面部、躯干和四肢，常自行消退。组织病理表现为真皮内泡沫细胞、异物巨细胞和 Touton 巨细胞等浸润。

（汪 盛 王 琳）

病例 187　Merkel 细胞癌

临床照片

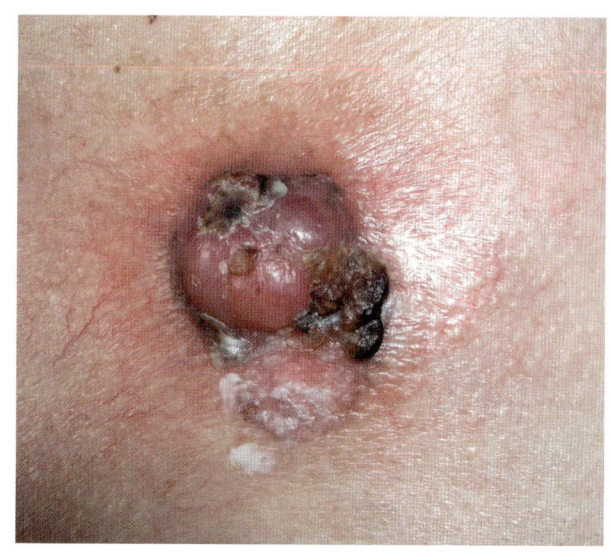

前胸正中红色肿块，界清，周围见痂壳及毛细血管扩张

一般情况　患者　男，73 岁。

主诉　发现胸前皮肤出现色素斑 2 年，其上长肿物 1 年。

现病史　患者于 2 年前偶然发现胸前皮肤有约黄豆大小黑褐色斑，不高出皮面，轻度瘙痒，未予重视。1 年前，该处逐渐长成高出皮面的绿豆大小的孤立性肿物，生长较缓慢，仍瘙痒。曾在多家医院就诊，诊断为"瘢痕疙瘩"、"化脓性肉芽肿"及"基底细胞癌"等，经"口服曲尼斯特、外用糖皮质激素、液氮冷冻"等治疗无好转，并长至胡桃大小。发病以来一般情况好，无发热、体重减轻等不适。

既往史及家族史　有冠心病史 5 年。个人史和家族史无特殊。

体格检查　一般情况良好，全身浅表淋巴结未扪及肿大，系统检查未见异常。

皮肤科检查　前胸正中 2cm×2cm 肿块，其表面光滑，深红色，质中，边界清楚，无压痛，与皮下组织无粘连，周围有痂壳及明显的毛细血管扩张。

实验室检查　血、尿常规及肝、肾功能正常，血甘油三酯 2.08mmol/L（正常值 0.22～1.21mmol/L）；心电图：窦性心律，电轴左偏－30°；腹、盆腔 B 超及胸部 X 线片未发现异常。

思考

1. 您的初步诊断是什么？
2. 为明确诊断，您认为还需做什么关键检查？

提示　可能的诊断

1. 皮肤淋巴瘤（cutaneous lymphoma）？
2. 恶性黑色素瘤（malignant melanoma）？
3. Merkel 细胞癌（Merkel cell carcinoma）？
4. 瘢痕疙瘩（keloid）？

关键的辅助检查

1. 组织病理　肿瘤位于真皮和皮下脂肪层，呈巢状或条索状浸润；瘤细胞体积中等，大小一致，圆形或卵圆形，胞浆红、较少，核大呈空泡状，核分裂象易见。

2. 免疫组织化学染色　瘤细胞表达神经特异性烯醇化酶（NSE）、嗜铬颗粒蛋白 A（CgA）、突触素（Syn）、CD57 及细胞角蛋白（CK），不表达白细胞共同抗原（LCA）和黑色素瘤标记（HMB45）。

最终诊断　Merkel 细胞癌

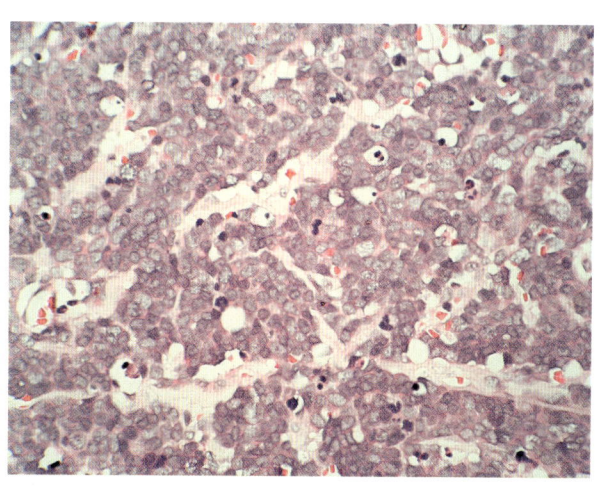

瘤细胞中等大小，圆形或卵圆形，空泡状核，核分裂象多见（HE×400）

诊断依据

1. 老年男性，病程2年。
2. 皮损特点　前胸肿块，表面光滑，深红色，质中，边界清楚，周围有毛细血管扩张。
3. 组织病理学特点　单一的肿瘤细胞在真皮和皮下脂肪层内呈巢状或条索状浸润。
4. 免疫组织化学染色　瘤细胞表达NSE、CgA、Syn和CK。

治疗方法　行肿瘤切除加中厚植皮术，术中冰冻病理检查示切缘及基底均未见肿瘤累及，术后切口愈合好。

易误诊原因分析及鉴别诊断　Merkel细胞癌是一种罕见的恶性肿瘤，多发生于老年男性，皮损常发生在暴露于阳光的头颈部和四肢，为单发的无痛性、光滑的红色结节，多不破溃。组织学上肿瘤在真皮、皮下脂肪内呈巢状、条索状浸润，细胞大小、形态一致，胞质稀少，核呈空泡状，核分裂象常见。Merkel细胞癌极为少见，临床及组织学表现均缺乏特异性，故易误诊。然而，本病具有独特的免疫组化染色标记，透射电镜可在胞质内发现较多的致密核心的神经内分泌颗粒。确诊本病须将常规组织病理学检查与免疫组化相结合，有条件时行电镜检查。本病需要与以下疾病鉴别：

1. 皮肤淋巴瘤　两者临床上均可表现为结节，组织学上均可呈大片分布的圆形细胞。但淋巴瘤的瘤细胞分布较弥漫，不呈巢状、索状及小梁状排列，部分可累及表皮，免疫组化染色示LCA阳性、CK阴性，且NSE、CgA和Syn等神经内分泌标记阴性。
2. 无色素性黑色素瘤　两者都易发生在阳光暴露部位，肿瘤均可呈巢状浸润，瘤细胞也可呈圆形。因此鉴别困难。免疫组化染色有助于鉴别：黑色素瘤表达HMB45及S-100蛋白，而Merkel细胞癌表达CK20及NSE、CgA等多种神经内分泌标志物。
3. 皮肤转移性小细胞肺癌　两者组织形态及电镜检查非常相似，肿瘤均可表达CgA和Syn，但小细胞肺癌表达甲状腺转录酶因子-1（TTF-1），不表达CK20，而Merkel细胞癌则表达CK20，不表达TTF-1，结合寻找原发癌灶可以鉴别。

（万　川　王　琳）

病例188　顶泌汗腺汗囊瘤

临床照片

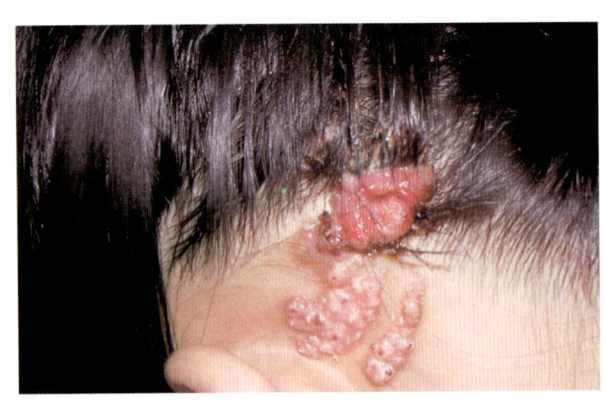

簇集分布的黄豆大小的淡红色丘疹和红色肉芽肿样结节

一般情况　患者　女，20岁，学生。

主诉　左耳后结节、丘疹20年，渐增多、增大。

现病史　患者出生后左耳后出现一淡红色表面发亮的半球形粟米大小丘疹，患者一直未治疗。以后皮疹增多、增大并融合成斑块，一处皮损增大形成红色结节，结节表面近年来有出血并伴轻微疼痛，增大明显。患者一直未治疗。

既往史及家族史　无特殊。

体格检查　一般情况良好，系统检查无异常发现，全身浅表淋巴结未扪及。

皮肤科检查　左耳后两处呈条状或片状簇集分布的黄豆大淡红色丘疹，融合成斑块，表面半透明，质中等。耳后发际3cm×2cm大小的红色结节，呈分叶状，表面糜烂、周边结痂，皮损触痛不明显，切开后流出透明液体。耳后淋巴结未扪及。

实验室检查　血、尿常规正常，肝、肾功能正常。

思考

1. 您的初步诊断是什么？
2. 为明确诊断，您认为还需做什么关键检查？

提示 可能的诊断

1. 皮脂腺痣（nevus sebaceous）？
2. 生乳头汗管囊腺瘤（syringocystadenoma papilliferum）？
3. 顶泌汗腺汗囊瘤（apocrine hidrocystoma）？
4. 小汗腺汗囊瘤（eccrine hidrocystoma）

关键的辅助检查

组织病理：真皮中下层可见多个单房的大囊腔，囊壁内层为高柱状细胞，胞浆嗜酸性，圆形或卵圆形核位于基底部，外层为扁平肌上皮细胞，囊内淡染嗜酸性无定形物，囊肿周围包绕纤维样基质。

最终诊断 顶泌汗腺汗囊瘤

诊断依据

1. 年龄 青年女性，幼时发病。
2. 皮损部位 左耳后。
3. 皮损特点 左耳后两处呈条状或片状簇集分布的黄豆大淡红色丘疹，半透明，质中等，切开后流出透明液体。耳后发际3cm×2cm大小的红色肉芽肿样结节，表面糜烂、结痂。
4. 自觉症状 开始皮损无明显自觉症状，出现糜烂结痂后有痛感。
5. 组织病理 符合顶泌汗腺汗囊瘤改变。

治疗方法 手术切除，随访1年未见复发。

真皮中下部多个单房的大囊腔，囊壁内层为高柱状细胞，胞浆嗜酸性，外层为扁平肌上皮细胞，囊内淡染嗜酸性无定形物（HE×200）

易误诊原因分析及鉴别诊断 顶泌汗腺囊瘤是一种罕见的囊肿性肿瘤，常单发。好发于头颈，常累及颊部及眼睑，有时见于耳部或包皮。皮损为粟米到豆大有囊性硬度的圆形结节，表面紧张、光亮，呈半透明状，但囊壁较厚，不会自行破裂，切开后可见透明液体。囊肿表面常呈正常皮色或淡红色，也可为棕色或蓝色。

误诊原因分析：①顶泌汗腺囊瘤发病率较低，临床医生对顶泌汗腺囊瘤认识不足，警惕性不高，以致临床医生常忽视该病。②临床上由于其损害呈淡红色，系出生后发生，逐渐增多，无明显自觉症状，易与幼时发病、好发于头面部的皮脂腺痣和乳头状汗管囊腺瘤等附属器官肿瘤混淆，但切开后可放出半透明液体则易鉴别，通过组织学检查方可确诊。

减少误诊的措施：①临床医生应提高对顶泌汗腺囊瘤的认识，能够在看到少见的典型结节时想到该病。②重视活检及组织病理检查，对于肉眼难以确诊的肿瘤应及时做活检确诊。本病应与以下疾病鉴别。

1. 小汗腺囊瘤 是小汗腺导管的囊性扩张所致，好发于中老年人面部。皮损多为单发，为囊性透明丘疹，穿刺后有液体流出。病理上小汗腺囊瘤囊壁常由两层立方形细胞组成，囊壁没有或很少有乳头状突起突向囊腔；没有断头分泌；没有肌上皮细胞；连续切片可见扩张的小汗腺导管通入囊腔。由于顶泌汗腺和小汗腺的导管系统结构相同，有作者提议采用"导管汗囊瘤"一词代替，而不区分顶泌汗腺和小汗腺来源。

2. 皮脂腺痣 是一种器官样痣，主要成分为皮脂腺，出生时即有或出生后不久发病。好发于头皮及面部，损害为稍高出皮面的蜡黄色到褐黄色坚实性斑块，青春期变成疣状或结节状，表面无毛发。组织病理可见真皮内大量成熟或接近成熟的皮脂腺，毛囊发育不成熟或缺如，有时见异位的大汗腺。

3. 乳头状汗管囊腺瘤　本病常见于出生时或儿童早期，多发生于头面。头面部皮损常由 Jadasshon 皮脂腺痣发展而来。皮损初起为实性斑块或疣状斑块或结节，单个或数个呈线状排列。如发生于头皮，其表面通常无毛，皮损为红色、玫瑰红色或棕褐色，常类似肉芽组织。组织病理学改变为：表皮显示不同程度的乳头瘤样增生；从表皮向下可见数个囊性凹陷，其内有大量乳头状突起，在囊性凹陷的上部衬以鳞状角化细胞，囊性凹陷下部及乳头状突起则衬以两层腺上皮细胞。腔内面为一层高柱状细胞，具有卵圆形核和弱嗜酸性胞浆，有的可见断头分泌。腔的外层细胞由小的立方形细胞构成，核圆形，胞质较少。间质内尤其是乳头状突起的间质内有大量浆细胞。连续切片可发现真皮深部的大汗腺与真皮上部的囊性凹陷相连接。

（张桂英　田清华　肖　嵘　陆前进）

病例 189　汗孔瘤

临床照片

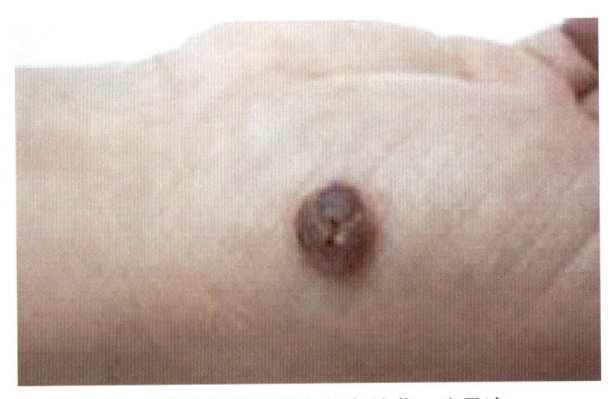

右手掌大鱼肌外侧灰褐色结节，边界清

一般情况　患者　女，58 岁，农民。

主诉　右手掌大鱼肌外缘红褐色结节 20 年，增大、破溃 1 年。

现病史　20 年前右手掌大鱼际肌外缘无明显诱因起一红色绿豆大小皮疹，略隆起于皮面，表面光滑，皮损缓慢增大至黄豆大小，无明显自觉症状，一直未诊治。近一年来，皮损增大至拇指头大小，受到挤碰后经常破溃、出血，手按压后能止血，久之表面变粗糙，并裂开，自觉轻微疼痛，当地医院怀疑"色素痣恶变"，建议转我院确诊。起疹前无局部外伤史。

既往史及家族史　无特殊。

体格检查　一般情况良好，系统检查无明显异常。

皮肤专科情况　右手掌大鱼肌外缘处有一约 1.5cm×1.5cm×0.5 cm 大小的红褐色结节，边界清楚，基底部稍红，表面见裂隙，质地较硬，按压后有轻度疼痛，无血液及脓性分泌物溢出。

实验室检查　血、尿、粪常规及肝、肾功能均正常。

思考

1. 您的初步诊断是什么？
2. 为明确诊断，您认为还需做什么关键检查？

提示　可能的诊断

1. 恶性黑色素瘤（malignant melanoma）？
2. 化脓性肉芽肿（granuloma pyogenicum）？
3. 血管瘤（hemangioma）？
4. 寻常疣（verruca vulgaris）？
5. 汗孔瘤（eccrine poroma）？

关键的辅助检查

组织病理：瘤细胞团由基底样细胞组成，与表皮相连，呈片状、条索状向下扩展到真皮深部，有细胞间桥，瘤细胞团块和间质之间分界清楚，周边细胞不呈栅栏状排列。真皮毛细血管扩张，管周少数淋巴细胞、组织细胞浸润。

最终诊断 汗孔瘤

诊断依据

1. 年龄 老年女性。

2. 皮损部位 右手掌大鱼际肌外缘。

3. 皮损特点 约1.5cm×1.5cm×0.5cm大小的红褐色结节，边界清楚，基底部稍红，表面见裂隙，质地较硬，按压后有轻度疼痛，无血液及脓性分泌物溢出。

4. 体格检查 一般情况良好，系统检查无明显异常。

5. 自觉症状 轻微疼痛。

6. 组织病理 符合小汗腺汗孔瘤改变。

治疗：手术切除肿块，术后伤口愈合良好，随访至今未复发。

易误诊原因分析及鉴别诊断

小汗腺汗孔瘤是一种起源于表皮内汗腺导管上皮的良性肿瘤，多发生于40岁以后，病因不明，可能与日光照射、辐射、外伤和人乳头瘤病毒感染有关。临床上表现为结节或溃疡性肿块，直径达数毫米至2cm，质地硬，常有蒂，不对称，可有分叶，呈正常肤色，或红色、紫红色、蓝黑色，无压痛及自发痛。小汗腺汗孔瘤主要发生于肢端，约2/3发生于足跟或足

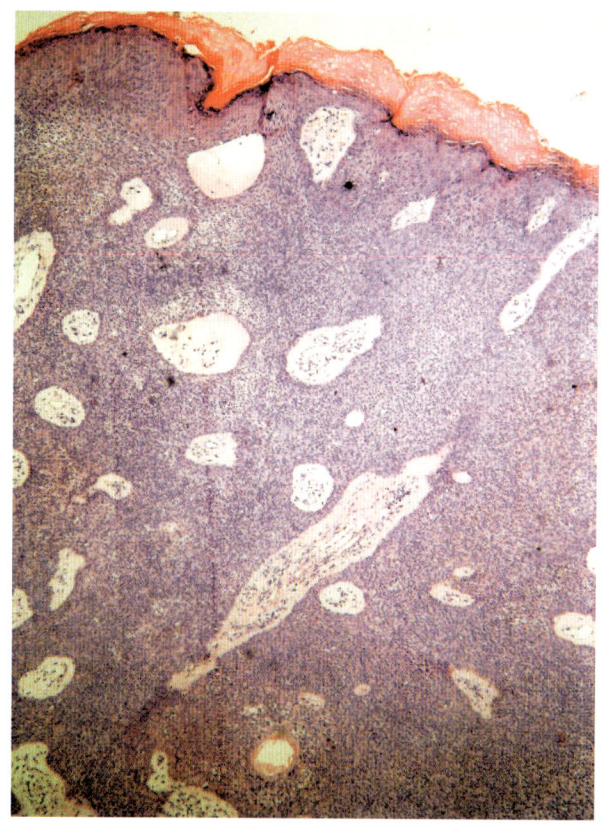

瘤细胞团从表皮呈片状、条索状伸向真皮，部分互相吻合

部侧缘，可能与这些部位富含小汗腺有关，少数发生在颈部、胸部和头面部，甚至外耳道。组织病理检查示表皮内有成片向真皮扩展的境界清楚的瘤细胞团，瘤细胞索互相吻合。瘤细胞较鳞状细胞小，深嗜碱性。大多数肿瘤细胞索带内可见狭窄的管腔，腔隙内衬以一层嗜酸性的角质膜。目前该病根据瘤细胞浸润部位的不同，在组织学上可以分为三型，如瘤细胞完全限于表皮内，为单纯性汗腺棘皮瘤；如累及表皮基底层和真皮上部，为小汗腺汗孔瘤；如明显局限于真皮内，为真皮内导管瘤。此患者肿块位于表皮及真皮，应属小汗腺汗孔瘤。发生在肢端的汗孔瘤应警惕恶性的可能，该病有恶变时，瘤细胞有异型性及核分裂，有时可见角化珠。因此，本病确诊后，应及早手术彻底切除，以防复发和恶变。

误诊原因分析 ①小汗腺汗孔瘤临床表现多样，常单发，呈结节状或疣状，表面可破溃、糜烂，易与许多疾病相混淆，包括血管瘤、化脓性肉芽肿、黑色素细胞痣、疣、囊肿或其他附属器肿瘤等，诊断困难。②本病临床少见，临床医生对本病认识不足，诊断思路局限，未能及时行组织病理活检是导致误诊的主要原因。

减少误诊的措施 ①了解小汗腺汗孔瘤的皮损特征、好发部位和好发年龄，提高对小汗腺汗孔瘤的认识和警惕。②对诊断未明确的病例，慎用手术切除、冷冻等措施，应及时行皮肤活检明确诊断。本病应与以下疾病鉴别：

1. 结节恶性黑色素瘤 此型临床常见，好发于肢端手足。其特征是隆起的蓝黑色结节，肿块于短期内常迅速增大，表面常发生溃疡，发生转移早。病理表现为表皮下部、表真皮或真皮内由各种黑色素瘤细胞混合构成的细胞巢，细胞异型性明显，常以上皮样瘤细胞和梭形瘤细胞为主要组成部分。

2. 血管瘤 是一类由新生的血管所组成的良性肿瘤，多发生于婴儿或儿童。分为鲜红斑痣、毛细血管瘤和海绵状血管瘤。病理表现为毛细血管或静脉窦增生。

3. 寻常疣 是人类乳头瘤病毒所引起的一种慢性良性疾病，多见于儿童青少年，好发于肢端，表现

为单个或多个丘疹、结节，圆形或多角形，表面粗糙，角化明显，触之坚硬，高出皮面，灰黄或污褐色，继续发育呈乳头瘤样增殖。病理表现为角化过度伴角化不全，棘层肥厚，在棘层上部和颗粒层有大的空泡化细胞。

4. **化脓性肉芽肿** 又称毛细血管扩张性肉芽肿，与感染或肉芽肿均无关，是一种后天性良性血管性增生，常发生于头面部和手足等易受外伤部位，一般单发，皮损常表现为鲜红或棕红色丘疹，缓慢或迅速增大为有蒂或无蒂结节，质软，轻度外伤后易出血，表面常有溃破及结痂。组织病理：真皮疏松水肿的间质内含有大量增生的内皮细胞及毛细血管，部分毛细血管腔明显扩张，间质内可有较多的炎性细胞浸润。

（张桂英　田清华　苏玉文　陆前进）

第九章 其 他

病例 190 腺性唇炎

临床照片

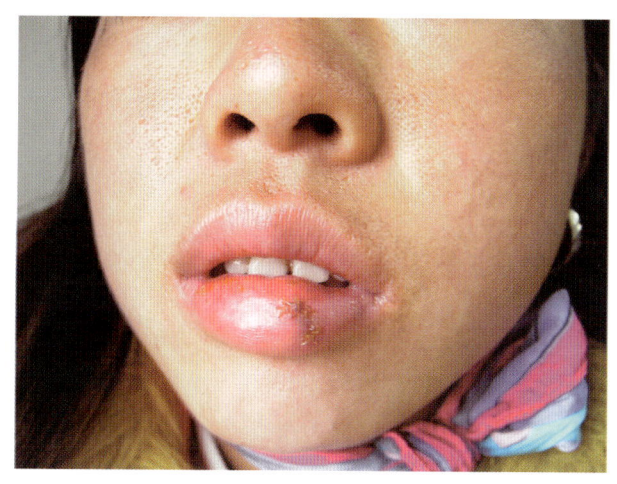

下唇弥漫性肿胀伴外翻，表面有粟粒大小丘疹

一般情况 患者 女，28岁，工人。

主诉 下唇红肿，糜烂18个月。

现病史 18个月前患者无明显诱因出现下唇部红肿，偶感瘙痒，在外院给予不明药物治疗，效果欠佳，肿胀渐明显，清晨双侧唇角有白色黏液状分泌物，不影响张口运动，无张口困难，下唇内侧出现小片状糜烂、渗出。在院外病理检查为亚急性皮炎，先后给予"雷公藤多苷片"、"艾洛松软膏"、"得宝松针"、"羟基氯喹片"、"泼尼松片"治疗，糜烂面结痂愈合，下唇仍肿胀。

既往史 无结核、肝炎等病史，家族中无遗传病史。

体格检查 一般情况可，浅表淋巴结不肿大，心、肺无异常，腹软，无压痛，肝、脾肋下未触及。

皮肤科检查 下唇弥漫性肿胀伴外翻，表面有粟粒大小丘疹，唇红边缘见数个针头大小黏液腺导管开口，黏膜表面潮湿，用手挤压可见黏液性物质渗出。

实验室检查 血常规白细胞 14.3×10^9/L，中性粒细胞百分比正常，大便常规、尿常规、IgG、C3、C4、C反应蛋白均正常，甲状腺功能全套结果正常，口唇真菌检查正常，TPPA+RPR、HIV检查均阴性。

思考

1. 您的初步诊断是什么？
2. 为明确诊断，您认为还需做什么关键检查？

提示 可能的诊断

1. 腺性唇炎（cheilitis glandularis）？
2. 盘状红斑狼疮（discoid lupus erythematosus）？
3. 剥脱性唇炎（exfoliative cheilitis）？
4. 血管性水肿（angioedema）？

关键的辅助检查

组织病理：唇腺增生、增多，导管轻度扩张。局部见少量出血，腺体间少数炎性细胞浸润。

最终诊断 腺性唇炎

诊断依据

1. 病程 慢性经过。
2. 皮损部位 唇部。

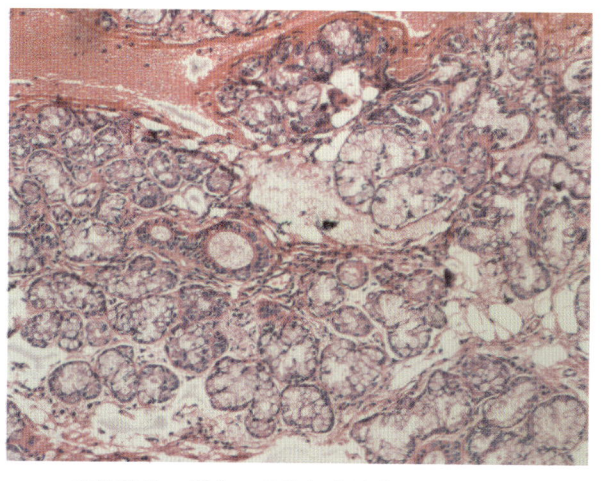

唇腺增生、增多，导管轻度扩张（HE×100）

3. 皮损特点　表现为下唇部肿胀增厚，见粟粒大小丘疹，黏膜表面潮湿，用手挤压可见黏液性物质渗出。

4. 组织病理　符合腺性唇炎改变。

治疗方法　给予甲泼尼松龙针40mg/d，三日后唇部肿胀有所减轻，减甲泼尼松龙针至30mg/d，六日后遂改为口服泼尼松片10mg tid，一周后患者唇部肿胀消退明显，激素逐渐减量，同时加服羟基氯喹及雷公藤多苷片，随访至今治疗效果满意。

易误诊原因分析及鉴别诊断　腺性唇炎是以唇腺明显增生、腺管肥厚扩张为主要病理表现的慢性炎性疾患。病因不明，多种因素，包括细菌性感染、吸烟、口腔卫生差、用口呼吸或长时间暴露于日光、风、尘埃等都有可能成为腺性唇炎病因或诱因。该病最常累及成年男性，偶有少数病例为幼儿和女性。腺性唇炎可以分为三种类型：单纯型、浅表化脓型、深部化脓型。腺性唇炎多数病例为单纯型。腺性唇炎的组织病理特征以小唾液腺的慢性硬化性炎症为主。腺性唇炎病人大多数呈慢性良性过程，但有些病例癌变的易感性增加。国外有学者将此病列为癌前状态，有文献报道其癌变率为18%～35%。腺性唇炎临床较少见，如临床医师认识不足，易造成诊断不明，治疗无效，延误病情。本病病程长，发病时间早，皮损局限于唇黏膜，临床表现为双唇黏膜增厚、肿胀、发红，有光泽，表面粗糙，并无特异性，抓住其间有粟粒大小丘疹，黏膜表面潮湿，用手挤压可见黏液性物质渗出这一特征性表现，结合病理显示黏液腺增生肥大、导管扩张，诊断并不难。此外要与同样好发于唇黏膜的盘状红斑狼疮、剥脱性唇炎及血管性水肿鉴别。

1. 盘状红斑狼疮　典型皮损为盘状红斑，中央毛细血管扩张、萎缩，有粘着性鳞屑，边缘隆起，皮损有光敏性，不局限于双唇，面颊、耳廓、双手等均为好发部位，结合特征性病理检查可鉴别。

2. 剥脱性唇炎　多见于女性，为以脱屑为主的唇黏膜的慢性唇炎。局部轻度炎症可伴反复鳞屑或结痂，日久唇红部干燥、皲裂，自觉瘙痒、灼痛。病理检查无黏液腺增生肥大、导管扩张改变可资鉴别。

3. 血管性水肿　突然发生，为非凹陷性大片水肿，无自觉症状。数小时或1～2天内消退，不留痕迹。抗过敏治疗有效可资鉴别。

（王红兵　邓利丽　何　黎）

病例191　浆细胞性唇炎

临床照片

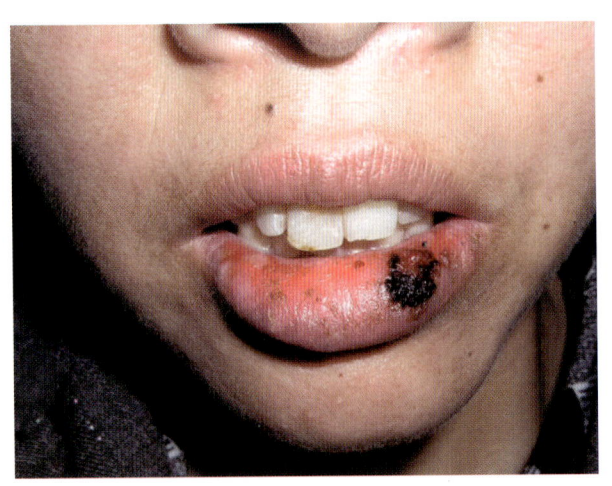

下唇肿胀、糜烂，其左侧有一浅溃疡，上覆血痂

一般情况　患者　女，46岁。

主诉　下唇红斑、糜烂、结痂1年。

现病史　1年前，患者无明显诱因下唇出现红斑，明显肿胀。不久肿胀部位逐渐出现糜烂，结黑褐色痂壳，偶有轻微触痛，无瘙痒。患者院外诊疗情况不详，下唇糜烂、结痂反复出现，皮损严重程度与日光照射无关。患病以来，无发热，饮食、睡眠、精神好，大、小便正常，体重无明显改变。

既往史及家族史　家族中无类似病史。

体格检查　各系统检查未见异常。

皮肤科检查　下唇肿胀、糜烂，其左侧有一约0.8cm×0.8cm浅溃疡，上覆血性痂壳。

实验室检查　血、大小便常规及肝、肾功能和血糖及血脂未见异常。

思考

1. 您的初步诊断是什么？
2. 为明确诊断，您认为还需做什么关键检查？

提示 可能的诊断

1. 盘状红斑狼疮（discoid lupus erythematosus）？
2. 扁平苔藓（lichen planus）？
3. 浆细胞性唇炎（plasma cell cheilitis）？
4. 接触性唇炎（contact cheilitis）？

关键的辅助检查

组织病理：黏膜上皮缺失，黏膜下层内大量密集成熟的浆细胞和少量淋巴细胞浸润，小血管扩张，深部血管周围较多浆细胞浸润。

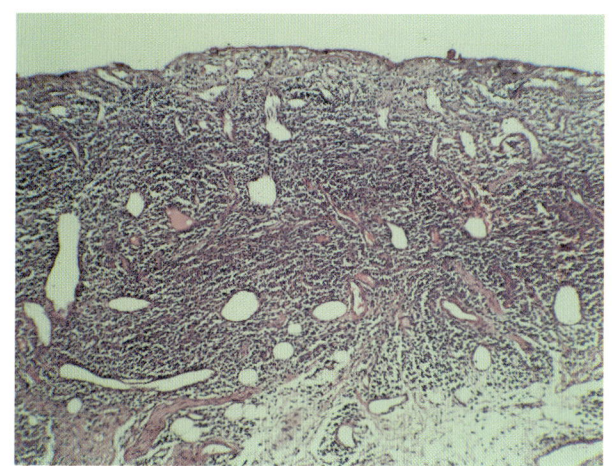

黏膜下层内大量浸润的浆细胞（HE×40）

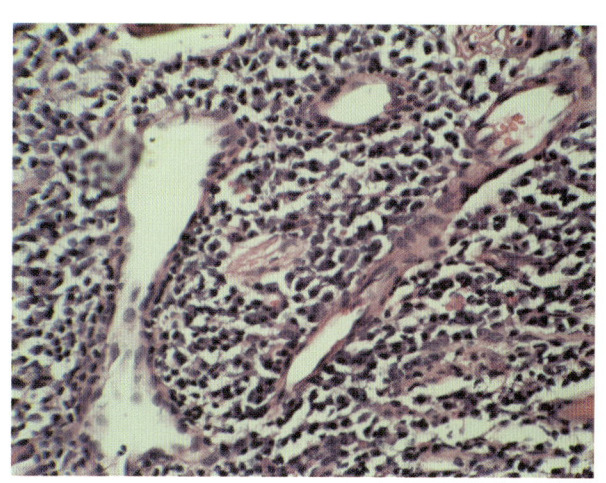

前图高倍（HE×200）

最终诊断 浆细胞性唇炎

诊断依据

1. 年龄、病程 中年女性，无明确诱因发病，与日光照射无关，病程1年。
2. 皮损部位、特点 下唇肿胀、糜烂，浅溃疡形成，上覆血性痂壳。
3. 组织病理 符合浆细胞性唇炎改变。

治疗方法 海棠合剂20ml 3次/日；胸腺素肠溶胶囊6mg 3次/日；艾洛松（糠酸莫米松软膏）外用2次/日，治疗2个月，皮损明显好转，溃疡愈合。

易误诊原因分析及鉴别诊断 浆细胞性唇炎首先由Luger于1966年报道，是由某些病理性刺激后引起的一种非特异性炎症反应。本病以侵犯下唇为主，还可见于龟头、口腔、牙龈、腭、喉和女性生殖器部位。根据患者好发部位出现的反复糜烂、结痂性损害，无水疱、鳞屑等特点，要怀疑本病，结合组织病理见真皮内大量成熟浆细胞浸润可明确诊断。

浆细胞性唇炎发病率低，临床少见，容易被忽视。其病损范围小，局部症状轻，无明显全身症状，往往不易引起患者的重视，部分患者拒绝做病理活检，故容易被漏诊、误诊。因此，出现下唇反复迁延的红斑、糜烂、结痂时，应警惕本病的可能，及时行病理组织活检，做到早诊断、早治疗。本病需要与下列疾病鉴别：

1. **口唇盘状红斑狼疮** 为盘状红斑狼疮的口腔黏膜损害。病变为局限性损害，边界清楚，边缘浸润，中央萎缩凹陷，附有粘着性鳞屑，可形成糜烂及浅溃疡。皮疹还易发生在面部、手背等部位。病理改变为角化过度，基底细胞液化变性，真皮血管和附属器周围有较多的淋巴细胞浸润。

2. **口唇扁平苔藓** 主要表现为口唇的紫红斑，可有糜烂、渗液，皮损还常累及颊黏膜、躯干、四肢皮肤。组织病理改变为以淋巴细胞为主的致密炎性细胞呈带状浸润。

3. **接触性唇炎** 为唇部接触外界物质发生的局部刺激性、变应性炎症反应，常见于女性，上下唇常同时受累及。急性期以红肿、水疱、糜烂、结痂为特征，病变部位与接触面积大体一致。反复刺激使唇部皮疹呈慢性改变，以干燥、脱屑、肥厚、皲裂为特征。组织病理改变为以淋巴细胞浸润为主的炎症。

（王超群　王婷婷　王　琳）

病例 192　Wegner 肉芽肿

临床照片

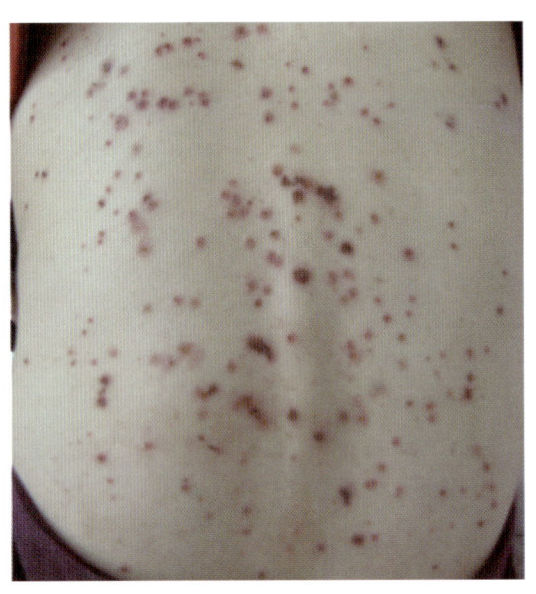

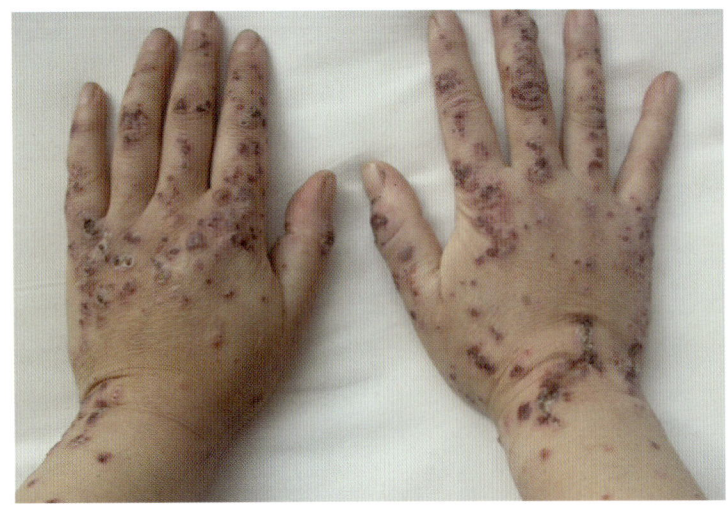
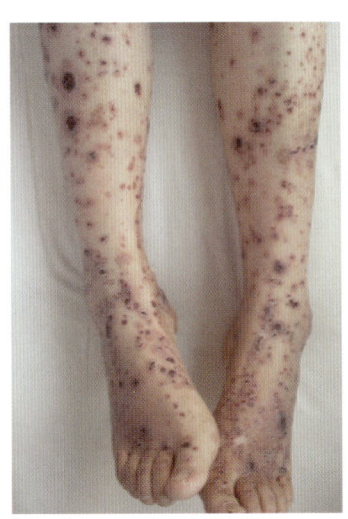

躯干、双手及下肢皮肤泛发性紫癜、瘀斑、血疱及结痂

一般情况 患者 女，35岁，工人。

主诉 左眼肿痛、失明4年余，皮疹10天。

现病史 患者于4年前无明显诱因出现左眼肿痛，曾在外院诊为左眼眶占位性病变并行手术治疗。此后逐渐出现视力减退，眼球突出，最终视力完全丧失。病程中患者有反复鼻阻、流脓涕、头痛及嗅觉减退，无肌肉、关节疼痛及发热，无口腔溃疡，患者曾于2006年3月就诊我科，确诊为Wegner肉芽肿，经泼尼松及环磷酰胺治疗后病情好转。10天前患者突发四肢、胸、腹及躯干皮肤紫癜、瘀斑、血疱和结痂，经当地医院治疗（具体用药不详），病情无好转再次收治我科。

既往史及家族史 无特殊。

体格检查 生命体征平稳，颜面无红斑，左眼失明，鼻梁塌陷呈鞍鼻，浅表淋巴结不大，心、肺及腹部无异常，四肢关节无红肿。

皮肤科检查 四肢、胸、腹及躯干可见泛发性紫癜、瘀斑及血疱，部分皮疹破溃与结痂。

实验室检查 血常规 WBC 7.83×10^9/L，Hb 48g/L，PLT 463×10^{12}/L，尿常规 红细胞3+，红细胞沉降率41mm/h，类风湿因子（－），抗核抗体谱（－），抗心磷脂抗体（－），C反应蛋白（＋），大便常规及肝、肾功能检查正常。

思考

1. 您的初步诊断是什么？
2. 为明确诊断，您认为还需要做什么关键检查？

提示 可能的诊断

1. 过敏性紫癜（anaphylactoid purpura）？
2. 显微镜下多血管炎（microscopic polyangiitis）？
3. 淋巴瘤样肉芽肿病（lymphomatoid granulomatosis）？
4. 复发性多软骨炎（relapsing polychondritis）？
5. Wegener肉芽肿（wegener's granulomatosis）？

关键的辅助检查

1. 组织病理 表皮基本正常，表皮下水疱，真皮浅、中层可见浆细胞、淋巴细胞、中性粒细胞和嗜酸性粒细胞浸润，组织细胞及多核巨细胞形成栅状排列的肉芽肿，血管呈坏死性炎性改变。

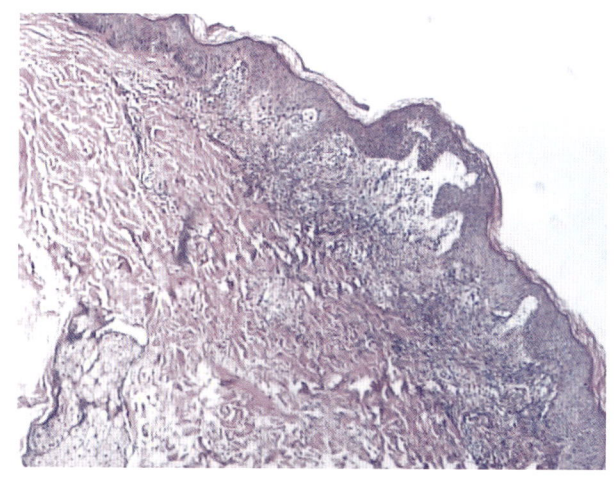

表皮下水疱，真皮浅、中层炎性细胞浸润（HE×40）

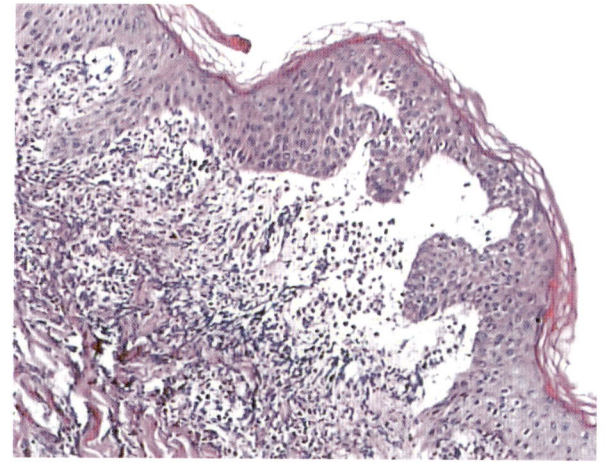

前图高倍（HE×200）

2. 抗中性粒细胞胞浆抗体（＋），c-ANCA（＋），PR3（＋）。
3. 鼻咽部检查 见脓痂，右侧中甲黏膜息肉样变。

4. 副鼻窦华氏位 X 线片　两侧上颌窦炎。

5. 胸部 CT　双肺野内散在结节状病变，纵隔淋巴结不大。

最终诊断　Wegner 肉芽肿

诊断依据

1. 病史及病程　青壮年女性，病史 4 年余。

2. 多系统受累症状　左眼肿痛、失明；鼻阻、流脓涕、头痛及嗅觉减退；皮肤血管炎改变。

3. 皮损特点　皮损多形性：泛发性紫癜、瘀斑及血疱，部分皮疹可见破溃与结痂。

4. 血常规　Hb 48g/L，PLT 463×10^{12}/L；尿常规 RBC 3+；红细胞沉降率增快；反应蛋白增高。

5. 其他实验室检查　c-ANCA（+）、PR3（+）。

6. 鼻咽部检查　脓痂，右侧中甲黏膜息肉样变。

7. 组织病理　栅状排列的组织细胞及多核巨细胞形成肉芽肿，血管呈坏死性炎性改变，可见浆细胞、淋巴细胞、中性粒细胞和嗜酸性粒细胞浸润。

8. 副鼻窦华氏位 X 线片　两侧上颌窦炎；胸部 CT：双肺野内散在结节状病变。

治疗方法　甲泼尼松龙 500mg/d×3 天后改为泼尼松 80 mg/d；环磷酰胺 0.8 克/次，1 次/周×2，B 型悬浮红细胞 1.5U，1 次/周×3，甲泼尼松龙冲击及环磷酰胺治疗当天，瘀斑、血疱的张力明显减小，一周后皮疹明显消退，3 周后，皮疹基本消退，Hb 升至 76g/L。

易误诊原因分析及鉴别诊断　韦格纳肉芽肿（WG）是一种坏死性肉芽肿性血管炎。WG 系自身免疫性疾病，病理以血管壁的炎症为特征。其临床表现复杂多样，鼻和副鼻窦炎、肺病变和进行性肾衰竭为主要表现，此外还可累及关节、皮肤、眼、心脏及神经系统等，眼受累可表现为眼球突出、角膜溃疡、虹膜炎、视网膜血管炎及视力障碍等；皮肤、黏膜受累表现为紫癜、多形红斑、瘀点（斑）、丘疹、皮下结节及溃疡等。由于 WG 临床表现复杂多样，加之临床医生对本病认识不足，常致误诊或漏诊，从而导致患者残疾，而未经治疗的 WG 病死率可高达 90% 以上，故早期诊断、积极治疗极为重要。为提高早期诊断率，对有以下情况者应反复进行活组织检查及筛查 ANCA：①不明原因的发热伴有呼吸道症状；②慢性鼻炎及副鼻窦炎，经检查有黏膜糜烂或肉芽组织增生；③眼、口腔黏膜有溃疡、坏死或肉芽肿；④肺内有可变性结节状阴影或空洞；⑤皮肤有紫癜、结节、坏死和溃疡等。由于 WG 是一种伴有多系统损害的小血管炎症性疾病，因而临床上须与下列疾病相鉴别：

1. 过敏性紫癜　本病好发于儿童及青少年，发病前 1～3 周常有上感、低热、全身不适等前驱症状，典型皮疹为散在分布的针尖至黄豆大小的可触及紫癜或瘀斑，亦可出现红斑、斑丘疹、水疱、血疱或风团样损害，伴或不伴有肾、胃肠道或关节症状，血小板计数正常，组织学上有白细胞破碎性血管炎改变。

2. 显微镜下多血管炎　目前认为显微镜下多血管炎为一种独立的系统性血管炎，是一种主要累及小血管的系统性坏死性血管炎，可侵犯肾、皮肤和肺等脏器的小动脉、微动脉、毛细血管的小静脉。常表现为坏死性肾小球肾炎和肺毛细血管炎。累及肾时出现蛋白尿、镜下血尿和红细胞管型。抗中性粒细胞胞浆抗体阳性是本病的重要诊断依据，60%～80% 为髓过氧化物酶-ANCA 阳性，在荧光检测法示外周型阳性，胸部 X 线检查在早期可发现无特征性的肺部浸润影或小泡状浸润影，中晚期可出现肺间质纤维化。

3. 复发性多软骨炎　以软骨受累为主要表现，具有反复发作和缓解的单或双耳软骨炎、鼻软骨炎、眼炎、累及喉或气管软骨的呼吸道软骨炎，临床表现为鼻梁塌陷、听力障碍、气管狭窄，但该病一般均有耳廓受累，而无鼻窦受累，抗中性粒细胞胞浆抗体阴性，活动期抗 II 型胶原抗体阳性。

4. 淋巴瘤样肉芽肿病　是多形细胞浸润性血管炎和血管中心性坏死性肉芽肿病，浸润细胞为小淋巴细胞、浆细胞、组织细胞及非典型淋巴细胞，病变主要累及肺、皮肤、神经系统及肾间质，但不侵犯上呼吸道。

（李　芹　王晓川　张　虹）

病例 193 毛发性扁平苔藓

临床照片

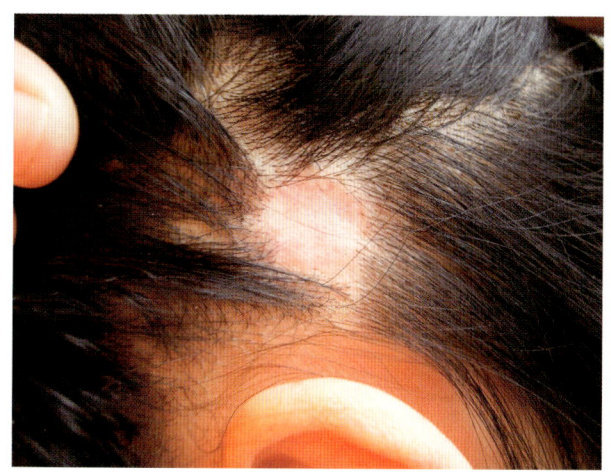

左颞部发际处淡红色类圆形脱发斑，表面轻度萎缩

一般情况 患者 女，39岁，工人。

主诉 头发成片状脱落半年。

现病史 半年前，患者无明显诱因左颞部耳上发际处出现片状脱发，无鳞屑，无自觉症状，同时面部长淡红斑，无口腔溃疡、关节疼痛及光敏等现象。患者自起病以来，饮食、睡眠、二便正常，精神尚可。

既往史及家族史 既往体健，父母及配偶体健，其女患有系统性红斑狼疮。

体格检查 各系统检查未见异常。

皮肤科检查 左颞部耳上发际和头顶各有一个类圆形淡红色脱发斑，直径分别为1.5cm和1.2cm，中央轻度萎缩，边缘稍微隆起，上有针头大小圆顶丘疹，无鳞屑附着，触之有轻度浸润感。

实验室检查 血、尿常规正常，肝、肾功能检查正常。

思考

1. 您的初步诊断是什么？
2. 为明确诊断，您认为还需做什么关键检查？

提示 可能的诊断

1. 系统性红斑狼疮（systemic lupus erythematosus）？
2. 盘状红斑狼疮（discoid lupus erythematosus）？
3. 梅毒性脱发（alopecia syphilitica）？
4. 斑块状硬斑病（plaque-like morphea）？
5. 毛发性扁平苔藓（lichen planus follicularis）？
6. 斑秃（alopecia areata）？

关键的辅助检查

1. 组织病理 表皮萎缩伴灶性基底层液化变性，毛囊角栓，毛囊外根鞘外层细胞液化变性伴毛囊周围密集淋巴细胞呈带状浸润，真皮内小血管周围较多淋巴细胞浸润，汗腺周围无淋巴细胞浸润。

2. 免疫学检查 抗核抗体、dsDNA和SM抗体阴性。

最终诊断 毛发性扁平苔藓

诊断依据

1. 病史及病程 无诱因发病，病程半年，发展缓慢，迁延不愈。

2. 皮损特点 头皮两处类圆形淡红色脱发斑，中央轻度萎缩，边缘稍微隆起，上有针头大小圆顶丘

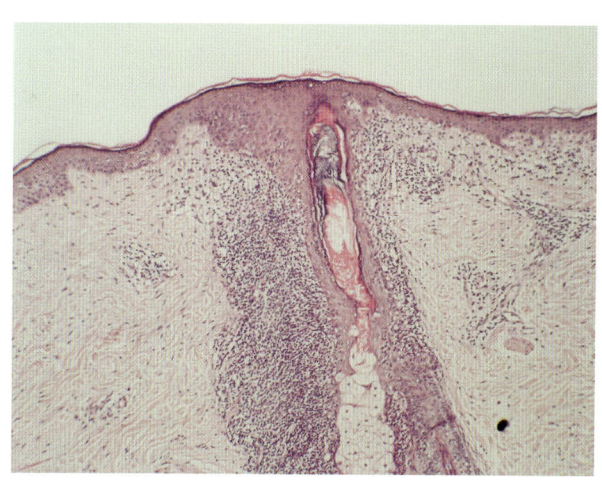

毛囊角栓，毛囊外根鞘外层细胞液化变性伴毛囊周围密集淋巴细胞呈带状浸润（HE×40）

疹，无鳞屑附着，触之有轻度浸润感。

3. 免疫学检查　抗核抗体、dsDNA 和 SM 抗体阴性。

4. 组织病理　符合毛发性扁平苔藓改变。

治疗方法　给予海棠合剂 20ml，每日 3 次，胸腺素 5mg，每日 3 次，治疗 2 个月，头皮红斑颜色变淡，无新脱发斑出现，但头皮皮损处无新生毛发。

易误诊原因分析及鉴别诊断　毛发性扁平苔藓又名毛囊性扁平苔藓，易累及成年女性，皮损好发于头皮、颈、肩胛、胸部及四肢外侧，也可见于腋窝及耻部。皮损多表现为毛囊性圆顶或尖顶丘疹，丘疹中央可有角质栓。发生于头皮者呈斑片状脱发，脱发为永久性。由于此病较少见，而该患者仅有头皮脱发斑，无其他部位的毛发性扁平苔藓或扁平苔藓的皮疹，加之其女儿患系统性红斑狼疮，故较易误诊为红斑狼疮或其他脱发性疾病。本病需要与下列疾病进行鉴别。

1. 系统性红斑狼疮的脱发　脱发多位于前额发际处或头顶，头发干枯，多呈慢性弥漫性脱发，患处可见红斑或萎缩，常伴有红斑狼疮的多系统损害症状，免疫学检查及皮损组织病理检查容易鉴别。

2. 盘状红斑狼疮　可发生于头皮，也表现为脱发斑，但皮损表面有毛细血管扩张和粘着性鳞屑，中央稍凹陷，可有色素脱失斑，组织病理改变有角化不全，毛囊周围的淋巴细胞浸润不呈带状。

3. 梅毒性脱发　为二期梅毒的表现，脱发多为很多小而分散的斑片状，亦称"虫蚀状"脱发，多发生于颞部和枕部，梅毒血清学检查阳性。

4. 斑块状硬斑病　脱发多位于前额或头顶，呈斑状或条状硬斑，淡黄色，表面有蜡样光泽，亦可有萎缩、毛细血管扩张，主要组织病理学表现为真皮胶原纤维均质化，易于鉴别。

5. 斑秃　头皮任何部位均可发生，为圆形或椭圆形斑片状脱发，大小不等，数量从一个至数十个不等，脱发处头皮正常，边缘毛发疏松，易拔出，脱发易再生，组织学检查主要为毛囊减少伴少量淋巴细胞浸润。

（徐　晨　王　琳）

病例 194　Cronkhite-Canada 综合征

临床照片

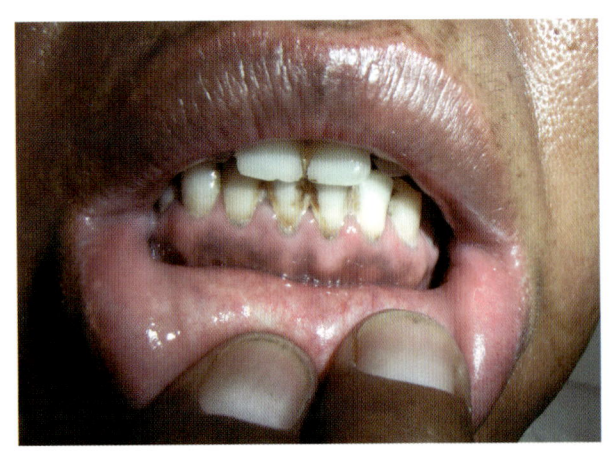
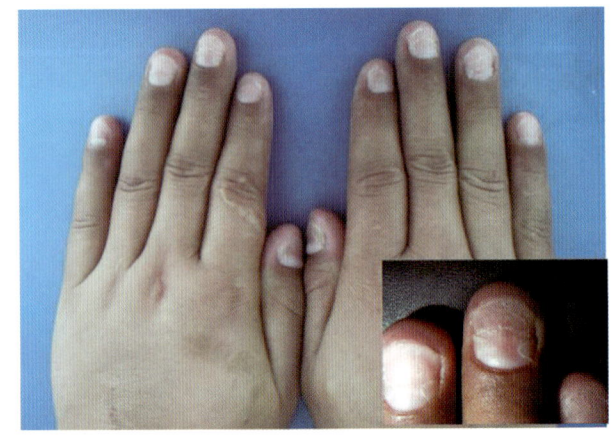

口唇、口周斑点状黑褐色色素沉着；牙龈黑褐色色素沉着。四肢末端黑褐色色素沉着。指（趾）甲变薄易脆裂，甲板从甲床上分离、脱落

一般情况　患者　男，36 岁，干部。

主诉　味觉减退、腹泻 1 个月余，面部、四肢末端皮肤变黑 20 天，脱发 10 天。

现病史 患者1个多月前无明显诱因感味觉减退并出现腹泻，开始每日3次，为黄色稀软便，后逐渐增加到每日7次以上，呈水样便，无恶心、呕吐及腹痛、腹胀。20多天前发现面部红肿，有灼热疼痛及紧绷感，数日后红肿自行消退，但面部和四肢末端皮肤变黑，不伴任何自觉症状。10天前患者头发、眉毛和胡须突然大量脱落。1周前患者发现所有指/趾甲变薄、脆裂。患病以来体重下降约6 kg，无疲劳、乏力、头晕、眼花、失眠及食欲不振等症状。

既往史及家族史 既往体健，家族中无类似病史。

体格检查 一般情况好，各系统检查未见异常。

皮肤科检查 全身毛发普遍脱落。面部、四肢末端及腹股沟、腋窝等皱褶处弥漫性黑褐色色素沉着，触之有油腻感；口唇、口周、牙龈及双侧掌跖可见斑点状黑褐色色素沉着。指/趾甲变薄、易脆裂，大部分远端从甲床上分离，甚至完全脱落。

实验室检查 血、尿、大便常规正常，肝、肾功能检查正常。

思考

1. 您的初步诊断是什么？
2. 为明确诊断，您认为还需做什么关键检查？

提示 可能的诊断

1. 肾上腺皮质功能减退症（addison's disease）？
2. 色素沉着-息肉综合征（Peutz-Jeghers syndrome）？
3. Cronkhite-Canada综合征（Cronkhite-Canada syndrome）？
4. Laugier-Hunziker综合征（Laugier-Hunziker syndrome）？

关键的辅助检查

1. 实验室检查 尿17-羟皮质类固醇、血浆皮质醇测定、ACTH兴奋试验，促甲状腺激素、T_3、T_4、FT_3、FT_4水平及肿瘤标志物和免疫学检查均无异常。

2. 影像学检查 腹部B超及胸部X线片检查亦未见异常。消化道钡餐检查显示胃、空肠远段多发息肉；气钡双重造影显示结肠黏膜紊乱，以升横结肠明显，并且可见多发小结节充缺影，约0.2～0.7cm大小，考虑为多发性结肠息肉。

3. 纤维胃镜检查 全胃黏膜肿胀；纤维结肠镜检查显示末段回肠、全结肠多发息肉，以横结肠、右半结肠为重。

4. 息肉组织病理 炎性息肉，部分腺体囊性扩张及黏液潴留。

腺体囊性扩张及黏液潴留，周围炎性细胞浸润（HE×40）

最终诊断 胃肠道息肉、色素沉着、秃发、甲营养不良综合征，又称Cronkhite-Canada综合征

诊断依据

1. 病史和病程 成年发病，胃肠道症状1个月余，皮肤变黑20天，脱发10天。
2. 外胚层病变 面、四肢和皱褶部位皮肤色素沉着，脱发，指/趾甲萎缩。
3. 家族史 无家族史。
4. 消化道钡餐和内镜检查 全胃肠道多发息肉。
5. 其他 尿17-羟皮质类固醇、血浆皮质醇测定、ACTH兴奋试验、TSH、T3、T4、FT3、FT4正常，肿瘤标志物和免疫学检查均无异常。

治疗方法 对症支持治疗。1年后随访患者毛发、指/趾甲、皮肤颜色等基本正常，无腹泻、体重减轻等表现，复查纤维结肠镜显示息肉分布范围虽无扩大，但体积增大明显，直径最大者达3cm，并有相互融合倾向，遂于我院普通外科行右半结肠切除术，术中发现自横结肠中段至回肠末段分布有数百个广基无蒂息肉。目前患者情况良好，仍在随访中。

易误诊原因分析及鉴别诊断 Cronkhite-Canada综合征又称胃肠道息肉、色素沉着、秃发、甲营养不良综合征。1955年Cronkhite和Canada首先报告2例，1966年Jarnum和Jensen将本征命名为Cronkhite-Canada综合征。该病少见，全世界范围内截至2002年共报道387例，其中大多数（约75％）分布在日本。至今国内先后报道二十余例。由于患者多以腹部症状首诊，故该病常由消化内科或普通外科医生报道，皮肤科领域报道鲜见。

该病以胃肠道多发息肉伴外胚层变化如脱发、指/趾甲萎缩脱落、皮肤色素沉着等为特征。胃肠道息肉分布可遍及整个消化道，以胃、结肠最常见，其次是直肠、小肠，尚无发生于食管的报道。临床上消化道症状表现为慢性腹泻、腹痛、便血等。病理上该综合征的息肉属于幼年性错构瘤，具有腺体囊状扩张、囊内大量黏液、炎性细胞浸润、间质明显水肿等特征，一般认为系非肿瘤性病变。Cronkhite-Canada综合征皮肤表现为弥漫性色素沉着，好发于面部和手掌、足跖、手背、足背等处；也可表现为斑点状，多见于口唇及其周围、口腔黏膜、会阴等处。90％患者有毛发脱落，常为泛发性，如头发、眉毛、胡须、腋毛、阴毛、四肢毛发等皆可脱落。秃发同时常有明显的甲改变，表现为甲营养不良、甲分离、甲脱落等。

本病主要需与Peutz-Jeghers综合征相鉴别，虽然两者都有皮肤色素沉着和胃肠道息肉，但区别在于Peutz-Jeghers综合征有如下特点：①是常染色体显性遗传病，患者多有家族史；②患者色素沉着出现早，出生后或在幼儿期即发生，常见于口唇、口周、颊黏膜，为群集不融合的针头或绿豆大小黑褐色斑点；③虽也为全胃肠道息肉，但以小肠为主；④患者常伴发肠套叠，产生腹痛和肠梗阻；⑤不伴毛发脱落和甲改变。

（汪　盛　王　琳）

病例 195　Ehlers-Danlos 综合征

临床照片

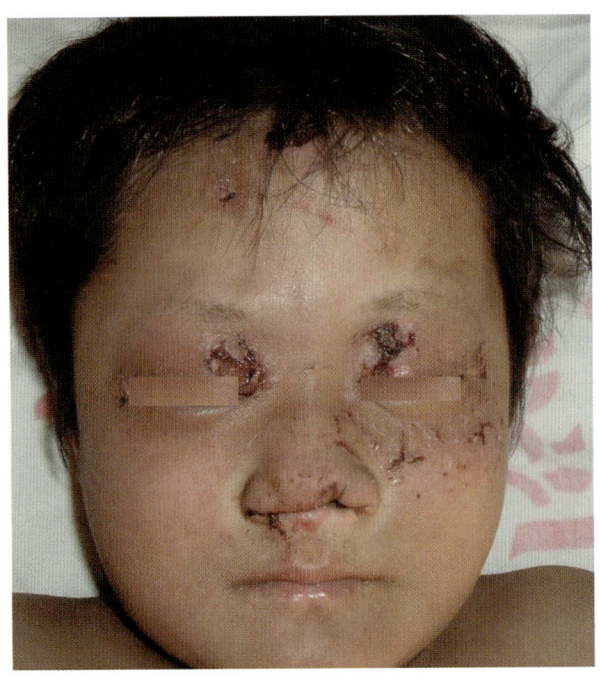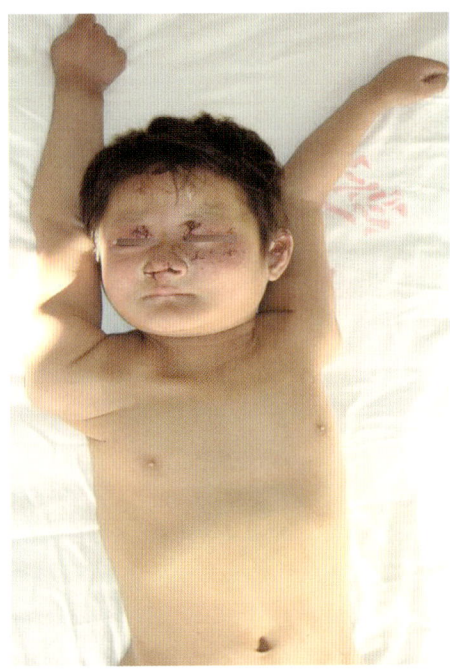

患儿特征性面容，眼眶宽，鼻背扁平，眼内眦赘皮

一般情况 患儿 女，8岁，学生。

主诉 全身关节活动过度8年，性格改变半年。

现病史 患儿为足月顺产，出生时体重正常，无窒息缺氧史。母乳喂养，平素挑食。婴幼儿时期生长发育较同龄儿迟缓，爱哭闹。2岁后明显发现动作异常，可以轻松完成其他儿童不能做到的过度关节屈伸动作，无疼痛感。走路爱摔跤，性格内向，不合群。近半年来脾气变得尤其暴躁，有发作性自残现象，例如揪头发、咬舌、撞墙、剧烈搔抓皮肤等。发作时意识清醒，呼之能应，无发热、抽搐，无意识丧失，但不能控制自己。在当地多个医院就诊，未能明确诊断。

既往史及家族史 既往体质一般，无肝炎、结核等传染病史。按时接种疫苗。家族中无类似病史。父母非近亲结婚，有一10岁姐姐和3岁弟弟，体格、智力均正常。

体格检查 生命体征平稳，步入诊室，淡漠面容，拒绝沟通。心、肺、腹及神经系统检查等未发现明显异常。

皮肤科检查 头发枯黄，头皮肿胀，有血渍。面部皮肤多处抓痕，舌有多处咬痕，牙列缺损严重，仅左下尖牙存在。颈项部皮肤红斑、苔藓化、抓痕、结痂。手足皮肤增厚、苔藓化、皮肤松弛。全身各关节活动过度，甚至有脱位现象。特别的是，患儿可以在查体过程中突然酣睡，叫醒困难。

实验室检查 血常规示轻度贫血，尿常规及肝、肾功能正常。免疫学检查：抗双链DNA抗体、抗核小体抗体、抗着丝点抗体、抗JO-1抗体、抗Scl-70抗体、抗Sm抗体皆阴性。全身X线摄片示多个大关节脱位或半脱位。CT示局限性帽状腱膜下血肿。脑电图示睡眠中有异常θ波出现。心电图正常。

思考

1. 您的初步诊断是什么？
2. 为明确诊断，您认为还需做什么关键检查？

提示 可能的诊断

1. Ehlers-Danlos综合征（Ehlers-Danlos syndrome）？
2. 皮肤松弛症（cutis laxa）？
3. Tuner综合征（Tuner syndrome）？
4. Marfan综合征（Marfan syndrome）？

关键的辅助检查

全身X线摄片：多个大关节脱位或半脱位。

最终诊断 Ehlers-Danlos综合征

诊断依据

1. 幼年发病，发育迟缓。
2. 情绪异常。
3. 身材矮小，有特征性面容，全身皮肤松弛。
4. 全身各关节活动过度，甚至有脱位现象。
5. 全身X线摄片示多个大关节脱位或半脱位。

治疗方法 无治疗方法，注意预防外伤，对症处理。

易误诊原因分析及鉴别诊断 先天性结缔组织发育不良综合征又称Ehlers-Danlos综合征、伸展-血管脆性增强综合征、全身弹力纤维发育异常症、弹力过度性皮肤、印度橡胶皮肤等，为先天性结缔组织缺陷病。本征根据不同临床类型，其遗传方式不同，多数是常染色体显性遗传或隐性遗传，部分为性联遗传（V型）。主要缺陷表现在胶原纤维的缺乏、弹力纤维增加、弹力硬蛋白异常而致皮肤弹性过强、皮下血管脆性增加所引起的出血性疾病。临床上主要表现为皮肤弹性增加，关节活动过度，皮肤和血管脆性增加，外伤后出现假性肿瘤等五大主要特征：①皮肤弹性过度：易变形，在皱褶部位拉起皮肤然后放松，皮肤可迅速恢复至原来位置，有时伴"拍击声"，皮肤柔软，摸之有绒样感，轻度外伤可引起明显血肿，并形成葡萄干样假瘤，伤口愈合极慢，愈后遗留大而萎缩的瘢痕，在外伤性脂肪坏死处形成硬的皮下结节。②关节过度伸展：活动过度，肘和膝关节伸张超过180°，拇指可向手背弯曲接触前臂，其他指向背侧弯曲也可超过40°，轻者仅局限于指/趾关节，严重者可累及肩、肘、髋、膝等四肢大关节，影响步态或造成关节脱臼，脊柱也可累及形成后侧凸，畸形足亦有报告。在儿童还可观察到肌发育不良和肌张力下降。③常有消化道反复出血：静脉曲张及动脉瘤或静脉瘘，大动脉破裂可致死亡。眼部常有血肿形成，巩膜呈蓝色，眼底有血管纹，严重者有视网膜剥离而致失明。④患者身材矮小，有特征性面容，如眼眶宽、鼻背扁平、凸颌、垂耳、眼内眦赘皮。部分患儿可伴成骨不全、弹力纤维假黄瘤和Marfan综合征。⑤常伴有单发性或多发性疝；肠黏膜出血坏死可形成自然穿孔，脑和其他血管可自发破裂，造成骤死；部分患儿有先天性心脏病。

根据症状和遗传方武，可将本病征分为八个类型：Ⅰ型皮肤、关节症状显著，又称重型；Ⅱ型为轻型；Ⅲ型以关节伸展过度为主，可伴有心脏瓣膜病变；以上三型均为染色体显性遗传。Ⅳ型为静脉曲张或动脉瘤型，以血管损害为主，常由于大出血或肠破裂而危及生命，其遗传方式不明；Ⅴ型与轻型同，但为性联遗传；Ⅵ型为眼部症状表现突出，常伴脊柱侧凸；Ⅶ型以关节松弛为主，常有大关节半脱臼；Ⅷ型以进行性普通性牙周炎为主，导致牙槽骨吸收，过早脱牙。本病较为罕见，要和以下疾病加以鉴别：

1. 皮肤松弛症　为一种少见的疾病，以皮肤松懈折叠、下垂为特征。有两种相对良性的类型，分别是常染色体显性和常染色体隐性遗传，后者伴有生长发育迟缓和关节松弛。遗传型出生时可能已经存在皮肤松弛或以后有进一步发展，所有的皮肤通常松弛并折叠悬挂，最明显的是面部，受累患儿有一种悲哀的，或丘吉尔似的面容，钩型鼻是特征性的。胃肠道疝气和憩室常见，在严重受累患者，进行性的肺气肿可以引起肺源性心脏病。典型的皮肤松弛症没有Ehlers-Danlos综合征的皮肤脆弱和关节活动过度表现。组织学检查显示弹力纤维量少而短、退变甚至溶解。

2. Tuner综合征　表现为皮肤、关节松弛，但有颈蹼、侏儒性幼稚和性发育不良等。该综合征中受累女性松弛的皮肤折叠在颈根部，当孩子长大后可拉紧像带子。部分患者可出现神经纤维瘤，偶尔发展成摆动的丛状神经瘤，但单侧生长并有不同的质地和构造可与皮肤松弛症相区别。

3. Marfan综合征　可有大关节过度伸展和脱位、眼和心血管异常，可见特征性蜘蛛痣。本病无特殊治疗。应用大量维生素C、维生素E、硫酸软骨素等可有一定的作用。预防以避免创伤为主，一般无不良后果，极少数病人可有消化道大出血，甚至因出血而死亡。

（舒　虹　张铁松　林建云　鞠剑波）

参考文献

1. 何黎，涂平．皮肤科疑难病例精粹．北京：北京大学医学出版社，2005
2. 张学军．皮肤性病学．第 7 版．北京：人民卫生出版社，2008
3. 朱学骏，孙建方．皮肤病理学——与临床的联系．第 3 版．北京：北京大学医学出版社，2007
4. 吴志华，樊翌明．皮肤性病诊断与鉴别诊断．北京：科学技术文献出版社，2008
5. 赵辨．临床皮肤病学．第 3 版．南京：江苏科学技术出版社，2001
6. 靳培英．皮肤病药物治疗学．第 2 版．北京：人民卫生出版社，2008
7. 王侠生，廖康煌．杨国亮皮肤病学．上海：上海科学技术文献出版社，2005
8. Richard B. Odom，William D. James，Timothy G. Berger. Andrews diseases of the skin, clinical dermatology. 9th Edition. Science Press：Harcourt Asia W. B. Saunders，2001
9. D. A. Burns，S. M. Breathnach，Neil Cox，Christopher E. Griffiths. Rook's textbook of dermatology. 7th Edition. Blackwell Publishing Limited，2006.
10. Fitzpatrick's dermatology in general medicine dermatology. 5 th Edition. New York：the mcgraw-Hill Companies，Blackwell Publishing Limited，2006.

索 引

Cronkhite-Canada 综合征（Cronkhite-Canada syndrome） 358
Ehlers-Danlos 综合征（Ehlers-Danlos syndrome） 360
Kaposi 肉瘤（Kaposi's sarcoma） 273
Kaposi 水痘样疹（Kaposi's variceliform eruption） 194
Merkel 细胞癌（Merkel cell carcinoma） 345
Reiter 病（Reiter's disease） 26
Spitz 痣（Spitz nevi） 344
Sturge-Weber 综合征（Sturge-Weber syndrome） 6
T 淋巴母细胞白血病（T lymphoid eukemia） 331
Wegener 肉芽肿（wegener's granulomatosis） 354

A

艾滋病合并播散性马内菲青霉病（AIDS-associated disseminated penicilliosis Marneffei） 34
艾滋病相关型 Kaposi 肉瘤（Kaposi's sarcoma，KS） 271

B

白色萎缩（atrophie blanche） 206
斑驳色素型单纯性大疱性表皮松解症（epidermolysis bullosa simplex with mottled pigmentation） 176
斑状萎缩（macular atrophy） 233
伴丘疹性损害的先天性无毛症（congenital atrichia with papular lesions） 47
孢子丝菌病（sporotrichosis） 216
暴发性酒渣鼻（rosacea fulminans） 75
鼻部 NK/T 细胞淋巴瘤（nasal type NK/T-cell lymphoma） 220
闭塞性动脉硬化症（arteriosclerosis obliterans） 214
扁平苔藓（lichen planus） 212
扁平苔藓样慢性移植物抗宿主病（lichen planus-like chronic GVHD） 126
扁平苔藓样药疹（lichen planus-like drug eruption） 262
变形综合征（proteus syndrome） 243
表皮松解性棘皮瘤（epidermolytic acanthoma） 336
播散性隐球菌病（disseminated cryptococcosis） 31

C

丛状血管瘤（plexiform angioma） 293

丛状血管母细胞瘤（tufted angioblastoma） 342

D

大斑块型副银屑病（large plaques parapsoriasis） 4
大疱性表皮松解症（epidermolysis bullosa） 160
大疱性表皮松解症（epidermolysis bullosa） 199
大疱性肥大细胞增生症（bullous mastocytosis） 195
大疱性类天疱疮（bullous pemphigoid） 201
大疱性皮肌炎（bullous dermatomyositis） 189
单发性血管平滑肌瘤（solitary vascular leiomyoma） 286
顶泌汗腺汗囊瘤（apocrine hidrocystoma） 346
多发性肌炎并皮下脂膜炎样 T 细胞淋巴瘤（polymyositis associated with subcutaneous panniculitis-like T-cell lymphoma） 166
多发性皮肤平滑肌瘤（multiple cutaneous leiomyomas） 288

E

恶性小汗腺汗孔瘤（malignant eccrine poroma） 275
儿童类天疱疮（pemphigoid of children） 179
儿童线状 IgA 大疱性皮病（linear IgA bullous dermatosis of childhood） 190
耳廓软骨炎（chondritis of auricle） 12

F

发疹性毳毛囊肿（eruptive vellus hair cysts） 61
发疹性角化棘皮瘤（eruptive keratoacanthoma） 335
泛发性扁平黄瘤（generalized xanthoma planum） 105
泛发性下疳样脓皮病、非淋菌性尿道炎、尖锐湿疣 209
肥胖性黑棘皮病（acanthosis nigricans） 255
肺癌皮肤转移（skin metastasis of lung cancer） 304
匐行性穿通性弹力纤维病（elastosis perforans serpiginosa，EPS） 59
复发性皮肤坏死性嗜酸性血管炎（recurrent cutaneous eosinophilic necrotizing vasculitis） 50
副肿瘤性天疱疮、中毒性表皮坏死松解症 202

G

孤立性毛发上皮瘤（solitary trichoepithelioma） 278

孤立性外毛根鞘瘤（solitary tricholemmoma） 320

光化性肉芽肿（actinic granuloma） 153

H

汗孔角化症（porokeratotic） 115

汗孔瘤（eccrine poroma） 348

黑头粉刺痣（comedo nevus） 55

红细胞生成性卟啉病（erythropoietic porphyria） 249

厚皮指症（pachydermodactyly） 149

坏疽性脓皮病（pyoderma gangrenosum） 225

环状肉芽肿（granuloma annulare） 97

获得性指（趾）部纤维角化瘤（acquired digital fibrokeratoma） 317

J

基底鳞状细胞癌（basosquamous carcinoma） 285

基底细胞癌（色素型）（basal cell carcinoma） 264

急性泛发性发疹性脓疱病（acute generalized exanthematous pustulosis） 191

急性移植物抗宿主病（acute graft versus host disease，AGHD） 22

家族性慢性良性天疱疮（familial chronic benign pemphigus） 197

甲下外生性骨疣（subungual exostosis） 95

甲真菌病伴发肺结核（onychomycosis secondary to pulmonary tuberculosis） 232

假性阿洪病（pseudoainhum） 241

浆细胞性唇炎（plasma cell cheilitis） 352

浆细胞性肉芽肿（plasma cell granuloma） 109

胶样粟丘疹（colloid millium） 159

结节病（sarcoid） 140

结节性类弹力纤维病并囊肿和粉刺（nodular elastoidosis with cyst and comedo） 98

结外鼻型 NK/T 细胞淋巴瘤（extranodal NK/T-cell lymphoma, nasal-type） 310

界线类偏结核型麻风（borderline tuberculous leprosy） 222

界线类偏瘤型麻风（borderline lepromatous leprosy） 15, 17

界线类偏瘤型麻风并Ⅱ型麻风反应（borderline lepromatous leprosy with typeⅡ reaction） 83

进行性特发性皮肤萎缩（atrophia cutis idiopathica progressive） 247

局限性结节性皮肤淀粉样变（nodular primary localized cutaneous amyloidosis） 130

K

抗 Jo-1 抗体综合征（anti-Jo-1 antibody syndrome） 10

L

朗格汉斯细胞组织细胞增生症（Langerhans cell histiocytosis） 45

类风湿结节（rheumatoid nodules） 142

类风湿性嗜中性皮炎并发复发性多软骨炎（rheumatoid neutrophilic dermatitis with relapsing polychondritis） 171

类脂质渐进性坏死（necrobiosis lipoidica） 154

淋巴管瘤并钙质沉积（lymphangioma with calcium deposition） 299

鳞状细胞癌（squamous cell carcinoma） 283

隆突性皮肤纤维肉瘤（dermatofibrosarcoma protuberans） 314

瘰疬性皮肤结核（scrofuloderma tuberculosis colliquativa） 207

瘰疬性苔藓（lichen scrofulosorum） 36

M

马尔尼菲青霉病（penicilliosis Marneffei） 121

慢性皮肤黏膜假丝酵母菌病（chronic mucocutaneous candidiasis） 28

毛发上皮瘤（trichoepithelioma） 276

毛发性扁平苔藓（lichen planus follicularis） 357

毛根鞘囊肿（trichilemmal cyst） 139

毛母质瘤（pilomatricoma） 326

毛囊闭锁三联征（follicular occlusion tria） 100

毛囊角化病伴马拉色菌和细菌感染 74

毛囊黏蛋白病（follicular mucinosis） 77

毛囊皮脂腺囊性错构瘤（folliculosebaceous cystic hamartoma） 319

梅毒疹（syphilis） 173

弥漫大 B 细胞淋巴瘤，腿型（diffuse large B-cell lymphoma, leg type） 338

弥漫性躯体血管角皮瘤（angiokeratoma corporis diffusum or fabry disease） 296

N

难辨认体癣（tinea incognito） 7

脓肿型皮肤隐球菌感染（abscess cutaneous cryptococcosis）

124

女阴丘疹样棘层松解性角化不良（papular acantholytic dyskeratosis of the vulva） 57

挪威疥（Norwegian scabies） 41

P

疱疹样天疱疮（pemphigus herpetiformis） 185

皮肤白血病（leukemia cutis） 333

皮肤垢着病（skin aketzuki disease） 132

皮肤混合瘤（mixed tumor of the skin） 327

皮肤局灶性黏蛋白病（cutaneous focal mucinosis） 170

皮肤颗粒细胞瘤 324

皮肤淋巴瘤（cutaneous lymphoma） 226

皮肤淋巴细胞浸润症（lymphocytic infiltration of skin disease） 162

皮肤弥漫大B细胞淋巴瘤，其他型（diffuse large B-cell lymphoma, other type） 340

皮肤型Rosai-Dorfman病（cutaneous Rosai-Dorfman disease, CRDD） 92

皮肤异色病样淀粉样变病（poikiloderma-like cutaneous amyloidosis） 266

皮肤栅栏状包囊性神经瘤（palisaded encapsulated neuroma） 329

皮肤转移癌（metastatic carcinoma of skin） 301

皮脂腺癌（sebaceous gland carcinoma） 312

皮脂腺痣（sebaceous nevus） 102

贫血痣（naevus anemicus） 263

平滑肌错构瘤（smooth muscle hamartoma） 290

Q

脐息肉（umbilical polyp） 135

侵袭性恶性黑色素瘤（malignant melanoma, MM） 280

青斑样血管炎（livedo vasculitis） 223

丘疹坏死性结核疹（papulonecrotic tuberculid） 39

丘疹型结节病 68

丘疹性弹性纤维溶解病（papule elastolysis） 148

R

融合性网状乳头瘤病（confluent and reticulated papillomatosis） 53

肉芽肿性皮肤松弛症（granulomatous slack skin） 245

乳头乳晕角化过度症（hyperkeratosis of the nipple and areola） 62

S

色素性扁平苔藓（lichen planus pigmentosus） 253

色素性基底细胞癌（basal cell carcinoma） 270

色素性隆突性皮肤纤维肉瘤（pigmented dermatofibrosarcoma protuberans） 315

神经鞘瘤（neurolemmoma） 295

嗜酸性粒细胞增多性血管淋巴样增生（angiolymphoid hyperplasia with eosinophilia） 146

嗜酸性粒细胞增多综合征（hypereosinophilic syndrome, HES） 64

嗜酸性脓疱性毛囊炎（eosinophilic pustular folliculitis） 67

双侧太田痣（Naevus of ota） 252

梭形细胞结节（spindle cell nodule） 111

T

特发性皮肤钙沉着症（idiopathic calcinosis cutis） 157

特发性阴囊钙质沉着症（idiopathic calcinosis of the scrotum） 156

条纹状角皮症（striate keratoderma） 108

痛风石（tophi） 144

W

未定类细胞组织细胞增生症（indeterminate cell histiocytosis） 137

萎缩性扁平苔藓（atrophic lichen planus） 230

X

系统性淀粉样变性（systemic amyloidosis） 70

系统性红斑狼疮（systemic lupus erythematosus） 14

系统性红斑狼疮并组织细胞坏死性淋巴结炎（systemic lupus erythematosus with histocytic necrotizing lymphadenitis） 163

先天性巨型色素痣（congenital giant pigmented nevus） 256

先天性免疫球蛋白缺乏症继发外周T细胞淋巴瘤 306

限局型血管角皮瘤（angiokeratoma circumscriptum） 93

线状扁平苔藓（lichen planus striatus） 43

线状单侧基底细胞痣（linear unilateral basal cell nevus） 51

线状汗孔角化症（linear porokeratosis） 117

腺性唇炎（cheilitis glandularis） 351

小汗腺痣（eccrine nevus） 133
小疱性类天疱疮（vesicular pemphigoid） 181
血管肉瘤（angiosarcoma） 218
蕈样肉芽肿（granuloma fungoides） 2
蕈样肉芽肿（mycosis fungoides，MF） 113

Y

牙源性皮瘘（odontogenic cutaneous fistula） 151
亚急性结节性游走性脂膜炎（subacute nodular migratory panniculitis） 120
烟酸缺乏症（陪拉格病）（niacin deficiency Pellagra） 48
遗传性对称性色素异常症（dyschromatosis symmetrica hereditaria） 259
银屑病合并大疱性类天疱疮（psoriasis with bullous pemphigoid） 182
硬化性黏液水肿（scleromyxedema） 118
硬化性萎缩性苔藓（lichen sclerosus et atrophicus） 239
硬化性萎缩性苔藓（lichen sclerosus et atrophicus） 72
硬皮病样慢性移植物抗宿主病（scleroderma-like chronic GVHD） 238
疣状表皮发育不良（花斑癣型）（epidermodysplasia verruciformis） 260
疣状血管瘤（verrucous hemangioma） 292
疣状肢端角化症继发鳞状细胞癌（erythrokeratoderma with squamous cell carcinoma） 37

游走性坏死松解型红斑（necrolytic migratory erythema） 18
原发性皮肤间变性大细胞性淋巴瘤（primary cutaneous anaplastic large cell lymphoma） 308
原发性系统性淀粉样变病（primary systemic amyloidosis） 128

Z

增生性外毛根鞘瘤（proliferating tricholemmal tumor） 322
增殖性脓皮病（pyoderma vegetans） 88
增殖性天疱疮（pemphigus vegetans） 169
真性红细胞增多症（polycythemia vera） 20
肢端雀斑样黑色素瘤（acral lentiginous melanoma） 282
直肠腺癌皮肤转移（cutaneous metastasis of rectal adenocarcinoma） 303
植物日光性皮炎（phytophotodermatitis） 8
致残性全硬化性硬斑病（disabling pansclerotic morphea） 236
肿胀性红斑狼疮（lupus erythematosus tumidus，LET） 79
着色真菌病（chromoblastomycosis） 106
子宫内膜异位症（endometriosis） 56
足菌肿（mycetoma） 90
组织样麻风瘤（histoid leproma） 87